ĐÔNG Y
TÂN GIẢI TOÀN THƯ

Y LÝ YẾU CHỈ

NINH VIỄN - LÊ VĂN TRỰC

ĐÔNG Y
TÂN GIẢI TOÀN THƯ

Y LÝ YẾU CHỈ

NGƯỜI VIỆT BOOKS

Y LÝ YẾU CHỈ
Tác giả Ninh Viễn - Lê Văn Trực
Người Việt Books xuất bản lần thứ nhất tại Hoa Kỳ
Bìa: Nguyên Việt

ISBN: 978-1540873248

Kính thưa độc giả,

Cha tôi đã qua đời hơn hai năm nay, nhưng tôi có cảm tưởng như cha tôi vừa mới mất ngày hôm qua. Tôi vẫn còn nghe văng vẳng lời nói thân thương và tiếng cười của người. Suốt năm cuối đời, tôi thấy cha tôi tuy ngoài mặt lúc nào cũng tươi vui, nhưng dường như trong lòng có nỗi ưu tư khắc khoải nào đó. Tôi nghĩ là cha tôi muốn hoàn thành một công trình mà người cưu mang nhiều năm nay, từ khi bắt đầu học làm thầy thuốc.

Cha tôi lớn lên nơi thôn làng Việt Nam, học y lý Đông phương, các thuyết Âm Dương, Ngũ Hành, sưu tầm học hỏi cây thuốc thảo mộc. Cha tôi đã có nhiều thành công trong chẩn bệnh và trị bệnh. Rời thôn quê lên tỉnh thành để đeo đuổi hoài bảo, hành y giúp đời. Cha tôi đã tốt nghiệp Y Khoa Bác Sỹ trường Đại Học Y Khoa Huế. Vì được đào tạo trong nền Tây y tân tiến khoa học lại thông thạo y thuyết Đông phương cổ truyền, cha tôi tận dụng cái khoa học thực dụng trong Tây y để lý giải, ứng dụng, nghiên cứu thêm y lý Đông phương, hòng mong hiện đại hóa y lý Đông phương. Phần nào công trình nghiên cứu đó cha tôi đã viết trong quyển "Mạch Lý Cơ Trung" xuất bản năm 1998. Ứng dụng khoa học thực nghiệm Tây y, cha tôi chú tâm suy nghiệm để giải thích cơ chế khoa học của Đông y. Quyển sách "Y Lý Yếu Chỉ" này là hoa trái của công trình học hỏi nghiên cứu đó, là thành tựu của một đời say mê tìm tòi và học hỏi. Đó cũng là kết tinh của một hoài bảo góp phần hiện đại hóa Đông y.

Dù đã cố gắng nhiều cha tôi vẫn biết còn nhiều điều thiếu xót. Tôi thay mặt cha tôi xin độc giả tha thứ, và mong các vị cao minh bổ túc.

Trân trọng,
Lê Hạo Nhật
Tháng Bảy 2015.

THAY LỜI TỰA

Lý thuyết Đông y bắt đầu từ quyển Hoàng Đế Nội Kinh. Nói một cách tổng quát, ngày nay Hoàng Đế Nội Kinh bao gồm cả Linh Khu, Tố Vấn, và Nạn Kinh. Linh Khu bàn về châm cứu; Tố Vấn là Kỳ Bá trả lời những câu hỏi của Hoàng đế; Nạn Kinh bàn về 83 điều khó giải quyết. Hỏi rằng, Nội Kinh có do Hoàng đế viết không? - Có nhiều người cho rằng không do một mình Hoàng đế viết, mà do nhiều nhà sau đó thêm thắt vào. Tuy vậy, Hoàng Đế Nội Kinh được xuất hiện trước đời Hán. (Vì rằng, Trọng Cảnh-196, đời Hán Vũ Đế, trong quyển Thương Hàn Luận, bàn về những bệnh cảm hàn, có nhắc đến Hoàng Đế Nội Kinh).

Sau Hoàng Đế Nội Kinh, có Trọng Cảnh viết quyển Thương Hàn Luận bao gồm những bài thuốc đã được giải thích và sửa đổi văn từ qua nhiều thời đại. Ngày nay, Thương Hàn Luận không còn, chỉ còn lại những bài thuốc trong Thiên Kim Dược Phương. Ngoài Thương Hàn Luận, Trọng Cảnh còn để lại bộ sách Kim Quỹ Yếu Lược gồm ba quyển: quyển trên bàn về bệnh thương hàn; quyển giữa luận về bệnh lặt vặt; quyển dưới chép lại các phương thuốc và cách trị bệnh đàn bà.

Trọng Cảnh là người đầu tiên lập ra phương thang. Phải nói rằng, Trọng Cảnh là con người vô tiền khoáng hậu trong y học Đông phương. Với Nội Kinh, Nạn Kinh, và Kim Quĩ Yếu Lược, thường được gọi chung thành Nội Nạn Thương Kinh là kim chỉ nam cho nền y học Đông phương.

Sau Trọng Cảnh, có Hoa Đà đời Hậu Hán, rồi các danh y xuất hiện tùy từng thời đại. Ở Việt Nam ta cũng có nhiều danh y, nhưng chỉ có Tuệ Tĩnh và Hải Thượng là nổi tiếng hơn cả.

Lý thuyết Đông y từ khởi thủy cho tới nay vẫn thống nhất. Đông y quan niệm con người với trời đất là MỘT (nhân sinh tiểu thiên địa: con người là một trời đất nhỏ). Ý rằng cái gì trời đất có thì con người đều có vì trời là CHA (càn), đất là MẸ (khôn).

Trời có Lục dâm: phong, hàn, thấp, táo, thử, nhiệt (thử và nhiệt có thể coi như tả hỏa).

Đất có Ngũ hành; thổ, kim, thủy, mộc, hỏa.

Vũ trụ có Lục khí gồm tam âm và tam dương.

Tam âm: Thái âm, Quyết âm, Thiếu âm.

Tam dương: Thái dương, Thiếu dương, Dương minh.

Lục khí được gọi là 6 khí Gia Lâm (từ ngoài đến trái đất có thể gọi là năng lượng vũ trụ).

Trời, đất và lục khí hợp lại thành như sau:

- Thái âm thấp thổ; Thiếu âm quân hỏa; Quyết âm phong mộc; Thái dương hàn thủy; Thiếu dương tướng hỏa; Dương minh táo kim.

Tất cả đó với nguyên lý âm dương tạo thành vạn vật và con người. Cũng từ đó, con người có thủy hỏa, khí huyết, lục phủ và ngũ tạng. Lại có 12 kinh lạc đi vào lục phủ ngũ tạng. 12 kinh gồm tam âm tam dương ở tay (thủ) và tam âm tam dương ở chân (túc). Âm đi vào tạng, dương đi vào phủ. Tạng âm liền với phủ dương như:

Thủ Thái Âm - phế liền với Thủ dương minh- đại trường; Thủ Thiếu Âm – tâm liền với Thủ thái dương- tiểu trường; Thủ Quyết âm – tâm bào lạc liền với Thủ thiếu dương- tam tiêu.

Túc Thái Âm - tỳ liền với Túc dương minh- vị (dạ dày); Túc Thiếu Âm - thận liền với Túc thái dương- bàng quang (bong bóng); Túc quyết âm – can liền với Túc thiếu dương (đởm: túi mật).

Mỗi tạng mỗi phủ đều có khí của Lục khí, dâm của Lục dâm, và hành của ngũ hành như tạng tỳ được Túc Thái Âm thấp thổ chi phối (Thái âm của Lục khí, thấp của trời, và thổ của đất). Vì thấp thổ nên tỳ ẩm ướt, vì ướt nên ưa ráo; vị được Túc dương minh táo kim chi phối. Vì táo kim nên khô ráo, vì khô ráo nên vị ưa ướt. Như phủ đại trường được Thủ dương minh táo kim chi phối, vì táo kim khô ráo, dễ bị táo bón nên đại trường ưa nhuận (không khô).

Với lý thuyết trời đất và người là một thì những gì có trong qui luật của trời đất đều có trong con người. Qui luật của trời đất là qui luật của quân bình. Mất quân bình thì có biến động. Trong con người mất quân bình âm dương, thủy hỏa, khí huyết thì có bệnh tật. Nhiệm vụ thầy thuốc là giữ cho được quân bình. Với kinh nghiệm về dược vật, kinh nghiệm về triệu chứng qua vọng, văn, vấn, thiết và trị liệu pháp bổ tả thăng giáng v.v... Đông y đã góp phần vào đời sống Đông phương mấy ngàn năm nay không phải là nhỏ. Tuy vậy, về lý thuyết như âm dương ngũ hành rất vi diệu nhưng khó truyền đạt, về sinh lý học quá tổng quát và cơ thể học lại quá giới hạn. Tôi nhớ, một lần người anh thứ tư của tôi là Lê Văn Khởi hỏi cha tôi:

- Tỳ ở đâu, và công năng của nó như thế nào?

Cha tôi trả lời:

- Tỳ là tạng thuộc âm, ngũ hành thuộc thổ; vị là phủ của tỳ thuộc dương, ngũ hành cũng thuộc thổ. Tỳ âm thổ, vị dương thổ. Tỳ là lá lách nằm sát vị (dạ dày) đập vào vị để tiêu hóa thức ăn.

Cha tôi nói đúng, tỳ giúp vị tiêu hóa thức ăn nhưng không nói tiêu hóa thế nào, và tỳ thật ra không phải lá lách mà là tụy tạng. Sinh lý quá tổng quát và định vị cơ thể học sai, thế mà chữa bệnh về tiêu hóa lại hiệu quả. Tương tự như vậy, những bệnh về khí huyết và thủy hỏa đều dựa vào triệu chứng pháp và trị liệu pháp theo lý thuyết Đông y, tôi đã kinh trị cho gia đình và bạn hữu cũng rất mực hiệu quả. Vì sao?

- Vì Đông y không dựa vào hình chất, mà dựa vào khí hóa, đặc biệt dựa vào dịch lý trong y học- gọi là y dịch (tôi đã giải thích trong sách này). Ví dụ: tỳ thuộc khí Thái âm thấp thổ thì có vị thuộc Dương minh táo kim đi kèm. Thấp của tỳ, có táo kim của vị hỗ tương. Khi chữa bệnh tỳ hoặc vị. thì phải tìm những vị thuốc đi vào kinh Thái âm hay kinh Dương minh v.v... Đó là điều khác hẳn Tây y- dựa vào hình chất- dựa vào sinh lý học và cơ thể học. Hai lý thuyết khác nhau, nhưng cùng một hiệu quả.

Năm 1983, tôi viết thư về quê hương hỏi anh thứ tư của tôi về y lý và trị liệu. Anh tôi đã trả lời cho tôi, bức thư đề ngày 22/8/1983 - Đất Tổ, nhiều lý luận. Cuối cùng, tóm lược mấy câu: *"Mạch hoặc lớn, hoặc sác, hoặc hữu lực, thì trọng dụng quy thục. Mạch hoặc nhỏ, hoặc hoãn, hoặc trì, hoặc vô lực thì trọng dụng sâm truật. Hai trường hợp trên phải nghĩ đến tỳ kinh. Nếu mạch khẩn thì phải nghĩ đến thận kinh và phải dùng Bát vị hoặc Lục vị gia giảm. Tất cả đó là nguyên lý".* Dầu rằng trước đây, tôi hiểu âm mạch hoặc âm bệnh phải dùng dương dược; dương mạch hoặc dương bệnh phải dùng âm dược, thế mà vẫn lúng túng. Mãi tới khi đọc được mấy lời của anh, tôi, với Đông y, như một người "đáo bỉ ngạn". Chỉ mấy câu thôi mà đầy đủ âm dương, thủy hỏa, và khí huyết.

Cha tôi về y học được chân truyền từ bên ngoại do hai ông cậu: Tôn Quang Giáp và Tôn Quang Sinh, cờ tướng cao từ ông cậu Tôn Quang Võ. Anh tôi được chân truyền từ cha tôi. Tôi thuở nhỏ được nghe lời bàn của cha chú về y học. Nay đã lớn mới được anh truyền đạt cái yếu lĩnh giản lược và thâm thúy nhất của Đông y, cũng thỏa mãn lắm rồi. Cha mất còn anh, anh mất còn lời của anh; đời tôi, trong cái đại bất hạnh mồ côi tình gia đình, quê hương từ nhỏ, phúc sao có cái rất may mắn lời cha anh còn văng vẳng trong tai.

Y lý Đông y chỉ có vậy. Nội kinh bảo: "Tri kỳ yếu lĩnh giả, nhất ngôn nhi chung. Bất tri kỳ yếu lĩnh man mác vô cùng: biết được yếu lĩnh thì một lời là đủ, không biết yếu lĩnh thì man mác vô cùng"

Câu nói của Nội kinh về y học tương tự câu nói của Khổng Tử về Nho giáo: "Ngô đạo: NHẤT, dĩ quán chi: đạo ta chỉ có MỘT mà quán thông tất cả". Muốn giải thích cái NHẤT của 'nhất ngôn nhi chung' để quán triệt lý thuyết Đông y không phải dễ, phải tốn nhiều giấy mực.

Tôi, với hoài bảo từ buổi thiếu thời, ngót 40 năm nghiên cứu Tây y lẫn Đông y, cố gắng vận dụng hai thứ ngôn ngữ nhằm mục đích giải thích Đông y theo đường lối khoa học để may ra sử dụng được giá trị hỗ tương giữa hai lý thuyết KHÍ HÓA và HÌNH CHẤT hầu có lợi cho sự tiến bộ y học nói chung, Đông y nói riêng. Tất cả tôi gom thành một quyển Y Lý Yếu Chỉ bao gồm Âm Dương Tân Giải, Ngũ Hành Thực Nghĩa, Lục Phủ Ngũ Tạng … Trị Liệu Pháp v.v… cộng thành 21 thiên, 85 chương. Thiên, có thiên lớn, thiên nhỏ. Chương có chương ngắn, chương dài, tùy đặc thù của mỗi thiên, chương.

Tôi, tư chất không được sáng sủa và thiếu trí nhớ nên mỗi khi chỉ một vấn đề hay một bài thuốc mà phải ghi lại nhiều lần, như thế để khỏi tìm lại sách vở, thành ra có vẻ trùng kiến. Tuy vậy, tôi không sửa đổi vì nghĩ có lợi cho người đọc thiếu óc cường ký như tôi. Hơn nữa, mỗi vấn đề hoặc mỗi bài thuốc mặc dầu giống nhau nhưng ý nghĩa và giá trị trị liệu khác nhau tùy cục bộ như ngũ tạng hay lục phủ hoặc toàn diện như khí huyết hay thủy hỏa. Ví dụ: bài Bổ Trung tôi dùng chữa phế khí không đủ, lại có khi dùng để chữa dương khí hạ hãm; bài Tứ Vật tôi dùng chữa tâm huyết không đủ và có khi dùng chữa can nhiệt v.v… Đó là chưa nói đến vấn đề gia giảm.

Nói mãi không thể hết được, biến hóa mãi không thể cùng được, chỉ biết rằng: "Tri kỳ yếu lĩnh giả, nhất ngôn như chung" từng đó thôi.

Tôi mong mỏi quí vị độc giả lượng thứ cho tôi những gì thiếu sót và hy vọng quyển sách Y Lý Yếu Chỉ trong bộ Đông Y Tân Giải có chút ích lợi cho người học thuốc.

CẨN CHÍ

MD, Hoa Kỳ, Tiết Xuân Phân
Nhâm Thìn 2012

Lê Văn Trực

Toàn bộ quyển sách Y Lý Yếu Chỉ được hiệu đính bởi tác giả và Nguyễn Thị Nguyệt Ngân, ngày 22 tháng 12 năm 2012 nhằm vào Tiết Đông Chí năm Nhâm Thìn.

NHỮNG NGƯỜI GÓP SỨC

Tôi bắt đầu viết quyển Y Lý Yếu Chỉ vào đầu năm 1990, xen kẽ với quyển Mạch Lý Cơ Trung năm 1993, và quyển Vận Khí năm 1996. Mạch Lý Cơ Trung đã xuất bản năm 1998. Hai quyển Y Lý Yếu Chỉ và Vận Khí nay mới xong. Như vậy, mất 22 năm mới xong được 3 quyển, phải thêm quyển Dược Lý Tân Khảo nữa thì bộ Đông Y Tân Giải Toàn Thư mới hoàn thành trọn vẹn.

Mất thời gian lâu như vậy vì tôi phải làm việc hàng ngày, với tâm lý nhiều khi tích cực nhiều khi tiêu cực. Hơn nữa viết sách một mình, không ai để bàn bạc, nhiều khi mất hứng thú; ngoại trừ anh Nguyễn Quí Hùng trưởng nam ông bà Nguyễn Xuân Mai, quê Hải Dương, cựu sinh viên Quốc Gia Hành Chánh và cháu Huỳnh Văn An thứ nam của ông bà Huỳnh Văn Vinh, quê Qui Nhơn, cựu sinh viên đại học Vạn Hạnh, là hai người tới chữa bệnh, có bàn bạc với tôi khi kiến thức Đông y đã có phần căn bản.

Tôi lại là người không biết sử dụng computer nên viết xong phải nhờ người đánh máy. Có khi một thiên hoặc một chương tôi phải viết đi viết lại nhiều lần, như thiên Mồ hôi phải mất 3 tháng mới xong ... Viết đi xong, đánh máy; rồi viết lại, phải đánh máy lại thế mà những người giúp tôi không ai phàn nàn. Những tấm thịnh tình đó, tôi luôn luôn khắc dạ:

- Cháu Nguyễn Phương, trưởng nam ông bà Nguyễn Văn Hải, quê Nha Trang đã đánh máy thiên I và thiên II của quyển Y Lý Yếu Chỉ và phần lớn quyển Mạch Lý Cơ Trung.

- Em Nguyễn Bá Toản, trung úy dù, thứ nam của ông bà Nguyễn Bá Phương, gốc Bùi Chu di cư vào Phan Rang, nay làm việc cho chính phủ Virginia, hoàn thành quyển Mạch Lý Cơ Trung. Chính em đã cùng tôi sửa lui sửa tới thiên I, thiên II và thiên VI của quyển Y Lý Yếu Chỉ.

- Chị Lê Thu Ba, dì ruột của vợ Nguyễn Bá Toản, ái nữ của ông bà Lê Công Chất, quê Nha Mân, Sa Đéc, định cư tại Florida, đã đánh máy một phần quyển Y Lý Yếu Chỉ.

- Cháu Nguyễn Hoàng Nam Quốc, trưởng nam của ông bà Nguyễn Văn Hương quê Tây Ninh; và cháu Lê Hoàng Khương Duy, trưởng nam của ông bà Lê Hoàng Kiêm - cậu ruột Nguyễn Hoàng Nam Quốc, đã dự phần không nhỏ vào quyển Y Lý Yếu Chỉ.

- Cuối cùng cháu Nguyễn Thị Nguyệt Ngân, vợ Huỳnh Văn An, ái nữ của ông bà Nguyễn Văn Thảnh, quê Cần Thơ đã từng đánh máy toàn quyển Vận Khí năm 1996. Quyển này tôi đã nhờ anh Nguyễn Quí Hùng tạm thời lay out, và cuối năm 2011 cháu Ngân và tôi qua điện thoại đã hiệu đính lại. Đặc biệt quyển Y Lý Yếu Chỉ, vì nhiều người đánh máy, mẫu tự không được thống nhất, kiểu chữ khác nhau khó hiệu đính, cháu Ngân đã đánh máy lại toàn quyển cả mấy trăm trang, cũng qua điện thoại, cháu và tôi đã hiệu đính từng trang, tôi mong rằng đã giảm bớt nhiều thiếu sót. Đã vậy cháu Ngân còn nhuận sắc về ngôn từ và đặt lại thiên, chương cho phù hợp với nội dung quyển sách. Với tôi là một kỳ công. Không có vợ chồng cháu Huỳnh Văn An, quyển Y Lý Yếu Chỉ không thể hoàn thành.

Người xưa có nói: "Nhất ẩm, nhất trác, mạc phi tiền định: một ngụm nước, một miếng cơm đều do tiền định". Tôi viết bộ Đông Y Tân Giải Toàn Thư và được nhiều người giúp đỡ không do tiền định đó sao! Tôi phải nói thêm: "Nhất ẩm, nhất trác mạc phi kỳ ân: một ngụm nước, một miếng cơm đều là ân huệ cả". Mang ơn dễ, đền ơn khó. Tôi biết lấy gì báo đáp công ơn của những người giúp tôi hoàn thành bộ Đông Y Tân Giải Toàn Thư.

Cuối cùng, tôi không quên nhắc đến hai con đã từng cập nhật cho tôi những kiến thức mới về y dược Tây phương. Và, đặc biệt nội tướng của tôi suốt đời tần tảo tận tụy với gia đình. Mười một năm trên ghế đại học, nếu không có nội tướng hy sinh giúp đỡ, tôi không thể hoàn thành được nấc thang học vấn thuộc trường quy. Nội tướng không hề trách cứ tôi một điều gì, mặc dầu tôi là người hay trầm tư và mơ mộng nhiều khi quên ăn quên ngủ. Có lẽ nội tướng của tôi hiểu rằng: "Mơ mộng tốt hơn là kiến thức có sẵn".

Tiết Xuân Phân
03/21/2012
Lê Văn Trực

TƯỞNG NHỚ VONG LINH CHA MẸ

Thưa Cha Mẹ,

Lời nghiêm huấn của cha và tình thương yêu của mẹ vẫn mãi trong con.

Thưa cha, trong bản Tây minh của Trương Hoành Cừ, một triết gia đời Tống có câu: "Cùng thần tắc thiện kế kỳ chí". Ý rằng, sau khi đã cùng thần suy nghiệm về trời đất, ông muốn tiếp nối cái đức chí nhân của đấng tạo hóa.

Riêng con, không dám to lớn như Trương Hoành Cừ, với bốn mươi năm cùng thần tận lực nghiên cứu y học, xin cha cho phép con thưa: Phụ chí tử năng thừa! Con.

Mẹ, nhớ mẹ là con nhớ đến bài thơ "Từ ô dạ đề" của Bạch Cư Dị. Con xin trích dịch ít câu:

Từ Ô Dạ Đề

"Từ ô thất kỳ mẫu
Á á thổ ai âm
Dạ dạ dạ bán đề
Văn giả vi triêm khâm
Ưng thị mẫu Từ Trọng
Sử nhị bi bất nhâm
Từ ô phục từ ô
Điểu trung chi tăng sâm".

15

Con tạm dịch:

> Quạ Hiền Kêu Đêm
> "Quạ hiền không còn mẹ
> Á á gào tiếng buồn
> Đêm đêm nửa đêm kêu
> Người nghe lệ sầu tuôn
> Hẳn rằng tình mẹ nặng
> Khiến mày đau thương luôn
> Quạ hiền ơi quạ hiền
> Tăng Sâm trong chim muông".

Mẹ, con không bằng con quạ hiền, sao con dám ví với Tăng Sâm phải không? Mẹ!

Con,
Hoa Kỳ
Tiết Xuân Phân

TƯỞNG NHỚ
THẦY VŨ ĐÌNH CHÍNH

Từ tiểu học đến đại học, ngót 20 năm, tôi được quí thầy dạy dỗ từ đạo đức đến kiến thức, ơn đó khắc sâu vào xương tủy, tôi không bao giờ quên. Tựu trung có một vị thầy đặc biệt đối với tôi, giáo sư bác sĩ Vũ Đình Chính. Cũng như các bạn cùng lớp, giờ đầu tiên tại đại học khoa học Huế, tôi được gặp Thầy. Thầy quê Vũ Bản, Nam Định, vóc người cao lớn, tiếng nói nhỏ nhẹ. Thầy phụ trách môn Động vật học, di truyền học của Mendel và Tiểu hóa luận của Darwin. Thầy giảng về di truyền học rất rõ ràng, đặc biệt khi bàn về tính ưu, liệt của gènes, Thầy cho những ví dụ cụ thể với pha chút nghệ sĩ tính như chồng mắt nâu, vợ mắt xanh ... Lúc giảng về thuyết Darwin, Thầy thêm một ít triết học vào với hình thức chống lại "Mục đích luận" kiểu "Trời sinh voi sinh cỏ". Tôi rất thích lối giảng dạy của Thầy. Thầy đã thổi vào lãnh vực khoa học vốn dĩ khô khan, một luồng không khí tươi mát đầy sinh thú.

Một lần cuối năm, trong bài thi, Thầy ra nhiều câu hỏi; có một câu rất đặc biệt tôi nhớ đến hôm nay: "Có hai loài ong rất giống nhau, mỗi loài đều có cái vòi để lấy phấn hoa. Trong đó, một loài có bộ phận để làm sạch vòi lấy phấn, một loài không có, loài này bị đào thải. Vậy loài nào có trước, loài nào có sau?"

17

Tôi trả lời: "Cả hai loài, mỗi loài có thể sinh trước hoặc sinh sau, hoặc có thể sinh ra cùng một lần. Nhưng loài không có bộ phận làm sạch vòi phấn không thích nghi với môi trường nên bị đào thải trước". Ngoài câu trả lời trên và những câu hỏi khác, tôi đều trả lời đúng. Trả bài, Thầy nhìn tôi với vẻ thương mến. Thầy nhắc lại câu trả lời của tôi cho cả lớp và nói đó là ý nghĩa của Ngẫu biến (mutation) và Tiến hóa (evolution).

Với câu trả lời trên, tôi nghĩ sự tiến hóa của sinh vật không phải từ loài này tiến đến loài kia, không có nghĩa loài này biến thành loài kia. Các nhà khoa học ngày nay, dựa vào Phôi sinh học (embryology), Cơ thể học so sánh, Sinh lý học, Di truyền học v.v... để xác minh lý thuyết của Darwin. Theo tôi thế giới sinh vật từ đơn bào đến đa bào, thực vật từ biệt chu đến đồng chu, từ hiển hoa khỏa tử đến hiển hoa bì tử; và động vật từ không có xương sống đến có xương sống đều có những hình thức sống tương tự như hấp thụ và đào thải. Với động vật thì có những cơ quan cảm giác, cơ quan di động v.v... Những hình thức giống nhau đó hoàn toàn độc lập, không tùy thuộc vào nhau. Sở dĩ giống nhau là vì cùng một môi trường sống. Nói một cách nôm na: "Ở bầu thì tròn, ở ống thì dài". Ở bầu mà không tròn thì chết, ở ống mà không dài cũng chết. Con cùng một mẹ thì giống nhau. Vũ trụ đồng nhất thể là vậy. Chúng ta không thể bảo cái bàn 4 chân biến từ cái bàn 3 chân và cũng không thể bảo cái bàn 6 chân biến từ cái bàn 4 chân. Thật ra 3 ông thợ mộc không quen biết nhau. Tuy nhiên bàn 3 chân, 4 chân, và 6 chân là những hình thức đắc dụng: bàn 3 chân – 3 điểm tạo thành một mặt phẳng; bàn 4 chân và 6 chân đắc dụng trên mặt phẳng. Tôi thô thiển nghĩ như vậy, chưa kịp thưa với Thầy, Thầy đã đổi vào Sài Gòn. Xong cử nhân, tôi vào Sài Gòn làm việc tại viện Pasteur, tới thăm Thầy một lần tại văn phòng ở đường Phan Đình Phùng (song song với đường Tự Đức). Thế rồi tôi trở lại Huế học y khoa, từ đó tôi không còn gặp Thầy nữa. Năm 1975, tôi và gia đình sang tị nạn tại Mỹ, gặp một người bạn từng học sư phạm ở Huế cho biết Thầy đã mất ở Sài Gòn. Tôi rất buồn và ân hận. Mãi mới đây qua điện thoại với người con trai của Thầy, tôi mới biết Thầy và bà đều qua đời tại Texas. Tôi buồn vô hạn, tự cảm thấy như một người học trò thiếu ơn nghĩa đối với một vị thầy thương yêu tôi rất mực. Nếu không có Thầy khuyên bảo và nâng đỡ tinh thần chắc gì tôi đã đạt được mục tiêu trên đường học vấn.

Nay, Thầy đã mất. Tôi, học trò của Thầy, đã ngoài 70 tuổi, ở quê người, trời lại vào thu, viết về Thầy, tôi không thể không nhiều xúc động.

Maryland, USA
Ngày 06 Tháng 10, 2012
Học trò của thầy
Lê văn Trực

TÌNH BẠN

Khoảng năm 1979, tôi viết thư về đất tổ hỏi thăm anh em và bạn hữu. Tôi được thư trả lời: các anh chị tôi và bạn hữu đều nghèo khổ và đầu đã bạc. Nay, sau hơn 30 năm, các anh chị tôi phần lớn đã ra đi, chỉ còn lại một người anh đang nằm trên giường bệnh, hai người bạn thân là anh Lê Cao Mâu – người làng Ngọc Sơn và anh Nguyễn Nghĩa Khôi – người Vĩnh Thọ đều đã qua đời. Bạn cùng quê hương không còn ai nữa, nghĩ đến câu thơ của Yên Đỗ:

"Bạn bè lớp trước nay còn mấy
Chuyện cũ mười phần chín chẳng như"

thật là cảm khái!

Tôi rời quê hương hồi 17-18 tuổi, ra Hà Nội, chơi thân với anh Lê Hữu Thanh – quê Nam Đàn, nay không biết anh còn hay mất.

Từ khi xa quê hương, ra Hà Nội, rồi vào Nam, tôi sống một cuộc đời "tứ hải giai huynh đệ". Tôi luôn luôn lấy lòng tín thực cư xử với bạn hữu cho nên được nhiều người thương mến. Và chính tình bằng hữu tốt đẹp đó đã nâng đỡ tôi trở nên đôn hậu hơn, như tôi đã nói trong quyển Mạch Lý Cơ Trung. Ở đây tôi chỉ giới hạn trong chốn học đường, đặc biệt ở bậc đại học. Ở Hà Nội, mặc dầu đã học đại học, vì thời gian quá ngắn và không khí quá ngột ngạt, không ai dám tin ai nên tình bằng hữu không có đất nảy nở; năm 1957, bắt đầu vào năm thứ 2 y khoa, tôi bỏ Hà Nội, vào Nam.

Năm 1960, tôi học đại học khoa học Huế để lấy cử nhân Lý Hóa Nhiên (SPCN). Ở đây tôi gặp anh Ngô Đồng - trở thành người bạn thân. Anh người Bắc, cao lớn, đẹp trai. Một hôm, sau giờ học, anh mời tôi đến nhà anh ở gần bưu điện Huế. Tôi vừa ngồi xuống ghế, anh kéo học bàn lấy ra một hộp gỗ, mở ra cho tôi xem một bộ toàn là dao găm đủ kiểu. Anh hỏi tôi, có đẹp không? –Tôi khen đẹp. Tôi nghĩ thầm trong bụng, anh Đồng có tính "Anh Chị". Thế rồi, anh đem tôi xem một bài thơ chép tay trên tờ giấy trắng không ký tên, hỏi tôi có biết thơ của ai không? - Đọc xong thơ, tôi nói với anh bài thơ này dịch từ thơ của thi hào Ấn Độ -Rabindranath Tagore mà tôi đã đọc được trong tờ báo Thanh Nghị lúc ở Hà Nội. Tôi không hỏi và anh cũng không nói ai đã gởi cho anh. Không bao lâu, anh đến gặp tôi, trong lúc chuyện trò, anh hỏi tôi đã đọc Đông Chu Liệt Quốc chưa? Tôi trả lời đã đọc từ nhỏ và còn nhớ đôi đoạn. Xong, anh ngỏ ý nhờ tôi giúp anh một vai trong vở kịch Phạm Lãi Tây Thi. Tôi từ chối vì tôi chưa hề biết gì về kịch nghệ. Tôi không hiểu tại sao anh không tìm người khác; anh đến tôi vài lần sau đó, nhờ tôi hoài. Nể anh, tôi nhận lời. Cuối cùng tôi đóng vai Bá Hy –tên nịnh thần của Phù Sai; anh Đào Việt Châu –sư phạm văn, đóng vai Phù Sai; anh Ngô Đồng vai Phạm Lãi và chị Kim Thành –sư phạm Pháp văn vai Tây Thi; anh Nguyễn Minh Triết vai Ngũ Tử Tư và nhiều chị đóng vai cung nữ. Lần đầu tiên đại học Huế tọa lạc tại Morin xuất hiện một vở kịch thành công mỹ mãn. Quí vị giáo sư, các sinh viên, và nhiều khán giả vỗ tay ca ngợi nhiệt liệt. Có lần trên chuyến tàu hỏa từ Sài Gòn ra Huế, qua khỏi đèo Hải Vân, mấy anh sinh viên Quảng Nam bảo tôi: "Anh cười nịnh cho các em nghe đi!" Tôi thầm nghĩ, tôi cười nịnh trong kịch thì được, nhưng ngoài đời thì làm sao cười được.

Đó là những kỷ niệm sâu đậm nhất của tôi đối với Đại học Khoa học Huế và anh Đồng. Bằng đi một thời gian khá lâu, khoảng 1962 hay 1963, anh đến rủ tôi đi với anh ra nhà ga Huế để đón người bạn của anh từ Sài Gòn. Đứng chờ khoảng 30 phút, tàu hỏa tới, bạn anh không tới, vẻ anh thất vọng, quay lại bảo tôi: "Anh Trực, thế là việc hỏng rồi". Thái độ của anh hôm đó khác hẳn lần đầu tiên anh đem hộp dao găm và bài thơ Tagore cho tôi xem. Tôi thương anh, tôi quí anh. Anh quí mến tôi, tâm sự với tôi... Thấy anh thất vọng, tôi đọc cho anh hai câu trong một bài thơ của Vũ Hoàng Chương:

"Gấm the nào từ buổi lạnh lùng nhau
Vàng son có thay màu đôi mắt biếc"

Tôi nói với anh: "Vàng son không những thay màu đôi mắt biếc mà còn thay cả trái tim của người anh chọn lựa. Tại sao anh không bắt chước Trang Chu gõ vào chậu sành mà hát chơi". Anh cười vui vẻ, chia tay. Sáng hôm sau tôi tới trường gặp anh mặc chiếc áo len, trước tim thêu một dấu hỏi (?) lớn. Tôi thương anh. Ít lâu sau anh cưới vợ, có mời tôi đến dự đám cưới tại Cercle. Cũng ít lâu sau, tôi về Sài Gòn, còn anh đi Mỹ học đậu bằng Tiến sĩ Côn trùng học. Anh về nước xây dựng trường đại học Quảng Đà, khoảng tháng 3 năm 1975, tình cờ gặp anh ở Đà Nẵng, anh nhờ tôi dạy giúp anh ít giờ, tôi hứa sẽ giúp anh. Thế rồi bể dâu một cuộc, tôi sang Mỹ; nghe đâu anh cũng sang Mỹ. Tuy vậy, tôi và anh không gặp được nhau vì mỗi người mỗi hướng đi và ai cũng lo làm lại cuộc đời để ổn định đời sống. Tôi rất buồn, đất nước ta từ 1945 đến nay, đặc biệt từ thế hệ cha anh cho đến nay, không ai là không ba chìm bảy nổi, không ai có một mối tình trọn vẹn từ tình quê hương, tình ruột thịt cho đến cả tình thầy trò tình bằng hữu. Được biết đời anh không mấy hạnh phúc, biết anh mất vì bịnh Alzheimer. Đó là một đời người, đó là một mối tình bằng hữu của một nước Việt Nam nhiều bất hạnh. Tôi buồn, nghĩ đến câu thơ của Vương Duy:

"Nhất sinh kỷ hử thương tâm sự
Bất hướng không môn hà xứ tiêu"

"Đời sống nhiều cảnh thương tâm
Không vào cửa Phật thì không tiêu đi được"

Có thật sự **không môn** được như vậy không?

Tình bằng hữu của tôi không chỉ có thế, nói không hết được, chỉ kể vài mối điển hình.

Tôi hồi nhỏ học chữ Hán qua quyển Minh Đạo Gia Huấn, có câu, tôi còn nhớ mãi: "Dưỡng như bất giáo thị phụ chi quá; Giáo như bất nghiêm thị sư chi nọa; Độc học vô hữu cô lậu quá văn = nuôi mà không dạy là lỗi tại cha; dạy mà không nghiêm là lỗi tại thầy; học một mình mà không có bạn thì trở nên quê mùa và hiểu biết thiển cận". Như vậy bằng hữu chiếm một địa vị rất quan trọng trên con đường thăng tiến của đời người.

Tôi trở lại Huế học y khoa, nghĩ mình đã lớn tuổi hơn các anh em cùng lớp, không thể lười biếng ngồi dãy bàn sau như hồi ở đại học khoa học, tôi ngồi vào dãy bàn trước nhất của lớp. Hăng hái được vài bữa, một hôm có một anh bạn vỗ vào vai tôi bảo: "Anh xuống dãy bàn sau ngồi với tui cho vui", sẵn mấy bài giảng về cơ thể học quá khô khan, tôi theo anh xuống dãy bàn sau cùng. Anh và tôi chuyện trò trao đổi ít hôm trở nên thân mật. Anh tên Tuấn trẻ hơn tôi độ một con giáp, tướng mạo khôi ngô và rất hiền lành. Đã có lần tôi tới nhà anh – 44 Lê Văn Duyệt, Thành nội Huế - Anh, trưởng nam của cụ Nguyễn Ngô có hai em trai là Dũng và Hiền, hai em gái là Minh và Hạnh.

Trong hai năm đầu y khoa nhiều bận rộn, năm thứ ba, sinh viên bắt đầu làm quen với bệnh viện. Từ đây cho đến những năm sau, anh và tôi cùng một nhóm, trực chung với nhau, những giờ rỗi, đặc biệt những đêm yên tịnh ở bệnh viện anh và tôi thường tâm sự với nhau rất thân tình. Những ngày thứ bảy hoặc chủ nhật, anh thường tới tôi chơi, lúc tôi ngụ tại 82 Phan Chu Trinh, Huế - ngôi nhà của bà Cả Lễ. Nơi đây, anh và tôi thường bàn tới những vấn đề tôn giáo như Khổng, Phật, Lão và ít khi không bàn tới những nhân vật kiếm hiệp của Kim Dung, và những đề tài về văn học anh có những nhận xét rất sâu sắc và độc đáo. Có một lần, không biết vì tiên cảm thế nào, anh nói với tôi: "Anh Trực ạ, anh em mình có ngày cũng giống như Zivago thôi!" Tiên cảm ấy, đến hôm nay đã thành sự thật mặc dầu hình thức khác nhau.

Anh thường đem tôi đi thăm thắng cảnh ở Huế. Nhờ anh mà tôi có được những giây phú êm dịu, bớt vướng trần khi tới những nơi tôn nghiêm của cửa Phật. Tiên cảnh, niết bàn, thiên đường thường là cứu cánh ước vọng của con người. Tuy nhiên, ít ai không lưu luyến đường trần.

Một hôm anh đến tôi, đang trò chuyện vui vẻ, anh hỏi tôi về một bài thơ, tôi có nhớ mà không biết gốc gác – có lẽ gốc từ thơ Trung hoa mà các cụ ta ngày xưa dùng để chú thích những điển tích tả mối hùng cảm của đấng nam nhi trong giấc mơ tình ái – anh đọc xong bài thơ – lúc đó anh khoảng 23 tuổi – tôi biết anh có một ái khanh trong bụng – Bài thơ như sau:

"An đắc tỳ hưu thập vạn binh
Sài lang sào huyệt nhất thanh bình
Qui lai bất nhận phong hầu ấn
Chỉ thỉnh quân vương mịch ái khanh".

Ghê chưa! muốn gặp được ái khanh phải có 10 vạn hùng binh, phải đánh tan sào huyệt của bọn sài lang, và vứt bỏ cả ấn phong hầu! Ái khanh sức mạnh vạn năng, chỉ cần một nụ cười thôi là có thể nghiêng thành đổ nước. Huế lúc đó là nơi yên bình thơ mộng, không có sào huyệt sài lang, ái khanh - người anh thương yêu – cùng học một trường y khoa với anh, anh đâu cần 10 vạn hùng binh mới gặp được – anh đã gặp - gặp ở trường - gặp ở những ngày cùng trực bệnh viện.

Có lẽ đó là những ngày thơ mộng nhất của đời anh. Với tôi, cũng là những ngày đẹp nhất của tình bằng hữu nơi học đường.

Câu chuyện giữa hai người kéo dài khoảng 3 năm thì xảy ra quốc biến. Từ Đà Nẵng tôi từ giã anh vào Sài Gòn rồi tị nạn sang Mỹ; người anh thương yêu tị nạn sang Âu Châu; riêng anh ở lại chịu nạn với đất nước. Câu chuyện giữa anh và người anh thương yêu đã trở thành như Hồ Zếnh nói: "... cho ngàn sau lơ lửng với ngàn xưa".

Khi các bác sĩ miền Bắc tiếp thu Đại học Y khoa Huế, Tôn Thất Tùng có mấy lời khiếm nhã với xứ Huế, anh Tuấn hỏi: "Tại sao anh dám nói như vậy ..." Trong lúc làm việc với các bác sĩ miền Bắc, anh chê kiến thức của họ, sẵn mối bất bình với Tôn Thất Tùng anh bỏ vào Nam lập nghiệp. Hành động bỏ bác sĩ của anh không khác gì Đào Uyên Minh bỏ chức Tri huyện về cày ruộng để có bài "Qui khứ lai từ" tuyệt tác:

- Qui khứ lai hề điền viên tương vu hồ bất qui
- Kỳ tự dĩ tâm nhi hình dịch hề trù trướng như độc bi.

Từ Long dịch:

- Về đi sao chẳng về đi, ruộng hoang vườn rậm còn chi không về
- Đem tâm để hình kia sai khiến còn ngậm ngùi than vãn với ai.

Anh ít tuổi hơn tôi, tôi thương anh như em. Anh thông minh, hiểu biết nhiều về văn học, tôn giáo và lịch sử, tôi quí mến anh. Anh hành động như một kẻ sĩ, tôi kính trọng anh.

Ở miền Nam, anh lập gia đình, sinh hạ được hai cháu: cháu gái tên Quốc Hoa, cháu trai tên Quốc Đạt, anh đặt tên con tuyệt đẹp, hai cháu học giỏi và rất ngoan. Anh, qua điện thoại nói với tôi, hai cháu là niềm an ủi duy nhất của anh.

Những khi tôi đau nặng, anh gọi điện thoại khuyên tôi: "Anh Trực, anh can đảm lên, đừng sợ chết". Mới đây, anh gọi tôi hỏi thăm gia đình tôi trong trận bão Sandy vừa qua, anh nói: "Anh Trực, anh là Trực, tôi là Tuấn, chúng ta không là gì cả, chỉ là hư vô … chỉ có cửa Phật là an ổn".

Trong thời gian ở Huế, anh và tôi gắn bó với nhau, hứa sẽ đồng cam cộng khổ với nhau. Thế rồi phương trời cách biệt. Ngày nào gặp lại nhau? Điều đó chỉ có trời biết.

Tôi nhớ trong Liêu Trai Chí Dị có câu: "Đắc nhất tri kỷ tiễn thị thiếu hận: được một người tri kỷ từ đó bớt hận". Tôi có anh, tại sao tôi vẫn còn nhiều hận…? Anh và gia đình anh mãi mãi trong tôi.

Gaithersburg, Maryland
11-16-2012
Lê văn Trực

THIÊN MỘT

ÂM DƯƠNG

Bàn tới vấn đề Âm Dương là bàn tới vấn đề Dịch Học. Dịch Học là một môn học quan trọng, bao gồm mọi sinh hoạt của Đông phương, là một môn học làm nền tảng cho mọi môn học khác. Thiên văn, địa lý, bốc phệ, tướng số, y học, chính trị, quân sự và kể cả cách làm người cũng dựa vào Dịch Học.

Thiên này gồm 2 chương:
1- Nguồn gốc của Dịch học.
2- Áp dụng đích thực của người xưa về Âm Dương.

CHƯƠNG MỘT

NGUỒN GỐC CỦA DỊCH HỌC

Có nhiều truyền thuyết về nguồn gốc của Dịch Học, nhưng chỉ có hai truyền thuyết phổ biến nhất là do Phục Hy rồi tới Chu Văn Vương và sau đó là Khổng Tử, dần dà phát triển ở đời Tống do những người như Chu Hy và Trịnh Y Xuyên nghiên cứu một cách rộng rãi hơn.

Dịch Học bắt đầu chỉ dùng những phù hiệu đơn quái và trùng quái từ Phục Hy cho đến Chu Văn Vương, về sau mới dùng tới văn từ viết ra Hào từ và Quái từ.

Ở đây ta không bàn tới Dịch Học một cách quá sâu rộng mà chỉ bàn về Dịch Học trong Y Học, gọi tắt là Y Dịch. Từ Y Dịch, chúng ta thử tìm cách định nghĩa Âm Dương, Thái Cực, và sau cùng, chúng ta dùng ngôn ngữ của khoa học ngày nay để phụ thêm phần giải thích về Âm Dương (Âm Dương Tân Giải).

Thái Cực:

Thái Cực, khởi thủy rất đơn giản, chỉ có một vòng tròn, trong vòng tròn có hai phần ôm lấy nhau, một phần đen gọi là Âm, một phần trắng gọi là Dương. Trong phần đen có một điểm trắng biểu thị Dương trong Âm (Âm Trung Chi Dương), trong phần trắng có một điểm đen biểu thị Âm trong Dương (Dương Trung Chi Âm).

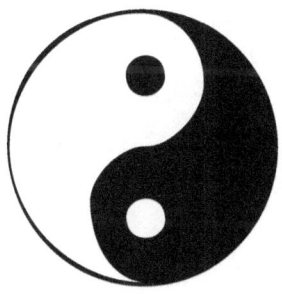

Thái Cực

Như vậy, cái vòng tròn có hai phần Âm Dương và điểm trắng điểm đen chỉ là phù hiệu để biểu thị cái nguyên thủy của vũ trụ. Cái vòng tròn có hai phần Âm Dương được gọi là Thái Cực. Thái Cực có Âm Dương nhưng trong Dương có điểm Âm, trong Âm có điểm Dương chứng tỏ Dương không hoàn toàn Dương, Âm cũng không hoàn toàn Âm. Không có gì là hoàn toàn, không có gì là tuyệt đối. Nhờ cái không hoàn toàn tuyệt đối đó mà có tình trạng ẩn phục và phản phục tạo nên sự biến hóa không cùng của Thái Cực, của Âm Dương, nghĩa là của vũ trụ,

Lưỡng Nghi (Hai Nghi):

Nếu Thái Cực chỉ là Thái Cực, nghĩa là chỉ có Âm, Dương, Âm trong Dương và Dương trong Âm ở trong một cái thế quân bình tịnh thì vũ trụ không sinh hóa và không biến chuyển. Vì sự chênh lệch của Âm Dương (Tam Thiên Lưỡng Địa), Thái Cực bắt đầu sinh ra Lưỡng Nghi: Nghi Âm và Nghi Dương.

Phù hiệu Nghi Âm   --   (một hào đứt đôi)
Phù hiệu Nghi Dương   —   (một hào liền)

Tứ Tượng (Bốn Tượng):

Tứ Tượng được Lưỡng Nghi sinh ra, được tượng trưng bằng hai hào chồng lên nhau. Tứ Tượng gồm Thiếu Âm và Thái Âm, Thiếu Dương và Thái Dương.

Thiếu Âm ═ ═   ═ ═ Thiếu Dương
Thái Âm ═ ═   ═══ Thái Dương

Để tóm lược:

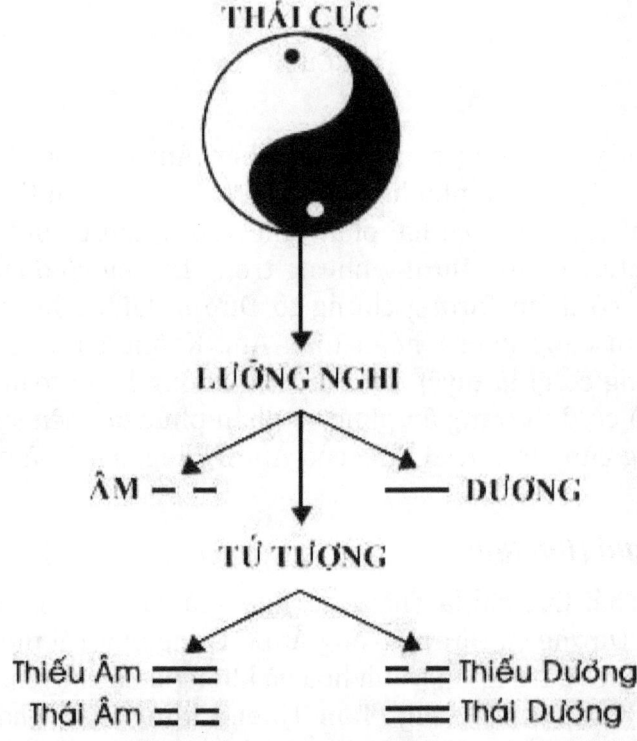

Tất cả trên là phù hiệu của Dịch Học, của Thái Cực, Âm Dương và Tứ Tượng. Từ những phù hiệu trừu tượng để biểu hiệu cái đích thực biến hóa của vũ trụ và của nhân sinh (Từ Hình Như Thượng đến Hình Như Hạ).

CHƯƠNG HAI

ÁP DỤNG ĐÍCH THỰC
CỦA NGƯỜI XƯA VỀ ÂM DƯƠNG

VŨ TRỤ

Không gian:

- Bốn phương

Âm	Dương
Tây	Đông
Bắc	Nam

- Tám hướng

Âm	Dương
Dưới	Trên
Phải	Trái
Trong	Ngoài
Sau	Trước

Thời gian:

- Giờ, ngày, tháng, năm đều tương tự. Lấy giờ của một ngày và tháng của một năm làm ví dụ về Âm Dương.

Âm	Dương
Giờ chẵn	Giờ lẽ
Tháng chẵn	Tháng lẽ

• Thập nhị chi (12 Chi: Địa chi)

Âm	Dương
Sửu	Tý
Mão	Dần
Tỵ	Thìn
Mùi	Ngọ
Dậu	Thân
Hợi	Tuất

Thiếu Âm	Thiếu Dương
Mùi	Sửu
Thân	Dần

Thái Âm	Thái Dương
Tuất	Thìn
Hợi	Tỵ

Giờ Tý hoặc tháng Tý thuộc quẻ Phục là từ Âm chuyển sang Dương (giờ chí Âm của một ngày, đông chí của một năm). Đông Chí Nhất Dương Sinh là ở đó.

Đông Chí Nhất Dương Sinh mà trời vẫn lạnh vì hào Thiếu Dương mới sinh nằm ở dưới đẩy hào Âm lên trên (trên mặt nước thì đông giá mà đáy thì ấm).

Hạ Chí Nhất Âm Sinh mà vẫn nóng vì Thiếu Âm ở dưới đẩy hào Dương lên trên (mặt nước thì bốc hơi mà đáy nước thì mát lạnh).

Đông Chí và Hạ Chí là hai thời tiết quan trọng mà người thầy thuốc phải hiểu để biết rằng Âm cực sinh Dương, hàn cực thì sinh nhiệt, hoặc Dương cực thì sinh Âm, nhiệt cực thì sinh hàn. Cũng từ ý nghĩa Nhất Dương Sinh ở quẻ Phục của ngày Đông Chí mà có thể biết được chân nhiệt giả hàn, quẻ Cấu của ngày Hạ Chí mà biết được giả nhiệt chân hàn. Những bệnh Âm hư cực độ, đến ngày Đông Chí thì chết vì Đông Chí Nhất Dương Sinh. Dương khắc Âm, chết. Những bệnh Dương hư cực độ, đến ngày Hạ Chí thì chết vì Hạ Chí Nhất Âm Sinh. Âm khắc Dương, chết.

Giờ Mão của một ngày cũng như tháng Mão của một năm. Tháng Mão là tháng Xuân phân (ngày đêm dài bằng nhau).

Giờ Dậu của một ngày cũng như tháng Dậu của một năm. Tháng Dậu là tháng Thu phân (ngày đêm dài bằng nhau).

Hạ Chí là ngày dài nhất của một năm. Đông Chí là ngày ngắn nhất của một năm. Ngày ngắn dần từ Hạ Chí đến Đông Chí và dài dần từ Đông Chí đến Hạ Chí.

• Bốn mùa: Xuân, Hạ, Thu, Đông.

Âm	Dương
Thu	Xuân
Đông	Hạ

Thiếu Âm (Âm trẻ)   Thái Âm (Âm già)

Thiếu Dương (Dương trẻ)   Thái Dương (Dương già)

33

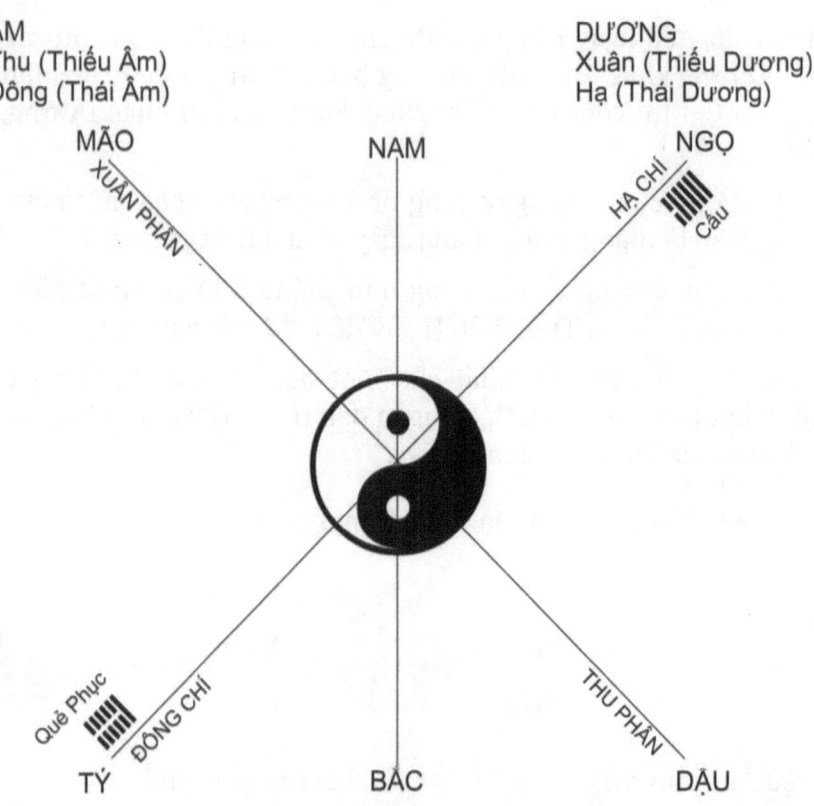

• **Thiên Can (Thập Thiên Can):** Giáp, Ất, Bính, Đinh, Mậu, Kỷ, Canh, Tân, Nhâm, Quý

Âm	Dương
Ất	Giáp
Đinh	Bính
Kỷ	Mậu
Tân	Canh
Quý	Nhâm

(Âm Can đi với Âm Chi, Dương Can đi với Dương Chi)

34

ÂM DƯƠNG CỦA CƠ THỂ

Dịch Học là triết học về vũ trụ quan. Đông phương lấy vũ trụ quan làm tiêu chuẩn cho nhân sinh quan. Tìm hiểu sinh hoạt của con người là tìm hiểu nhân sinh quan. Tìm hiểu Y học về con người là tìm hiểu vũ trụ tính trong con người. Đông phương bảo: "Nhân Sinh Tiểu Vũ Trụ" hoặc "Nhân Sinh Tiểu Thiên Địa". Câu nói đó đúng. Thật sự, chẳng những con người là tiểu vũ trụ, mọi sinh vật cho đến một hạt nguyên tử cũng là tiểu vũ trụ. Có khác biệt chăng là con người có riêng vũ trụ tâm linh của nó.

Đã là tiểu vũ trụ thì vũ trụ có Thái Cực. Vũ trụ có Âm Dương, con người cũng có Âm Dương

Âm	Dương
Dưới (từ rốn đến chân)	Trên (từ rốn đến đầu)
Sau (đàn bà)	Lưng (đàn ông)
Phải	Trái
Trong	Ngoài

Đàn bà bụng là + (chết đuối nằm ngửa)
Đàn ông lưng là + (chết đuối nằm sấp)

• Ngũ tạng và Lục phủ:

Âm	Dương
Tâm (tim)	Tiểu trường (ruột non)
Can (gan)	Đờm (mật)
Tỳ (tụy tạng)	Vị (dạ dày)
Phế (phổi)	Đại trường (ruột già)
Thận thủy (cật trái)	Bàng quang (bong bóng)
Thận hỏa (cật phải)	Tam tiêu

Tam Tiêu gồm có Thượng Tiêu (từ cổ họng đến hoành cách mô) thuộc Dương, Trung Tiêu (từ hoành cách mô đến rốn) nửa

Âm nửa Dương, Hạ Tiêu (từ rốn đến đáy xương chậu) thuộc Âm. Thượng tiêu chứa Tâm, Phế; Trung tiêu chứa Can, Tỳ, Đởm, Vị, Tiểu trường; Hạ tiêu chứa Thận, Bàng quang. Đại trường nằm trong cả Trung Tiêu và Hạ Tiêu. (Cách phân chia này rất tương đối).

Về Tạng có Thận Thủy (bên trái) phủ của nó là Bàng quang. Còn Thận Hỏa (bên phải) cũng là một Tạng, vậy phủ của nó ở đâu? Xưa bảo phủ của Thận Hỏa là Tam Tiêu. Riêng đối với Tâm Bào Lạc (màng bao tim) cũng là một Tạng, phủ cũng là Tam Tiêu. Mạng môn Hỏa, theo sách vở xưa, đặc biệt Hải Thượng bảo là Thái Cực của thân người, phủ của nó là Tam Tiêu (đọc thiên Thủy Hỏa phần Tân Giải).

THIÊN HAI

ÂM DƯƠNG TÂN GIẢI

Từ trước, tiền nhân đã phát hiện nguyên lý Âm Dương của vũ trụ. Từ đó Âm Dương được sử dụng trong mọi lãnh vực về vũ trụ quan cũng như về nhân sinh quan. Tiền nhân cảm nhận được Âm Dương, phát hiện được nguyên lý Âm Dương. Do đó, mặc dầu nguyên lý Âm Dương tự nó rất phổ biến nhưng lại không phổ biến đối với con người, nên môn học Âm Dương được gọi là khoa học huyền bí.

Thật sự huyền bí không có nghĩa là câu chuyện ma quỉ. Huyền bí ở chỗ phức tạp, khó hiểu. Tuy phức tạp nhưng cũng có phần đơn giản có thể hiểu được. Chúng ta hãy đem cái phần đơn giản để bàn, để làm nền tảng cho vấn đề phức tạp của Âm Dương. Muốn được như vậy, chúng ta phải định nghĩa Âm Dương là gì?

Định nghĩa Âm Dương cũng như định nghĩa vũ trụ, định nghĩa con người, v.v... rất khó, khó đến nỗi hầu như không thể được. Vì rằng định nghĩa có nghĩa là giới hạn đối tượng ta đang tìm hiểu qua ý niệm đơn thuần của ta trong khi đối tượng đang biến đổi vô cùng. Tuy nhiên, không định nghĩa thì không thể làm sáng tỏ ý niệm đơn thuần của ta để từ đó tìm hiểu đối tượng một cách sâu sắc và rốt ráo hơn.

Định nghĩa: Âm Dương là hai hình thái vừa tương phản vừa hỗ tương của mọi sự vật trong vũ trụ. Âm Dương mang nhiều quy luật: *Phổ biến, Tương đối, Biến đổi*

CHƯƠNG MỘT

QUY LUẬT PHỔ BIẾN

Tính phổ biến của Âm Dương mang tính chất tuyệt đối vì rằng không có một hiện hữu nào mà không có Âm Dương, kể cả tinh thần lẫn vật chất, từ cái lớn nhất là vũ trụ và đến cái nhỏ nhất là hạt nguyên tử cũng phải có Âm Dương.

	Âm	Dương
Vật Lý Học:		
Độ cứng	Mềm	Cứng
Quang học	Tối	Sáng
Điện học	Điện âm	Điện dương
Động học	Tịnh, chậm	Động, nhanh
Âm học	Thấp	Cao
Nhiệt học	Lạnh	Nóng
Hóa Học:		
	Kiềm (Base - OH⁻)	Cường toan (Acid - H⁺)
Xã Hội:		
	Nghèo	Giàu
	Loạn	Trị
Kinh Tế:		
	Cầu	Cung
Quân Sự:		
	Thủ	Công
	Thoái	Tiến

	Âm	Dương
Tâm Lý:		
	Tiêu cực	Tích cực
	Ghét	Thương
	Buồn	Vui

Như vậy, nhất nhất cái gì hiện hữu thuộc tinh thần hoặc vật chất đều có Âm Dương. Biết một cách tổng quát như vậy, và từ đó có thể suy ra những vấn đề chứa đựng Âm Dương.

Để kết luận phần quy luật phổ biến của Âm Dương, chúng ta hãy lấy câu chuyện của Lão Tử trả lời Đông Quách Thuận về Đạo:

Hỏi và đáp: - Đạo ở đâu?
        - Ở trên mái nhà
        - Sao thấp vậy?
        - Ở trong ngòi rãnh
        - Sao thấp nữa vậy?
        - Ở trong cứt đái.

Đông Quách Thuận bỏ đi. Câu chuyện chứng tỏ Đông Quách Thuận nghĩ rằng Đạo rất cao siêu và xa vời, không hiểu tính chất phổ biến của Đạo. Đã hiểu được Đạo, đâu cũng có Đạo. Quan niệm về Âm Dương tuy khác quan niệm về Đạo nhưng tính chất phổ biến cũng như nhau.

Riêng về vấn đề Âm Dương trong y học, chúng ta phải bàn kỹ, ngoài những gì cha ông chúng ta đã bàn trong Đông Y.

Y Học:

Theo Y Học Tây Phương, không bàn đến Âm Dương nhưng họ bàn tới vấn đề quân bình cơ thể. Qua Sinh Lý Học, Thần Kinh Học, Nội Tiết Học, v.v... Chúng ta thử tìm hiểu Âm Dương là gì như thế nào trong cơ thể.

Sinh Lý Học:

- Vấn đề biến dưỡng (Metabolism): gồm hai phần: một phần gọi là thoái biến (Catabolism) để đào thải, hoặc để hấp thụ, hoặc để sử dụng; một phần là tiến biến (Anabolism) để tổng hợp và dự trữ. Hai phần đó phải quân bình. Đào thải và sử dụng phải quân bình với tổng hợp và dự trữ, nếu không sẽ bị bất cập hoặc thái quá.

- Quân bình Acid và Base (Cường toan và Kiềm): Cường toan thuộc Dương, Kiềm thuộc Âm phải được quân bình. Nếu cường toan ở thế ưu sẽ trở nên nóng, kiềm ở thế ưu sẽ trở nên lạnh. Trong cơ thể, để điều hòa hai lượng acid và base đã có một chất đệm để giữ thế quân bình. Thở nhiều cơ thể trở nên Kiềm, nín thở hoặc nghẹt thở cơ thể trở nên Cường toan. Cơ chế quân bình acid và base rất phức tạp sẽ bàn tới ở phần phế và thận trong thiên IX.

Ăn thịt nhiều, nước tiểu trở nên acid; ăn rau cỏ nhiều, nước tiểu trở nên base. Bởi vậy, chúng ta bảo ăn thịt nhiều nóng, ăn rau nhiều mát. Thế là Âm Dương. Trong hệ thống Thủy dịch của con người luôn luôn lượng âm điện tử (Anion) dương điện tử (Cation) phải bằng nhau.

Hệ Thần Kinh Sinh Thực (Vegetative Nervous System = Autonomic Nervous System):

Thần Kinh Sinh Thực là một hệ thần kinh tự động (khác hẳn với hệ thần kinh vận động, hoạt động do ý chí), luôn luôn hoạt động trong lúc thức cũng như lúc ngủ, lúc làm việc cũng như lúc nghỉ ngơi. Nhờ vậy, lúc chúng ta ngủ, tim vẫn đập, máu vẫn chảy đều trong huyết quản, phổi vẫn thở, hệ thống tiêu hóa vẫn làm việc, dạ dày và ruột vẫn co bóp theo tác động nhu động của nó. Thần Kinh Sinh Thực có hai hệ tương phản nhau: Trực giao cảm và Đối giao cảm.

- Hệ Trực giao cảm là hệ thần kinh giúp cho con người lúc làm việc, lúc chiến đấu làm tim đập mạnh, giãn mạch máu trung ương (ngũ tạng như tim, gan, v.v...) có lúc làm co hoặc giãn mạch máu ngoại biên (mạch máu tứ chi và da), làm nở cuống phổi để thở mạnh hơn, làm nở đồng tử ở mắt để nhìn rõ hơn. Như vậy hệ thần kinh Trực giao cảm là một hệ thống làm cho cơ thể con người tăng phần biến dưỡng ở giai đoạn thoái biến thức ăn dự trữ để tiêu thụ năng lượng tức là sử dụng năng lượng. Hệ Trực giao cảm rõ ràng thuộc Dương.

- Hệ Đối giao cảm giúp cơ thể trong lúc nghỉ ngơi, tim đập chậm, tuần hoàn chậm; tăng nhu động của bộ máy tiêu hóa để hấp thụ thức ăn và tổng hợp thức ăn tinh chất nuôi dưỡng cơ thể; làm đồng tử teo lại lúc ánh sáng quá rực rỡ. Như vậy, Đối giao cảm là hệ thần kinh giúp cơ thể phân hóa thức ăn (từ ngoài vào) để tiến biến, tổng hợp và dự trữ thức ăn cho cơ thể; mang tính bảo tồn năng lượng, dự trữ năng lượng. Hệ Đối giao cảm thuộc Âm.

Trong cơ thể, hệ Trực giao cảm và hệ Đối giao cảm giằng co nhau ở thế hỗ tương để tạo thế quân bình. Nếu không ở thế hỗ tương giữa hai hệ là không thể được. Vì rằng nếu một hệ liệt sẽ đưa tới hệ kia cường, hoặc ngược lại.

Ví dụ: Ở phổi, nếu Trực giao cảm liệt thì Đối giao cảm sẽ làm cuống phổi co thắt không thở được. Ở đồng tử, nếu Đối giao cảm liệt thì Trực giao cảm cứ làm đồng tử nở ra hoài không điều tiết được, hoặc ngược lại.

Như vậy, Âm Dương hỗ tương đã rõ.

Tuyến Ngoại tiết và Nội tiết:

Trong con người có hai loại tuyến: Ngoại tiết và Nội tiết.

• Ngoại tiết: như tuyến tiêu hóa, tuyến nước bọt, tiết phân hóa tố (Enzyme) vào miệng, vào dạ dày, vào ruột để tiêu hóa thức ăn.

• Nội tiết: tiết kích thích tố (Hormone) đi thẳng vào máu đi tới tế bào trách nhiệm hoặc cơ quan trách nhiệm làm nhiệm vụ mà chất kích thích tố ảnh hưởng.

Tuyến Giáp trạng (Thyroid):

Tuyến Giáp trạng tiết chất Thyroxin làm tăng độ ấm trong con người, Calcitonin làm tăng sự hấp thụ của chất Calcium vào xương.

Bên cạnh tuyến Giáp trạng có tuyến Phó Giáp trạng (Parathyroid) tiết chất Parathyroid Hormone hút chất Calcium từ xương đem vào máu. Như vậy, hai tuyến nằm chung với nhau, tương phản nhau. Đó là Âm Dương.

Tuyến Tụy Tạng (Pancreas):

Gồm hai loại tế bào: tế bào B (Beta) và tế bào A (Alpha).

• Tế bào B (Beta) tiết chất Insulin để giảm đường trong máu, đưa đường giản thể Glucose vào gan, tổng hợp thành đường phức thể Glycogen dự trữ tại gan.

• Tế bào A (Alpha) tiết chất Glucagon làm tăng đường trong máu bằng cách rút đường phức thể Glycogen từ gan tạo thành đường giản thể Glucose vào máu đến tế bào để tạo thành năng lượng nhờ sự đốt cháy của Oxy.

Thế là một tuyến, hai tế bào có nhiệm vụ tương phản, giằng co lấy nhau để quân bình lượng đường trong máu.

Tuyến Nang Thượng Thận (Adrenal Gland):

Gồm hai phần: Vỏ và Tủy.

• Vỏ Nang Thượng Thận: điều hòa lượng nước trong cơ thể qua sự hấp thụ và đào thải lượng muối Na (Sodium: muối ăn) và K (Potassium, nhiều trong chuối và lá khô).

• Tủy Nang Thượng Thận: chứa Adrenalin và Noradrenalin, hai chất này làm tăng biến dưỡng, tăng độ ấm trong con người (ngoài tác dụng của tuyến giáp trạng). **Có lẽ quẻ Khảm là ở đây, Thủy Hỏa là ở đây. Âm Dương là như vậy**.

Tất cả đó là để minh chứng vấn đề Âm Dương trong cơ thể, rút từ những khám phá của Tây y. Vấn đề phức tạp hơn nhiều, nhưng tôi chỉ tóm tắt để người đọc không có trình độ Tây y hiểu được, và người đọc có trình độ Tây y sẽ hiểu nhiều hơn.

CHƯƠNG HAI

QUY LUẬT TƯƠNG ĐỐI

Tương đối là vấn đề tuyệt đối của Âm Dương vì rằng trong vạn vật không có gì hoàn toàn tuyệt đối. Bởi vậy Âm không thể nào hoàn toàn là Âm, Dương cũng không thể nào hoàn toàn là Dương. Quy luật tương đối mang nhiều tính chất: Ẩn phục và Hoán vị.

Tính ẩn phục:

Về Dịch Học, tính ẩn phục là hiện tượng Âm trong Dương và Dương trong Âm. Điển hình là quẻ Ly và Khảm.

- Phái tính (nam và nữ):

Tế bào con người có 23 cặp nhiễm sắc thể (Chromosome) 1/2 (23 chiếc) của cha và 1/2 của mẹ. Một nửa của cha ngoài một phần của ông nội, có một phần của bà nội, hai phần ấn nhập vào nhau. Như vậy Âm Dương ở lẫn vào địa vị của nhau.

- Kích thích tố sinh dục:

Trong người nữ luôn luôn có kích thích tố sinh dục nam (Androgen), bởi thế nhiều người nữ có râu. Phái nam luôn luôn có kích thích tố nữ, vì đó nhiều người nam không có râu hoặc có vú.

- Mạch lý:

Tay phải thuộc Âm thế mà chứa đựng mạch Thận hỏa (xích), Tỳ thổ (quan), và Phế kim (thốn) là những mạch thuộc khí phận, thuộc Dương (Dương nằm bên phải là Dương trong Âm).

Tay trái thuộc Dương thế mà chứa đựng mạch Thận thủy (xích), Can mộc (quan), và Tâm hỏa (thốn) là những mạch thuộc huyết phận, thuộc Âm (Âm nằm bên trái là Âm trong Dương).

Thế mới hiểu Âm Dương xoắn xuýt với nhau, không lìa nhau được.

Trong ba bộ mạch: Thốn, Quan, Xích nếu so sánh với nhau thì Thốn thuộc Thượng tiêu (Dương), Quan thuộc Trung tiêu (bán Âm bán Dương), Xích thuộc Hạ tiêu (Âm). Trong mọi bộ lại có Âm Dương của nó, khinh án Dương, trung án bán Âm bán Dương, trọng án Âm.

Tính hoán vị:

• Acid và Base:

Tiêu chuẩn để định acid và base là pH (nồng độ H^+). Nếu pH giảm thì nồng độ H tăng (acid), nếu pH tăng thì nồng độ H giảm (base).

Trị số của pH có từ 1 đến 14, pH 7 là trung hòa, từ 7 xuống 1 độ acid tăng dần, từ 7 lên đến 14 độ base tăng dần. Nói cách khác, độ acid tăng dần từ pH 14 đến pH 1; độ base tăng dần từ pH 1 đến pH 14.

Một chất có pH = 2 so với pH = 3 thì chất có pH = 2 sẽ là acid, chất có pH = 3 sẽ là base, v.v...

• Phái tính:

Nam Dương nữ Âm. Tuy vậy, một người nam đứng với một người nam thì có một nam là Dương, một nam là Âm tùy theo đặc tính ưu liệt của mỗi người. Nữ cũng vậy, hai nữ đứng với nhau cũng có một nữ là Âm và một nữ là Dương như cách so sánh thuộc hai người nam.

Ngoài ra, chúng ta còn phân định Âm Dương bởi sự khác biệt giữa tiếng nói và độ cao thấp v.v...

• Mặt trăng là Âm, mặt trời là Dương:

Tuy vậy, đối với đêm tối thì mặt trăng lại là Dương.

CHƯƠNG BA

QUY LUẬT BIẾN ĐỔI (ĐỘNG)

Âm Dương luôn luôn biến đổi. Ý niệm "luôn luôn" là tịnh. Vậy Âm Dương luôn luôn biến đổi: động, tịnh và tịnh, động. Cứ như vậy liên tục.

Trong quy luật biến đổi, mang nhiều tính chất: tính đồng lập, tính lưỡng lập và tính phản phục.

TÍNH ĐỒNG LẬP:

Gồm đồng lập tịnh và đồng lập động.

• Đồng Lập Tịnh:

Thái cực là một hình thức đồng lập tịnh. Nguyên tử Neon là một hình thức đồng lập tịnh. Trong vật lý phóng xạ, một nguyên tử nếu tỷ số giữa trung hòa tử (neutron) và dương tử (proton) bằng 1 hoặc gần bằng 1 thì hạt nguyên tử đó ít bị kích thích để cho phóng xạ. Vì một lý do nào đó mà trung hòa tử làm cho tỷ số giữa neutron và proton khác xa 1 thì hạt nguyên tử bị kích thích để cho phóng xạ (neutron = 1 proton + 1 electron). Như vậy, một trung hòa tử muốn biến thành một dương tử phải phóng ra một âm điện tử. Ngược lại, một dương tử muốn trở thành một trung hòa tử phải cộng thêm một âm điện tử. Phản ứng biến đổi hai chiều trên, phóng đi hay cộng thêm một âm điện tử là một hình thái bảo tồn năng lượng.

Như vậy trung hòa tử là gì mà lại có thể biến đổi thành một Âm (Âm điện tử) và một Dương (Dương tử) để tăng hoạt cho một nguyên tử thiếu vận chuyển? Phải chăng trung hòa tử là một thái cực ở trong trạng thái Đồng Lập Tịnh. Dương tử là gì và Âm điện tử là gì mà hợp với nhau để trở thành trung hòa tử? Phải chăng một Âm một Dương từ thái cực động mà ra, và lại có thể hợp nhau để trở về thái cực tịnh.

• Đồng Lập Động:

Nếu thái cực chỉ có Âm Dương quân bình một cách tuyệt đối thì không biến đổi, không sinh hóa, có thể lấy trung hòa tử (neutron) làm thí dụ.

Một nguyên tử có hạt nhân gồm trung hòa tử nằm yên với dương tử và ở ngoài là những vòng âm điện tử. Trừ lúc vòng ngoài có 8 âm điện tử thì nguyên tử trở thành nguyên tử trơ như nguyên tử Neon là khí trơ, không biến đổi. Nếu vòng ngoài không phải là 8 điện tử âm thì nguyên tử vận chuyển tìm nguyên tử khác tính để kết hợp. Vậy nguyên tử vận chuyển là một hình thái Âm Dương Đồng Lập Động. Trong Đồng Lập Động có nhiều đặc tính: Hỗ Tương, Ưu Liệt, và Thăng Giáng.

- Tính Hỗ Tương:

Trong bất cứ một tế bào sinh vật nào cũng đều mang một nửa số nhiễm thể của cha và một nửa số nhiễm thể của mẹ. Không một sinh vật nào chỉ mang một nửa số nhiễm thể của cha hoặc của mẹ mà tồn tại. Nhờ các cặp nhiễm thể tác dụng hỗ tương mà sinh vật phát triển. Trong cơ thể con người, thủy dịch, phải có sự quân bình hỗ tương giữa Âm tính (base) và Dương tính (acid) thì con người mới khỏe mạnh. Chính vì lẽ đó, cái danh là Âm Dương mà thực thể là Thủy Hỏa, là Khí Huyết- là những hình thức âm dương đồng lập hỗ tương để con người sinh tồn. Một mình Âm tồn tại hoặc một mình Dương tồn tại gọi là cô Âm hay cô Dương, nhất định con người phải chết. Âm không Dương không gì bảo vệ, Dương không Âm không gì nương tựa; không khác gì Thủy không Hỏa, Hỏa không Thủy, Khí không Huyết, Huyết không Khí. Tất cả phải nương tựa nhau tạo thành một cái thế Đồng Lập Hỗ Tương. Nếu chênh lệch sẽ tạo thành bệnh tật.

- Tính Ưu Liệt:

(i) Di truyền: Một đứa con có những đặc tính giống cha mà không giống mẹ, vậy đặc tính di truyền của cha là ưu, của mẹ là liệt hoặc ngược lại.

(ii) Y học: Nếu Âm ưu Dương liệt, nghĩa là Thủy vượng Hỏa hư (Hỏa suy) thì đưa đến bệnh Âm ế, phù nề. Nếu Dương ưu Âm liệt tức là Hỏa vượng (Hỏa thịnh) Thủy hư (Âm hư) thì đưa đến phiền táo.

Nếu Huyết hư Khí vượng thì cũng đưa đến phiền táo, nhiều lúc cứng đơ, co quắp. Khí hư Huyết vượng đưa tới bệnh lười biếng nhuyễn nhược. Huyết không Khí không lưu thông, Khí không Huyết không mềm mại mà trở nên khô cứng. Những người bị phong cứng tay chân co quắp đều do Huyết yếu mà Khí vượng.

- Tính Thăng Giáng:

Âm thường giáng, Dương thường thăng. Đó là lẽ thường vì Âm nặng mà Dương nhẹ. Tuy vậy nếu Dương thăng quá sẽ tạo thành bệnh Thượng Hữu Dư Hạ Bất Túc (trên có thừa mà dưới không đủ). Nếu Dương giáng quá thì tạo thành bệnh Thượng Bất Túc Hạ Hữu Dư (trên không đủ mà dưới có thừa) tức là bệnh Dương khí hạ hãm.

Như vậy, Dương thăng thì Âm giáng, Dương giáng thì Âm thăng. Người thầy thuốc biết tính Âm Dương nên không bao giờ để cho Dương thăng quá hoặc Âm thăng quá. Giáng phải giáng vừa, thăng cũng phải thăng vừa phải để Âm Dương hỗ tương nhau trong cái thế quân bình động.

Nhìn quẻ Thủy Hỏa ký tế và quẻ Địa Thiên Thái để biết cách quân bình Âm Dương.

Ký tế	{Khảm thuộc Thận Thủy	☵
	{Ly thuộc Tâm Hỏa	☲
Địa Thiên Thái	{Khôn thuộc Tỳ Thổ	☷
	{Kiền thuộc Phế	☰

Nghĩa là tính hay thăng thì cho giáng, tính hay giáng thì cho thăng. Vì lẽ đó mà chữa về Hỏa là phải giáng Hỏa, chữa về Khí thì phải giáng Khí. Chữa về Hỏa thì phải dẫn Hỏa qui nguyên (quẻ Ly nằm dưới quẻ Khảm), chữa Phế phải giáng Khí xuống (quẻ Kiền nằm dưới quẻ Khôn), chữa Tỳ phải nâng Tỳ lên (quẻ Khôn nằm trên quẻ Kiền).

TÍNH LƯỠNG LẬP:

Lúc Âm Dương lưỡng lập là Âm Dương bắt đầu mâu thuẫn tạo thành cái thế chia lìa, tìm một thế quân bình mới để trở về cái thế Quân Bình Đồng Lập mới. Tính lưỡng lập có hai đặc tính: phân ly và tương cầu.

- Tính Phân Ly:

• Hóa học: Nước trong bình điện giải sẽ cho ta H^+ đi về âm cực, O^- sẽ đi vào dương cực. HCl cũng vậy, H^+ đi về âm cực Cl đi về dương cực với cái lẽ Âm tìm Dương, Dương tìm Âm.

• Di truyền: Lúc con người trưởng thành, tế bào sinh dục gồm 23 đôi nhiễm thể sẽ phân chia theo hình thức giảm nhiễm tức là nhiễm thể giảm còn phân nửa thành 23 chiếc nhiễm thể. Những tế bào đó, của cha gọi là tinh trùng, của mẹ gọi là noãn cầu.

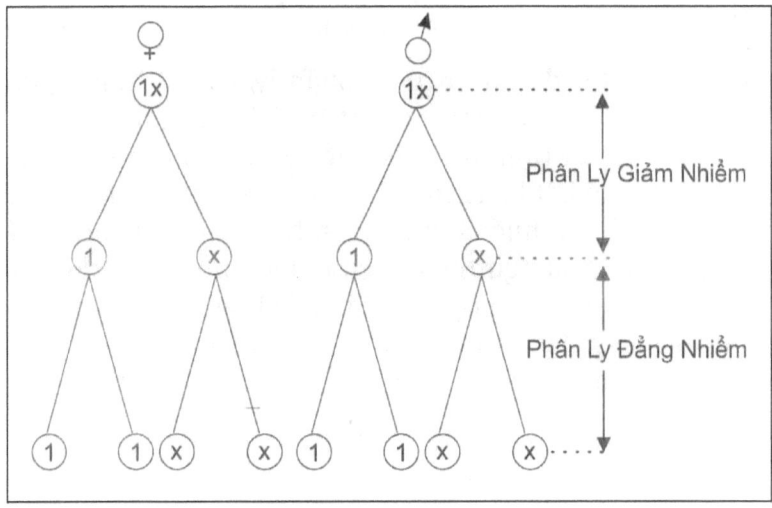

• Y học: Cơ thể con người là một, vậy chỉ có một thể Đồng Lập Động của Âm Dương, không thể chia lìa. Nếu chia lìa là chết. Chỉ có Âm Dương trong tế bào sinh dục mới có sự chia lìa để tạo thành thế hệ mới.

- Tính Tương Cầu:

Trong thực tế cuộc đời, không có gì có thể đứng một mình mà tồn tại. Dịch học bảo: "Nhất nhân hành tất đắc kỳ nhất; Tam nhân hành tất thất kỳ nhất", nghĩa là một người tất nhiên sẽ có bạn, ba người đi nhất định sẽ mất một. Ý nghĩa đó là ý nghĩa Âm Dương sống với nhau từng cặp một.

• Hóa học: Lúc một nguyên tử dương hoặc âm đứng một mình thì nguyên tử đó sẽ di chuyển cho tới lúc nào tìm được một nguyên tử khác tính để kết hợp tạo thành phân tử có cả Âm lẫn Dương.

$$Cl \quad + \quad H \quad \rightarrow \quad HCl$$
$$2H \quad + \quad O \quad \rightarrow \quad H_2O$$

• Di truyền: Sau lúc phân ly để tạo thành giao tử đực (tinh trùng) ở người nam và giao tử cái (noãn cầu) ở người nữ, sự giao hợp nam nữ đã đưa tới sự kết hợp của giao tử đực và cái tạo thành trứng (tiếp hợp tử) có 23 cặp nhiễm thể. Từ đó bào thai bắt đầu thành hình và phát triển.

• Y học: Như đã nói ở phần phân ly, cơ thể con người là một, một Âm một Dương trong một cơ thể, điều khiển hết cả sự sống của cơ thể từ tinh thần đến thể xác. Âm Dương không thể phân ly. Có ưu có liệt hoặc có một bên nhược một bên cường đã tạo thành bệnh tật, huống gì là phân ly, phân ly là chết. Chỉ có người thầy thuốc là người có trách nhiệm níu lại cái thế tương cầu Âm và Dương trong con người lúc đã phân ly. Trách nhiệm đó cực kỳ trọng đại và muôn vàn khó khăn. Sự may mắn chỉ trong muôn một.

TÍNH PHẢN PHỤC:

• Dịch học:

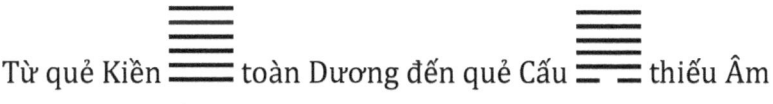

Từ quẻ Kiền ☰ toàn Dương đến quẻ Cấu ☴ thiếu Âm

và từ quẻ Khôn ☷ toàn Âm đến quẻ Phục ☳ thiếu Dương là hình thức phản phục của tạo vật, của Âm Dương, Âm cực chuyển sang Dương, Dương cực chuyển sang Âm.

• Hóa học: Có phản ứng hai chiều từ trái sang phải đến một giai đoạn lại chuyển từ phải sang trái không khác gì con lắc thuận nghịch trong vật lý. Toán học cũng vậy, từ cực tiểu sẽ chuyển dần về cực đại, rồi lại từ cực đại đi về cực tiểu.

• Y học: Nhiệt cực sinh hàn, hàn cực sinh nhiệt cũng là hai hình thái phản phục.

51

CHƯƠNG BỐN

KẾT LUẬN

Qua phần Âm Dương Tân Giải, chúng ta hiểu được Âm Dương là gì. Từ quy luật **Phổ biến**, **Tương đối** đến **Biến đổi** của Âm Dương, đặc biệt quy luật **Biến đổi**, chúng ta thấy được những gì?

Chúng ta thấy Âm Dương từ tính Đồng Lập Tịnh là thái cực. Khi vì một nguyên nhân nào đó mà thái cực rung động thì Âm Dương bắt đầu được phân biệt trong cái thế Đồng Lập Động. Từ trạng thái hỗ tương đến lưỡng lập rồi phân ly, sau nữa là tương cầu tạo thành một thế quân bình mới, lập lại một chu kỳ khác, không khác gì chu kỳ khởi đầu. Đó chính là đặc tính phản phục của Âm Dương.

Như vậy luận lý của Dịch Học khác hẳn mọi thứ luận lý khác. Luận lý của Dịch Học không có vấn đề thống nhất mâu thuẫn. Vì rằng mâu thuẫn được thống nhất thì không còn gì để sinh diệt. Huống gì có lớp người cuồng loạn bảo chặt đi một Âm hoặc một Dương để thống nhất mâu thuẫn. Không thể được, vì không mâu hoặc không thuẫn sao gọi được là thống nhất mâu thuẫn. Không gì cô Âm hoặc cô Dương mà tồn tại. Hiện tại, chúng ta thấy những bệnh cô Âm hoặc cô Dương đang chết. Vậy luận lý của Dịch Học là luận lý Phản Phục, cũng có thể gọi là luận lý "Hoàn Như Vô Đoan" vậy (vòng tròn không đầu mối). Điều này chúng ta sẽ thấy rõ trong Ngũ Hành tương sinh tương khắc. Riêng vấn đề Nhất Nguyên hay Nhị Nguyên là những từ ngữ của triết học Âu Tây. Đối với triết học Đông Phương, đặc biệt Dịch Học không ai bàn tới Nhất Nguyên và Nhị Nguyên. Nếu vì bất đắc dĩ mà phải dùng tới những từ ngữ triết học Âu Tây, chúng ta có thể bảo rằng chẳng có gì là Nhất Nguyên hoặc Nhị Nguyên mà chỉ có Nhất Thể Lưỡng Dụng.

Thái cực phân biệt thành Âm Dương, từ đó mới có không gian và thời gian, mới có trời có đất, có lạnh có nóng, có mưa có nắng, có sinh vật, trong đó có sự hiện diện của con người. Từ đây, bắt đầu có phải có trái, có xấu có tốt, có nghèo có giàu, có loạn có trị, có bệnh có khỏe, có chết có sống. Người thầy thuốc là người chuyển bệnh thành vô bệnh, chuyển chết thành sống nếu khi mà mệnh chưa đến nỗi mất. Muốn được vậy, người thầy thuốc phải hiểu rõ cái lý của Âm Dương. Phải hiểu Hàn hay Nhiệt để nên Ôn hay nên Lương. Phải hiểu Hư (yếu) hay Thực (mạnh) để biết nên bổ hay tả. Phải biết Nhu biết Cương để biết trì hoãn hay gấp rút. Phải biết Nhược biết Cường để biết nên cho thuốc nhẹ hoặc thuốc mạnh. Phải hiểu được 6 khí 7 tình để biết vì nội nhân hay ngoại nhân. Ngoài ra người thầy thuốc phải biết được cảnh bần hàn hay phú quí, lo âu hay an nhàn của bệnh nhân cũng như thời loạn hay trị. Vì rằng tất cả đó là môi trường sống của con người. Âm Dương chênh lệch, từ đó bệnh dấy lên. Ngoài mạch lý, người thầy thuốc nhất nhất phải biết mọi việc liên quan đến đời sống của con người kể cả sinh hoạt thức ngủ và ăn uống …

Người thầy thuốc phải luôn luôn tâm niệm, không bao giờ triệt Âm để tồn Dương hoặc triệt Dương để tồn Âm. Nếu trường hợp Thủy vượng Hỏa suy thì phải bổ Hỏa để bằng Thủy. Nếu Thủy thái quá, đi đến phù nề thì phải lợi Thủy trong lúc bổ Hỏa, trong trường hợp này cũng không thể triệt Thủy được. Trường hợp Hỏa vượng Thủy suy thì phải bổ Thủy để bằng với Hỏa. Nếu Hỏa quá vượng thì giáng Hỏa vừa đủ trong lúc bổ Thủy.

Nguyên tắc lớn là nâng cái thấp lên bằng cái cao, không bao giờ triệt cái cao xuống bằng cái thấp. Đối với khí huyết cũng vậy.

Trái với nguyên tắc trên, người thầy thuốc suốt đời ân hận. Đúng với nguyên tắc trên, người thầy thuốc không mang tội với trời đất quỷ thần.

THIÊN BA

TIÊN THIÊN VÀ HẬU THIÊN

Lời dẫn:

Lúc bàn về Dịch học, chúng ta nghe nói tới Bát Quái Tiên Thiên, Bát Quái Hậu Thiên, Hà Đồ Tiên Thiên và Lạc Thư Hậu Thiên. Lúc bàn về Y học, chúng ta lại nghe nói Thủy Hỏa Tiên Thiên, khí huyết và ngũ tạng thuộc Hậu Thiên. Như vậy Tiên Thiên là gì? Hậu Thiên là gì? Có phải Tiên Thiên là sinh ra trước, Hậu Thiên sinh ra sau? Không phải. Có thể đời xưa, cổ nhân ít ngôn ngữ, hoặc giả cổ nhân không muốn dùng nhiều ngôn ngữ, mà chỉ dùng một số ngôn ngữ giới hạn để phát biểu và diễn dịch định luật cũng như nguyên lý của vũ trụ. Do đó mà mọi danh từ của Thiên Can, Địa Chi, Bát Quái, Hà Lạc Đồ, Âm Dương Ngũ Hành, v.v... đều được áp dụng chung cho tất cả mọi vấn đề thuộc vũ trụ quan như Thiên văn, Địa lý, Nhâm Cầm Độn Toán, Tử vi và kể cả Y học nữa. Tất cả đều nằm trong một nguyên lý lớn, một công thức lớn với muôn vàn biến hóa, đó là Dịch Lý. Vì ngôn ngữ giới hạn cho nên cổ xưa, chỉ một danh từ mà mang nhiều ý nghĩa khác nhau tùy theo lãnh vực sử dụng. Vì lẽ đó mà Tiên Thiên Hậu Thiên trong Dịch học khác nghĩa với Tiên Thiên và Hậu Thiên trong Y học, đều không có nghĩa là 'Trước' hoặc 'Sau'.

CHƯƠNG MỘT

TIÊN THIÊN VÀ HẬU THIÊN

TRONG DỊCH HỌC

Dịch học là môn học lấy phù hiệu (Hào, Quái), hình tượng (Đồ hình), con số và ngôn ngữ (Soán từ) để hình dung và giải thích nguyên lý biến đổi của vũ trụ. Dịch học là lấy cái hữu hình để hình dung cái vô hình, phụ thêm ngôn ngữ để giải thích cái nguyên lý vô hình đó.

Những đại hiền triết như Phục Hy, vua Vũ nhà Hạ, cho tới Chu Văn Vương nhìn ngắm, chiêm nghiệm nguyên lý vũ trụ qua sự biến đổi xoay vần của thời tiết, sinh hoạt của sự vật, và cảnh dàn bố của núi sông, của con người, v.v... đã tạo cho các ngài có ý niệm về nguyên lý tạo vật. Nguyên lý đó là nguyên lý tiêu trưởng của Âm Dương. Ý niệm luôn luôn tuyệt đối, nguyên lý tự nó cũng tuyệt đối. Ý niệm nguyên lý tiêu trưởng của Âm Dương hoàn toàn tuyệt đối nhằm mục đích tổng quát hóa cái thực thể phức tạp hoàn toàn tương đối của sự vận chuyển Âm Dương. Vì vậy, Dịch học, một mặt phát biểu ý niệm nguyên lý tuyệt đối của vũ trụ, như là lý thuyết qua Hà Đồ và Tiên Thiên Bát Quái; một mặt, qua Lạc Thư và Hậu Thiên Bát Quái, diễn đạt sự vận dụng nguyên lý vũ trụ trong một thực thể biến đổi phức tạp và hoàn toàn tương đối. Như vậy, Tiên Thiên trong Dịch học có nghĩa là Tuyệt Đối hoặc Kiểu Mẫu; Hậu Thiên có nghĩa là Tương Đối hoặc Phi Kiểu Mẫu.

HÀ ĐỒ (TIÊN THIÊN):

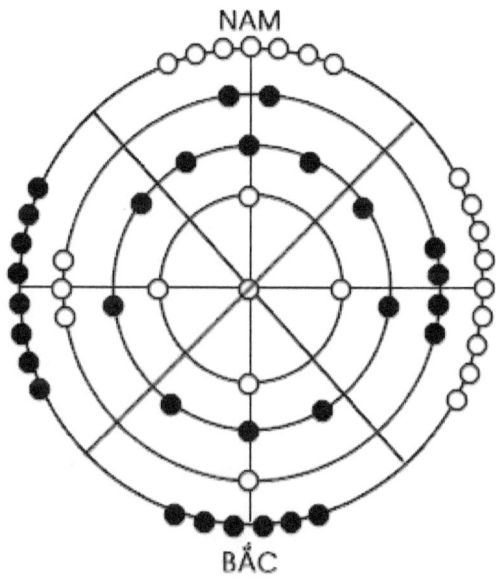

Hà Đồ Tiên Thiên

Hà Đồ Tiên Thiên, theo truyền thuyết, được họ Phục Hy thấy trên lưng một con Long mã xuất hiện trên sông Mạnh Hà có hình tượng tương tự hình vẽ ở trên. Trên lưng con Long mã có nhiều điểm đen và trắng gồm 25 điểm trắng và 30 điểm đen, tổng cộng 55 điểm. Điểm đen tượng trưng cho Âm, điểm trắng tượng trưng cho Dương. 55 điểm được bố trí theo bốn lớp từ ngoài vào trong (Có thể biểu thị các điểm trên hình vuông bốn lớp hoặc trên bốn vòng tròn đồng tâm như trên). Nếu tính theo thứ tự từ ngoài vào tâm điểm các vòng tròn, và phía trước vòng tròn là đầu Long mã, phía sau là đuôi Long mã thì:

Vòng thứ nhất:

Đằng trước đầu	7 điểm dương
Đằng sau đuôi	6 điểm âm
Bên trái	8 điểm âm
Bên phải	9 điểm dương

Vòng thứ hai:

Đằng trước đầu	2 điểm âm
Đằng sau đuôi	1 điểm dương
Bên trái	3 điểm dương
Bên phải	4 điểm âm

Vòng thứ ba gồm: 10 điểm âm

Vòng thứ tư và tâm điểm có: 5 điểm dương

Theo hình vẽ, tính từ đuôi tới đầu, rồi sang bên trái, xong sang bên phải, và cuối cùng vào giữa, cổ nhân phát biểu như sau:

Thiên nhất sinh thủy

    Địa Lục thành chi

Địa nhị sinh hỏa

    Thiên Thất thành chi

Thiên tam sinh mộc

    Địa Bát thành chi

Địa tứ sinh kim

    Thiên Cửu thành chi

Thiên ngũ sinh thổ

    Địa Thập thành chi

Để giải thích Hà Đồ, trước hết chúng ta phải hiểu Thiên là Dương, Địa là Âm; thứ đến phải hiểu ý nghĩa những con số. Con số trong Hà Đồ không có ý nghĩa của hư số 1, 2, 3, v.v... vì hư số không biểu thị bất cứ gì. Con số Hà Đồ cũng không có ý nghĩa thứ bậc như: thứ nhất, thứ hai..., thứ mười, v.v....vì rằng thứ tự trong Hà Đồ khác hẳn thứ tự trước sau trong Ngũ Hành (Thổ→Kim→Thủy→Mộc→Hỏa). Thứ tự trong Hà Đồ là nhất sinh Thủy, nhị sinh Hỏa, tam sinh Mộc, tứ sinh Kim, ngũ sinh Thổ. Nếu bảo nhất, nhị, tam, tứ, ngũ là số thứ tự trước sau, tại sao mỗi số đều hợp với số 5 (Thiên ngũ sinh Thổ) để có số Thành? Như vậy Thổ đâu có phải được sinh ra ở giai đoạn thứ 5. Mặc dầu không có nghĩa thứ bậc một cách tuyệt đối, vẫn có ý nghĩa trước sau như: nhất sinh Thủy, nhị sinh Hỏa có nghĩa trước hết phải có Thủy Hỏa cũng như trước hết phải có Âm Dương. Thủy Hỏa chính là Âm Dương, là thực thể của Âm

Dương. Trước hết phải có Thủy Hỏa rồi sau mới có những cái khác. Ngoài ý nghĩa trên, con số Hà Đồ có vài ý nghĩa như sau:

Chẵn là Âm (Địa nhị, tứ, lục, bát, thập); lẻ là Dương (Thiên nhất, tam, ngũ, thất, cửu).

Nhỏ là mới Sinh, lớn là Trưởng, lớn nữa là Suy, lớn tột cùng là Tiêu.

Âm sinh ở địa nhị, trưởng ở địa tứ, suy ở địa lục và tiêu ở địa bát. Dương sinh ở thiên nhất, trưởng ở thiên tam, suy ở thiên thất và tiêu ở thiên cửu.

Vòng trong là nội, là mạnh, đang sinh trưởng và làm chủ.
Vòng ngoài là ngoại, là yếu, đang suy tiêu và làm khách.
Chữ 'sinh' có nhiều nghĩa: sinh ra, sinh ra tại, xuất hiện tại.
Chữ 'thành' có nhiều nghĩa: hóa ra, biểu thị.

Trong Hà Đồ, số 'Thành' là do số 5 ở Trung Cung, cộng với số 'Sinh' mà thành: Thiên Nhất sinh Thủy Địa Lục Thành Chi ...Địa Tứ sinh Kim Thiên Cửu Thành Chi (5 + 1 = 6; 5 + 4 = 9). Như vậy số 5 là số chung. 1 và 3 là số Sinh và Trưởng của Dương. 7 và 9 là số Suy và Tiêu của Dương. 2 và 4 là số Sinh Trưởng của Âm. 6 và 8 là số Suy Tiêu của Âm.

Tại sao số 5 ở Trung cung và tại sao số 5 phải là số chung? Hai câu hỏi phải trả lời:

Sở dĩ số 5 ở Trung cung vì số 5 phải là số ở giữa 1 2 3 4 **5** 6 7 8 9.

Bốn số 1, 2, 3, 4 ở bên trái số 5 là số Sinh của Âm Dương, 1 và 3 là Dương, 2 và 4 là Âm.

Bốn số 6, 7, 8, 9 ở bên phải số 5 là số Thành của Âm Dương, 7 và 9 là Dương, 6 và 8 là Âm.

Bốn số Thành 6, 7, 8, 9 là do số 5 ở giữa lần lượt cộng với 1, với 2, với 3, và với 4 là những số Sinh ở bên trái số 5.

Có tính cách lần lượt như vậy, với vị trí nằm giữa mới có hình thái của một vòng tròn, cho nên số 5 phải nằm ở Trung cung để diễn đạt sự xoay chuyển Âm Dương như một vòng tròn: Tiêu rồi Trưởng, Trưởng rồi Tiêu ... Cuối cùng 5 + 5 = 10 ở Trung cung.

Số 5 là số chung vì số 5 biểu thị Thổ, Thổ ở Trung cung, Trung tính chịu ảnh hưởng, nói cho đúng, chịu nhận tất cả mọi ảnh hưởng của Âm Dương.

Nhận Dương thì Dương sinh đẩy Âm ra ngoài như 5 + 1 = 6 (Thiên Nhất sinh Thủy Địa Lục Thành Chi).

Kết hợp với Âm thì Âm sinh đẩy Dương ra ngoài (Địa Nhị sinh Hỏa Thiên Thất Thành Chi).

Thổ không Thiên: Chung.Với tính chất trung tính, trung lập, trung cung như vậy thì chỉ có Thổ thôi. Thổ ở đây chính là trái đất ta đang ở. Trái đất trong thái dương hệ, tùy độ xoay quanh mặt trời, trong một năm có 365 ngày, mà mùa có 4 mùa thay đổi: xuân, hạ, thu, đông với 24 tiết khí, có 8 tiết khí quan trọng: Đông chí, Lập xuân, Xuân phân, Lập hạ, Hạ chí, Lập thu, Thu phân, Lập đông, rồi lại đến Đông chí. Cứ tứ thời bát tiết như vậy mãi mãi mỗi năm. Con người sống trên trái đất, lấy trái đất làm trung tâm nhìn sự xoay vần của trái đất để biết Âm tiêu Dương trưởng, Dương tiêu thì Âm trưởng. Tiêu trưởng đắp đổi nhau cũng như Suy Thịnh và Loạn Trị đắp đổi nhau vậy.

Số 5 ở Trung cung quan hệ đến số Thành ở ngoài để chỉ sự Suy Tiêu của Âm Dương. Số Sinh ở trong để chỉ sự Sinh, Trưởng.

Số Sinh là Dương - là lẻ - hợp với số 5 (lẻ) sẽ thành số chẵn – là Âm ở vòng ngoài.

Số Sinh là Âm – là chẵn - hợp với 5 (lẻ) sẽ thành số Dương (lẻ) ở vòng ngoài.

Như đã nói, số 5 là chung, là Trung tính hợp với Âm thì sinh Âm ở trong mà thành Dương ở ngoài, hợp với Dương thì sinh Dương ở trong mà thành Âm ở ngoài. Số 5 là Thổ, là trái đất. Trái đất gì cũng nhận, mùa Đông âm khí cực thịnh lạnh lẽo, tuyết phủ. Mùa Xuân trái đất nhận dương khí cho trăm hoa đua nở. Mùa Hạ dương khí cực thịnh cho cây trái sum xuê và nóng bức. Mùa Thu âm khí đã mạnh, mát lạnh thu teo ...

Thiên Nhất sinh Thủy Địa Lục Thành Chi có nghĩa Dương Nhất sinh ở Thủy (ở mùa Đông) thì thành Âm Lục ở ngoài. Chính là ngày Đông Chí Nhất Dương Sinh. Vì Âm cực thịnh ở Đông chí thì phải sinh Dương (theo tính phản phục) và Âm bắt đầu suy.

Địa Nhị sinh Hỏa Thiên Thất Thành Chi có nghĩa Âm Nhị sinh ở Hỏa (ở mùa Hạ) thì thành Dương Thất ở ngoài. Chính là ngày Hạ Chí Nhất Âm Sinh. Dương cực độ ở Hạ chí thì phải sinh Âm và Dương bắt đầu suy.

Thiên Nhất và Địa Nhị không phải là thứ nhất, thứ hai mà có nghĩa Dương Nhất và Âm Nhị, nghĩa nữa là trước hết phải có Thủy Hỏa rồi mới có sinh hóa...

Thiên Tam sinh Mộc Địa Bát Thành Chi có nghĩa Dương Tam sinh ở mùa Xuân thì Âm Bát thành ở ngoài. Dương trưởng thì Âm tiêu. Ngày Xuân phân.

(Thiên Nhất = Dương sinh; Thiên Tam = Dương trưởng; Địa Lục = Âm suy; Địa Bát = Âm tiêu).

Địa Tứ sinh Kim Thiên Cửu Thành Chi có nghĩa Âm Tứ sinh ở mùa Thu thì Dương Cửu thành ở ngoài Âm trưởng thì Dương tiêu- Ngày Thu phân.

(Địa Nhị = Âm sinh; Địa Tứ = Âm trưởng; Thiên Thất = Dương suy; Thiên Cửu = Dương tiêu ...).

Tất cả đó là ý nghĩa của Hà Đồ. Âm cực thì suy để Dương sinh (Đông chí). Dương trưởng thì Âm tiêu (Xuân phân). Dương cực thì suy để Âm sinh (Hạ chí). Âm trưởng thì Dương tiêu (Thu phân).

Người xưa đứng trên trái đất nhìn ngắm sự xoay vần của Âm Dương. hiểu được thịnh suy của tạo vật, bèn dùng Quái, Tượng, Hào, Từ và những con số đều là những ký hiệu phù hợp với sự suy tưởng để diễn đạt vũ trụ quan của mình. Chính vũ trụ quan đó cũng là Nhân sinh quan nữa vì rằng Nhân sinh Tiểu vũ trụ.

Trong Hà Đồ, sau khi số 5 + 1, +2, +3, và +4 thì chính số 5 cộng với số 5 để thành 10: Thiên Ngũ sinh Thổ Địa Thập Thành Chi. Điều đó có nghĩa Thập thành rồi đấy, xong rồi đấy. Tạo vật xoay vần là như vậy đấy! Thiên Ngũ Sinh Thổ Địa Thập Thành Chi biết đâu còn có nghĩa ở trong trái đất là Dương (số 5) và ở ngoài trái đất (là vỏ trái đất) lại cực Âm (số 10).

Trong Hà Đồ số 1, 2, 3, và 4 là số trẻ sinh và trưởng. Số 5 là trung niên. Số 6, 7, 8, và 9 là số già suy và tiêu. Hà Đồ có 30 điểm Âm, 25 điểm Dương. Âm thừa 5 tạo thành Âm Dương chênh lệch, nhờ vậy mới động. Tuy nhiên, cái động của Hà Đồ là cái động mang Âm tính, cho nên động mà tịnh chỉ để biểu thị cái ý niệm tuyệt đối về Động mà thôi. Đến Lạc Thư 25 điểm Dương, 20 điểm Âm. Dương thừa Âm thiếu cũng Âm Dương chênh lệch, vậy mới động. Vì động mang tính Dương cho nên Lạc Thư mới thực sự là động trong mọi sinh hoạt hoàn toàn tương đối của tạo vật, kể cả đời sống sinh vật, trong đó có loài người.

LẠC THƯ (HẬU THIÊN):

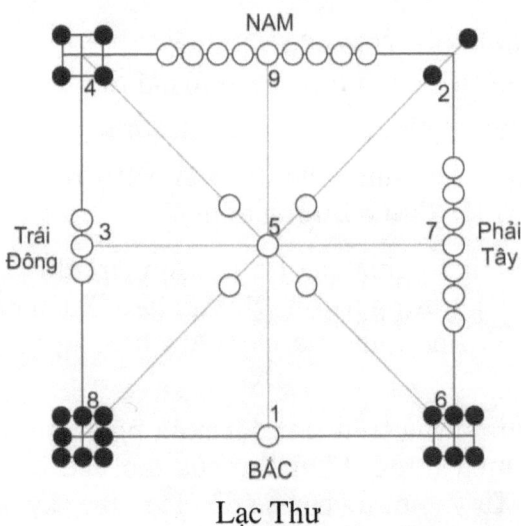

Lạc Thư

62

Theo truyền thuyết, vua Vũ (con của Cổn; Thuấn giết Cổn mà truyền ngôi cho Vũ) thấy con rùa nổi trên sông Lạc. Trên lưng rùa có tất cả 45 điểm trắng và đen. Trắng 25 điểm, đen 20 điểm.

25 điểm trắng được phân bố như sau:

> 9 điểm ở phía đầu
>
> 1 điểm ở phía đuôi
>
> 3 điểm ở phía trái
>
> 7 điểm ở phía phải
>
> 5 điểm ở chính giữa lưng

20 điểm đen được phân bố như sau:

> 2 điểm ở phía vai phải
>
> 4 điểm ở phía vai trái
>
> 8 điểm ở phía chân trái
>
> 6 điểm ở phía chân mặt

Nhìn tổng quát: Hình Lạc Thư vuông, khác với hình Hà Đồ tròn. Tròn tượng trưng cho Trời, vuông tượng trưng cho Đất (theo quan niệm Trời tròn Đất vuông).

- Ở Trung Cung chỉ có 5 điểm Dương không có 10 Âm bao bọc như Hà Đồ. Như vậy Lạc Thư thiếu mất 5 Âm để quân bình với 5 Dương ở Trung Cung. Trung Cung Lạc Thư lệch về Dương, khác với Hà Đồ lệch về Âm.

- Ở 4 cạnh chính, cạnh Bắc có Dương 1, cạnh Đông có Dương 3. Cạnh Bắc và Đông vẫn giống Hà Đồ. Cạnh Nam có Dương 9 (khác Hà Đồ có Dương 7). Cạnh Tây có Dương 7 (khác Hà Đồ có Dương 9).

- Ở 4 góc, góc Tây Nam có Âm 2, Đông Nam có Âm 4, Tây Bắc có Âm 6 và Đông Bắc có Âm 8.

Nhận xét: Lạc Thư vẫn là một hình thức kết hợp của Âm Dương được áp dụng qua sự vận chuyển Ngũ Hành nghịch chiều tức là tương khắc. Nếu đi từ Bắc sang phải, ngược kim đồng hồ, thì:

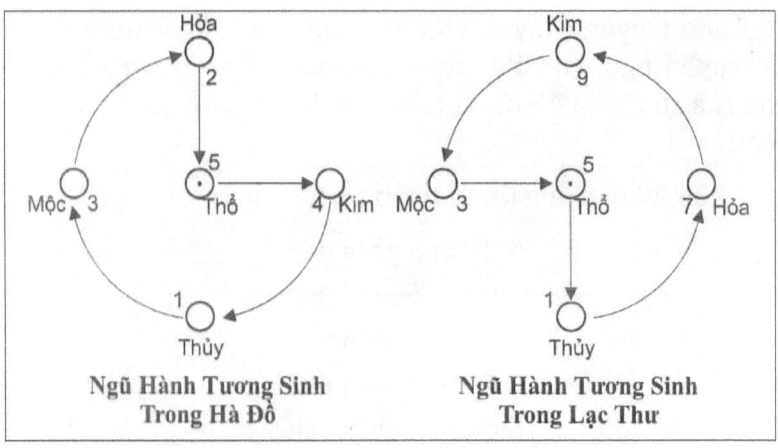

Ngũ Hành Tương Sinh   Ngũ Hành Tương Sinh
    Trong Hà Đồ   Trong Lạc Thư

Bắc Thủy ở Dương 1 khắc Tây Hỏa ở Dương 7.

Tây Hỏa khắc Nam Kim ở Dương 9.

Nam Kim khắc Đông Mộc ở Dương 3.

Đông Mộc khắc Trung Thổ ở Dương 5.

Trung Thổ khắc Bắc Thủy ở Dương 1.

Điều này khác hẳn với Hà Đồ, Ngũ Hành được biểu thị trong Hà Đồ là Ngũ Hành tương sinh đi thuận chiều với kim đồng hồ:

Bắc Thủy ở Dương 1 sinh Đông Mộc ở Dương 3.

Đông Mộc sinh Nam Hỏa ở Âm 2.

Nam Hỏa sinh Trung Thổ ở Dương 5.

Trung Thổ sinh Tây Kim ở Âm 4.

-Theo Lạc Thư, các điểm Âm nằm ở các góc bên cạnh các điểm Dương khác hẳn với Hà Đồ, Âm nội thì Dương ngoại, Dương nội thì Âm ngoại. Như vậy cách phối trí Âm Dương của Lạc Thư không có tính cách kiểu mẫu, chứng tỏ Âm Dương có thể phối trí theo 2 cách: kiểu mẫu như Hà Đồ và không kiểu mẫu như Lạc Thư, tợ như Tiên Thiên Bát Quái và Hậu Thiên Bát Quái.

-Trong Lạc Thư, Dương đi thuận theo kim đồng hồ. Dương đi từ Dương 1 ở Bắc tới Dương 3 ở Đông, vào Dương 5 ở Trung Cung, rồi sang Dương 7 ở Tây, từ Tây lại đi ngược chiều kim đồng hồ lên Dương 9 ở Nam. Âm đi ngược lại từ Âm 2 ở Tây Nam sang Âm 4 ở Đông Nam, xéo qua Âm 6 ở Tây Bắc, từ Tây Bắc đi ngược lại sang Âm 8 ở Đông Bắc.

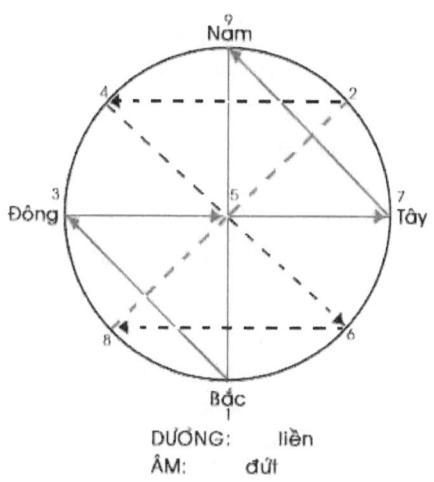

Ma Phương

Tổng số nối các cạnh đối diện với nhau là tổng số nối các góc đối diện qua Trung cung, tất cả đều bằng 15 (tất cả quay quanh số 5: quay quanh Thổ).

Nhìn hình vẽ thấy hai đường đi Âm và Dương giao thoa với nhau. Nếu nối Dương 9 với Dương 1, Âm 8 với Âm 2 thì đường đi của Âm Dương mới ban đầu có hai hình tam giác đối đỉnh, tất cả có 4 hình tam giác giao nhau nhiều điểm. Nếu nối tất cả những điểm Âm với nhau và mọi điểm Dương với nhau ta lại có mỗi bên 4 hình tam giác đối đỉnh. Như vậy, trong Lạc Thư, Âm Dương giao nhau chằng chịt. Đó là thực tế sự giao hợp Âm Dương trong trời đất, không thể nào luôn luôn có hình thức kiểu mẫu như ở Hà Đồ (Âm trong Dương ngoài, Dương trong Âm ngoài).

- Cách phối trí Âm Dương ở Lạc Thư không kiểu mẫu, không nói lên được tính cách tiêu trưởng của Âm Dương. Ngũ hành của Lạc Thư là Ngũ hành tương khắc, Trung Cung Lạc Thư thiếu 5 Âm cho nên lệch về Dương. Vì những lý do đó, Lạc Thư được mệnh danh là Hậu Thiên để so với Hà Đồ Tiên Thiên.

- Lạc Thư Hậu Thiên thiếu 5 Âm cho nên tổng số có 45 điểm, Hà Đồ Tiên Thiên thừa 5 Âm cho nên tổng số có 55 điểm. Lấy 55 + 45 = 100. 100 có ý nghĩa hình thức kiểu mẫu của Hà Đồ hợp với hình thức phi kiểu mẫu của Lạc Thư thì trở nên hoàn toàn 100 phần trăm hình thức vận chuyển Âm Dương của trời đất. Đó cũng là hình thức của sự đắp đổi giữa tuyệt đối và tương đối để có được cái toàn hảo. Thật ra không có tuyệt đối, Hà Đồ bị lệch về Âm, Lạc Thư bị lệch về Dương. Nhờ sự chênh lệch đó mà Hà Đồ cũng như Lạc Thư đều vận chuyển. Sự chênh lệch đó không khác gì điểm tâm xoay của một trục quay để làm cho trục đó chuyển động. Ví dụ như hai bàn đạp của chiếc xe đạp vậy, bên này xuống thì bên kia lên, bên này trước thì bên kia sau. Hà Đồ và Lạc Thư là hai bàn đạp của bánh xe tạo hóa.

- Hà Đồ và Lạc Thư, một bên Tiên Thiên, một bên Hậu Thiên, hai bên bổ túc cho nhau. Sự bổ túc đó mang tính cách Âm tính, tùy thuộc vào Âm thừa hay thiếu. Trong Hà Đồ và Lạc Thư tổng số điểm Dương không hề đổi, luôn luôn bằng 25, trong khi điểm Âm đổi, Hà Đồ có 30, Lạc Thư chỉ có 20. Điều đó có thể có ý nghĩa Dương luôn luôn phải đủ, Âm có thể thừa hoặc thiếu.

Tiên Thiên Bát Quái

Thái cực sinh Lưỡng Nghi (Âm Nghi và Dương Nghi), Lưỡng Nghi sinh Tứ Tượng (Thiếu Âm, Thái Âm, Thiếu Dương, Thái Dương). Từ Thái Dương, thêm một hào Dương sẽ thành quẻ Kiền. Từ Thái Âm, thêm một hào Âm sẽ thành quẻ Khôn. Như vậy mỗi quẻ đơn (Đơn quái) gồm ba hào:

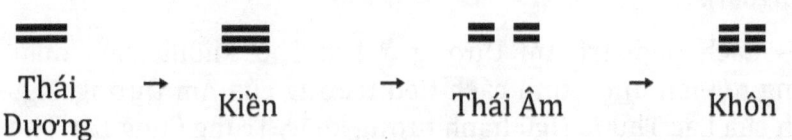

| Thái Dương | → | Kiền | → | Thái Âm | → | Khôn |

Quẻ Kiền thuần Dương, quẻ Khôn thuần Âm. Kiền tượng trưng cho Trời, Cha. Khôn tượng trưng cho Đất, Mẹ.

Kiền kết hợp với Khôn sinh ra Lục Tử (sáu đứa con), tức là sáu quẻ Chấn, Khảm, Cấn, Tốn, Ly và Đoài. Phân biệt Âm Dương của sáu quẻ dựa trên nguyên tắc 'chúng dĩ quả vi chủ' (nhiều lấy ít làm chủ). Ví dụ quẻ 1 hào Âm 2 hào Dương là Âm quái, ngược lại là Dương quái.

☰ Kiền ⟷ ☷ Khôn

☴ Tốn (Trưởng Nữ)   ☳ Chấn (Trưởng Nam)

☲ Ly (Trung Nữ)   ☵ Khảm (Trung Nam)

☱ Đoài (Thiếu Nữ)   ☶ Cấn (Thiếu Nam)

Kiền hợp với Khôn mà có ba gái; Khôn hợp với Kiền mà có ba trai. Điều đó chứng tỏ Âm Dương phải có nhau mới sinh hóa, và Âm gốc ở Dương, Dương gốc ở Âm.

Tam Tài: Tam Tài là ba ngôi. Cổ nhân quan niệm Thiên Nhân Hợp Nhất, Thiên Nhân Tương Dự (trời và người tham dự vào nhiệm vụ của nhau). Vì đó mới có ý niệm Tam Tài là Thiên Tài, Địa Tài và Nhân Tài.

Với ý niệm Tam Tài, cổ nhân đã dùng phù hiệu của mỗi quẻ gồm ba hào. Ngoài Tam Tài, ba hào còn biểu thị ba giai đoạn thời gian (quá khứ, hiện tại và tương lai), và ba chiều không gian (chiều rộng, chiều dài và chiều cao). Bất cứ một giai đoạn nào của thời gian và một chiều nào của không gian đều có thể chia ba.

Vị trí mỗi hào: Hào có hào Âm (— —) và hào Dương (——). Theo quẻ Tốn, Ly và Đoài thì hào Âm có thể ở bất cứ vị trí nào trong mỗi quẻ. Khi nào hào Âm đổi vị trí thì tên quẻ đổi. Hào Âm ở dưới cùng thì quẻ Tốn (Trưởng Nữ), ở giữa thì quẻ Ly (Trung Nữ), ở trên cùng thì quẻ Đoài (Thiếu Nữ); hào Dương cũng vậy, có thể ở bất cứ vị trí nào trong mỗi quẻ, lúc đổi vị trí tên quẻ đổi như Chấn, Khảm, Cấn.

Như vậy, trong Tam Tài, không gian ba chiều và thời gian ba giai đoạn, hào Âm hay hào Dương có thể ở bất cứ vị trí nào tùy theo sự biến chuyển của Âm Dương.

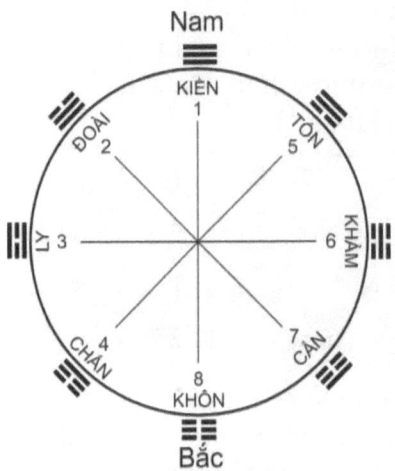

Phương Vị Tiên Thiên Bát Quái

Kiền 1; Đoài 2; Ly 3; Chấn 4; Tốn 5; Khảm 6; Cấn 7; Khôn 8.
Theo thứ tự vị trí của tám quẻ, chúng ta thấy có sự đối ứng giữa các quẻ một cách rất tương xứng.

Kiền (Cha)	đối ứng với	Khôn (Mẹ)
Tốn (Trưởng Nữ)	đối ứng với	Chấn (Trưởng Nam)
Ly (Trung Nữ)	đối ứng với	Khảm (Trung Nam)
Đoài (Thiếu Nữ)	đối ứng với	Cấn (Thiếu Nam)

Sự đối ứng giữa Kiền, Tốn, Ly, Đoài với Khôn, Chấn, Khảm, Cấn là một hình thức đối ứng có tính cách tương xứng hoàn toàn lý tưởng về Âm Dương và Tam Tài. Tương xứng hoàn toàn lý tưởng là tương xứng kiểu mẫu được mệnh danh là Tiên Thiên. Tiên Thiên Bát Quái có nghĩa là bát quái kiểu mẫu với phương vị tương xứng tuyệt đối.

Phàm, sự vật lúc đã tuyệt đối, đã hoàn toàn thì không còn biến đổi nghĩa là không thể sinh hóa. Hoàn toàn, tuyệt đối cũng như hoàn hảo chỉ là ý niệm trừu tượng không hiện hữu. Bát Quái Tiên Thiên là Tượng (phù hiệu) để diễn đạt cái lý Âm Dương đối ngẫu của vũ trụ một cách hoàn toàn lý tưởng vậy thôi chứ không thực tế. Sự biến động của vũ trụ mặc dầu luôn luôn có đối ngẫu Âm Dương, không bao giờ hoàn toàn lý tưởng. Vì lẽ đó mới có Bát Quái Hậu Thiên để diễn đạt sự sinh hóa của tạo vật trong quy luật tương đối.

Hậu Thiên Bát Quái

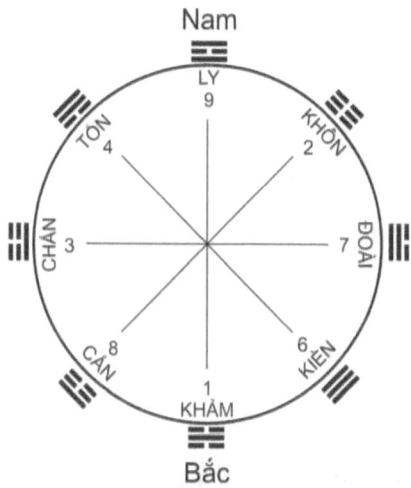

Phương Vị Hậu Thiên Bát Quái

Theo đồ Hậu Thiên Bát Quái, chúng ta thấy trục Kiền Khôn của Tiên Thiên Bát Quái đổi thành trục Ly Khảm của Hậu Thiên Bát Quái, trục Ly Khảm của Tiên Thiên Bát Quái đổi thành trục Chấn Đoài của Hậu Thiên Bát Quái.

Thứ tự tám quẻ trong Hậu Thiên Bát Quái từ trên (Chính Nam) đi ngược kim đồng hồ một vòng gồm: Ly 9; Tốn 4; Chấn 3; Cấn 8; Khảm 1; Kiền 6; Đoài 7; Khôn 2. Số 5 ở Trung Cung.

Trục Nam Bắc là trục Ly (Nam) Khảm (Bắc) có sự đối ứng tương xứng lý tưởng: Trung Nữ đối ứng với Trung Nam. Từ Kiền (Thuần Dương) của Tiên Thiên chuyển sang Ly (không thuần Âm) của Hậu Thiên, và từ Khôn (thuần Âm) của Tiên Thiên Bát Quái đổi sanh Khảm (không thuần Dương) của Hậu

Thiên Bát Quái. Kiền thuần Dương, Khôn thuần Âm, Âm Dương chỉ là tiếng gọi tượng trưng. Kiền Dương đổi sang Ly Hỏa, Khôn Âm đổi sang Khảm Thủy, Thủy Hỏa mới là thực thể của Âm Dương. Vì là thực thể của Âm Dương và Âm không thuần Âm, Dương không thuần Dương mới sinh hóa.

Chấn ở Chính Đông, Đoài ở Chính Tây, Chấn Trưởng Nam, Đoài Thiếu Nữ, sự đối ngẫu giữa Chấn và Đoài rất tương đối về tuổi tác. Chấn tượng trưng cho sấm chớp, Đoài tượng trưng cho đầm trạch.

Có Thủy Hỏa của trục Nam Bắc mới có sấm chớp và đầm trạch (ao hồ) ở Đông Tây. Có nước lửa, có sấm chớp và có ao hồ mới bắt đầu có sinh hóa, có sự sống.

Khôn mẹ đang yên nghỉ ở Tây Nam, đối ngẫu với Cấn Thiếu Nam - chờ hoạt động - ở Đông Bắc.

Kiền cha đang yên nghỉ ở Tây Bắc, đối ngẫu với Tốn Trưởng Nữ - chờ hoạt động - ở Đông Bắc.

Sự đối ngẫu Khôn Cấn và Kiền Tốn rất tương đối về tuổi tác.

Kiền Khôn yên nghỉ ở phương Tây vì đã có Ly Khảm thay thế.

Cấn và Tốn đang chờ hoạt động vì đang ở phương Đông.

Như vậy, qua Hậu Thiên Bát Quái, chúng ta thấy trừ trục chính Nam Bắc do sự đối ngẫu lý tưởng của Ly Khảm, mọi sự đối ngẫu khác đều hoàn toàn tương đối. Tính chất tương đối được mệnh danh là Hậu Thiên. Bát Quái Hậu Thiên là Bát Quái có tám quẻ đối ngẫu một cách tương đối. Hai trục Nam Bắc (Ly Khảm) và Đông Tây (Chấn Đoài) là căn bản của sinh hóa. Không Thủy Hỏa thì không có sấm chớp, không Thủy Hỏa sấm chớp thì không có đầm trạch. Nước, mặt trời, sấm sét và ao hồ là cái lò tạo vật, cái lò sinh hóa đầu tiên.

CHƯƠNG HAI

TƯƠNG QUAN GIỮA
HÀ LẠC ĐỒ VÀ BÁT QUÁI

HÀ ĐỒ VÀ TIÊN THIÊN BÁT QUÁI:

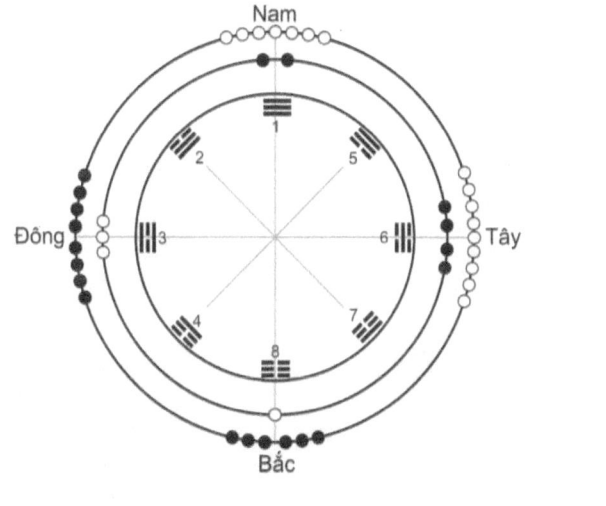

Thứ tự Bát Quái Tiên Thiên

Kiền:	1
Đoài:	2
Ly:	3
Chấn:	4
Tốn:	5
Khảm:	6
Cấn:	7
Khôn:	8

Hà Đồ bên trái là Đông, là Dương trưởng mà Âm đang tiêu, đúng với quẻ Đoài, Ly và Chấn vì ba quẻ đó đều có hào Dương ở trong đẩy Âm ra ngoài như Thiên Tam đẩy Địa Bát ra ngoài vậy; bên phải là Tây, là Âm trưởng mà Dương đang tiêu, ứng với quẻ Tốn, Khảm và Cấn đều có hào Âm ở trong đẩy Dương ra ngoài như Địa Tứ đẩy Dương Cửu ra ngoài vậy. Hà Đồ với Tiên Thiên Bát Quái là một, chỉ khác nhau một bên dùng điểm, một bên dùng quẻ (quái) để biểu thị Tiêu trưởng của Âm Dương.

71

LẠC THƯ VÀ HẬU THIÊN BÁT QUÁI:

Trục chính Lạc Thư là Ly Khảm (9-1). Các góc đều thuộc Âm, đều có Âm ở dưới (trừ quẻ Kiền thuần Dương nằm nghỉ ở Tây Bắc). Các quẻ ở bốn góc đều mang số Âm 2, 4, 6, 8, các cạnh đều có số Dương. Số Âm hoặc số Dương đều phù hợp với số của các quẻ trong Hậu Thiên Bát Quái. Lạc Thư và Hậu Thiên Bát Quái cũng là một, tợ như Hà Đồ và Tiên Thiên Bát Quái, chỉ khác nhau một bên điểm, một bên quẻ.

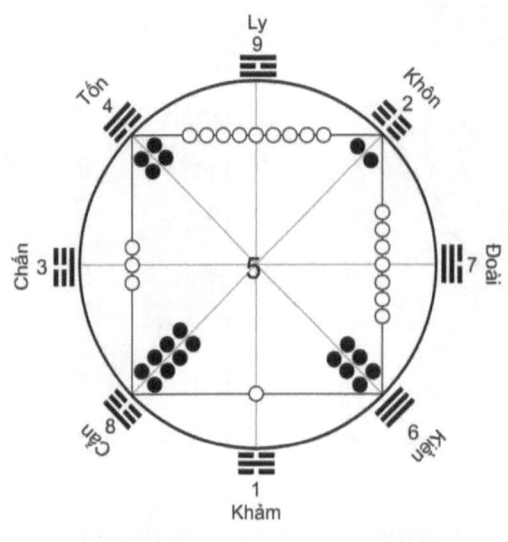

Thứ tự Bát
Quái Hậu Thiên

Khảm:	1
Khôn:	2
Chấn:	3
Tốn:	4
Trung Cung:	5
Kiền:	6
Đoài:	7
Cấn:	8
Ly:	9

CHƯƠNG BA

Ý NGHĨA ĐÍCH THỰC CỦA
HÀ LẠC ĐỒ VÀ BÁT QUÁI

Lúc bàn về Tiên Thiên và Hậu Thiên, chúng ta chỉ nói lên cái lý tại sao Hà Đồ là Tiên Thiên, Lạc Thư là Hậu Thiên và thế nào là Bát Quái Tiên Thiên, Bát Quái Hậu Thiên. Chúng ta chưa bàn đến ý nghĩa đích thực của Hà Lạc Đồ và Bát Quái. Ý nghĩa đó như thế nào? Cổ nhân bày Hà Lạc Đồ và Bát Quái để làm gì?

Theo tôi nghĩ, Hà Lạc Đồ mục đích nói lên sự tác hợp Âm Dương tạo nên thế vận chuyển theo hình thái tiêu trưởng qua năm giai đoạn Ngũ Hành: thuận (tương sinh) và nghịch (tương khắc). Hà Lạc Đồ còn bảo cho chúng ta biết nhờ vận chuyển của Âm Dương mới có năm chất liệu trong trời đất là Kim, Mộc, Thủy, Hỏa và Thổ. Năm chất liệu đó vừa biểu thị yếu tố được tạo thành từ Âm Dương, vừa biểu thị năm giai đoạn năng lượng qua tính chất của chúng.

Còn Bát Quái Tiên Thiên và Hậu Thiên cũng có mục đích cho chúng ta biết cách phối trí Âm Dương theo tính cách kiểu mẫu hoặc phi kiểu mẫu để biến chuyển. Biến chuyển Âm Dương trong Bát Quái cho ta những hình tượng nước (Khảm), lửa (Ly), sấm chớp (Chấn), núi non (Cấn), đầm trạch (Đoài) và gió bão (Tốn). (Riêng Kiền Khôn chỉ là bản thể của Âm Dương). Như vậy, Hà Lạc Đồ và Bát Quái là hình thức vận chuyển Âm Dương Tiêu Trưởng để cho chúng ta chất liệu Kim, Mộc, Thủy, Hỏa, Thổ và hình tượng núi sông, đầm trạch, sấm chớp, gió bão v.v... Tất cả đó là trời đất, vũ trụ. Hà Lạc Đồ và Bát Quái là hình thù vận chuyển của tạo hóa, trong đó có sự hiện diện của con người và những sinh vật khác.

CHƯƠNG BỐN

TRÙNG QUÁI

Bát Quái gồm tám Đơn Quái. Trùng Quái gồm tám Đơn Quái hoán vị - mỗi Quái tám lần - kết hợp với nhau từng cặp một mà thành Trùng Quái. Như vậy, mỗi Trùng Quái có hai Đơn Quái hợp với nhau. Đơn Quái nằm dưới gọi là Nội Quái, Đơn Quái nằm trên gọi là Ngoại Quái. Ví dụ như quẻ Ký Tế gồm quẻ Ly thuộc Nội Quái và quẻ Khảm thuộc Ngoại Quái.

Đọc Trùng Quái, đọc từ Ngoại vào Nội.

☵   Ngoại Quái   Thủy

☲   Nội Quái   Hỏa (Thủy Hỏa Ký Tế)

Với sự hoán vị - mỗi Quái tám lần- kết hợp với nhau từng cặp một, ta có 64 Trùng Quái (8 x 8 = 64).

Tại sao cổ nhân bày ra Trùng Quái ?

Thật ra Hà Lạc Đồ và Bát Quái mặc dầu nói lên được tính cách kiểu mẫu hoặc phi kiểu mẫu cũng như tính cách tuyệt đối hoặc tương đối của vấn đề vận chuyển Âm Dương, nhưng đó chỉ hoàn toàn nguyên lý thuộc phạm vi lý thuyết trừu tượng, tổng quát hóa, chưa thỏa mãn được những hình thái phức tạp của sự vận chuyển Âm Dương trong thực tế. Đơn cử một ví dụ: Đơn Quái chỉ có hoặc Âm Quái như Tốn, Ly, Đoài (hào Âm ít hơn hào Dương), hoặc Dương Quái như Chấn, Khảm, Cấn (hào Dương ít hơn hào Âm); kể cả Kiền và Khôn, tám quẻ thuộc Đơn Quái chỉ ở vào cái thế phân ly của tính Âm Dương lưỡng lập, chưa đáp ứng được tính đồng lập của Âm Dương. Chỉ cần một ví dụ đó đủ chứng tỏ một mình Đơn Quái không thể nào hình tượng hóa một cách đầy đủ những quy luật lớn của Âm Dương mà Hà Đồ Lạc Thư cũng như Bát Quái chứa đựng: **phổ biến**, **tương đối** và **biến đổi** (đọc chương I/Thiên Một). Một mình Đơn Quái không thể diễn tả được hiện tượng Hỏa Thủy Vị Tế hoặc Thủy Hỏa Ký Tế của hai quẻ Vị Tế và Ký Tế, cũng không thể diễn đạt được hiện tượng Thiên Địa Bĩ và Địa Thiên Thái như hai Trùng Quái Bĩ và Thái đã diễn đạt. Vì lý do như vậy, Trùng Quái xuất hiện sau Hà Đồ, Lạc Thư, và Bát Quái (Đơn Quái) để lập thành lý thuyết Dịch Học.

Kết luận toàn Thiên: Chúng ta đã sơ lược bàn tới Âm Dương, Tiên Thiên, Hậu Thiên, Hà Đồ, Lạc Thư, và Bát Quái. Tất cả đó được gọi là Dịch Học. Dịch Học là một môn học phát biểu nguyên lý vũ trụ. Dịch Học được tiến triển qua nhiều giai đoạn. Cổ nhân chiêm ngưỡng và quan sát mọi hiện tượng của vũ trụ, thấy được cái LÝ của vũ trụ nhưng không đủ ngôn ngữ nên đã dùng tượng, quẻ để biểu thị cái lý đó. Dần dà, cổ nhân đã dùng đến con số từ 1 đến 9 trong Hà Lạc Đồ, từ 1 đến 3 trong Đơn Quái và từ 1 đến 6 trong Trùng Quái. Sau cùng, Chu Công rồi đến Khổng Tử đã dùng Từ để phân tích từng hào và từng quái (quẻ). Hôm nay, chúng ta cũng dùng Từ tức là ngôn ngữ, không phải để giải thích từng hào, từng quẻ, mà để giải thích nguyên lý của Dịch Học theo tinh thần tân giải. Và, từ đó chúng ta có thể áp dụng Dịch Học vào Y Học vì rằng con người và vũ trụ là một. Muốn hiểu Y Học phải biết khái niệm về Dịch Học.

CHƯƠNG NĂM

ÁP DỤNG HÀ LẠC ĐỒ VÀ BÁT QUÁI VÀO Y HỌC

Vạn vật đồng nhất thế, con người và vũ trụ là một. Cái lý vận chuyển của vũ trụ được biểu thị qua Hà Lạc Đồ và Bát Quái cũng là cái lý vận chuyển của con người. Sự tiêu trưởng của Âm Dương trong Hà Đồ cũng là sự tiêu trưởng Âm Dương trong đời người và cũng là sự tiêu trưởng Âm Dương trong bệnh tật:

Âm trưởng Dương tiêu	=	Âm vượng Dương hư
Dương trưởng Âm tiêu	=	Dương vượng Âm hư
Âm trong Dương ngoài	=	Nội hư Ngoại thực
Dương trong Âm ngoài	=	Nội thực Ngoại hư, v.v...

Ngoài cái lý tiêu trưởng của Âm Dương còn có Ngũ Hành Tương Sinh trong Hà Đồ và Tương Khắc trong Lạc Thư đều được áp dụng vào Y Học để phân định ngũ tạng phù hợp với Ngũ Hành như Tỳ Thổ, Phế Kim, Thận Thủy, Can Mộc và Tâm Hỏa v.v... Còn phần Bát Quái cũng vậy, cũng được dùng để phân định ngũ tạng lục phủ phù hợp với cái lý tượng trưng bởi mỗi quẻ như quẻ Khôn hoàn toàn Âm tượng trưng cho Đất, Mẹ, ở trong cơ thể tượng trưng cho Tỳ; Kiền hoàn toàn Dương tượng trưng cho Trời Cha, ở trong cơ thể tượng trưng cho Phế; Khảm tượng trưng cho Thủy, trong cơ thể tượng trưng cho Thận; Chấn tượng trưng cho sấm chớp, trong cơ thể tượng trưng cho Can; Ly tượng trưng cho Hỏa, trong cơ thể tượng trưng cho Tâm; Cấn tượng trưng cho núi, trong cơ thể tượng trưng cho Vị (dạ dày); Đoài tượng trưng cho đầm trạch, trong cơ thể tượng trưng cho Đại Trường, Tiểu Trường và Bàng Quang.

Trong lúc trị liệu, cổ nhân dựa vào Trùng Quái để lý luận. Ví dụ quẻ Kiền thuộc Phế hợp với quẻ Khôn thuộc Tỳ. Tùy kết hợp để chúng ta có hai quẻ là quẻ Địa Thiên Thái, gọi tắt là quẻ Thái, và quẻ Thiên Địa Bĩ, gọi tắt là quẻ Bĩ.

Quẻ Thái gồm Khôn trên, Kiền dưới ☷☰ có ý nghĩa hanh thông, tốt.

Quẻ Bĩ gồm Kiền trên, Khôn dưới ☰☷ có ý nghĩa bế tắc, xấu.

Cổ nhân giải thích quẻ Thái như sau: Kiền là Trời đáng lý phải ở trên mà ở dưới là vì khí của Trời phải từ cao giáng xuống. Khôn là Đất đáng lý phải ở dưới mà ở trên là vì khí của đất phải được thăng lên. Tất cả đó có ý nghĩa Trời và Đất tương giao, Âm Dương tương giao. Có như vậy mới Thái. Nếu Kiền ở trên, Khôn ở dưới là Trời Đất không tương giao, Âm Dương không tương giao. Vì lẽ đó mà hóa ra Bĩ (quẻ Bĩ).

Về Y học, dựa vào quẻ Thái, chữa tạng Tỳ thường dùng thuốc như Tứ Quân, Bổ Trung Ích Khí để nâng Tỳ khí lên (Khôn ở trên), chữa tạng Phế thường dùng thuốc như Tuyền Chân, hoặc Nhị Trần để giáng khí xuống (quẻ Kiền ở dưới).

Riêng vấn đề Thủy Hỏa, trong Y học, cổ nhân dựa vào quẻ Thủy Hỏa Ký Tế (gọi tắt là Ký Tế) để áp dụng vào các trị liệu bệnh thuộc Hỏa.

Quẻ Ký Tế gồm Ly thuộc Hỏa ở dưới, Khảm thuộc Thủy ở trên ☵☲

Ký Tế có nghĩa Thủy Hỏa làm xong việc, Hỏa ở dưới đun sôi nước ở trên. Dựa vào lý đó cổ nhân chữa Hỏa là phải giáng Hỏa, đem Hỏa về nguồn tức dẫn Hỏa qui nguyên. Điều này, tôi sẽ bàn kỹ ở thiên Thủy Hỏa.

Quẻ Vị Tế ngược lại, Ly trên, Khảm dưới. ☲☵

Riêng đối với Can, thuộc quẻ Chấn tượng trưng cho sấm chớp. Sấm chớp là do nóng lạnh gặp nhau. Vì lẽ đó bệnh ngoại tà cảm vào gan mật thường có triệu chứng nóng lạnh tương tranh; trị liệu thường phải sử dụng đến Sài Hồ và Hoàng Cầm. Đởm thuộc quẻ Tốn tượng trưng cho gió (phong). Đởm với Can liên quan mật thiết, bệnh về phong thường xâm phạm đến Can Đởm trước tiên. Đối với Đại Tiểu Trường và Bàng Quang thuộc quẻ Đoài tượng trưng cho đầm trạch, trị liệu thường phải tả hạ và thông lợi.

Tất cả trên là sơ lược đường lối của cổ nhân áp dụng Hà Lạc Đồ và Bát Quái vào Y học.

CHƯƠNG SÁU

TIÊN THIÊN VÀ HẬU THIÊN
TRONG Y HỌC

Ban đầu học Đông Y, tôi thấy sách nói Thủy Hỏa thuộc Tiên Thiên, khí huyết và ngũ tạng thuộc Hậu Thiên, tôi cứ nghĩ Thủy Hỏa sinh ra trước, ngũ tạng và khí huyết sinh ra sau. Cha ông bảo Thủy có Thận Thủy, Hỏa có Thận Hỏa hoặc Mạng Môn Hỏa. Tôi mở quyển Phôi Học (Embryology) để tìm hiểu ngũ tạng cái gì được tạo ra trước trong bào thai. Hệ huyết mạch được tạo ra trước, sau đó các cơ quan khác được tạo thành, không trước sau là bao nhiêu. Như vậy Thận Thủy Thận Hỏa không được sinh ra trước mà được gọi là Tiên Thiên. Hệ huyết mạch sinh ra trước mà không được gọi là Tiên Thiên. Như vậy Tiên Thiên không phải là trước, Hậu Thiên không phải là sau.

Thủy là nước, rất cần cho cơ thể. Nước chiếm xấp xỉ 75% trọng lượng cơ thể (tùy theo tuổi tác). Không có nước con người sẽ chết, hiển nhiên. Hỏa là độ ấm trong cơ thể do biến dưỡng tạo ra và độ ấm đó giúp cho sự biến dưỡng. Không có Hỏa con người sẽ chết, cũng hiển nhiên.

Trong trường hợp Thủy hư tức cơ thể thiếu nước, huyết và ngũ tạng đều bị ảnh hưởng, ngũ tạng khô kiệt, nóng không chịu nổi. Trường hợp Thủy quá vượng hoặc bị ứ Thủy thì ngũ tạng cũng bị ứ Thủy. Như vậy Thủy hư hay Thủy vượng đều ảnh hưởng tới toàn diện cơ thể.

Trường hợp Hỏa hư, con người không đủ độ ấm thì người lạnh, biến dưỡng thức ăn thức uống không được, ngũ tạng đều bị ảnh hưởng vì không đủ thức ăn nên mất dần năng lực.

Trường hợp Hỏa quá vượng, người nóng, ngũ tạng nóng như lửa đốt, cơ thể khô khan, cằn cỗi dần mà chết. Như vậy Hỏa hư hay vượng đều ảnh hưởng tới toàn diện cơ thể.

79

Vì không Thủy hoặc không Hỏa thì chết, như vậy Thủy Hỏa là vấn đề lập mệnh của sự sống, và vì Thủy Hỏa ảnh hưởng tới toàn diện cơ thể cho nên cổ nhân mệnh danh Thủy Hỏa là Tiên Thiên.. là nền tảng.

Mỗi hài nhi vừa mới ra đời, khỏe mạnh, hồng hào, khóc lớn, cử động cứng cáp, chúng ta bảo hài nhi này có Tiên Thiên tốt. Tiên Thiên ở đây có nghĩa là Thủy Hỏa, cũng đồng nghĩa với bẩm sinh. Thủy Hỏa không tốt thì bẩm sinh không tốt được. (Thủy Hỏa Tiên Thiên vô hình đã bàn ở Thận Thủy Thận Hỏa trong Mạch Lý Cơ Trung, được bàn thêm ở Thiên Thủy Hỏa và khí huyết).

Riêng về phần khí, huyết, lục phủ, ngũ tạng **(kể cả thận, cổ nhân cũng cho là Hậu Thiên. Như vậy cổ nhân không đồng hóa Thận Thủy và Thận Hỏa với tạng thận),** cổ nhân bảo thuộc Hậu Thiên. Trong Y học, huyết hư có thể Thủy không hư, khí không hư, ngũ tạng vẫn chưa hư. Huyết vượng có thể khí không vượng, Thủy không vượng, ngũ tạng chưa hẳn đã cường hoạt. Cũng vậy, khí hư chưa hẳn Hỏa hư, hoặc huyết hư, ngũ tạng chưa hẳn hoàn toàn yếu nhược. Khí vượng có thể Hỏa không vượng, huyết không vượng v.v... Lục phủ và ngũ tạng cũng vậy, mỗi phủ hoặc mỗi tạng bệnh chưa hẳn đã ảnh hưởng tới các tạng phủ khác. Như vậy, khí huyết và ngũ tạng mang tích cách cục bộ hơn là toàn diện.

Một hài nhi bẩm sinh mạnh khỏe, Thủy Hỏa tốt, khí huyết sung mãn, lục phủ ngũ tạng toàn hảo, hài nhi đó vẫn phải được bồi dưỡng bởi thức ăn tốt và sống trong một môi trường lành mạnh để tăng trưởng. Thức ăn và môi trường sinh sống ảnh hưởng đến khí huyết và ngũ tạng. Thủy Hỏa Tiên Thiên tốt tới đâu mà sự nuôi dưỡng không đầy đủ thì hài nhi không thể tăng trưởng, khí huyết sẽ suy nhược, ngũ tạng sẽ hư hại.

Vì khí huyết và ngũ tạng có tính cách cục bộ và tính cách chịu ảnh hưởng mật thiết bởi môi trường dinh dưỡng cho nên cổ nhân mệnh danh là Hậu Thiên. Như vậy Tiên Thiên có nghĩa:

lập mệnh, toàn diện, bẩm sinh; Hậu Thiên có nghĩa: cục bộ, ảnh hưởng bởi dinh dưỡng.

Hậu Thiên gồm khí, huyết, lục phủ và ngũ tạng. Tạng phủ nào quan trọng nhất trong Hậu Thiên? Tạng tỳ và phủ vị quan trọng nhất vì rằng khí huyết do thức ăn mà có. Tỳ vị là nơi chứa đựng, tiêu hóa và phân hóa thức ăn cho cơ thể. **Chữa Hậu Thiên nên nghĩ đến tỳ vị, cũng như chữa Tiên Thiên phải nghĩ đến Thủy Hỏa.**

THIÊN BỐN

NGŨ HÀNH THỰC NGHĨA

Lời dẫn:

Nước Trung Hoa vào đời Đông Chu (722-256 BC) là một thời đại cực loạn. Ở trên, Thiên Tử nhà Chu suy yếu. Ở dưới, hàng trăm chư hầu thôn tính lẫn nhau tạo thành cái thế chiến tranh bất tận. Xã hội hỗn loạn, nghèo đói, bệnh tật, vợ chồng tàn hại lẫn nhau, cha con giết nhau để tranh đoạt ngôi báu.

Trước một xã hội như vậy, những người ưu thời mẫn thế có tư tưởng tích cực cứu đời như Khổng Tử lập thuyết Chính Danh, Mặc Địch với thuyết Kiêm Ái. Ngược lại, có những người có thái độ tiêu cực như Lão Tử lập thuyết Vô Vi, Dương Chu với thuyết Vi Ngã.

Sau ba ông tổ Lão, Khổng và Mặc, các đồ đệ tranh nhau truyền bá tư tưởng của thầy. Đặc biệt vào thời Chiến Quốc [Đông Chu gồm hai thời kỳ: Xuân Thu (722-481 BC) và Chiến Quốc (403-256 BC)], đồ đệ của Lão có Trang Tử, Liệt Tử; đồ đệ của Khổng có Mạnh Tử, Tuân Tử; đồ đệ của Mặc có Công Tôn Long và Huệ Thi.

Cũng trong thời kỳ này có nhiều nhà lập ra nhiều thuyết khác nhau, có kẻ chủ trương dùng ngoại giao để dẹp yên loạn lạc như Tô Tần và Tương Nghi thuộc phái Tung Hoành Gia, có kẻ chủ trương dùng nông nghiệp để nuôi dân như Hứa Hành thuộc phái Nông Gia. Ngoài ra còn nhiều học thuyết khác nữa. Vì lẽ đó mà các học giả đời Hán gọi thời đại Xuân Thu Chiến Quốc là thời đại Trăm Hoa Đua Nở, Trăm Nhà Đua Tiếng (Bách Gia Tranh Minh, Bách Hoa Tề Phóng), là thời đại cực thịnh của tư tưởng.

Tam giáo Cửu Lưu Bách Gia Chư Tử, trừ Âm Dương Gia, phần lớn thiên trọng về nhân sinh quan, lập thuyết để giải quyết vấn đề xã hội. Riêng Âm Dương Gia, phần lớn thiên trọng về vũ trụ quan, bàn về lý Âm Dương tức bàn về hai yếu tố tương phản hỗ tương để tạo nên thế quân bình, lớn thì toàn vũ trụ, nhỏ thì ở mọi sự mọi vật.

Thật ra lý thuyết Âm Dương xuất hiện từ lâu, tuần tự từ đời Hoàng Đế Phục Hy, Hạ Vũ và phát triển thành phù hiệu Bát Quái lúc Chu Văn Vương bị giam ở Dữu Lý. Tới thời Chu Công rồi tới Khổng Tử thì Dịch Lý Âm Dương mới được hoàn bị qua hào, từ, truyện v.v... Tuy vậy, hình thái vận chuyển Âm Dương để áp dụng vào mọi lãnh vực từ vũ trụ quan cho đến nhân sinh quan chưa được giải quyết. Mãi tới thời Chiến Quốc, khoảng thế kỷ thứ ba trước Công Nguyên, Trâu Diễn (thuộc Âm Dương Gia) phát biểu thuyết Ngũ Hành sinh khắc. Về sau, thuyết này gắn liền với thuyết Âm Dương, được gọi là Âm Dương Ngũ Hành. Ban đầu, thuyết Ngũ Hành sinh khắc bị nhiều người chống đối; tuy nhiên vẫn có người theo. Dần dà thuyết Âm Dương Ngũ Hành rất được phổ biến trên mọi lãnh vực từ Thiên Văn, Vận Khí, Lịch Số, Bốc Phệ, Tướng Số, kể cả Y Học v.v...

Vì tính phổ biến và kết quả thiện dụng của thuyết Ngũ Hành, chúng ta phải vấn nạn tại sao có thuyết Ngũ Hành, và Ngũ Hành sinh khắc là gì? Trước vấn nạn đó, chúng ta sẽ nhận được những giải đáp từ ông cha chúng ta: "Có Ngũ Hành vì vũ trụ có năm yếu tố: Thổ, Kim, Thủy, Mộc và Hỏa. Còn Ngũ Hành tương khắc như Kim khắc Mộc là dao sắt chặt đứt gỗ, Thủy làm tắt lửa. Tương sinh như Kim sinh Thủy vì đốt sắt chảy ra nước...". Giải đáp như vậy biến Ngũ Hành thành một định luật phải được mặc nhiên công nhận mà không cần chứng minh. Cũng giải đáp như vậy, không đáp ứng được ý nghĩa, cơ chế Ngũ Hành khi áp dụng Ngũ Hành vào những lãnh vực đã dẫn ở trên. Để may ra vấn đề Ngũ Hành được sáng tỏ, chúng ta không thể đầu hàng những vấn nạn của chính chúng ta, phải giải đáp những vấn nạn đó một cách khoa học theo trình tự sau đây:

1) Những dữ kiện dẫn đến thuyết Ngũ Hành.

2) Thuyết Ngũ Hành.

3) Giá trị luận lý của Ngũ Hành.

CHƯƠNG MỘT

NHỮNG DỮ KIỆN DẪN TỚI
THUYẾT NGŨ HÀNH

Mỗi lãnh vực, hoặc Triết học, hoặc Xã Hội học, hoặc Khoa học ... đều được xây dựng bởi tiến trình dài của tri thức: biết vấn nạn những hiện tượng xảy ra trước mắt, biết theo dõi quan sát, biết giả thuyết, biết kiểm chứng và cuối cùng dẫn tới kết luận để đem ra lý thuyết đích thực phổ biến. Lý thuyết Ngũ Hành nhất định được xây dựng bởi tiến trình tri thức trước những hiện tượng thuộc mọi lãnh vực, một của thiên nhiên, một của con người.

DỮ KIỆN THIÊN NHIÊN:

1. Thiên Văn:

Một năm có bốn mùa: Xuân, Hạ (chia làm hai: Hạ và Trường Hạ), Thu và Đông. Tính theo Dương khí, Dương khí bắt đầu từ mùa Xuân, tăng dần đến mùa Hạ là cực điểm, giảm từ Trường Hạ (mùa mưa) sang Thu, và cực tiểu ở mùa Đông.

Tính theo độ ấm (nhiệt năng) và ánh sáng (quang năng), cả hai đều tăng lần từ Xuân đến Hạ và giảm dần từ Thu đến Đông.

Tính theo sự phát triển của sinh vật, đặc biệt thực vật, mùa Xuân nở hoa kết trái, mùa Hạ tăng trưởng thịnh mậu, mùa Thu già chín và thu teo, mùa Đông cây cỏ đi vào giấc ngủ (Đông miên).

Tính theo Dương khí, nhiệt năng và quang năng, ta thấy Xuân ấm áp, Hạ nóng nực, Trường Hạ ấm thấp mưa dầm dề, Thu mát mẻ và Đông lạnh lẽo.

Tính theo sự phát triển của thực vật, ta thấy Xuân hành, Hạ trưởng, Thu thâu, Đông tàng.

Nhận xét 1: Nhìn vào sự vận chuyển bốn mùa trong một năm, chúng ta thấy có năm giai đoạn tiếp với nhau: Xuân, Hạ, Trường Hạ, Thu và Đông, cho ta thấy có thể tưởng rằng mùa Xuân sinh ra mùa Hạ, Hạ sinh ra Trường Hạ, Trường Hạ sinh ra Thu và Thu sinh ra Đông. Không phải vậy. Năm giai đoạn nối tiếp nhau vì trái đất xoay chung quanh mặt trời, nhận năng lượng của mặt trời khác nhau tùy thời gian (giai đoạn khác nhau). Chúng ta có thể nói, năm giai đoạn thời tiết tiếp nhau là năm giai đoạn năng lượng trái đất nhận từ mặt trời.

Nhận xét 2: Nếu không may, khí hậu mùa Thu nằm trong mùa Xuân thì cây cối khô héo không nở hoa kết trái. Chúng ta có thể bảo Thu khắc Xuân, khí hậu Thu khắc Xuân. Bảo như vậy tiện lợi cho sự áp dụng nhưng không giải thích được cơ chế của sự kiện. Thu không khắc Xuân, khí hậu Thu không khắc Xuân. Khí hậu Xuân làm cho cây cỏ phát triển, khí hậu Thu làm cho cây cỏ thu teo. Khác với khí hậu mùa Xuân, khí hậu Thu lẫn vào mùa Xuân làm hại sự phát triển cây cỏ.

Khí Thu trong mùa Xuân, khí Đông trong Hạ, hoặc khí Hạ trong mùa Thu ... Chúng ta bảo là trái thời tiết, trái thời lệnh. Cũng có thể bảo năng lượng chuyển hóa sai lệch, không theo thứ tự tùy giai đoạn.

2. Động Học:

Tìm hiểu sự vận chuyển của mũi tên trong không gian. Sự chuyển động của mũi tên trong không gian có ba giai đoạn:

- Giai đoạn 1: mũi tên được bắn từ cây cung.
- Giai đoạn 2: mũi tên bay trong không gian.
- Giai đoạn 3: mũi tên trúng đích.

Nhận xét 1: Sự vận chuyển của mũi tên gồm có năm lực liên hệ:

1) Sức mạnh dây cung đẩy mũi tên.

2) Mũi tên bay trong không gian.

3) Mũi tên trúng đích.

4) Lực mũi tên chống sức cản của không khí.

5) Trọng lực kéo mũi tên rơi.

Nhận xét 2: Năm lực tác động vào sự vận chuyển của mũi tên vừa được kể là một hình thức của luật nhân quả (nguyên nhân dẫn tới hậu quả) và ảnh hưởng hai chiều của luật nhân quả đối với môi trường liên hệ:

1) Nguyên nhân: sức mạnh của dây cung.

2) Hậu quả: mũi tên bay đi.

3) Hậu hậu quả: mũi tên trúng đích.

4) Ảnh hưởng hai chiều giữa tốc độ mũi tên và sức cản không khí (mũi tên thắng sức cản mới bay đi được).

5) Ảnh hưởng hai chiều giữa lực và trọng lực.

Nhận xét 3: Ngoài năm lực thuộc nhân quả kể trên, chúng ta còn thấy thêm yếu tố thứ sáu ảnh hưởng đến vận chuyển của mũi tên là gió. Gió thuận chiều với hướng mũi tên, giúp mũi tên bay nhanh hơn; gió ngược chiều, mũi tên đi chậm hơn. Như vậy, yếu tố gió có ảnh hưởng thuận nghịch.

(Cách giải thích Động học ở trên thật ra chưa đủ chính xác. Tuy nhiên, đủ dữ kiện góp vào sự xây dựng lý thuyết Ngũ Hành).

NHỮNG DỮ KIỆN THUỘC CON NGƯỜI:

1. Học thuyết:

Mỗi học thuyết ra đời cũng do luật nhân quả chi phối. Ví dụ học thuyết Kiêm Ái của Mặc Địch được xuất hiện do nhu cầu của bối cảnh lịch sử. Khi học thuyết Kiêm Ái ra đời thì hậu quả của nó là ảnh hưởng của nó đối với xã hội đương thời. Ngoài ra còn có ảnh hưởng hai chiều giữa xã hội và thuyết Kiêm Ái của Mặc Địch.

Nhận xét:

• (1) Nguyên nhân xuất hiện thuyết Kiêm Ái: (**Sinh ta**) Thời Xuân Thu là một thời đại con người vì lòng ích kỷ đâm chém lẫn nhau, dùng chiến tranh để thôn tính lẫn nhau, cha con giết nhau ... Vì lẽ đó người ưu thời như Mặc Địch mới xướng ra thuyết Kiêm Ái.

• (2) Thuyết Kiêm Ái: (**Ta**) Chủ trương phi chiến, phi lễ, phi nhạc để giảm tốn phí với mục đích nuôi dân, yêu cha người như yêu cha mình, yêu người như yêu mình.

• (3) Kết quả của thuyết Kiêm Ái: (**Ta sinh**) Tạo nên một tôn giáo, Mặc Tử làm giáo chủ.

• (4) Thuyết Kiêm Ái chống tinh thần lãng phí của Khổng học, chống tinh thần vi ngã theo kiểu Dương Chu (**Ta khắc**).

• (5) Thuyết Kiêm Ái bị Mạnh Tử chống trả kịch liệt. Vì thuyết Kiêm Ái, Mạnh Tử bảo: "Mặc Địch không có cha". Tuân Tử bảo: "Thuyết Kiêm Ái không định phân được sang hèn". v.v... (**Khắc ta**).

2. Binh bị:

Mỗi cuộc dùng binh để đánh địch luôn luôn chịu sự chi phối của luật nhân quả như những hiện tượng vừa kể trên (Động học, xã hội học thuyết...).

LỤC THÔNG:

Ngoài năm yếu tố chính, cổ nhân thêm một yếu tố thứ sáu nhằm mục đích quy luật hóa mọi hiện tượng xảy ra trong vũ trụ bằng một kiểu mẫu chung (phổ biến) với tên là Lục Thông.

Nếu lấy TA làm chủ thể thì Lục Thông gồm sáu yếu tố như sau: Sinh Ta, Ta, Ta Sinh, Ta Khắc, Khắc Ta, và Tỷ Hòa với Ta. Sinh Ta là cha mẹ; Ta Sinh là Tử Tôn; Ta Khắc là Thê Tài; Khắc Ta là Quan Quyền; Tỷ Hoà với Ta là Huynh Đệ.

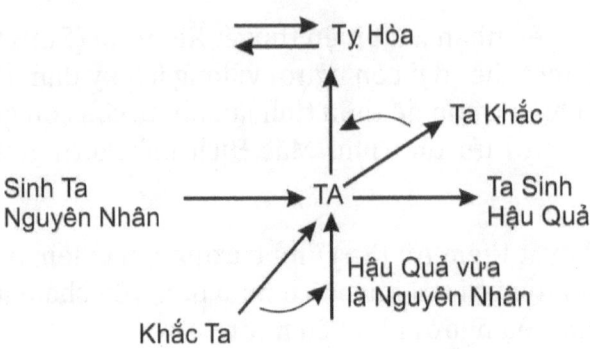

Sinh Ta (là nguyên nhân), Ta (vừa là hậu quả vừa là nguyên nhân), Ta Sinh (hậu quả của nguyên nhân thứ hai). Nguyên nhân thành hậu quả, hậu quả lại thành nguyên nhân, tiếp nối nhau như vậy gọi là Tương Sinh. Ta Khắc là ta khống chế kẻ bị ta khắc; Khắc Ta là ta bị kẻ khắc khống chế. Khắc và bị khắc có phản ứng hai chiều, cái này khắc cái kia, cái kia lại khắc cái này. Như vậy gọi là Tương Khắc. Tỵ Hòa với ta có nghĩa khi thì phù trợ ta, khi thì chống đối ta, đó là hình ảnh của anh em ta đối với ta (Như yếu tố gió thuận chiều hay nghịch chiều trong sự vận chuyển của mũi tên).

KẾT LUẬN:

Sau một tiến trình dài theo dõi các hiện tượng xảy ra thuộc thiên nhiên và những dữ kiện thuộc con người, người xưa đã rút ra kết luận gì? Có hai kết luận có thể xảy ra:

Đối với sự vận chuyển bốn mùa, cổ nhân có thể nghĩ rằng mùa này là nhân quả của mùa kia. Mùa Xuân là nhân của mùa Hạ, Hạ vừa là hậu quả của mùa Xuân vừa là nhân của mùa Thu. Thu cũng vậy, vừa là quả của Hạ vừa là nhân của Đông. Đông là quả của Thu vừa là nhân của Xuân ... Cứ tiếp tục như vậy. Ngày nay, chúng ta có thể dùng ngôn ngữ khác để chỉ sự tiếp nối tuần tự của bốn mùa: sự chuyển hóa thuận chiều của năm giai đoạn năng lượng. Trường hợp Thu trong Xuân hoặc Đông trong Hạ, người xưa có thể gọi là Thu khắc Xuân, Đông khắc Hạ. Chúng ta có thể bảo đó là hình thức vận chuyển lạc chiều hoặc nghịch chiều của năng lượng.

90

Đối với sự vận chuyển của mũi tên, sự xuất hiện của thuyết Kiêm Ái và vấn đề Binh Bị, tất cả đều có nguyên nhân và hậu quả của mỗi yếu tố hoặc mỗi giai đoạn.

Chung cuộc, từ hai kết luận trên, chúng ta thấy mọi sự kiện xảy ra đều được tác động bởi năm yếu tố (Sinh Ta, Ta, Ta Sinh, Ta Khắc, và Khắc Ta, cộng thêm "Tỷ Hòa" với Ta ở Lục Thông).

CHƯƠNG HAI

THUYẾT NGŨ HÀNH

Nếu truyền thuyết đúng thì năm yếu tố trong Ngũ Hành xuất hiện từ đời Phục Hy qua hình ảnh Hà Đồ (xem Hà Đồ). Tuy nhiên, chúng ta có thể lầm hiểu Ngũ Hành trong Hà Đồ chỉ là năm yếu tố Tĩnh xuất hiện theo một trật tự thời gian trước sau: Thiên Nhất Sinh Thủy... cho tới Thiên Ngũ Sinh Thổ Địa Thập Thành Chi... Mãi tới thời Chiến Quốc, Trâu Diễn người nước Tề (thế kỷ 4-3 TTL), giỏi thiên văn và địa lý lập ra thuyết Ngũ Hành Tương Sinh Tương Khắc:

- Tương Sinh: Thổ sinh Kim, Kim sinh Thủy, Thủy sinh Mộc, Mộc sinh Hỏa, Hỏa lại sinh Thổ.

- Tương Khắc: Thổ khắc Thủy, Thủy khắc Hỏa, Hỏa khắc Kim, Kim khắc Mộc, Mộc khắc Thổ.

TƯƠNG QUAN GIỮA NGŨ HÀNH VÀ LỤC THÔNG:

Bên cạnh thuyết Ngũ Hành có Lục Thông. Ngũ Hành và Lục Thông là hai hình thức nhằm tổng quát hóa mọi phản ứng trong vũ trụ bằng quy luật. Tuy nhiên, giữa Lục Thông và Ngũ Hành có sự khác biệt:

- Lục Thông có sáu yếu tố, Ngũ Hành có năm yếu tố. Ngũ Hành không có yếu tố Tỵ Hòa, có lẽ Trâu Diễn thấy Hòa đồng hóa với Sinh, Tỵ đồng hóa với Khắc nên ông bỏ yếu tố Tỵ Hòa.

- Lục Thông quy luật hóa mọi phản ứng vũ trụ bằng một ngôn ngữ thực tiễn (sinh ta, ta sinh...), không tiến bộ bằng Ngũ Hành chỉ dùng những ký hiệu tượng trưng (Kim sinh Thủy, Thủy sinh Mộc...)

- Từ sáu yếu tố của Lục Thông, rút lại còn năm ở Ngũ Hành; từ thực tiễn ở Lục Thông đến tượng trưng ở Ngũ Hành, chúng ta thấy Ngũ Hành tiến bộ hơn Lục Thông, và có thể xuất hiện sau Lục Thông.

DANH VÀ THỰC CỦA KÝ HIỆU NGŨ HÀNH:

Ngôn ngữ, tên tuổi đều thuộc ký hiệu của con người để trao đổi những tương quan giữa người và người. Tuy nhiên, có hai loại ký hiệu: ký hiệu nguyên thủy và ký hiệu thứ cấp.

1. Ký hiệu nguyên thủy:

Ký hiệu nguyên thủy là ký hiệu được định nghĩa. Gà được định nghĩa là một loài chim, con mái đẻ trứng, kêu cục tác; con trống gáy ó o ... Nghe tên Gà, ta biết ngay con gà. Thấy con gà, ta biết ngay tên Gà. Danh gợi được cái thực. Thực gợi được cái danh. Danh với Thực đồng nghĩa. Danh là ký hiệu. Ký hiệu Gà cho ta biết cái Thực của con gà (con gà thực). Ký hiệu và Thực đồng nghĩa cho nên có tính phổ biến. Ký hiệu nguyên thủy có tính phổ biến.

2. Ký hiệu thứ cấp:

Ký hiệu thứ cấp là ký hiệu giả thiết. Gọi X là gà hoặc Y là gà. X và Y không mang tính chất Gà, không mang cái "Thực" gà. Ký hiệu thứ cấp thường được dùng trong toán học, hoàn toàn có tính cách giả thiết tạm thời, không chứa đựng bất cứ giá trị nào khác, kể cả giá trị tượng trưng.

Kim, Thủy, Mộc, Hỏa, Thổ là những ký hiệu nguyên thủy. Nghe danh Kim, ta thấy ngay được vật thể rắn, co giãn, có thể chảy lỏng, lạnh mát lúc sờ vào ... Nghe danh Thủy, ta biết được nước lạnh, chảy vào chỗ thấp ... Nghe danh Mộc, ta biết được cây cỏ thường phát ở mùa Xuân, có hoa trái cành lá xum xuê ...Nghe danh Hỏa, ta biết lửa nóng bỏng, có thể cháy... Nghe danh Thổ, ta biết cục đất bất động, chứa đựng nhiều chất bổ dưỡng cho cây cỏ...

GIÁ TRỊ TƯỢNG TRƯNG CỦA KÝ HIỆU NGŨ HÀNH:

Vì ký hiệu (Danh) và Thực đồng nghĩa (nghe Danh hiểu được Thực, thấy Thực gọi được Danh), nên chúng ta có thể dùng ký hiệu đó với ý nghĩa tượng trưng, tượng trưng cho những yếu tố không phải Thực nhưng có đặc tính tương tự như Thực (mà ký hiệu đã biểu thị).

Thổ là ký hiệu của cái Thực là cục đất. Do đó Thổ còn tượng trưng cho những yếu tố có đặc tính giống cục đất mà không phải đất. Ví dụ Thổ tượng trưng cho mùa Trường Hạ.

Kim, ký hiệu của loài kim khí, tượng trưng cho những gì có đặc tính giống kim khí mà không phải là kim khí. Ví dụ Kim tượng trưng cho mùa Thu vì Thu mát lạnh như kim khí. Thu cây cỏ rút lại như kim khí.

Thủy, ký hiệu của nước, tượng trưng cho những gì có đặc tính giống như nước. Ví dụ Thủy tượng trưng cho mùa Đông.

Mộc, ký hiệu của gỗ, tượng trưng cho những gì có đặc tính thăng phát như cây cỏ. Mộc tượng trưng cho mùa xuân.

Hỏa, tượng trưng cho những gì bộc phát. Ví dụ Hỏa tượng trưng cho mùa Hạ.

"Ký hiệu", "Thực" và giá trị tượng trưng của nó chứa đựng ý nghĩa tương tự, cho nên mặc dầu gò ép, tôi mệnh danh năm ký hiệu Ngũ Hành là những ký hiệu Nhập Thể vì nó thực, sống, phổ biến và áp dụng bất cứ dưới dạng thức nào của mọi biến động thuộc thiên nhiên hay thuộc con người (những dạng thức trong chương I). Ký hiệu Nhập Thể không thể nào thay thế bởi ký hiệu khác.

Tuy nhiên, ký hiệu thực (nguyên thủy) chỉ phổ biến trong những điều kiện Thực, tức chỉ giới hạn trong những điều kiện Thực (như Kim khắc Mộc có nghĩa dao thép chặt được cây ...). Còn tượng trưng có tính cách phổ biến rộng rãi, áp dụng được bất cứ trường hợp nào của mọi biến động ... và giải thích được cơ chế phúc tạp của luật nhân quả, trong khi sử dụng ý nghĩa "Thực" không áp dụng và giải thích được cơ chế đó.

ÁP DỤNG KÝ HIỆU NGŨ HÀNH VÀO NGŨ HÀNH TƯƠNG SINH TƯƠNG KHẮC:

- Tương sinh:

Tương Sinh không có nghĩa cái này đẻ ra cái kia, cái này sinh ra cái kia. Tương sinh có nghĩa yếu tố này là nguyên nhân của yếu tố kia, yếu tố này xảy ra trước yếu tố kia, hoặc giai đoạn này tiếp bởi giai đoạn kia, giai đoạn này chuyển tới giai đoạn kia. Sự tiếp nối đó thuận hướng tăng dần tiến dần theo chiều Dương, từ Thổ, Kim, Thủy, Mộc và sau cùng là Hỏa.

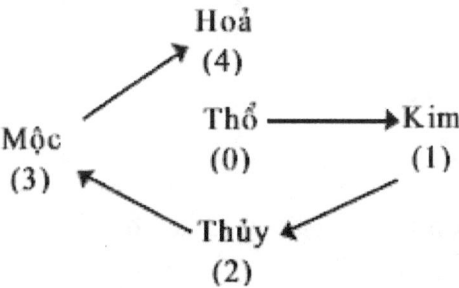

Thổ sinh Kim (ý nghĩa thực là đất sinh ra kim khí), tượng trưng cho yếu tố bất động chuyển tới yếu tố co được, giãn được. Tượng trưng cho giai đoạn yên tĩnh chuyển tới giai đoạn có chút chuyển động, tượng trưng cho giai đoạn trung tính đến giai đoạn tiềm thế kiến tạo năng lượng.

Kim sinh Thủy (ý nghĩa thực là kim khí chảy ra nước), tượng trưng yếu tố ở thể đặc và lỏng (thủy ngân) chuyển tới thể lỏng hoàn toàn. Tượng trưng cho giai đoạn bắt đầu chuyển động (co giãn) đến giai đoạn hoàn toàn chuyển động, tượng trưng cho giai đoạn tiềm thế kiến tạo năng lượng đến giai đoạn thực sự kiến tạo năng lượng.

Thủy sinh Mộc (ý nghĩa thực là nước sinh ra cây cỏ), tượng trưng cho sự vô cơ chuyển tới hữu cơ, từ vô sinh chuyển tới hữu sinh. Tượng trưng cho thể động tiêu cực, bị động đến thể động tích cực, tự động. Tượng trưng cho giai đoạn thực sự kiến tạo năng lượng đến giai đoạn tiềm thế hoạt động.

Mộc sinh Hỏa (ý nghĩa thực là gỗ đốt thành lửa), tượng trưng cho sự tổng hợp (cây cỏ) chuyển đến sự sử dụng, bộc phát. Tượng trưng cho sự thăng phát sinh trưởng đến chỗ tăng trưởng bành trướng cực điểm. Tượng trưng cho giai đoạn tiềm thế hoạt động chuyển đến giai đoạn thực sự hoạt động. (Từ tích trữ năng lượng đến sử dụng năng lượng).

Hỏa sinh Thổ (ý nghĩa thực là lửa cháy xong thành đất), tượng trưng cho cực điểm trở về trung tính, cực đại trở về cực tiểu. Tượng trưng cho giai đoạn bộc phát sử dụng năng lượng trở về giai đoạn bắt đầu.

- Tương Khắc:

Tương Khắc không có nghĩa yếu tố này chống đối yếu tố kia, không có nghĩa kim khí chặt đứt cây cỏ, nước dập tắt lửa, lửa đốt tan kim khí ... Tương khắc chỉ có nghĩa tính chất của yếu tố này đối nghịch với tính chất của yếu tố kia. Như tính của Thủy mát mẻ đối nghịch với tính của Hỏa nên bảo Thủy khắc Hỏa. Tính của Kim thu teo, tính của cây cỏ thăng phát nên bảo Kim khắc Mộc. Ngoài ra tương khắc còn xảy ra lúc hai tính chất đối nghịch của hai yếu tố đứng lẫn vào nhau, hoặc giai đoạn năng lượng không theo thứ tự thuận chuyển theo chiều Dương mà đứng lẫn vào địa vị của nhau ở mức độ cực bất cập hoặc cực thái quá cũng gọi là tương khắc (đọc Mạch Lý Cơ Trung, thiên III chương I, II).

Thổ khắc Thủy (ý nghĩa thực: đất ngăn được nước), tượng trưng cho tính chất tĩnh như Thổ khắc tính chất lưu hoạt như Thủy. Tượng trưng cho tính ẩm ướt và nóng của Thổ đối nghịch với tính lạnh ráo (mùa Đông) của Thủy. Ví dụ mùa Trường Hạ (tháng sáu) đối nghịch với tính lạnh giá của mùa đông.

Kim khắc Mộc (ý nghĩa thực: kim khí chặt được gỗ), tượng trưng cho tính thu teo (của Kim) nghịch với tính thăng phát (của Mộc). Ví dụ khí hậu Thu nằm trong mùa Xuân.

Thủy khắc Hỏa (ý nghĩa thực: nước dập tắt lửa), tượng trưng cho tính lạnh ướt (của Thủy) nghịch với tính nóng cháy (của lửa). Ví dụ khí hậu mùa Đông nằm trong mùa Hạ.

Mộc khắc Thổ (ý nghĩa thực: cây ăn mòn đất), tượng trưng tính thăng phát (của Mộc) nghịch với tính trung tính bất động (của Thổ). Ví dụ khí hậu Xuân nằm trong mùa Trường Hạ (cây trái chỉ xanh tươi mà không già chín được).

Hỏa khắc Kim (ý nghĩa thực: lửa đốt kim khí chảy), tượng trưng tính đốt cháy, nóng bỏng, bành trướng (của Hỏa) nghịch với tính co rút, lạnh lẽo (của Kim). Ví dụ khí hậu mùa Hạ nằm trong mùa Thu (cây trái vẫn bành trướng không chín kịp, không thu teo để chuẩn bị cho giấc ngủ mùa Đông).

Khí hậu Trường Hạ nằm trong mùa Đông; khí hậu mùa Thu nằm trong Xuân; khí hậu mùa Đông nằm trong Hạ; khí hậu mùa Xuân nằm trong Trường Hạ; khí hậu mùa Hạ nằm trong mùa Thu đều là hình thức giai đoạn năng lượng không chuyển hóa theo thứ tự thuận chuyển, mà ngược lại đứng lẫn vào nhau ở các vị trí cực bất cập hoặc cực thái quá nên gọi là tương khắc. Ngũ Hành Thuận chuyển là bắt đầu từ Thổ (giai đoạn 0) rồi tới Kim (1), Thủy (2), Mộc (3) và sau cùng là Hỏa (4). Nay không thuận chuyển mà lại **cực bất cập** hoặc **cực thái quá**

Cực bất cập tức thụt lùi hai giai đoạn: giai đoạn 2 lùi về giai đoạn 0, 3 lùi về 1, 4 lùi về 2. Cực bất cập là Âm khắc Dương. Như mùa Hạ mà có khí hậu của mùa Đông là Thủy khắc Hỏa.

Cực thái quá tức nhảy vụt ba giai đoạn: giai đoạn 0 nhưng vọt lên giai đoạn 3, 1 lên 4. Cực thái quá là Dương khắc Âm. Như khí hậu Hạ nằm trong mùa Thu là Hỏa khắc Kim. Tặc Tà trong bệnh lý ngũ tà là hình thức tương khắc của Ngũ Hành (Mạch Lý Cơ Trung, Thiên III).

TÍNH BẤT CẬP VÀ THÁI QUÁ CỦA NGŨ HÀNH:

Tương sinh là thuận chuyển, tương khắc là nghịch biến, là cực bất cập hoặc cực thái quá. Ngoài ra còn có hiện tượng bất cập và thái quá trong sự chuyển biến của Ngũ Hành mà trong sách vở chưa nhắc tới, mặc dầu cổ nhân đã áp dụng tính bất cập hoặc thái quá trong thực tế như Hư Tà và Thực Tà thuộc bệnh lý theo Ngũ Hành (Mạch Lý Cơ Trung Thiên III).

Bất cập là thụt lùi một giai đoạn, như Mộc thụt lùi về Thủy, như mùa Xuân mà có khí hậu mùa Đông. Xuân như vậy là Xuân bất cập. Thái quá là nhảy vọt một giai đoạn, như giai đoạn 3 nhảy lên giai đoạn 4, như trong Mộc mà có Hỏa tính vậy. Vậy bất cập và thái quá không thể gọi là tương khắc vì rằng giữa hai giai đoạn liên tiếp nhau, dầu thụt lùi hay nhảy vọt, đặc tính Âm Dương không cách biệt rõ rệt.

Trong vận khí, thuộc về thời tiết, chúng ta thấy tiết Xuân phân là từ Xuân chuyển sang Hạ, Xuân thuộc Mộc Dương chuyển sang Hạ Hỏa Dương hơn. Dương chuyển tới Dương hơn gọi là Phân. Thu Phân cũng vậy, từ Thu chuyển sang Đông là Âm chuyển sang Âm hơn gọi là Phân.

Ngược lại, cực bất cập và cực thái quá thì sự khác biệt Âm Dương quá rõ rệt nên gọi là tương khắc. Như tiết Hạ Chí có nghĩa Dương tính của mùa Hạ đã cùng cực. Dương cực thì Âm sinh, Hạ Chí Nhất Âm Sinh. Hạ Chí Dương để chuyển sang Thu Âm. Âm khắc Dương. Đông Chí cũng vậy, Đông Chí là Âm cực thì sinh Dương. Đông Chí Nhất Dương Sinh. Dương khắc Âm. Chữ Phân khác chữ Chí là như vậy.

NGŨ HÀNH TƯƠNG VŨ:

Vũ có nghĩa khinh nhờn, kẻ bị khắc khinh nhờn kẻ khắc mình khi kẻ khắc mình bị yếu nhược. Điều đó hiển nhiên, kẻ bị trị luôn tìm cơ hội để quật ngã bọn thống trị lúc bọn thống trị bị suy nhược. Tương vũ là hình thức phản ứng hai chiều giữa kẻ khắc và kẻ bị khắc. Mũi tên bay trong không gian là nhờ lực, mũi tên thắng lực khống chế mình là trọng lực. Khi trọng lực thắng thì mũi tên rơi xuống đất.

Trong vận khí, những năm thuộc Ất thì khách vận Âm Kim bất cập (đọc quyển Vận Khí), mùa Xuân chủ vận là Mộc, không sợ gì Kim, nổi lên chống Kim. Những năm đó có gió lớn (gió thuộc Mộc, xem quyển Vận Khí). Vi Tà trong bệnh lý thuộc Ngũ Tà là hình thức của Ngũ Hành Tương Vũ.

CỬU BIẾN:

Từ sáu thông thực tiễn của Lục Thông đến năm Hành tượng trưng của Ngũ Hành, tôi mạo muội thêm vào Cửu Biến để giải thích một cách rốt ráo tính phổ biến của quy luật Ngũ Hành. Lấy "Ta" làm chủ thể. Cửu Biến gồm có chín biến: Sinh Ta, Ta, Ta Sinh, Ta Khắc, Khắc Ta, Ta Vũ, Vũ Ta, Ta Bất Cập và Ta Thái Quá. Con người cũng như vũ trụ, nếu ta lấy bản thân ta hoặc bất cứ một hiện tượng nào trong vũ trụ thay thế vào cái "Ta" chủ thể trong Cửu Biến, chúng ta sẽ thấy giá trị thực tiễn của Cửu Biến.

Trong bệnh lý thuộc Ngũ Tà (xem Mạch Lý Cơ Trung, Thiên III), cổ nhân đã áp dụng Cửu Biến để giải thích cơ chế bệnh do ngũ tạng truyền cho nhau:

'Ta bệnh do chính 'Ta'	=>	Chính tà	
'Ta bệnh do 'Sinh Ta' truyền cho 'Ta'	=>	Hư Tà Hư Tà	'Ta Bất Cập' (như mùa Đông trong mùa Xuân, Xuân bất cập).
'Ta' bệnh do 'Ta Sinh' truyền cho 'Ta'	=>	Thực Tà Thực Tà	'Ta Thái Quá' (mùa Hạ trong mùa Xuân, Xuân thái quá).

99

'Ta' bệnh do => 'Khắc Ta' truyền cho 'Ta'	Tặc Tà Tặc Tà	Tương khắc ('Ta Khắc' hoặc 'Khắc Ta' như Hạ trong mùa Thu hoặc Đông trong mùa Hạ). Hạ = 'Ta', Đông là Tặc Tà của Hạ, Hạ là Tặc Tà của Thu.
'Ta' bệnh do 'Ta Khắc' truyền cho 'Ta'	Vi Tà Vi Tà	Tương vũ ('Ta Vũ' hoặc 'Vũ Ta', như khí hậu mùa Thu trong mùa Hạ, mùa Xuân trong Thu) Thu = 'Ta' Thu Vũ Hạ, Xuân Vũ Thu.

TƯƠNG QUAN GIỮA CỬU BIẾN VÀ NGŨ HÀNH:

Tôi thêm Cửu Biến vào, ngoài mục đích hiểu Ngũ Tà còn có mục đích tìm hiểu Ngũ Hành một cách rốt ráo.

Cửu Biến do Ngũ Hành cộng thêm bốn Biến là: 'Ta bất cập', 'Ta thái quá', 'Ta vũ' và 'Vũ Ta'. Nay ta thử tìm hiểu tương quan giữa bốn Biến và Ngũ Hành.

'Ta Thái Quá' mang ý nghĩa 'Ta Vũ' kẻ 'Khắc Ta', như Kim thái quá sẽ Vũ Hỏa (sở dĩ có Kim thái quá vì Hỏa suy nhược không chế được Kim = Hỏa bất cập không chế được Kim)

'Ta Bất Cập' mang ý nghĩa kẻ 'Ta Khắc' 'Vũ Ta', như Kim bất cập không chế được Mộc nên bị Mộc Vũ Kim.

'Ta Khắc' và 'Vũ Ta' cũng như 'Khắc Ta' và 'Ta Vũ' là phản ứng hai chiều giữa 'khắc' và 'bị khắc'.

'Ta Khắc' --><-- 'Vũ Ta' 'Khắc Ta' --><-- 'Ta Vũ' phản ứng hai chiều xảy ra giữa Thủy --><-- Hỏa --><-- Kim, và Kim --><-- Mộc, Mộc --><--Thổ --><--Thủy...

Như vậy bốn Biến kể trên chỉ là hình thức diễn dịch từ Ngũ Hành Tương Khắc và Cửu Biến là Ngũ Hành được thực tiễn hóa bằng ngôn ngữ thêm vào những hình thức khác biệt (bốn Biến) của Tương Khắc mà thôi!

CANG HẠI THỪA CHẾ CỦA NGŨ HÀNH (CANG TÁC HẠI NÃI THỪA CHẾ):

Trong nội kinh, Cảnh Nhạc giải thích "**Thừa Chế**" có nghĩa theo kẻ khống chế mình. Trong quyển "Vận Khí" (dựa theo nội kinh), tôi thay thế "**Thừa Chế**" bằng "**Tòng Chế**" để quí độc giả khỏi lầm lẫn với "**Thừa Chế**" ở đây (Thừa Chế ở đây có phần giống "uất phục" trong vận khí).

Trong Ngũ Hành Tương Khắc, ta thấy Thủy chế Hỏa, hoặc Kim chế Mộc... Tuy Thủy chế Hỏa nhưng Hỏa vẫn chế lại Thủy. Vì lẽ đó, lúc Hỏa quá suy nhược Thủy lại lừng lên mạnh hơn là khi có Hỏa. Hoặc có khi riêng Thủy thái quá mà làm hại Hỏa. Kim và Mộc cũng vậy, Kim chế Mộc, Mộc vẫn chế Kim. Nếu Mộc bất cập thì Kim lại càng lừng lên làm hại Mộc nhiều hơn. Hoặc riêng Kim thái quá vẫn làm hại Mộc. Hỏa, Kim lừng lên hay thái quá đều là hình thức Cang Hại (Tác Hại) của Ngũ Hành. Cang Hại là Ngũ Hành ở vào cái thế không quân bình, biến thành tình trạng Tương Khắc Tương Vũ. Trong Y học, Tương Khắc Tương Vũ là bệnh tật.

Ngũ Hành là hình thái vận chuyển của Âm Dương, phải ở vào cái thế quân bình mới yên ổn; đối với Y học mới khỏe mạnh. Những biến động của Âm Dương đều là khuynh hướng lập thế quân bình. Ngũ Hành nằm trong quy luật đó. Vì cái lý như vậy nên trong Cang Hại của Ngũ Hành phải có cơ chế 'Thừa Chế' để giữ thế quân bình. Ví dụ Kim thái quá (Cang quá) làm hại Mộc thì Hỏa nổi lên khống chế Kim. Thổ Cang quá làm hại Thủy thì Mộc nổi lên để khống chế Thổ. Đó là ý nghĩa của 'Thừa Chế'. Cổ nhân giải thích cơ chế Thừa Chế như là một hình thức con phục thù giùm cho mẹ (Hỏa phục thù giùm cho Mộc, Mộc phục thù giùm cho Thủy). Thực ra cơ chế Thừa Chế tuy không hoàn toàn giống hẳn, tương tợ cơ chế Phản Quĩ Nghịch (Negative Feed-Back) trong sinh học và cũng tương tợ luật thừa trừ của thiên nhiên vậy.

Trong Y học, nếu Phế bị Hỏa (Nhiệt) làm hại (Hỏa khắc Kim) như mùa Hè, phế khó thở nên không đào thải được thán khí (CO_2) làm cho nội môi trường của cơ thể trở nên cường toan (acidic), thận (Thủy) phải bù trừ giúp phế để thải acid bằng cách đái nhiều hơn. Trong trường hợp này, cổ nhân bảo Thận Thủy con phế Kim phục thù cho mẹ để khống chế Hỏa. Dùng ngôn ngữ Ngũ Hành để giải thích cơ chế Thừa Chế như vậy vẫn đúng, không sai chút nào.

Trong trường hợp Can (Mộc) suy nhược, mạch mao sáp như phế Kim không tổng hợp được chất bổ dưỡng, máu không đủ, gan không đủ sức giữ trữ máu. Cổ nhân bảo Can Mộc bị phế Kim khắc. Khi không đủ máu huyết và chất bổ dưỡng thì tim phải đập nhanh hơn để mang đủ máu và chất bổ dưỡng đến các tế bào. Cổ nhân bảo Tâm Hỏa giúp mẹ là Can Mộc phục thù phế Kim. Giải thích như vậy vẫn đúng. Tuy nhiên, ngày nay ta bảo đó là luật bù trừ để đáp ứng sự quân bình, nhu cầu của sự sống. Giai đoạn này thiếu thì giai đoạn sau đó phải bù vào. Cổ nhân đã giải thích luật thừa trừ bằng cơ chế Thừa Chế của Ngũ Hành. Thừa Chế cũng là một cách thức hỗ tương giữa Tương Sinh và Tương Khắc để giữ cái thế quân bình Âm Dương mà thôi!

VƯỢNG, TƯỚNG, HƯU, TÙ, TỬ TRONG NGŨ HÀNH:

Ngoài Tương Sinh, Tương Khắc và Cang Hại Thừa Chế, cổ nhân đặt ra Vượng, Tướng, Hưu, Tù, Tử để giải thích thêm về Ngũ Hành. Lấy Mộc làm ví dụ: Mộc Vượng,

> Thủy là mẹ của Mộc ở thế Hưu
> Hỏa là con của Mộc ở thế Tướng
> Kim khắc Mộc ở thế Tù
> Thổ bị Mộc khắc ở thế Tử

Đem lý luận trên áp dụng vào thời tiết: mùa Xuân thuộc Mộc, vượng. Thủy là mùa Đông lùi vào quá khứ (Hưu). Hỏa là mùa Hạ sắp sửa tới, như ở trước mặt mùa Xuân (như vị Tướng đứng chờ lệnh Vua), ở vào thế Tướng. Kim là mùa Thu tượng trưng cho thu teo, không thể ở trong cái thế thăng phát của mùa Xuân, không thể xuất hiện trong Xuân (Thu bị Tù). Khi

Xuân vượng, thăng phát mạnh mẽ thì tính chất trung tính của Thổ không còn nữa. Thổ bị Tử.

Đem áp dụng vào Y học: Can Mộc vượng (Can Mộc vượng có nghĩa là Can khí vượng, Dương Can hoặc Hỏa tạng Can vượng) thì Thận Thủy (mẹ của Mộc) phải yếu nhược hư suy (Hưu). Can Mộc đã vượng thì Tâm Hỏa sẽ nhận cái nhiệt từ Can. Tâm Hỏa trở thành Tướng nhận mệnh lệnh Can Mộc. Can Mộc vượng khinh nhờn phế Kim (vì Can Mộc vượng, Hỏa tăng làm tổn thương đến phế), phế Kim bất lực như kẻ bị Tù. Can Mộc vượng khắc tới Tỳ Thổ (Mạch Lý Cơ Trung, thiên II, chương IV, Mạch Tả Quan), máu nuôi Tỳ Thổ giảm, coi như Tỳ Thổ sẽ Tử (chết) nếu không tả Can để cứu Tỳ.

Qua những ví dụ trên, Vượng, Tướng, Hưu, Tù, Tử được cổ nhân sử dụng để giải thích, nếu nói về năng lượng, giai đoạn và vị thế của 'năng lượng xuất hiện' đối với bốn loại năng lượng khác (có năm giai đoạn năng lượng từ Thổ... đến Hỏa), như Mộc đối với Thủy, Hỏa, Kim và Thổ (ở ví dụ trên).

DANH VÀ TÁNH CỦA NGŨ HÀNH:

Tính Ngũ Hành đổi khi thì bình, khi thì thái quá, khi thì bất cập cho nên mỗi tính chất Ngũ Hành có tên khác nhau.

1. Bình:

Hành Thổ	là	Bị Hóa (đầy đủ)
Hành Kim	-	- Thẩm Bình (bằng phẳng)
Hành Thủy	-	Tịnh Thuận (trôi chảy điều hòa)
Hành Mộc	-	Phu Hòa (hòa khí đầy đủ)
Hành Hỏa	-	- Thăng Minh (sáng sủa)

2. Thái Quá:

Hành Thổ	là	Đôn Phú (cao dày)
Hành Kim	-	- Kiên Thành (rắn lại)
Hành Thủy	-	Lưu Diễn (tràn chảy)
Hành Mộc	-	Phát Sinh (thăng phát mạnh)
Hành Hỏa	-	- Hách Hy (sáng chói)

3. Bất Cập:

Hành Thổ	là	Ty Giam (thấp xuống)

Hành Kim	-	Tàng Canh (theo cũ hoặc thay đổi)
Hành Thủy	-	Hạc Lưu (khô cạn, khó chảy)
Hành Mộc	-	Ủy Hòa (thiếu hòa khí)
Hành Hỏa	-	Phục Minh (kém sáng)

ÂM DƯƠNG TRONG NGŨ HÀNH:

Không đâu không có Âm Dương, Ngũ Hành cũng có Âm Dương: Thổ có Âm Thổ và Dương Thổ, Kim có Âm Kim và Dương Kim ... Như Dần Mão thuộc Mộc; Dần thuộc Dương Mộc, Mão thuộc Âm Mộc ... Tỳ Vị đều là Thổ; Tỳ thuộc Âm Thổ, Vị thuộc Dương Thổ (Tạng thuộc Âm, Phủ thuộc Dương). Tuy nhiên, nếu tính về năm hành thì Thổ trung tính, Kim và Thổ thuộc Âm, Mộc và Hỏa thuộc Dương.

CHƯƠNG BA

GIÁ TRỊ LUẬN LÝ CỦA NGŨ HÀNH

Luận lý là phương pháp sử dụng ngôn ngữ đúng quy tắc, có hệ thống, mạch lạc để đạt tới lý lẽ chính xác. Luận lý còn để phát biểu sự tương quan giữa các yếu tố trong cái toàn thể trọn vẹn của đối tượng khảo sát. Ngũ Hành thuộc loại luận lý thứ hai và đã trở thành khuôn mẫu suy tưởng của Đông Phương trước mọi biến động thuộc nhân sinh hoặc vũ trụ.

Cho tới nay, loài người có sáu thứ luận lý: Đông Phương có luật nhân quả của Phật Giáo, Danh Học của Mặc Địch, và Ngũ Hành sinh khắc của Trâu Diễn. Tây Phương có luận lý hình thức từ thời Aristole, Biện Chứng Pháp Hegel và Duy Vật Biện Chứng của Marx.

Trừ Danh Học của Mặc Địch đã bị thui chột (một phần vì Mạnh Tử và đặc biệt Trang Tử đả kích, một phần vì bọn biệt Mặc phát biểu theo lối qui biện, không ai hiểu) và Duy Vật Biện Chứng của Marx (đảo ngược biện chứng của Hegel); để hiểu luận lý của Ngũ Hành chúng ta phải xét tương quan giữa các thứ luận lý.

TƯƠNG QUAN GIỮA NGŨ HÀNH VÀ LUẬT NHÂN QUẢ:

Theo truyền thuyết thì Hà Đồ và Lạc Thư xuất hiện từ đời Phục Hy và đời Hạ Võ. Hai đời đó xuất hiện trước Thích Ca rất lâu. Trong Hà Đồ đã có danh tính Ngũ Hành (Thủy, Hỏa, Mộc, Kim và Thổ). Mãi tới thời Chiến Quốc, Trâu Diễn mới xướng lên thuyết Ngũ Hành Sinh Khắc. Thích Ca sinh vào khoảng thế kỷ thứ 6-5 trước Công Nguyên; Trâu Diễn sinh vào thế kỷ thứ 4-3 trước Công Nguyên. Như vậy hai nhà cách nhau khoảng một thế kỷ.

Về phương diện địa lý, thời Thích Ca cũng như thời Trâu Diễn, sự thông thương giữa Ấn Độ và Trung Hoa, đặc biệt giữa Ấn Độ và vùng Lâm Tri – kinh đô nước Tề - quê hương Trâu Diễn –quá xa xôi hiểm trở. Hơn nữa, ảnh hưởng Phật Học đối với nền Triết Học Trung Hoa mãi tới đời nhà Đường mới cực thịnh.

Đặt vấn đề như vậy vì rằng giữa luật nhân quả và thuyết Ngũ Hành Tương Sinh có điểm tương đồng mặc dầu nhiều dị biệt. Biết đâu có điểm tương đồng vì các tư tưởng lớn thường gặp nhau, cũng như cổ nhân nói: "Tiền thánh hậu thánh kỳ quĩ nhất giã" (Thánh trước thánh sau đều gặp nhau).

• Điểm Tương Đồng:

Luật nhân quả phát biểu: "Không có cái quả nào không do nhân sinh ra, và không có quả nào không trở thành nhân để sinh quả khác". Ngũ Hành Tương Sinh cũng vậy: "Không có cái Ta nào không do cái Sinh Ta sinh ra, và không có cái Ta nào không trở thành cái Sinh Ta để sinh thêm Ta nữa".

Chúng ta có thể thấy điểm tương đồng giữa luật nhân quả và Ngũ Hành Tương Sinh ở những ví dụ: Lực đẩy mũi tên, bối cảnh học thuyết, và những nguyên nhân biến động xã hội.

• Điểm Dị Biệt:

Ngũ Hành ngoài ý nghĩa Tương Sinh (tương tự luật nhân quả), còn mang ý nghĩa biến chuyển hoặc chuyển hóa năng lượng từ tịnh đến động như từ cực tịnh ở Thổ đến cực động ở Hỏa. Sự chuyển hóa đó có lúc thuận chiều, có lúc ngược chiều, lại có lúc ở hình thức trao đổi giữa các năng lượng (quang năng, động năng, nhiệt năng, hóa năng và điện năng). Luật nhân quả không mang ý nghĩa chuyển hóa như trên vì rằng Tịnh chưa hẳn là nhân của Động, Động chưa hẳn là nhân của Tịnh. Tính chất chuyển hóa không mang đặc thù nhân quả.

Luật nhân quả, ngoài ý nghĩa tương sinh, không mang ý nghĩa tương khắc, Cang Hại Thừa Chế, và Hưu Tù Tử như ở Ngũ

Hành. Với ý nghĩa tương khắc, Cang Hại Thừa Chế, và Hưu Tù Tử thì nhân tốt chưa hẳn có quả tốt, nhân xấu chưa hẳn có quả xấu.

Luật nhân quả, ngoài ý nghĩa khách quan, khoa học, còn thiên trọng nhiều về tôn giáo lúc kết hợp với thuyết luân hồi. Ngũ Hành khác hẳn, hoàn toàn khoa học, mang nhiều giá trị tượng trưng của Sinh, Khắc, Cang Hại Thừa Chế và Hưu, Tù, Tử v.v... Vì lẽ đó, Ngũ Hành là một hình thức luận lý, hoặc là một công thức đầy đủ giá trị hoặc tượng trưng hoặc thực tiễn, đắc dụng trong việc khảo sát mọi biến động phức tạp của sự vật kể cả những hiện tượng vật lý, phản ứng hóa học, và sinh lý học v.v...

Theo luận lý của Ngũ Hành, mọi vận chuyển của sự vật tưởng rằng là vòng tròn (từ Thổ đến Hỏa rồi lại trở về Thổ), kỳ thực là một lượn sóng từ cực tiểu đến cực đại rồi lại trở về cực tiểu (nếu nhìn trên một mặt phẳng). Tuy nhiên, không gian ba chiều cho nên chúng ta có thể nghĩ rằng sự vật biến chuyển theo hình thức vòng tròn, vòng tròn đa dạng, có lúc là hình cầu. Nếu mỗi hành là một cái Ta làm chủ thể thì mỗi hành sẽ tạo thành một hệ Ngũ Hành khác và cứ tiếp tục như vậy tạo nên nhiều hệ Ngũ Hành, không khác gì một thân cây có nhiều cành nguyên thủy, mỗi cành nguyên thủy sinh ra nhiều cành thứ cấp, cứ tiếp tục như vậy mãi. **{Tôi nghĩ rằng các thiên thể trong vũ trụ được tạo dựng theo hình thức Ngũ Hành kể cả xã hội sinh vật cũng biến hóa như vậy, (tôi không gọi là tiến hóa)}.**

TƯƠNG QUAN GIỮA LUẬT NHÂN QUẢ VÀ BIỆN CHỨNG PHÁP HEGEL:

Các nhà nghiên cứu triết học hiện đại đều công nhận Biện Chứng Pháp của Hegel bắt nguồn từ luật nhân quả của Phật Học. Luật nhân quả phát biểu: 'Nhân là mầm của quả', có nghĩa không có quả nào không do nhân tạo ra, không có hậu quả nào không do nguyên nhân của nó.

Biện Chứng Pháp Hegel phát biểu: 'Đề, phản đề, và hợp đề', có nghĩa trong Đề có phản Đề, sau đó mới có hợp đề.

Luật nhân quả và luận lý Hegel tương tự. 'Nhân' của luật nhân quả vừa là nhân vừa không phải là nhân để tối hậu đi tới cái 'Quả'. 'Đề' của Hegel cũng vậy, vừa Đề, vừa không phải Đề (phản Đề) để đi tới 'Hợp Đề'. Như vậy, trong Nhân cũng như trong Đề đều có mâu thuẫn nội tại để đi đến 'Quả' hoặc 'Hợp Đề'. Không khác gì trong hạt lúa có mầm mống phản lại hạt lúa (để phá hủy hạt lúa) mà tạo thành cây lúa. Cũng như trong trứng gà có mầm phản lại hình thái hiện hữu cái trứng gà để tạo thành con gà. (Đọc thêm phần Âm Dương Tân Giải để biết mâu thuẫn đồng lập và mâu thuẫn lưỡng lập).

Khi Phật Học đem áp dụng luật nhân quả vào Phật Giáo để hướng dẫn con người tu hướng về nhân tốt để đạt đến quả tốt, tối hậu tới cõi Niết Bàn, nơi vô sinh vô diệt. Trong nhân có mâu thuẫn nội tại: vừa là xấu vừa là tốt. Tu hành để loại trừ cái xấu, cái xấu mất đi thì cái tốt nhất định không còn. Phương Đông sở dĩ có là nhờ phương Tây. Phương Tây mất, phương Đông sẽ không tồn tại. Quả trứng gà chỉ có phần nhiễm thể của con gà mái, không có phần nhiễm thể của con trống thì quả trứng đó sẽ không tồn tại và không biến đổi để thành con gà. Cặp mâu thuẫn rất quan trọng cho sự tồn tại hoặc biến đổi. Không mâu thuẫn thì không còn gì tất cả, chỉ còn lại hư vô tịch mịch.

TƯƠNG QUAN GIỮA BIỆN CHỨNG PHÁP HEGEL VÀ LUẬN LÝ HÌNH THỨC:

Biện Chứng Pháp Hegel bàn tới mâu thuẫn nội tại của sự vật làm cho sự vật luôn luôn động, luôn luôn biến đổi. Mâu thuẫn nội tại tức là A vừa không phải là A; B vừa không phải là B ... Luận lý hình thức khác hẳn, phát biểu: 'A là A, B là B. A không thể vừa không phải là A, B không thể vừa không phải là B'. Như vậy luận lý hình thức thấy cái tĩnh của sự vật; Biện Chứng Hegel thấy cái động của sự vật. Luận lý hình thức khảo sát cục bộ. Biện Chứng Hegel nhận dạng được biến động toàn diện từ nguyên nhân đến hậu quả. Tuy nhiên, không ai có thể nhận định đích thực được sự vật trong lúc sự vật liên miên biến đổi. Cho tới ngày nay ngành khoa học thực nghiệm tiến bộ là nhờ luận lý hình thức. Vì rằng với luận lý đó, ta giới hạn sự vật trong điều kiện ta cho phép. Giới hạn sự vật khảo sát giúp khoa học tiến bộ, nhưng sự tiến bộ bị giới hạn vì sự vật không ở yên một chỗ và không bao giờ hoàn toàn nằm trong điều kiện ta cho phép. Phải có sự kết hợp giữa luận lý hình thức và Biện Chứng Hegel may ra mới hiểu được phần nào của sự vật từ cục bộ đến toàn diện.

THIÊN NĂM

TÍNH ỔN ĐỊNH CỦA NỘI MÔI TRƯỜNG

ĐẠI CƯƠNG:

Sinh lý học là một môn học được tổng hợp từ nhiều môn học khác như: Cơ Thể Học (Antomy), Mô Học (Histology), Tế Bào Học, cộng thêm Vật Lý và Hóa Học... Chúng ta có thể gọi những môn học ấy thuộc về Hình và Chất, gọi chung là Hình Chất. Nhờ Hình (Tế Bào Học, Mô Học, và Cơ Thể Học) mà định vị được cơ quan và bộ phận trong cơ thể. Nhờ Chất (mỡ: lipid, đường: glucide, thịt: protein, và các chất khoáng) mà biết được phản ứng hóa học, với sự đốt cháy do dưỡng khí (oxygen) để tạo thành năng lượng (energy). Nhờ năng lượng mà các tế bào, cơ quan, và các bộ máy trong cơ thể mới làm việc, mới sinh hoạt, mới sống động. Sự sinh hoạt, sống động đó chính là Công Năng (functional). Sinh Lý Học đặc biệt nghiên cứu và giải thích cơ chế của Công Năng đó.

Đông Y, đặc biệt phái Hoàng Lão quan niệm khác hẳn, quan niệm rằng con người với tạo vật là một (vũ trụ đồng nhất thể). Chính nhờ cái "Đồng Nhất Thể" mà ta có thể dùng khoa học thực nghiệm qua thảo mộc và động vật để ứng dụng vào khoa trị liệu và tìm hiểu cơ chế của sự sống. Bắt đầu là Khí, từ Khí biến thành Hình, rồi biến thành Chất (Khí được gọi là Thái Sơ, Hình được gọi là Thái Cực, Chất được gọi là Thái Tố). Khí gồm có sáu: Thiếu Âm, Thái Âm, Thiếu Dương, Thái Dương, Quyết Âm và Dương Minh. Sáu khí của trời kết hợp với Ngũ Hành của đất là Thổ, Kim, Thủy, Mộc và Hỏa để thành Thiếu Âm Quân Hỏa, Thiếu Dương Tướng Hỏa, Thái Âm Thấp Thổ, Thái Dương

Hàn Thủy, Quyết Âm Phong Mộc, và Dương Minh Táo Kim. Khí là năng lượng (energy) của trời, Ngũ Hành là năng lượng của đất kết hợp với nhau để tạo thành hình thái của mọi hiện hữu trên trái đất này, trong đó có con người. Quan niệm Khí, Hình và Chất của vũ trụ biến thành Tinh, Khí, và Thần của Đông Y (Chất là Tinh, như Tinh Huyết, Tinh Tủy …) Từ Khí, Tinh rồi đến Thần. Thần là sự sống, là Công Năng hóa sự sống, của sinh hoạt cơ thể, của lục phủ ngũ tạng. Đông Y không có cơ thể học, hoặc có nhưng rất sơ sài như trường hợp lục phủ ngũ tạng. Tuy nhiên, Đông Y nhờ vào Dịch Học, đặc biệt Y Dịch để hiểu Ngũ Tạng và Lục Phủ như Thận thuộc quẻ Khảm, Phế thuộc quẻ Kiền, Dạ Dày thuộc quẻ Cấn v.v... (Điều này rất khó hiểu: nhờ Dịch Học để hiểu Ngũ Tạng hay hiểu Ngũ Tạng rồi đồng hóa Ngũ Tạng theo quy ước vào các quẻ của Dịch Học?).

Tuy vậy mặc lòng, với nhiều chứng cớ, dựa vào những tương đồng của Công Năng các bộ phận trong Sinh Lý học đối với Công Năng của lục phủ ngũ tạng trong Đông Y, tôi dùng Sinh Lý học để giải thích Đông Y một cách rõ ràng hơn.

Sinh hoạt cơ thể, theo Sinh Lý học là nhờ nhiều yếu tố, thức ăn, dưỡng khí (oxygen), nước v.v... Bên cạnh đó có các cơ quan điều hợp như: Hệ thần kinh, Hệ nội tiết … Sự sinh hoạt đó phải luôn luôn ở thế ổn định, ở thế quân bình, không thái quá và cũng không bất cập. Sự ổn định đó là sự ổn định của Nội Môi Trường. Muốn được vậy, cơ thể lại có một hệ thống kiểm soát sự sinh hoạt, hệ thống này được gọi là Hệ Phản Quĩ Nghịch (Negative Feedback). Nếu mọi sinh hoạt có chiều thái quá thì Phản Quĩ Nghịch sẽ làm giảm bớt tới mức cần thiết. Ngược lại, nếu mọi sinh hoạt bất cập thì Phản Quĩ Nghịch sẽ làm tăng hoạt thêm cũng tới mức cần thiết.

Sinh hoạt cơ thể, theo Đông Y, Khí Huyết và Âm Dương, Thủy Hỏa cũng luôn luôn phải ở thế quân bình, nếu bị thiên thắng là có bệnh. Sự quân bình đó được chứa đựng trong Ngũ hành Tương Khắc và Tương Sinh. Tuy khác với cơ chế Phản Quĩ nhưng có mục đích tương tự. Cơ chế được gọi là Cang, Hại, Thừa, Chế của Ngũ Hành (xem "Ngũ Hành Thực Nghĩa").

Với tất cả trên, thiên này gồm 2 chương:

1. Sinh lý tổng quát.
2. Tính phản quỹ.

CHƯƠNG MỘT

SINH LÝ HỌC TỔNG QUÁT

Sinh lý học là một môn học tìm hiểu và giảng giải công năng của sự sống. Sinh lý học được sử dụng cho mọi sinh vật như tế bào, siêu vi, vi trùng, cây cỏ, và kể cả con người. Ở đây chúng ta chỉ bàn về sinh lý học của con người.

Sinh lý học tìm hiểu mọi phản ứng vật lý hóa học trong tế bào, tìm hiểu dẫn truyền của thần kinh từ bộ phận này đến bộ phận khác, tìm hiểu sự co giãn của cơ (bắp thịt), sự sinh sản, kể cả tìm hiểu sự liên quan của ánh sáng (quang năng) đối với sự thay đổi Hóa năng trong mắt làm cho ta thấy được ngoại vật. Ngoài ra, sinh lý học còn tìm hiểu các giác quan khác như cảm giác đói, khát, nóng, lạnh v.v... để chúng ta tìm thức ăn, thức uống, và tìm nơi trú ẩn khi mưa khi nắng. Hơn nữa, sự thúc đẩy thầm kín của bản năng sinh tồn giúp ta tìm kiếm người bạn trăm năm. Đời sống sinh lý là một đời sống tự động từ nhận thức, cảm giác và sự hiểu biết.

Đời sống tự động của cơ thể được thực hiện là nhờ các tế bào, nhờ Thủy dịch nội và ngoại bào, và nhờ các bộ máy hô hấp, tiêu hóa, tuần hoàn, bài tiết, đặc biệt nhờ Hệ thần kinh điều khiển hệ cơ bắp để cử động lúc cần thiết. Tất cả trên đều được sinh hoạt trong một nội môi trường ổn định và chính những sinh hoạt đó cần thiết cho sự ổn định của Nội Môi Trường.

Tế Bào:

Tế bào là đơn vị của sự sống cơ thể. Tế bào được chuyên biệt hóa thành từng mô như mô gan, mô cơ, mô liên kết v.v... Trong mỗi cơ quan có nhiều mô hợp lại như gan gồm có mô liên kết, hệ võng trạng, chủ mô gan, và mô mạch ... Tế bào chuyên biệt đều giữ nhiệm vụ khác nhau. Cơ thể con người gồm khoảng 75 ngàn tỷ tế bào, chia làm nhiều nhóm, mỗi nhóm có nhiệm vụ riêng như hồng huyết cầu vào khoảng 25 ngàn tỷ có nhiệm vụ chuyên chở dưỡng khí và thán khí, còn lại 50 ngàn tỷ thuộc về các cơ quan khác.

Tất cả mọi loại tế bào mặc dầu có nhiệm vụ khác nhau, đều có những điểm chung là đều dùng thức ăn giống nhau như Acid béo (Fatty Acid), Acid đạm (Amino Acid), glucose, và dùng dưỡng khí (oxygen) đốt thức ăn đó để tạo năng lượng cần cho công năng của tế bào. Cơ chế biến đổi thức ăn thành năng lượng của mọi loại tế bào đều giống nhau. Mọi phản ứng hóa học của tế bào đều tạo ra những sản phẩm phụ là cặn bã đều được thải vào Thủy Dịch ngoại bào.

Thủy Dịch Nội bào và Ngoại bào:

Cơ thể một người trưởng thành thì Thủy dịch chiếm khoảng 56% sức nặng cơ thể.

Thủy dịch Ngoại bào là Thủy dịch nằm giữa các tế bào, có thể gọi là Thủy dịch gian bào. Thủy dịch này chứa đựng nhiều chất bổ dưỡng như Fatty Acid, Amino Acid, Glucose và các loại muối như Sodium Chloride, Bicarbonate, cộng thêm các chất cặn bã đào thải từ tế bào như CO_2. Thủy dịch Ngoại bào luôn chuyển động khắp cơ thể, đặc biệt trộn lẫn với máu, nhờ vậy nên CO_2 được đào thải ở phổi và các chất cặn bã khác được đào thải ở thận.

Tất cả các tế bào của mọi cơ quan trong cơ thể đều sống trong Thủy dịch Ngoại bào. Do đó Thủy dịch Ngoại bào được gọi là nội môi trường.

Thủy dịch Nội bào khác với Thủy dịch Ngoại bào. Thủy dịch Nội bào chứa nhiều Potassium, Magnesium và Phosphate hơn Thủy dịch Ngoại bào. Thủy dịch Ngoại bào chứa nhiều Sodium Chloride hơn Thủy dịch Nội bào. Nhờ sự khác biệt giữa Nội và Ngoại bào mới có sự trao đổi các chất bổ dưỡng hoặc đào thải qua màng tế bào.

Nhờ sự trao đổi các chất cặn bã và các chất bổ dưỡng giữa Thủy dịch Nội và Ngoại bào, Thủy dịch Ngoại bào trở thành một cơ quan chuyển vận hai chiều: cung cấp và đào thải.

Cung cấp:

Máu gồm hồng cầu và huyết tương (Thủy dịch Ngoại bào), lúc tới phổi các vi ti huyết quản hấp thụ O_2 (dưỡng khí) tứ phổi vào hồng cầu tạo thành oxyhemoglobin. Máu cũng hấp thụ thức ăn, qua vi ti huyết quản, từ bộ máy tiêu hóa đưa vào huyết tương. Cả O_2 lẫn thức ăn được máu mang đến cung cấp cho các tế bào.

Đào thải:

Từ các tế bào, hồng cầu hấp thụ thán khí (CO_2) tạo thành. Carbohemoglobin, và huyết tương hấp thụ các chất cặn bã từ tế bào. CO_2 được đào thải từ phổi. Chất cặn bã được đào thải qua thận dưới dạng nước tiểu.

Sự hấp thụ và đào thải các tế bào qua Thủy dịch Ngoại bào (TDNB) giúp cho nội môi trường được ổn định. Tuy nhiên, sự ổn định sẽ không tồn tại nếu cơ thể không có hệ cơ bắp để giúp cơ thể cử động, di chuyển để tìm kiếm thức ăn, thức uống khi đói khát, tìm nơi trú ẩn khi thời tiết thay đổi ... Không có hệ cơ bắp, tính ổn định Nội môi trường (NMT) sẽ không còn và dẫn tới sự chết. Sinh hoạt cơ thể và sự ổn định của NMT là một tác động hai chiều. Tác động hai chiều đó được điều hợp bởi **Hệ thần kinh** và **Tuyến nội tiết**:

Hệ thần kinh: gồm nhiều phần: thần kinh cảm giác, thần kinh vận động, thần kinh trung ương và thần kinh tự động.

• Thần kinh cảm giác giúp cơ thể cảm nhận được mọi biến động của môi trường chung quanh (Ngoại môi trường). Thần kinh cảm giác điều khiển 5 giác quan: Thính giác cảm nhận âm thanh, Thị giác cảm nhận màu sắc ..., Khứu giác cảm nhận mùi thơm hoặc khó chịu, Vị giác cảm nhận được mặn nhạt, chua cay ... và cuối cùng là Xúc giác cảm nhận được cứng mềm và nóng lạnh.

• Thần kinh vận động giúp cơ thể cử động như đi lại, chạy nhảy, hoặc làm việc bằng chân tay ...

• Thần kinh trung ương gồm não bộ và tủy sống. Thần kinh trung ương hoạt động theo ý chí, nhận mọi tin tức từ ngũ quan, tiếp đó là phán đoán và chọn lựa quyết định để thực hiện. Thần kinh trung ương còn chứa đựng kiến thức học được, tính sáng tạo và hoài bão ...

• Thần kinh tự động (autonomic nervous system: hệ thần kinh tự trị) còn gọi là hệ Thần kinh sinh thực (vegetative nervous system). Hệ này gồm hai phần: Trực giao cảm và Đối giao cảm. Hệ thần kinh tự động kiểm soát sinh hoạt các cơ quan trong cơ thể như áp huyết, nhịp tim, nhịp thở, chuyển vận các bộ máy tiêu hóa, đại tiện và tiểu tiện, kế đến kiểm soát luôn cả thân nhiệt.

Hệ Nội tiết:

Như đã nói, công năng của sự sống được điều hợp bởi hệ thần kinh và các tuyến nội tiết. Tuyến nội tiết phần lớn giúp cho các tế bào biến dưỡng, giúp các phản ứng hóa học được thực hiện, giúp sự trao đổi giữa nội bào và ngoại bào. Nhiều khi các tuyến nội tiết có liên hệ mật thiết với hệ thần kinh như Tủy Nang Thượng Thận chỉ tiết kích thích tố khi được Trực giao cảm kích thích; Tuyến Hậu Não Thùy, theo phôi học (embryology) được cấu tạo từ tế bào thần kinh ... và một vài tuyến khác tiết kích thích tố lúc được kích thích bởi Hạ Bộ Thị Khâu (hypothalamus).

Để kết thúc cho chương này, mặc dầu không cần thiết cho sự ổn định Nội môi trường, chúng ta phải kể tới Hệ sinh dục. Hệ này cho đời sống của loài người được tiếp tục bởi thế hệ nối tiếp thế hệ. Kể vậy thôi, Hệ sinh dục không được bàn tới trong chương này.

CHƯƠNG HAI

TÍNH PHẢN QUĨ

Phản quĩ được dịch từ chữ Feedback. Phản quĩ có nghĩa đáp quà (ú đi dì lại), người ta biếu quà thì mình biếu lại. Thật ra Feedback-phản quĩ có nghĩa rất rộng; tuy nhiên, ở đây chỉ dùng giới hạn trong y học. Phản quĩ có hai loại: phản quĩ nghịch (Negative Feedback) và phản quĩ thuận (Positive Feedback)

Phản Quĩ Nghịch (Negative Feedback):

Phản Quĩ Nghịch (PQN) là một hệ thống kiểm soát sự điều hòa và tính ổn định của sự sống. Trong cơ thể có hàng ngàn hệ thống kiểm soát bao gồm mỗi tế bào, mỗi bộ phận của mỗi cơ quan, ngoài ra hệ thống kiểm soát còn điều hòa sự sinh hoạt giữa các bộ máy trong cơ thể để toàn diện làm việc cùng một nhịp độ. Ví dụ trong máu dẫn thán khí (CO_2) đến phổi rồi lấy dưỡng khí từ phổi thì tụy tạng và gan điều hòa lượng đường trong máu, cùng lúc thận lo đào thải nước tiểu và tái hấp thụ các khoáng chất cần thiết v.v...

Để rõ tính Phản Quĩ Nghịch, lấy một vài ví dụ:

- Lúc ta đói bụng vì lượng glucose trong máu giảm, Hạ Bộ Thị Khâu (Hypothalamus) kích thích chúng ta tìm thực phẩm. Sau lúc ăn, máu đầy đủ glucose, Hạ Bộ Thị Khâu cho ta biết đã no, đừng ăn nữa.

- Khát cũng vậy, khi trong người thiếu nước, trung tâm khát ở Hạ Bộ Thị Khâu bị kích thích làm ta cảm thấy khát. Sau lúc uống nước đủ, trung tâm khát không còn kích thích, ta hết khát và ngừng uống.

Về sự cung cấp Oxygen (O_2) và đào thải thán khí (CO_2): khi máu mang O_2 đến các tế bào, nếu tế bào đã đủ O_2 thì Phản Quĩ Nghịch một mặt không cho máu nhả O_2, một mặt không cho tế

118

bào hấp thụ thêm Oxy nữa. Riêng vấn đề hô hấp, khi làm việc nặng nhọc hoặc tập thể thao v.v...thở nhiều, cơ thể đốt cháy nhiều thức ăn tạo nhiều thán khí và lấy thêm Oxy. Trường hợp thán khí quá thấp thì Phản Quĩ Nghịch làm giảm thở để cho thán khí tăng thêm. Đối với áp huyết cũng được Phản Quĩ Nghịch kiểm soát: các mạch máu lớn ở phần trên cơ thể, đặc biệt động mạch cổ (carotid arteries) có áp thụ tử (baroreceptor) để cảm nhận áp huyết. Nếu áp huyết cao thì áp thụ tử sẽ chuyển dấu hiệu đến trung tâm não tủy, từ trung tâm não tủy sẽ chuyển mệnh lệnh đến trung tâm co giãn mạch máu (vasomotor center). Từ đây hệ trực giao cảm được mệnh lệnh giảm hoạt động nên tim đập chậm hơn, mạch máu ngoại biên giãn làm cho áp huyết giảm tới mức bình thường. Nếu áp huyết giảm quá, ngược lại, hệ Phản Quĩ Nghịch lại hoạt động ngược lại với trường hợp áp huyết cao và làm cho áp huyết tăng lên đến mức bình thường.

Tất cả trên là Phản Quĩ Nghịch – là hệ thống kiểm soát mọi hoạt động của mọi tế bào, của mọi cơ quan, và của mọi bộ phận để tất cả hoạt động một cách hòa điệu bất kể thời gian và không gian để giữ vững tính ổn định của Nội Môi Trường. Nếu các tế bào hoặc bất cứ một cơ quan hoặc một bộ phận nào hoạt động lạc nhịp, không chia sẻ tính hòa điệu toàn diện thì sự ổn định của Nội Môi Trường sẽ không còn và dẫn đến bệnh tật, dẫn đến sự chết.

Như vậy, Phản Quĩ Nghịch là một hình thức phản ứng ngược với kích thích ban đầu. Kích thích ban đầu làm tăng thì Phản Quĩ Nghịch làm giảm. Ngược lại, kích thích ban đầu làm giảm thì Phản Quĩ Nghịch làm tăng. Tăng hay giảm của Phản Quĩ Nghịch không ngoài mục đích giữ cho mọi hoạt động của tế bào, của cơ quan và của toàn cơ thể luôn làm ở thế quân bình và ổn định.

Phản Quĩ Thuận (Positive Feedback):

Phản Quĩ Nghịch giúp sự sống điều hòa, tồn tại. Ngược lại, Phản Quĩ Thuận dẫn tới sự chết. Ví dụ:

- Đói ăn: Hạ Bộ Thị Khâu (Hypothalamus) có trung tâm 'Đói và Khát'. Khi trung tâm này kích thích chúng ta cảm thấy đói, chúng ta ăn. Với Phản Quĩ Nghịch sẽ làm ta ngừng ăn khi đã no. Ngược lại, Phản Quĩ Thuận mặc dầu đã no, vẫn kích thích chúng ta ăn. Ăn không biết no, ăn mãi dẫn tới bội thực mà chết.

- Khát cũng vậy, trung tâm khát kích thích, ta nghe khát, uống và uống hoài vì Phản Quĩ Thuận vẫn kích thích chúng ta uống, uống hoài cũng chết.

- Trường hợp xuất huyết: một người xuất huyết một lít máu, với Phản Quĩ Nghịch, tim phải đập nhanh để máu luân lưu trong cơ thể đủ 5 lít/phút thì mới sống được. Ngược lại, Phản Quĩ Thuận thì máu càng ra, tim càng đập chậm làm cho máu luân lưu trong cơ thể giảm hẳn, chẳng những không đủ 5 lít/phút mà còn xuống thấp khoảng 3-2 lít/phút. Cơ thể chết. Xuất huyết là một sự kiện tiêu cực, tim đập chậm cũng là dấu chứng tiêu cực. Phản Quĩ Thuận có nghĩa thuận theo kích thích ban đầu. Cũng như trường hợp Đói và Khát, kích thích ban đầu tăng, Phản Quĩ Thuận tăng.

Phản Quĩ Thuận không ngăn cản những hoạt động thái quá hoặc bất cập, ngược lại, thái quá thì làm thái quá thêm, bất cập thì làm bất cập thêm. Như vậy sự sống mất quân bình, Nội Môi Trường không còn tính ổn định nữa.

THIÊN SÁU

HỆ NỘI TIẾT

Lời dẫn:

Như đã trình bày, tính ổn định của môi trường được điều hòa bởi hệ thần kinh, tuyến nội tiết, và được kiểm soát bởi tính phản quĩ. Hệ thần kinh và tính phản quĩ đã được bàn đến ở chương 1 và chương 2 của thiên V. Nay bàn đến hệ nội tiết.

Vì sao phải bàn tới nội tiết? Trong Đông y, khi định vị theo cơ thể học và trị liệu theo hóa học (dược thảo ...), thật ra rất rõ ràng theo ngôn ngữ Đông y. Tuy nhiên, chưa rõ ràng đối với ngôn ngữ của khoa học hiện đại. Đông y, tỳ khí hư, ăn uống không tiêu, dùng bài Tứ Quân (Sâm, Linh, Truật, Thảo) hoặc bài Ngũ Vị Di Công (Tứ Quân và Trần bì) v.v... thấy hiệu quả. Hỏi cơ chế của hiệu quả, Đông y chỉ trả lời mấy bài thuốc đó giúp cho khí của Tỳ vị làm việc, vậy thôi! Nay, một người tân học hỏi bài Tứ Quân giúp cho tụy tạng tiết kích thích tố phân hóa tố tiêu hóa hay giúp cho dạ dày và ruột co bóp để tiêu hóa v.v...?

Một ví dụ nữa: lúc Thủy hư, Đông y cho uống bài Lục Vị, lúc Hỏa hư cho uống bài Bát Vị Quế Phụ, thấy rất hiệu quả. Hỏi bổ Thủy ở đâu, bổ Hỏa ở đâu? Đông y chỉ trả lời bổ Thủy ở Thận Thủy, bổ Hỏa ở Thận Hỏa. Vậy thôi!

Vì tất cả trên, vấn đề định vị cơ thể học và cơ chế trị liệu của Đông y, chúng ta nên biết về Hệ Nội Tiết. Tuy nhiên, Hệ Nội Tiết rất phức tạp và nhiêu khê. Với Đông y, tôi chỉ trình bày sơ lược những điều căn bản để từ đó quí độc giả có thể nghiên cứu thêm.

Đại cương:

Hệ Nội Tiết gồm các tuyến nội tiết tiết chất kích thích tố (Hormones) vào máu, được máu dẫn tới tế bào hoặc cơ quan đặc nhiệm (Target), kích thích tế bào và cơ quan làm việc. [gọi là Nội Tiết vì kích thích tố được tiết vào máu trước khi đến tế bào. Ngoại tiết tiết phân hóa tố (Enzymes) không đi vào máu mà chỉ vào dạ dày, ruột, miệng và những nơi khác, để tiêu hóa thức ăn hoặc dự phần vào các phản ứng hóa học trong cơ thể].

Kích thích tố Nội Tiết có hai loại: Kích thích tố giới hạn và kích thích tố toàn diện.

Kích thích tố giới hạn (Local hormones):

Được tiết không phải từ các tuyến (Glands) mà từ các tế bào, gần với cơ quan đặc nhiệm. Ví dụ như Acetycholin được tiết từ thần kinh đối giao cảm và tận cùng thần kinh cơ bắp (Skeletal muscle); Secretin được tiết từ tế bào thành của **Thập Nhị Chỉ Tràng** (duodenum) đi vào máu đến **Tụy Tạng** (pancreas) kích thích Tụy Tạng tiết thủy dịch và bicarbonate; Cholecystokinin được tiết vào ruột, đi vào máu tới túi mật và Tụy Tạng, kích thích túi mật co bóp chất mật vào ruột, kích thích Tụy Tạng tiết phân hóa tố tiêu hóa vào ruột.

Kích thích tố toàn diện (General hormones):

Loại kích thích tố này luôn luôn được tiết từ các tuyến (Glands) hoạt động trên toàn thể các tế bào, hoặc hoạt động ở các cơ quan đặc nhiệm ở xa nơi tiết như Growth Hormone (kích thích tố tăng trưởng); kích thích tố giáp trạng (Thyroxin) kích thích mọi tế bào để biến dưỡng và tăng trưởng; Adrenocorticotropin (ACT) được tiết từ tuyến Não Thùy, kích thích **Vỏ Nang Thượng Thận** tiết Cortisol và Aldosterone.

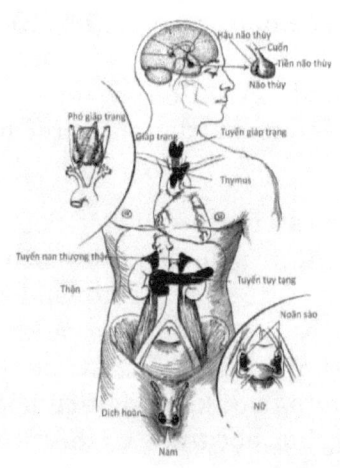

CHƯƠNG MỘT

HẠ BỘ THỊ KHÂU VÀ NÃO THÙY
(HYPOTHALAMUS & PITUITARY)

Hạ Bộ Thị Khâu (HBTK) là một trung tâm thần kinh điều hòa hệ thần kinh Sinh Thực (Vegetative Nervous System: Hệ thần kinh tự động, không do ý chí). HBTK rất quan trọng, mọi cảm giác cả Ngũ quan như đói khát, nóng lạnh, áp huyết giảm, áp huyết tăng, hoặc điều hòa thân nhiệt đều được cảm nhận và điều hòa bởi HBTK.

Riêng hệ nội tiết cũng được điều khiển bởi HBTK qua cơ chế giải tỏa (Releasing Factor = RF) và kìm hãm (Inhibitory Factor = IF). Hai cơ chế này được thực hiện qua trung gian Tiền Não Thùy và Tuyến Não Thùy.

TUYẾN NÃO THÙY (Pituitary = Hypophyseal)

Não Thùy rất nhỏ, khoảng 1/2 gram, cùng HBTK nằm ở phần lõm hình yên ngựa (Sella Turcia) của đáy não. Não Thùy được chia làm 2 phần:

- Hậu Não Thùy (HNT) được gọi là Neurohypophysis vì HNT liên hệ mật thiết với thần kinh từ HBTK.
- Tiền Não Thùy (TNT) được gọi là Adenohypophysis.

LIÊN QUAN CƠ THỂ HỌC GIỮA HBTK VÀ NÃO THÙY:

HBTK, về cơ thể học, gắn bó chặt chẽ với tuyến Não Thùy bởi cuống Não Thùy.

Hậu Não Thùy (HNT) (Posterior Pituitary)

Hậu Não Thùy có 2 kích thích tố (KTT):
1. Kích thích tố chống lợi tiểu (Antidiuretic Hormone = ADH): kiểm soát lượng nước bị thoát ra nước tiểu.
2. Kích thích tố Oxytocin Hormone: giúp tuyến sữa đem sữa tới núm vú. Oxytocin còn giúp tử cung co

bóp trong thời kỳ chuyển để đẩy thai nhi lọt lòng mẹ.

Tiền Não Thùy (TNT) (Anterior Pituitary)

Tiền Não Thùy có 6 kích thích tố (KTT):

1. Kích thích tố tăng trưởng (KTTTT) (Growth hormone): KTT này kết hợp với KTT vỏ thượng thận làm tăng đường trong máu, gián tiếp làm tụy tạng tiết insulin.

2. Kích thích tố tuyến giáp trạng (Thyrotropin): kích thích tuyến giáp trạng (Thyroid) tiết Thyroxine.

3. Kích thích tố vỏ thượng thận (Adrenocorticotropin hay Adrenocorticotropic Hormone = ACTH): tiết Glucocorticoid như Cortisol.

4. Follicle Stimulating Hormone: có nhiệm vụ kích thích hệ sinh dục như Noãn sào ở phái nữ và Dịch hoàn ở phái nam phát triển.

5. Luteinizing Hormone: có nhiệm vụ giống như Follicle Stimulating.

6. Prolactin: kích thích tuyến sữa tăng trưởng.

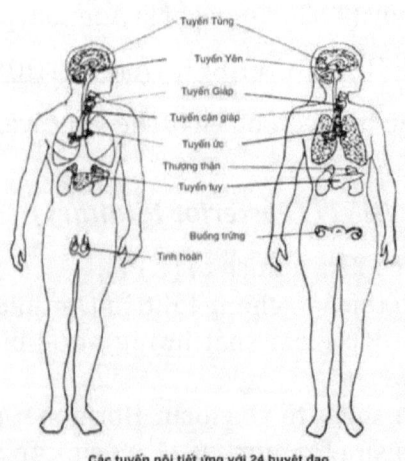

Các tuyến nội tiết ứng với 24 huyệt đạo

HẠ BỘ THỊ KHÂU VỚI TIỀN NÃO THÙY:

Các kích thích tố của Tiền Não Thùy đều được điều khiển bởi Hạ Bộ Thị Khâu (HBTK) với 2 cơ chế giải tỏa (RF) và kìm hãm (IF). Trừ KTT tăng trưởng, sau khi được giải tỏa, đi thẳng đến các tế bào để kích thích tăng trưởng các kích thích tố khác của tiền não thùy, sau khi được HBTK giải tỏa, phải đến các tuyến đặc nhiệm (Target Glands), kích thích các tuyến này phóng thích KTT của chúng. Cơ chế giải tỏa và kìm hãm của HBTK đối với kích thích tố TNT gồm:

- Growth hormone Releasing Factor (GRF) giải tỏa Growth hormone (KTTTT) của TNT để KTT này đến tế bào làm tế bào tăng trưởng.

- Thyrotroping (KTTKT tuyến giáp trạng) Releasing Factor (TRF). KTT KT tuyến giáp trạng của TNT được HBTK giải tỏa, KT tuyến giáp trạng tiết KTT của nó là Thyroxine.

- Adrenocorticotropic Hormone (ACTH) releasing Factor ARF). ACTH của TNT được HBTK giải tỏa để kích thích vỏ thượng thận tiết KT của nó là Glucocortircoid (Cortisol, Corticosterone).

- Luteinizing Hormone Releasing Factor (LRF).

- Follicle Stimulatring Releasing Factor (FRF).

- Prolactin Inhibitory Factor (PIF): PIF nhằm mục đích cản prolactin tạo sữa trong những thời kỳ không sinh sản.

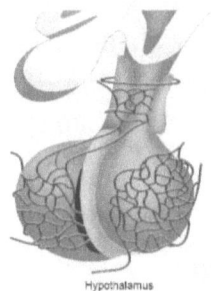

TIỀN NÃO THÙY

CHƯƠNG HAI

KÍCH THÍCH TỐ CỦA HẬU NÃO THÙY

Kích thích tố chống lợi tiểu: (ADH: Antidiuretic Hormone)

ADH rất quan trọng trong việc điều hòa lượng nước trong cơ thể. Nếu không có ADH thì thận không tái hấp thụ nước, nước sẽ mất đi với nước tiểu. ADH làm tăng tái hấp thụ nước. ADH còn được gọi là Vasopressin (chất làm co mạch).

ADH được điều hòa bởi:

- Áp suất thẩm thấu (Osmotic pressure): nếu chích một lượng khoáng chất (electrolyte) vào HBTK thì hậu não thùy sẽ tiết ADH. Ngược lại, nếu chích một lượng hoàn toàn nước vào HBTK thì ADH giảm. Như vậy HBTK điều khiển sự tiết ADH của hậu não thùy qua nồng độ muối khoáng mà HBTK nhận được.

- Nồng độ muối (sodium) trong nước ngoại bào: nếu nồng độ muối trong nước ngoại bào tăng, đặc biệt trong máu, máu đến HBTK với nồng độ muối cao, HBTK kích thích hậu não thùy tiết ADH để ADH giúp thận tái hấp thụ nước để nồng độ muối giảm theo tỷ lệ nghịch với nước.

Nếu muối (Na) trong máu giảm, HBTK không kích thích hậu não thùy tiết ADH. Không ADH, thận giảm hấp thụ nước, dẫn tới đi tiểu nhiều.

- Thể tích máu giảm: thể tích máu giảm, áp huyết giảm quá mức bình thường thì ADH sẽ tăng để giữ nước. Sự tăng hay giảm ADH ở trên đều do cơ chế Phản Quĩ Nghịch điều khiển.

- Rượu, thuốc lá, thuốc phiện v.v... những chất này làm giảm ADH. Do đó những người uống rượu bia thường hay đi tiểu.

Kích thích tố Oxytocin:

1. Ảnh hưởng của Oxytocin đối với cơ thể:

Nếu ở một con vật bị cắt hậu não thùy thì thời kỳ chuyển đẻ sẽ kéo dài. Như vậy Oxytocin giúp con vật đẻ mau hơn. Giai đoạn cuối cùng của thời kỳ thai nghén thì oxytoxin tăng trong máu. Nếu kích thích cổ tử cung của con vật có chửa, kích thích này sẽ được báo hiệu qua HBTK, từ đây HBTK sẽ kích thích HNT tiết nhiều oxytocin.

Tất cả những dấu chứng trên chứng tỏ oxytocin liên quan đến sự sinh sản. Oxytocin còn giúp đẩy sữa từ vú tới núm vú khi thai nhi bú. Khi thai nhi bắt đầu ngậm vú bú, không đầy một phút thì oxytocin làm cho các tuyến sữa co bóp để đẩy sữa tới núm vú.

2. Oxytocin ảnh hưởng tới sự thụ thai:

Lúc nam nữ giao hợp, oxytocin làm cho tử cung co bóp, nhờ co bóp này mà tinh trùng của nam có thể đi tới noãn cầu mau mắn hơn.

CHƯƠNG BA

KÍCH THÍCH TỐ CỦA TIỀN NÃO THÙY

Kích thích tố Tăng trưởng (Grownth Hormone = KTTTT)

(Trong 6 KTT của tiền não thùy, chỉ có một mình KTTTT ảnh hưởng trực tiếp đến biến dưỡng. Còn 5 KTT khác phải gián tiếp qua trung gian của các tuyến nội tiết khác, và chỉ có tính cách xúc tác mà thôi như Thyrotropin KTT Tuyến giáp trạng, Adrecocorticotropin KTT Tuyến võ thượng thận v.v...).

KTTTT là một chất thịt (protein) gồm 188 Acid đạm (Aminoacid). KTTTT giúp các mô và cơ phát triển bằng tăng nhanh sự phân chia tế bào theo hình thức trực phân (Mitosis). Về biến dưỡng, KTTTT có nhiệm vụ sau:

- Tăng cường tổng hợp chất thịt.

- Giảm thiểu sử dụng chất đường, do đó đường máu tăng, kích thích Tụy tạng tiết isulin để đem đường vào tế bào, đặc biệt vào gan.

- Huy động chất mỡ tạo energy cho cơ thể.

Mặc dầu ít sử dụng chất đường nhưng không có chất đường thì KTTTT không hoạt động hữu hiệu. Vì sử dụng chất mỡ để tạo năng lượng (energy) nên gan chứa nhiều chất mỡ.

Nhiều KTTTT con người có thể trở thành khổng lồ.

Ít KTTTT con người sẽ bị lùn đi.

Điều hòa KTTTT: KTTTT tùy thuộc vào lượng thịt trong máu. Nếu thịt nhiều trong máu thì KTTTT giảm. Nếu chất thịt trong máu giảm thì KTTTT tăng.

CHƯƠNG BỐN

TUYẾN GIÁP TRẠNG
(THYROID GLAND)

Tuyến giáp trạng nằm ngay dưới yết hầu, hai bên khí quản. Tuyến giáp trạng được kiểm soát bởi chất KTTKT tuyến giáp trạng (Thyroitropin = thyroid stimulating hormone) từ TNT (tiền não thùy). Thyroitropin KT tuyến giáp trạng tiết chất Thyroxine. Thyroxine cần cho biến dưỡng căn bản (BDCB) của cơ thể.

Ngoài ra, Tuyến giáp trạng còn tiết chất calcitonin cần cho biến dưỡng của chất vôi. Nếu không có Thyroxin thì BDCB sẽ giảm -30 → -40. Nếu nhiều Thyroxine quá thì BDCB tăng -60 → +100. Chất Iodide rất cần cho sự sản xuất Thyroxine, khoảng 90 micrograms (1 gram = 1,000,000 micrograms) và 10% là Triiodothyronine, khoảng 40 micrograms. Thyroxine bền bỉ và quan trọng lắm.

Nhiệm vụ Thyroxine:

- Tăng hoạt BDCB: Thyroxine làm tăng BDCB hầu hết mọi mô (Tissues) trong cơ thể (trừ óc, lá lách, võng mạc (retina), dịch hoàn và phổi). Sự tăng hoạt BDCB như sau:

- Tăng tổng hợp chất thịt (protein).

- Tăng hoạt các phân hóa tố (Enzymes) trong mọi tế bào v.v...

- Biến dưỡng thịt: một mặt Thyroxine làm tăng tổng hợp chất thịt các tế bào để tế bào tăng trưởng, một mặt tiêu thụ chất thịt để tạo năng lượng. Nhờ vậy tuổi trẻ tăng trưởng rất nhanh. Mặc dầu chưa hiểu bằng cách nào, chúng ta thấy Thyroxine ảnh hưởng mạnh mẽ trên các tuyến nội tiết khác làm cho các tuyến nội tiết tăng hoạt. Đến cả sự tiến triển về tâm lý, tinh thần cũng được kích thích (**theo tôi quân hỏa là Thyroid**) (xem thiên Thủy Hỏa).

Thyroxine với biến dưỡng thức ăn:

- Protein: Thyroxine làm tăng tổng hợp chất thịt, bên cạnh đó Thyroxine thoái biến Protein để tạo thành nhiều Acid đạm (Amino Acid) vào thủy dịch ngoại bào. Một phần Acid đạm được sử dụng tạo energy (năng lượng) vì tăng thêm chất đường. Thyroxine trong lúc làm tăng biến dưỡng chất thịt, phần chất thịt tạo thành xương, xương tăng trưởng nhanh. Nếu nhiều Thyroxine hơn bình thường thì các đầu xương sẽ bị cứng sớm làm cho tuổi trẻ bị lùn đi. Nếu Thyroxine tăng hoạt, Thyroxine tiết nhiều có thể làm rỗng xương.

- Chất đường (Carbohydrate): Thyroxine làm tăng biến dưỡng chất đường, tạo nhiều glucose từ glycogen, tăng sự hấp thụ đường từ màng ruột. Vì vậy, một cách gián tiếp làm tuyến tụy tạng tiết nhiều chất insulin để đem đường từ thủy dịch ngoại bào vào tế bào và vào gan để gan tổng hợp Glycogen.

- Chất mỡ (Fat, Lipid): Thyroxine tăng cường chất mỡ, huy động chất mỡ từ các mô và cơ quan trong cơ thể, tạo nhiều Acid béo (Fatty Acid) đi vào máu và từ máu đi vào gan. Mặc dầu vậy, máu không chứa nhiều Cholesterol, Phospholipids và Triglicerides. Nếu giảm Thyroxine thì ngược lại, máu sẽ tăng Cholesterol, Triglycerides và Phospholipids; gan sẽ chứa nhiều mỡ.

- Vitamin: Thyroxine làm tăng sự cần thiết Vitamin cho cơ thể vì Thyroxine làm các phân hóa tố (Enzymes) hoạt động mạnh, Vitamin là một phần của phân hóa tố, do đó Thyroxine tăng thì nhu cầu Vitamin càng tăng.

Ảnh hưởng Thyroxine trên sinh lý:

- Trọng lượng cơ thể: tăng Thyroxine làm giảm trọng lượng cơ thể nhưng rất ít vì bên cạnh tăng BDCB (tiêu thụ nhiều thức ăn) còn làm tăng sự thích ăn uống.

- Làm tăng nhịp tim, tăng lưu lượng máu. Làm mạnh cơ tim bóp nếu Thyroxine đừng tiết nhiều quá

- Làm tăng nhịp thở, vì BDCB tăng thì nhu cầu oxygen phải tăng.

- Hệ tiêu hóa: Thyroxine làm tăng sự hấp thụ thức ăn đồng thời tăng nhu động ruột và tăng sự tiết dịch của ruột dẫn tới đại tiện lỏng. Trong trường hợp thiếu Thyroxine có nghĩa là tuyến giáp trạng giảm hoạt thì bệnh nhân thường bị táo bón.

- Hệ thần kinh trung ương: Thyroxine làm tăng hoạt thần kinh não bộ. Nếu không đủ Thyroxine làm giảm hoạt động não. Trong trường hợp tuyến giáp trạng tăng hoạt thái quá (Hyperthyroid) thì con người sẽ bị hay lo lắng, hoảng hốt v.v...

- Bắp thịt: tăng nhẹ Thyroxine thì bắp thịt rất mạnh. Nếu Thyroxine tăng quá thì bắp thịt lại yếu đi vì chất thịt bị tiêu thụ.

- Rung cơ: tăng hoạt Thyroxine dẫn đến hiện tượng rung cơ. Các bắp thịt run rẩy với tần số 12-15 lần/15 second. Rung cơ vì lạnh hay vì Pakinson thì nhịp điệu chậm hơn.

- Giấc ngủ: tăng hoạt Thyroxine làm mất ngủ.

Điều hòa sự tiết chất Thyroxine:

- Yếu tố 'lạnh': nếu đem con vật vào chỗ lạnh khoảng vài tuần thì Thyroxine sẽ tăng đến 100% và BDCB sẽ tăng 50%.

- Yếu tố tâm lý: nếu bị xúc động mạnh hoặc bị lo lắng thì KTTKT Thyroid (TSH) của não thùy sẽ tăng, KT Thyroid tiết Thyroxine nhiều.

- Yếu tố trực giao cảm (Sympathetic): vì xúc động quá mạnh, hệ trực giao cảm làm giảm TSH dẫn đến giảm tiết Thyroxine.

Yếu tố nhiệt độ 'lạnh' và yếu tố tâm lý ảnh hưởng đến sự tiết Thyroxine đều đi qua HBTK (Hạ bộ thị khâu).

Phản quĩ nghịch:

Khi Thyroxine tăng đủ trong máu thì TSH của tiền não thùy sẽ ngừng tiết. Ảnh hưởng Thyroxine đối với TSH có 2 cách:

- Ảnh hưởng trực tiếp với tiền não thùy để tiền não thùy không tiết chất TSH.

- Ảnh hưởng gián tiếp qua hạ bộ thị khâu để hạ bộ thị khâu không tiết chất TRF (Thyroid releasing factor).

Bệnh do tăng giảm Thyroxine:

- Giảm Thyroxine: đàn ông sẽ mất sinh dục. Đàn bà kinh nguyệt sẽ không đều, và không chịu được lạnh. Những nơi xa biển, thiếu chất Iodine, tuyến giáp trạng làm việc nhiều làm cho tuyến càng lớn tạo thành bướu cổ...

- Tăng Thyroxine: có những bệnh như ung thư tuyến giáp trạng, hoặc có bệnh làm Thyroxine tiết ra nhiều, con người gầy yếu, con mắt bị lồi ... (gọi là Grave disease).

Kết luận về tuyến giáp trạng:

Tuyến giáp trạng rất quan trọng trong biến dưỡng căn bản, nếu không có Thyroxine thì cơ thể không thể phát triển. Đặc biệt nếu không Thyroxine thì cơ thể không chịu được lạnh và cơ thể bị phù thủng, huyết áp giảm, tinh thần chậm chạp, ngủ li bì v.v...

Tuyến giáp trạng và tủy nang thượng thận kết hợp với nhau, một bên tiết Thyroxine, một bên tiết Adrenalin để một bên điều hòa biến dưỡng cơ thể và một bên cần cho sự phấn đấu của đời sống sinh lý đối với ngoại môi trường. Hai bên hỗ trợ nhau để tạo nên sức sống động của cơ thể. **Vì lẽ đó Tâm Hỏa và Thận Hỏa là Tuyến Giáp Trạng và Tủy Nang Thượng Thận** (xem thiên Thủy Hỏa).

CHƯƠNG NĂM

TUYẾN PHÓ GIÁP TRẠNG & CALCITONIN CỦA GIÁP TRẠNG

Tuyến phó giáp trạng (Parathyroid) nằm ngay dưới tuyến giáp trạng (Thyroid) sản xuất KTT phó giáp trạng (KTTPGT = Parathyroid hormone). KTT này hợp với KTT Calcitonin của tuyến giáp trạng rất quan trọng trong việc điều hòa lượng Calcium và Phosphate trong máu. Calcium là chất vôi rất cần cho sự tạo thành xương ...

Kích thích tố phó giáp trạng (Parathoid hormone): có nhiệm vụ:

- Hoạt hóa Vitamin D tại thận kích thích tế bào ruột hấp thụ nhiều Calcium làm cho nồng độ Calcium trong máu tăng.

- Rút calcium từ xương đem vào máu và vào ruột, do đó trong nước tiểu và trong phân có chứa Calcium.

- Đem Calcium vào xương để tạo xương.

Như vậy kích thích tố phó giáp trạng vừa rút Calcium từ xương, vừa đem Calcium vào xương.

Nếu tuyến phó giáp trạng tăng hoạt thì kích thích tố phó giáp trạng tăng làm cho Calcium trong máu tăng, thần kinh hoạt động chậm chạp, hệ cơ bắp chậm chạp, táo bón ...

Nếu tuyến phó giáp trạng giảm hoạt hoặc bất hoạt thì kích thích tố phó giáp trạng không còn, Calcium trong máu giảm dần tới hệ thần kinh bị kích thích, đặc biệt thần kinh số 7, làm cho bắp thịt ở mặt bị co giật, kể cả bắp thịt ở cánh tay bị co giật tạo nên hiện tượng Tetany.

Trường hợp tuyến phó giáp trạng tăng hoạt thái quá làm cho kích thích tố phó giáp trạng tiết ra nhiều quá, Calcium trong máu tăng nhiều dẫn đến sạn thận và Calcium bị kết tụ trong phổi dẫn đến sự chết.

Kích thích tố Calcitonin:

- Nhiệm vụ: Calcitonin là kích thích tố của tuyến giáp trạng có đặc tính ngược với kích thích tố phó giáp trạng. Calcitonin làm giảm lượng Calcium trong máu. Trong thời gian trẻ con phát triển, sự tạo thành xương luôn luôn có hai chiều, Calcium sẽ bị rút ra đi vào máu, Calcium mới thay thế vào chỗ Calcium cũ làm cho xương luôn luôn tăng trưởng. Trong trường hợp này Calcitonin làm giảm nồng độ Calcium trong máu, có thể làm chậm sự phát triển xương. Trên lý thuyết là như vậy, tuy nhiên thực tế đã có kích thích tố phó giáp trạng có ảnh hưởng đối nghịch với Calcitonin, làm tăng Calcium trong máu.

- Điều hòa kích thích tố phó giáp trạng và Calcitonin: một cách sơ lược, Calcitonin và kích thích tố phó giáp trạng tăng hay giảm tùy thuộc vào nồng độ Calcium trong máu. Calcium tăng thì kích thích tố phó giáp trạng giảm, và Calcitonin tăng. Calcium giảm thì kích thích tố phó giáp trạng tăng và Calcitonin giảm. Tuy nhiên, lúc Calcium tăng thì Calcitonin đáp ứng nhanh hơn là kích thích tố phó giáp trạng vì kích thích tố phó giáp trạng giảm rất chậm.

CHƯƠNG SÁU

TUYẾN VỎ THƯỢNG THẬN
(ADRENAL CORTEX)

Tuyến thượng thận (Adrenal Gland) có 2 phần: phần Vỏ (Adrenal cortex) và phần Tủy (Adrenal medulla). Hai phần có nhiệm vụ hoàn toàn khác biệt. Ở đây chỉ nói về phần Vỏ, phần Tủy sẽ bàn sau.

Vỏ thượng thận có ba loại kích thích tố:

- Mineralocorticoids.

- Glucocorticoids.

- Androgenic hormone.

- Mineralocorticoids là loại kích thích tố liên quan đến vấn đề điều hòa các chất điện giải như muối sodium (ClNa) và Potassium v.v... do đó ảnh hưởng đến lượng nước trong cơ thể.

- Glucocorticoids là kích thích tố ảnh hưởng đến biến dưỡng đường trong cơ thể.

- Androgenic hormone là loại kích thích tố tương tự kích thích tố nam (Testosterone). Loại này không bàn ở đây.

Mineralocorticoids rất quan trọng cho sự sống. Nếu không có Mineralocorticoids con người có thể chết sau 2-3 ngày hoặc sau một vài tuần. Mineralocorticoids quan trọng nhất là Aldosterone.

Nhiệm vụ của Aldosterone làm tăng sự tái hấp thụ muối (ClNa) của thận. Khi muối được tái hấp thụ từ các ống cuốn trong thận thì Hydrogen bị đẩy vào nước tiểu; cũng một cơ chế như vậy, khi muối được tái hấp thụ thì Potassium bị đẩy vào nước tiểu. Khi kích thích tố Aldosterone tăng sẽ tạo thành ba hiện tượng:

- Muối được tái hấp thụ từ thận đi vào thủy dịch ngoại bào (phần lớn là máu). Muối tới đâu thì nước tới đó. Do đó nước tăng làm cho thể tích máu tăng. Thể tích máu tăng sẽ dẫn đến huyết áp tăng.

- Muối được tái hấp thụ thì Hydrogen bị đào thải qua nước tiểu làm cho nội môi trường trở nên kiềm (Alkallosis).

- Muối được tái hấp thụ thì Potassium bị đào thải qua nước tiểu làm cho nội môi trường thiếu Potassium (K), trở thành Hypokalemia làm cho các bắp thịt bị tê liệt (vọp bẻ là do thiếu Potassium).

Nếu Aldosterone giảm quá thì Potassium sẽ tăng (Hyperkalemia), tăng quá thì tim bị đầu độc dẫn tới loạn nhịp tim và dẫn tới sự chết.

Đối với tuyến mồ hôi và tuyến nước bọt, Aldosterone giúp bảo tồn muối bằng cách tái hấp thụ muối khi mồ hôi nhiều về mùa hạ hoặc khi nhiều nước bọt được tiết ra. Nhờ vậy muối không bị mất.

Đối với bộ máy tiêu hóa, Aldosterone giúp ruột hấp thụ muối và nước. Nếu không có Aldosterone thì muối không được hấp thụ. Khi muối không được hấp thụ thì nước cũng không được hấp thụ (vì nước luôn đi với muối), trong ruột đầy nước dẫn đến tiêu chảy.

Điều hòa sự tiết Aldosterone:

Có 4 yếu tố ảnh hưởng đến sự tiết kích thích tố Aldosterone:

- Nồng độ Potassium trong thủy dịch ngoại bào (đặc biệt trong máu).

- Renin-Angiotensin.

- Lượng muối (ClNa) trong cơ thể giảm.

- Adrenocorticotropic Hormone (ACTH)

Để dễ hiểu, ở đây ta chỉ bàn tới 2 yếu tố quan trọng nhất là Potassium và muối Sodium (ClNa).

- Yếu tố Potassium (K⁺): lúc Potassium tăng thì Aldosterone tăng. Aldosterone có ảnh hưởng mạnh trên thận, kích thích thận bài tiết Potassium làm cho nồng độ Potassium trong máu trở lại bình thường.

- Yếu tố muối (Sodium: Na = ClNa): nếu trong cơ thể thiếu muối thì Aldosterone được tiết nhiều. Các nhà sinh lý học nghĩ rằng: thiếu Sodium thì Potassium sẽ tăng, đưa đến Aldosterone được tiết ra để đào thải Potassium. Thiếu Sodium thì thể tích thủy dịch ngoại bào giảm dẫn đến áp huyết giảm bằng cách nào đó kích thích TNT dẫn tới KT đáy não... và đưa đến sự tiết Aldosterone. Nói cho cùng, Potassium quan trọng nhất trong việc điều hòa sự tiết Aldosterone và nhờ Aldosterone mà thủy dịch ngoại bào được đầy đủ (**có lẽ thận thủy ở đây**).

Glucocorticoid:

Mineralcorticoids quan trọng cho sự sống. Tuy nhiên, một mình Mineralcorticoids không đủ cho đời sống được lâu dài. Phải có Glucocorticoid đời sống mới được vững chải về mặt tinh thần (Mental) và về biến dưỡng các chất đường, thịt và mỡ.

Trái với Mineralocorticoids được điều hòa bởi nồng độ Potassium trong máu, Glucocorticoid được điều hòa bởi ACTH (Adrenocorticotropic hormone) từ tiền não thùy. Ngoài nhiệm vụ biến dưỡng, Glucocorticoids còn giúp cơ thể chống đỡ mọi đau yếu về thể xác như nhiễm trùng, viêm v.v... và về tinh thần như lo lắng quá sức (stress). Glucocorticoids gồm có 95% là Cortisol với một ít Corticosterone và Cortisone.

Cortisol:

- Nhiệm vụ của Cortisol:

• Biến dưỡng chất đường (Carbohydrate), Cortisol kích thích tạo Glucose từ gan bằng cách huy động Acid thịt (Amino Acid) từ các bắp thịt tích trữ ở gan.

• Giảm thiểu sử dụng Glucose từ các tế bào. Do đó lượng đường trong máu tăng tạo nên bệnh đái đường do vỏ thượng thận tức là do Cortisol (không do thiếu Insulin từ Pancreas).

• Biến dưỡng Protein: giảm thiểu Protein trong các tế bào, làm tăng Protein trong gan và trong máu, tăng Acid đạm (Amino Acid) trong máu và trong gan bằng cách huy động Acid đạm từ trong các tế bào ngoài gan.

• Biến dưỡng chất mỡ: Cortisol huy động chất mỡ từ mô mỡ làm cho acid mỡ tăng lên trong máu. Với lý như vậy, cơ thể dùng Acid béo (Acid mỡ) tạo năng lượng thay cho Glucose.

- Cortisol đối với các bệnh tật:

Một điều kỳ lạ, trong mọi thương tổn vì chấn thương, nhiễm trùng, lạnh quá hoặc nóng quá, kể cả lúc mổ xẻ thì ACTH của TNT tăng, kích thích vỏ thượng thận tiết nhiều Cortisol. Đặc biệt lúc ở tình trạng lo lắng, hoặc lúc chích Norepinepohrine và các chất kích thích trực giao cảm thì ACTH tăng và Cortisol tăng. **Tôi lý luận tủy thượng thận là thận hỏa, vỏ thượng thận là thận thủy. Cortisol của vỏ thượng thận tăng lúc chích Norepinephrine, có nghĩa để thủy cân với hỏa. Chính khi lo lắng (stress) thì Epinephrine và Norepinephrine tăng rất mạnh và Cortisol cũng tăng lúc này.**

Trong những bệnh sưng viêm (Inflamation) thì Cortisol làm giảm sưng. Viêm sưng có 3 giai đoạn:

1. Thủy dịch thấm qua mạch máu.
2. Tăng bạch huyết cầu.
3. Tạo mô sẹo.

Cortisol ngăn cản cả 3 giai đoạn trên cho nên làm giảm sưng (Inflamation).

Những bệnh thuộc dị ứng (Allergy), Cortisol làm ngưng hoạt động của Histamin, Cortisol còn làm giảm tính miễn nhiễm, do đó lúc cho bệnh nhân (bị viêm vì nhiễm trùng) một liều lượng lớn Cortisol phải cộng thêm trụ sinh để tránh vi trùng phát triển. Một điều đặc biệt, người ta không hiểu tại sao Cortisol làm tăng hồng cầu tạo thành nhiều hồng cầu quá (Polycythemia). Ngược lại, nếu không có Cortisol thì thiếu hồng cầu (Anemia). Đông y bảo: "Thận thủy là gốc của huyết". Khi bổ thận hỏa (Tủy thượng thận) với Bát Vị Quế Phụ, Quế Phụ phải nhờ Lục Vị dẫn qua vỏ thượng thận để vào tủy thượng thận. Hơn nữa Cortisol làm tăng hoạt Norepinephrine và Epinephrine của tủy thượng thận.

- Điều hòa sự tiết Cortisol:

Điều hòa sự tiết Cortisol (khác hẳn với điều hòa tiết Aldosterone không do TNT mà do nồng độ Potassium trong máu), được điều khiển bởi HBTK qua ACTH của TNT. Khi ta lo lắng thái quá (stress) thì HBTK nhận được tín hiệu của sự lo lắng bèn phóng thích ACTH releasing factor, (còn gọi là Corticotropin releasing factor = CRF) lúc đó TNT được lệnh bèn phóng thích ACTH. ACTH kích thích vỏ thượng thận tiết Cortisol. Khi Cortisol đầy đủ trong máu thì cơ chế Phản Quí Nghịch làm việc, báo hiệu cho HBTK; HBTK ngừng tiết ACTH, Cortisol không tiết ra nữa. Nồng độ Cortisol trong máu trở lại bình thường.

- Chu kỳ tiết Glucocorticoid (Cortisol):

Cortisol được tiết ra rất cao lúc ngủ dậy đồng thời với CRF và ACTH. (Nếu chu kỳ thức ngủ đổi thì lượng Cortisol sẽ đổi theo nghĩa là cứ ngủ dậy thì Cortisol cao). Buổi chiều lượng Cortisol giảm. Có lẽ khi thức dậy thì lo lắng nhiều việc, lúc đó Epinephine và Norepinephrine cũng tăng. Cả 2 lý do đó kích

139

thích HBTK tiết nhiều CRF làm tăng ACTH kích thích vỏ thượng thận tiết Cortisol.

CHƯƠNG BẢY

TUYẾN TỦY THƯỢNG THẬN
(ADRENAL MEDULLAE)

Tủy thượng thận chứa chất Norepinephrine và Epinephrine.

Hệ trực giao cảm (TGC) với tủy thượng thận:

Tủy thượng thận được điều khiển, nói cho đúng là được kích thích bởi hệ thần kinh Trực giao cảm. Khi hệ thần kinh TGC bị kích thích toàn phần hoặc chỉ một phần nhỏ thì Trực giao cảm tiết ra Norepinephrine; cùng một lượt, tủy thượng thận cũng tiết ra Norepinephrine và Epinephrine: khi tủy thượng thận tiết thì Norepinephrine chỉ chiếm khoảng 20% còn 80% là Epinephrine. Hai chất này đi vào máu đến các mô và đến các tế bào ...

Norepinephrine làm tăng hoạt động của tim, co mạch ngoại biên làm huyết áp cao, cản co bóp của ruột đưa đến táo bón, làm giãn nở đồng tử v.v...

Epinephrine cũng có tác động tương tự. Tuy nhiên, Epinephrine không làm co mạch mạnh như Norepinephrine, Epinephrine có tác động mạnh đối với tim hơn Norepinephrine và làm co mạch ít hơn đối với mạch máu ngoại biên và mạch máu cơ bắp làm cho máu đến ngoại biên và cơ bắp nhiều hơn. Về mặt biến dưỡng, Epinephrine mạnh gấp 2 lần so với Norepinephrine. Epinephrine từ tủy thượng thận làm tăng biến dưỡng 100% cao hơn biến dưỡng bình thường. Epinephrine làm tăng glucose trong máu bằng cách tăng cường thoái biến Glycogen từ gan và từ cơ bắp thành Glucose đi vào máu.

Norepinephrine và Epinephrine của hệ trực giao cảm và của tủy thượng thận đều có tác động như nhau. Tuy nhiên,

Norepinephrine và Epinephrine của tủy thượng thận tác dụng lâu dài hơn và còn tới khắp mọi tế bào trong khi kích thích tố của trực giao cảm không tới khắp mọi tế bào (vì kích thích tố của tủy thượng thận luân lưu trong máu), kích thích tố của trực giao cảm chỉ tới những nơi mà thần kinh tới được (thần kinh TGC không thể chia nhánh đầy đủ đến mọi tế bào).

Nhiệm vụ của trực giao cảm trong trường hợp khẩn trương:

Trong mọi trường hợp khẩn trương, lo lắng v.v... thì trực giao cảm kích thích mạnh, đương nhiên tủy thượng thận cùng một lần bị kích thích bởi trực giao cảm làm tăng mọi hoạt động cơ thể, đặc biệt là cơ bắp:

- Tăng áp huyết.

- Tăng máu lưu thông trong các bắp thịt đang hoạt động và giảm máu đến với các cơ quan khác chưa cần hoạt động.

- Tăng đường huyết.

- Tăng thoái biến Glycogen từ các bắp thịt.

- Tăng hoạt động tinh thần v.v...

Với sự báo động có tính cách khẩn trương thì mọi tăng cường trên đều giúp cho sự tháo chạy hoặc chiến đấu mãnh liệt hơn.

Với tất cả trên, hệ trực giao cảm và tủy thượng thận có tính cách tương tự: hoạt động đồng thời và có kích thích tố giống nhau và tác động giống nhau.

Liên quan giữa Tuyến giáp trạng và Tủy thượng thận:

Tuyến giáp trạng tiết Thyroxine kích thích biến dưỡng căn bản. Biến dưỡng căn bản ảnh hưởng đến tất cả mọi tế bào, mọi cơ quan lúc nghỉ ngơi. Ngoài ra, Thyroxine qua biến dưỡng căn bản còn làm tăng độ ấm trong cơ thể. Thyroxine của tuyến giáp trạng còn tăng lượng và phẩm của thụ tử (Receptor) đối với Noradrenalin và Adrenalin

(tức Norepinephrine và Epinephrine của tủy thượng thận). Nhờ vậy Norepinephrine và Epinephrine mới hoạt động hữu hiệu. Norepinephrine và Epinephrine của tủy thượng thận dưới ảnh hưởng của trực giao cảm làm tăng hoạt biến dưỡng lúc thức, chiến đấu, và lúc khẩn trương. Như vậy, tuyến giáp trạng đã giúp đỡ tuyến tủy thượng thận, và tác dụng hỗ tương với tủy thượng thận để cơ thể biến dưỡng lúc nghỉ ngơi và lúc chiến đấu v.v... Hai bên cộng tác với nhau một cách chặt chẽ tựa như quan niệm Tâm Hỏa (Quân Hỏa) và Thận Hỏa (Tướng Hỏa) trong Đông Y vậy.

CHƯƠNG TÁM

TUYẾN TỤY TẠNG
(PANCREAS)

Insulin và Glucagon:

Tuyến tụy tạng có hai phần: một phần là Ngoại tiết để tiết phân hóa tố tiêu hóa (sẽ nói ở mục Tạng Tỳ) và phần Nội tiết gồm kích thích tố Insulin và Glucagons.

Trong tụy tạng có một cái đảo Langerhans. Đảo này có 2 loại tế bào: một gọi là alpha (A) tiết Glucagon, một gọi là Beta (B) tiết Insulin. Glucagon làm tăng đường trong máu. Insulin làm giảm đường trong máu.

Insulin:

- Nhiệm vụ: nhiệm vụ chính của Insulin là biến dưỡng chất đường (Carbohydrate) bằng cách:

• Tăng biến dưỡng Glucose.

• Giảm Glucose trong máu.

• Tăng cường tích trữ Glycogen trong các mô và tế bào.

Để hoàn thành nhiệm vụ trên, qua nhiều thử nghiệm, người ta thấy Insulin đã làm cho màng tế bào dễ dàng hấp thụ Glucose từ máu. Từ đó Glucose được tích trữ trong các cơ bắp và mô mỡ, ruột và thận. Đặc biệt Glucose được Insulin chuyên chở vào gan. Ở gan, Glucose được tổng hợp thành Glycogen như một hình thức dự trữ Glucose để khi cần tới.

- Glucose với ảnh hưởng của Insulin: nếu không có Insulin thì Glucose không được chuyển chở vào các tế bào, các tế bào không đủ năng lượng phải dùng năng lượng từ mỡ (fat) hoặc thịt (protein). (Trừ tế bào não luôn luôn phải dùng năng lượng từ Glucose).

Nếu nhiều Insulin thì Glucose được chuyển vào các tế bào. Ở đây Glucoe được chia làm 2 phần:

• Với cơ bắp Glucose tạo thành Glycogen.

• Đối với mô mỡ, Glucose vào các tế bào mỡ thì Glucose sẽ trở thành mỡ.

- Insulin với Glucose trong gan:

Gan là nơi quan trọng đối với biến dưỡng Glucose. Sự biến dưỡng này tương đối phức tạp. Tuy nhiên, có 2 nhiệm vụ chính của gan đối với Glucose là:

• Trường hợp thừa Insulin thì Glucose từ máu được Insulin đem vào gan để tạo Glycogen.

• Trường hợp thiếu Insulin thì Glycogen từ gan được thoái biến thành Glucose đưa vào máu.

Như vậy, gan như là một chất đệm để điều hòa lượng Glucose trong máu: nếu Glucose nhiều trong máu, với sự giúp đỡ của Insulin gan sẽ lấy Glucose từ máu để máu có lượng Glucose bình thường; nếu máu thiếu Glucose thì gan sẽ thoái biến Glycogen thành Glucose đem vào máu.

- Điều hòa Insulin:

Insulin được điều hòa bởi:

• Glucose trong máu tăng thì Insulin tăng.

• Glucose trong máu giảm thì Insulin giảm.

Ngoài Glucose trong máu, sự điều hòa Insulin còn do nhiều yếu tố khác:

Kích thích tố tăng trưởng làm tăng lượng đường trong máu dẫn tới Insulin được tiết ra. ACTH của TNT kích thích võ thượng thận, vỏ thượng thận tiết Cortisol, Cortisol làm tăng lượng đường trong máu, Insulin được tiết ra để giảm lượng đường trong máu.

- Insulin và bệnh đái đường (Diabete Mellitus):

Đái đường vì Insulin có hai loại: loại cấp tính và loại trì tính.

• Loại cấp tính: người bệnh thường trẻ từ 40 tuổi trở xuống. Loại này do tế bào Beta (B) bị hư hại không còn sản xuất được Insulin nữa. Do đó đường không được đưa vào tế bào cho nên đường trong máu cao, bị thải qua nước tiểu. Nước tiểu có đường, gọi là bệnh đái đường. Đường bị đái ra hết không còn để tạo năng lượng, cơ thể phải dùng chất mỡ và chất thịt để tạo năng lượng. Khi dùng chất mỡ để tạo năng lượng thì Cholesterol được tạo thành làm cho mạch máu bị nghẽn dẫn tới cao huyết áp, tai biến mạch máu não, đui mù, có khi phải cắt cả chân hoặc cả tay v.v...

Muốn chữa bệnh đái đường cấp tính, trừ Insulin không có gì chữa được. Bệnh nhân phải dùng Insulin hàng ngày.

• Loại trì tính thường xảy ra cho người bệnh từ 40 tuổi trở lên. Nguyên do có thể vì tế bào Beta tiết Insulin không đủ hoặc có Insulin nhưng Insulin yếu nhược không đủ hoạt tính để biến dưỡng chất đường, hoặc các tế bào không đủ sức hấp thụ đường. Nếu không trị liệu, hậu quả vẫn như loại cấp tính. Tuy nhiên, nếu trị liệu có thể dùng ít Insulin hơn loại cấp tính hoặc dùng loại thuốc tăng hoạt Insulin của bệnh nhân.

Glucagon:

- Nhiệm vụ:

Glucagon có nhiệm vụ làm tăng đường trong máu bằng hai cách: thoái biến Glycogen thành Glucose và tạo Glucose mới (Gluconeogenesis).

Tạo Glucose mới bằng:

• Đem Acid đạm vào gan và biến đổi Acid đạm thành Glucose.

• Tăng thoái biến Protein tạo thành Acid đạm (Amino Acid) để Acid đạm được trở thành Glucose.

• Thoái biến chất mỡ (fat) thành Acid béo (Fatty Acid) và Acid béo sẽ biến thành Glucose.

- Điều hòa Glucagon:

• Khác hẳn với Insulin, khi Glucose trong máu giảm thì Glucagon tăng để đem Glucose từ gan vào máu.

• Tập luyện, thể dục làm giảm đường trong máu dẫn tới tế bào Alpha (A) tiết nhiều Glucagon.

• Đói, nhịn ăn, Glucose trong máu giảm thì Glucagons được tiết nhiều làm Glucose trong máu tăng.

- Điều hòa lượng đường trong máu:

Đường trong máu rất quan trọng. Nếu không có đường thì các cơ quan khác có thể dùng mỡ (Lipid) hoặc thịt (Protein) để tạo năng lượng. Trong khi tế bào não, tế bào võng mạc (ở đáy con mắt) và tế bào sinh dục chỉ sử dụng một thứ thức ăn là đường để tạo năng lượng. Với lý lẽ đó sự điều hòa đường huyết rất quan trọng, gồm nhiều yếu tố:

• Nếu đường huyết (đường trong máu) nhiều thì tụy tạng tiết nhiều Insulin để đem đường vào tế bào cơ bắp, tế bào gan, tế bào máu ... (máu gồm tế bào hồng cầu, tế bào bạch cầu và huyết tương; đường huyết là đường trong huyết tương = thủy dịch ngoại bào) để đường huyết trở lại bình thường: 80-100mg/100ml máu (100mg/100ml máu). Nếu đường huyết giảm thì tụy tạng tiết Glucagon để tăng đường trong máu.

• Gan: như đã biết, gan tác động như một hình thức chất đệm (buffer) của đường. Đường nhiều thì gan tích trữ đường dưới dạng Glycogen. Đường huyết thiếu thì Glycogen trong gan thoái biến thành Glycose đem vào máu.

• Hệ trực giao cảm (Sympathetic Nervous System) dự phần vào việc điều hòa đường huyết bằng cơ chế: khi đường huyết giảm, hạ bộ thị khâu bị ảnh hưởng, kích thích trực giao cảm, trực giao cảm kích thích tủy thượng thận cùng tiết Epinephrine và Norepinephrine làm tăng đường trong máu một cách nhanh chóng. Bệnh nhân bị kích ngất vì thiếu đường huyết (Hypoglycemic shock), chỉ cần chích một lượng nhỏ Epinephrine vài phút sau là đường huyết tăng khoảng 50%.

Kích thích tố tăng trưởng và vỏ thượng thận (Glucocorticoid) như đã biết, kích thích tố tăng trưởng và Cortisol của vỏ thượng thận làm tăng Glucose trong máu khoảng 150% trong những lúc đói khát vì thiếu cơm gạo hoặc vì tuyệt thực. Tuy vậy, sự điều hòa Glucose do kích thích tố tăng trưởng và Cortisol không bằng do Insulin và Glucagon.

THIÊN BẢY

THỦY HỎA
(Đọc Mạch Lý Cơ Trung chương 5 thiên 2)

Âm Dương là ý niệm trừu tượng để tổng quát hóa nguyên lý mâu thuẫn hỗ tương của hai thể chất đối lập trong mọi sự vật.

Về mặt Y học. Âm Dương là thể, Thủy Hỏa là dụng; ý cổ nhân muốn nói Âm Dương là nguyên lý, Thủy Hỏa là thực thể. Thủy là phần Âm nhưng phần Âm (Âm phận) của cơ thể không phải chỉ có Thủy. Hỏa là Dương nhưng phần Dương (Dương phận) của cơ thể không phải chỉ có Hỏa. Tuy nhiên, Thủy Hỏa là hai yếu tố quan trọng bậc nhất để lập mệnh. Không Thủy hoặc không Hỏa, con người không tồn tại. Đông y chia chia Thủy và Hỏa mỗi thứ làm hai:

- Thủy có Thủy Hậu Thiên và Thủy Tiên Thiên.

- Hỏa có Hỏa Hậu Thiên và Hỏa Tiên Thiên.

Hậu Thiên là hữu hình, thấy được, đo được, cảm được.

Tiên Thiên là vô hình, không thấy được, không cảm được và là gốc của Hậu Thiên.

CHƯƠNG MỘT

THỦY

Thủy là nước. Nước rất quan trọng cho sự sống. Không có nước cũng như không có lửa thế nào cũng chết. Một hài nhi khi mới sinh, nước chiếm 75% trọng lượng cơ thể. Vì thế trẻ sơ sinh dễ bị thiếu nước. Lúc trưởng thành, lượng nước trong cơ thể giảm lần, đặc biệt mười năm đầu kể từ lúc mới sinh. Một người trưởng thành cân nặng khoảng 73kg thì nước chiếm khoảng 57% (chừng 40 lít nước). Một người mập, mỡ nhiều, tế bào đầy mỡ, nước không nơi nương tựa, do đó nước giảm, chỉ còn lại khoảng 45% so với trọng lượng cơ thể. Người mập Thủy hư vì lẽ đó.

Bàn về Thủy, Đông y chia Thủy là hai:

-Thủy hữu hình là Thủy Hậu Thiên.

-Thủy vô hình là Thủy Tiên Thiên, là gốc của Thủy hữu hình.

THỦY HẬU THIÊN:

Thủy hữu hình là Thủy Hậu Thiên, là Thủy chúng ta thấy được, đo lường được, là thực thể của Thủy. Thủy hữu hình gồm Thủy dịch nội bào và Thủy dịch ngoại bào (Thủy dịch là nước hợp với chất hòa tan).

Thủy dịch nội bào:

Thủy dịch nội bào là chất lỏng nằm trong tế bào. Trong cơ thể con người có vào khoảng 100 ngàn tỷ tế bào. Thủy dịch trong 100 ngàn tỷ tế bào chiếm khoảng 25 lít bao gồm 2 lít Thủy dịch trong hồng huyết cầu.

Thủy dịch ngoại bào:

Thủy dịch ngoại bào là chất lỏng nằm ngoài tế bào. Thủy dịch ngoại bào chứa đựng chất bổ dưỡng giống Thủy dịch nội bào, chỉ khác ở chỗ nội bào chứa nhiều Potassium (K), Magnesium (Mg) và Phosphate(P) hơn ngoại bào. Ngoại bào chứa Sodium (Na) và Chloride (Cl) nhiều hơn nội bào. Nhờ sự khác biệt đó tạo thành hiệu thế khác biệt giữa nội và ngoại bào, mới có sự trao đổi chất bổ dưỡng cũng như chất đào thải từ ngoài vào trong và trong ra ngoài tế bào. Thủy dịch ngoại bào đã tạo thành một môi trường sinh hoạt của tế bào. Môi trường đó được gọi là nội môi trường vì nằm trong cơ thể.

Thủy dịch ngoại bào gồm: Thủy dịch gian bào, huyết tương, thủy dịch não tủy, thủy dịch trong bộ tiêu hóa và thủy dịch ở các khớp xương v.v... Bất cứ phần nào trong cơ thể đều cần có nước. Thủy dịch, chẳng những cần cho sự trao đổi chất bổ dưỡng và cặn bã giữa nội bào và ngoại bào, còn là chất đệm làm giảm sự cọ xát giữa các bộ phận trong cơ thể như nước não tủy làm giảm sự cọ xát giữa não bộ và xương sọ, thủy dịch giữa các khớp xương làm giảm cọ xát giữa các đầu xương.

Tất cả nước nội bào và ngoại bào đều hoàn toàn do nước từ ngoài vào qua thức ăn thức uống, được hấp thụ qua màng ruột đi vào tĩnh mạch trộn lẫn với máu và được phân phát khắp cơ thể.

Thủy hữu hình là Thủy của Thủy dịch nội bào và của Thủy dịch ngoại bào. Cổ nhân gọi đó là Thủy Hậu Thiên, cực kỳ quan trọng cho cuộc sống. Nếu không Thủy Hậu Thiên thì chết.

Đã gọi là Thủy hữu hình tất nhiên có Thủy vô hình. Thủy vô hình là Thủy Tiên Thiên.

THỦY TIÊN THIÊN:

Đông y bảo: "quả thận bên trái thuộc Thủy Tiên Thiên – là Âm Tiên Thiên". Thủy Tiên Thiên được gọi là Thủy vô hình, có nghĩa không phải là Thủy mà nhờ nó mới có Thủy hữu hình – Thủy Hậu Thiên - Thủy dịch nội bào và ngoại bào v.v...

Không Thủy thì chết. Cắt bỏ thận trái con người vẫn sống. Vậy, thận trái không phải là Thủy Tiên Thiên – Thủy vô hình – gốc của Thủy.

Trong cơ thể có nang thượng thận (Adrenal Gland), nang thượng thận gồm có tủy và vỏ. Tủy chứa Adrenalin và Noradrenalin. Vỏ chứa Mineralocorticoids và Glucocorticoid. Mineralocorticoids là những kích thích tố ảnh hưởng đến sự điều hòa lượng muối khoáng trong cơ thể. Đặc biệt Aldosterone là kích thích tố quan trọng đối với các Mineralocorticoids khác.

Aldosterone kích thích sự tái hấp thụ muối từ thận vào máu. Ở đâu có muối, ở đó có nước. Aldosterone như là một yếu tố chính giữ nước trong cơ thể. Aldosterone không phải Thủy mà là gốc của Thủy hữu hình. Aldosterone thật sự là Thủy Tiên Thiên vô hình-Thủy vô hình. Aldosterone nằm trong vỏ nang thượng thận. **Vậy vỏ nang thượng thận chính là Thủy Tiên Thiên, là Âm Tiên Thiên.**

Bên cạnh Aldosterone còn có những yếu tố khác có tác động thứ cấp như ADH (Antidiuretic hormone) của não thùy (Pituitary), trung tâm khát (Thirst Center) ở hạ bộ thị khâu (Hypothalamus), và hai quả thận v.v... hỗ tương với Aldosterone để điều hòa lượng nước trong cơ thể.

Thủy vô hình là Thủy Tiên Thiên, là Âm Tiên Thiên. Tôi không hiểu Thủy Tiên Thiên đó khi hư (yếu) hay khi thực (mạnh) có liên quan gì đến những Âm chất như Chloride (Cl), Bicarbonate và Phosphate (Po_4). Vì rằng Chloride và Bicarbonate rất quan trọng trong việc quân bình kiềm/toan (Acid-Base balance) mà theo tôi kiềm hay toan và những triệu chứng do kiềm quá hoặc toan quá tương tự như triệu chứng của Thủy vượng hay Thủy hư Hỏa vượng. Cơ chế điều hòa kiềm/toan trong máu rất phức tạp, không nên bàn ở đây, chỉ nên biết rằng Aldosterone, gốc của Thủy rất quan trọnng trong việc điều hòa kiềm/toan. Aldosterone tăng thì kiềm (base) tăng; Aldosterone giảm thì toan (acid) tăng vì Potassium được giữ lại v.v... [Potassium tăng, Acid tăng. Aldosterone làm giảm Potassium (K)].

Tây y chữa về Thủy thiếu thường chữa theo cách chữa Thủy hữu hình bằng cách chuyền nước vào máu. Đông y không có kỹ thuật đó. Nếu chữa Thủy hữu hình thiếu như trong mùa hè mồ hôi ra nhiều nên mất nước thì chỉ uống nước, nước chanh muối (vì muối giữ nước, chanh chua liễm mồ hôi) hoặc giả cần dùng đến thuốc thì dùng những bài như 'Sinh Mạch Tán' hoặc những bài thuốc có gia thêm vị ô mai để chỉ khát v.v...

Còn chữa Thủy vô hình hư tức là Thủy Tiên Thiên hư, nếu mạch Thận Thủy hư nên dùng bài 'Lục Vị' gia giảm. Có lần, một bệnh nhân đến tôi với bệnh Thủy hư, tôi cho bài 'Lục Vị', bệnh nhân đỡ ít. Được vài ngày, bệnh nhân đi bệnh viện, được chuyền nước, cảm thấy rất khỏe gọi cho tôi biết. Tôi bảo sau vài ngày đi tiểu bệnh sẽ trở lại. Quả nhiên, ba ngày sau triệu chứng trở lại như cũ. Tôi cho bài 'Bát Tiên (Lục Vị gia Ngũ Vị Tử và Mạch Môn) thì bệnh đỡ hẳn. Chuyền nước mà không giữ được nước là vì sao? Vì thiếu Aldosterone, thiếu ADH, hoặc giả thiếu Thụ Tử (Receptor) giữ nước? Tất cả đều có thể. Tuy nhiên không thể thiếu muối (bệnh nhân ăn uống bình thường không kiêng muối). Như vậy, bài Lục Vị, theo tôi có thể làm tăng lượng hoặc phẩm của Aldosterone, của ADH, và tăng hoạt Thụ Tử giữ nước, cũng có thể làm tăng sự tái hấp thụ nước từ các ống cuốn trong thận. Tôi kể ra như vậy để nhắc nhở cách trị liệu khác biệt giữa Thủy hữu hình (Hậu Thiên) và Thủy vô hình (Tiên Thiên). Hơn nữa, tôi muốn thầy thuốc nên để ý tới cơ chế của bài Lục Vị. Ở trên là nói về Thủy hữu hình thiếu và Thủy vô hình hư. Nếu Thủy vô hình thực dẫn tới Thủy hữu hình dư ra thì trị liệu phải bổ cho Hỏa và trục bớt Thủy.

CHƯƠNG HAI

HỎA

Nghĩa hẹp của Hỏa là lửa. Có lửa là do sự đốt cháy. Có hai cách đốt cháy: cháy bùng và cháy ngầm. Cháy bùng là cháy có ngọn lửa do O_2 không khí kết hợp với vật chất hữu cơ như than, củi và được xúc tác bởi một ngọn lửa hoặc bởi một độ nóng đủ sức tạo nên ngọn lửa. Cháy ngầm là hiện tượng Oxy hóa vật chất vô cơ hoặc hữu cơ. Vô cơ như sắt, thép v.v... Hữu cơ như thức ăn trong cơ thể đều bị Oxy hóa để tạo thành năng lượng cho cơ thể sử dụng. Khi Oxy hóa thức ăn trong cơ thể, một phần được tạo thành Adenosine Triphosphate (ATP) là năng lượng dự trữ, một phần được tạo thành CO_2 và nước (H_2O). CO_2 (thán khí) được đưa ra ngoài bởi phổi. Có lúc CO_2 hợp với nước để thành Acid (làm cho cơ thể trở nên nhiều Acid) nếu phổi không thải kịp CO_2. Thức ăn được đốt cháy (Oxy hóa) để tạo thành ATP, CO_2 và H_2O, đồng thời cho ta nhiệt lượng (Heat Energy). Nhiệt lượng được đo bằng đơn vị Calorie (một calorie làm 1gram nước tăng lên $1^\circ C$). Chất ATP là năng lượng dự trữ trong các tế bào và được sử dụng trong mọi hoạt động của từng tế bào nói riêng và toàn cơ thể nói chung như hô hấp, tiêu hóa, tuần hoàn, bài tiết v.v... Bất cứ một hoạt động nhỏ nào của cơ thể đều cần đến năng lượng ATP, dầu là một nụ cười hoặc một liếc mắt thôi cũng cần tới ATP.

Như vậy, ATP là năng lượng cần cho sự biến dưỡng cơ thể. Ngược lại, sự biến dưỡng của cơ thể cũng tạo thành ATP trong lúc đốt cháy thức ăn.

Hiện tượng đốt cháy thức ăn để cung cấp năng lượng cho cơ thể tạo nên nhiệt. Nhiệt đó là Hỏa. Nhiệt vừa đủ cho cơ thể được gọi là độ ấm; quá đi gọi là nhiệt, là nóng; không đủ nhiệt để đủ ấm thì gọi là hàn, là lạnh. Đông y thấy được Hỏa, nghĩ sâu về vấn đề Hỏa và chia Hỏa làm nhiều thứ Hỏa: Hỏa hữu hình và Hỏa vô hình (Hỏa Tiên Thiên).

Hỏa vô hình được Đông y chú trọng một cách triệt để. Đông y gọi đó là Mệnh Môn Hỏa, có nghĩa là Hỏa của cửa ngõ lập mệnh. Đông y ví Mệnh Môn Hỏa đối với con người cũng như ngọn đèn của 'đèn kéo quân' vậy. Không Mệnh Môn Hỏa con người không hoạt động được cũng như 'đèn kéo quân' không có sức nóng của ngọn đèn thì hình bóng không quay tròn được. Đó là một sự so sánh tuyệt diệu. Đông y thấy được, giả thiết được, thế mà chưa thực nghiệm được để nhận chân mệnh Hỏa là gì và vị trí đích thực của Hỏa mặc dầu biết ở vùng thận.

Tôi, người tới sau, chịu ảnh hưởng khoa học Tây phương, có nhiệm vụ nối tiếp công nghiệp cha ông, định rõ vị trí Hỏa vô hình, cũng như giải thích cơ chế Hỏa hữu hình.

HỎA HẬU THIÊN (Hỏa hữu hình):

Hỏa hữu hình là thứ Hỏa do biến dưỡng các tế bào và các cơ quan tạo ra. Cổ nhân bảo năm tạng đều có Hỏa, có nghĩa Tâm, Can, Tỳ, Phế và Thận đều có Hỏa. Thật ra không chỉ năm tạng có Hỏa mà mỗi tế bào đều có Hỏa. Ở đâu có biến dưỡng là ở đó có Hỏa (nhiệt).

Trong điều kiện biến dưỡng căn bản, sắp theo thứ tự khả năng phát nhiệt của từng cơ quan, chúng ta có:

Gan	sản xuất	20% nhiệt cơ thể
Não	sản xuất	15% nhiệt cơ thể
Tim	sản xuất	12% nhiệt cơ thể
Các bắp thịt vận động	sản xuất	25% nhiệt cơ thể
Phần còn lại của cơ thể sản xuất		28% nhiệt cơ thể

Với nhiệt lượng được sản xuất trên, trong điều kiện nghỉ ngơi (biến dưỡng căn bản), nhiệt độ cơ thể là 37ºC (~98ºF). Không kể đến bắp thịt vận động và những bộ phận khác của cơ thể, gan là cơ quan sản xuất nhiều nhiệt nhất đối với ngũ tạng. Vì gan là nơi mọi phản ứng hóa học trong cơ thể đều bắt nguồn từ đó. Vì vậy mà gan dễ bị nóng. Trong điều kiện bệnh lý, nếu gan làm việc nhiều, nhiệt nhiều, nhiệt độ được gọi là nhiệt của sấm chớp hoặc Hỏa của sấm chớp, và được mệnh danh là **Lôi Hỏa** (Hỏa sấm chớp, ứng với quẻ Chấn trong Bát Quái). Thứ đến là não chiếm 15% nhiệt cho nên dễ bị đau đầu lúc suy nghĩ nhiều. Tim cũng dễ bị nhiệt vì chiếm 12% nhiệt cơ thể. Hỏa có nhiều thứ như vậy, vì cơ thể, bất cứ ở đâu và lúc nào cũng có sự đốt cháy thức ăn để tạo năng lượng. Lúc đốt cháy thức ăn, cơ thể tạo nhiệt, nhiệt phải được thải đi qua mồ hôi, hơi thở, nước tiểu v.v... cho nên nhiệt càng nhiều, nước càng giảm, Hỏa càng nhiều Thủy càng giảm. Do vậy, Hỏa dễ thừa, Thủy dễ thiếu. Vì lẽ đó, hàng ngày chúng ta uống nhiều hơn ăn. Dầu quá giản dị, chúng ta có thể so sánh cơ thể như một cái máy phát nhiệt, và nước là hệ thống làm cho máy nguội.

Ở trên là Hỏa hữu hình, là Hỏa do biến dưỡng tạo nên, là Hỏa do Hỏa vô hình, Hỏa Tiên Thiên, gốc của Hỏa kích thích sự biến dưỡng như que diêm đánh vào hộp diêm để có lửa vậy. Mỗi tế bào là một hộp quẹt. Que diêm ở đâu là Hỏa vô hình ở đó.

HỎA TIÊN THIÊN:

Người xưa cảm nhận được gốc của Hỏa là gốc của sự biến dưỡng. Tuy vậy, người xưa không biết vị trí của Hỏa bèn mệnh danh cho Hỏa là Quân Hỏa (Tâm Hỏa) và Tướng Hỏa (Thận Hỏa = LongHỏa = Âm Hỏa), Tướng Hỏa còn được gọi là Mệnh Môn Hỏa. Lại bảo rằng Mệnh Môn Hỏa nằm ở quả thận bên phải; Hải Thượng bảo Mệnh Môn Hỏa nằm ở lỗ hổng của đốt sống nằm giữa hai thận. Không Hỏa thì chết. Thế mà cắt thận phải hoặc đục bỏ đốt sống giữa hai thận, con người vẫn sống. Như vậy Hỏa không nằm ở thận phải, không nằm ở đốt sống giữa hai thận.

Riêng Quân Hỏa cũng không nằm ở tạng tâm (tim). Tạng tâm không sản xuất Hỏa, không phải Hỏa vô hình, chỉ sử dụng năng lượng do biến dưỡng cung cấp. Tâm không phải là Hỏa mà lại thuộc về Hỏa, vì nhờ tâm, nhờ mạch tạng tâm mà ta biết Hỏa thịnh hay suy trong cơ thể. Tâm tiêu biểu cho đặc tính của Hỏa.

Mệnh Môn Hỏa:

Mệnh Môn Hỏa (còn gọi là Thận Hỏa, Long Hỏa, Tướng Hỏa và Âm Hỏa) là Hỏa lập mệnh, như đã trình bày, không thể nằm ở thận phải cũng không thể ở lỗ hổng của đốt sống giữa hai thận. Theo Đông y, không có Mệnh Môn Hỏa thì không thể sống được. Điều đó rất đúng vì không Hỏa thì không có sự biến dưỡng. Sinh lý học Tây phương thấy được hai tuyến nang thượng thận là quan trọng cho sự biến dưỡng của cơ thể.

Tuyến nang thượng thận gồm hai phần: phần tủy và phần vỏ. Phần vỏ đã được nói ở Thủy Tiên Thiên. Phần tủy chứa chất Adrenalin và Noradrenalin. Adrenalin rất quan trọng trong việc biến dưỡng vì nó đi vào từng tế bào để kích thích sự sử dụng Glucose do chất Adrenalin làm thoái biến từ Glycogen được dự trữ trong gan. Nhờ sử dụng Glucose nên cơ thể mới có năng lượng, mới có độ ấm. Đốt nhiều Glucose thì nhiệt độ càng tăng. Độ ấm là Hỏa sinh lý. Nếu nóng quá độ ấm sinh lý thì gọi là nhiệt bệnh lý. Ngoài ra Adrenalin tiết nhiều lúc phải chiến đấu, lúc lâm biến, như tim đập nhanh, con ngươi nở lớn, cơ thể nóng bừng v.v... Vì lẽ đó còn được gọi là Tướng Hỏa. Với tính chất quan trọng như vậy, Tây y bảo tuyến nang thượng thận là tuyến sống (Vital Gland) vì không có nó thì chết. Mỗi nang thượng thận đều có Thủy ở phần vỏ và Hỏa ở phần tủy. Thủy Hỏa nang này bằng Thủy Hỏa nang kia.

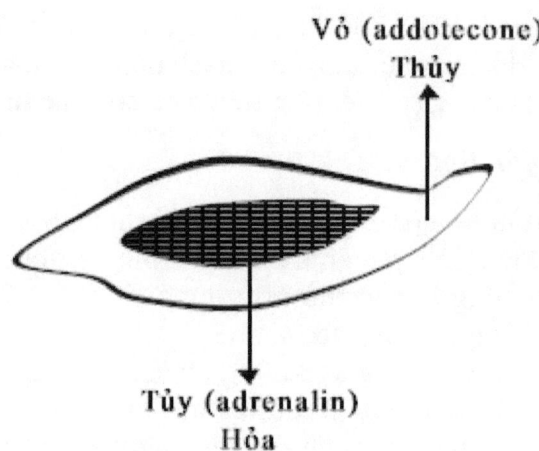

- Rồng tượng trưng cho Dương, cho Hỏa; nhưng rồng ở trong nước. Adrenalin là Hỏa nằm trong Thủy nên được gọi là Long Hỏa.

- Vì Hỏa nằm trong nước, nước thuộc Âm nên gọi là Âm Hỏa.

- Vì lúc lâm biến, Adrenalin được sử dụng nhiều như vị tướng trong chiến trường nên được gọi là Tướng Hỏa.

- Vì không Hỏa ở tủy thượng thận thì chết, nên được gọi là Mệnh Môn Hỏa.

Ngoài Adrenalin của tủy thượng thận, hệ trực giao cảm còn tiết Adrenalin để kích thích sự biến dưỡng và Noradrenalin để làm co mạch v.v... là hỏa gì? Tôi nghĩ Mệnh Môn Hỏa và Hỏa của Trực Giao Cảm liên hệ mật thiết. Trong sinh lý học (Guyton : 1976-774) bảo: chỉ có đối giao cảm làm giãn mạch máu trên mặt. Trong bệnh lý, Hỏa Mệnh Môn hư, mặt thường ứng hồng. Như vậy, lúc hệ Trực Giao Cảm hư yếu không đủ kềm chế đối giao cảm, đối giao cảm độc cường làm giãn mạch máu trên mặt –mặt hồng.

Với lẽ đó, chúng ta nghĩ gì về Hỏa Trực Giao Cảm và Mệnh Môn Hỏa. Hai Hỏa đó là một hay là hai? Hoặc giả Hỏa Trực Giao

Cảm là Dương Hậu Thiên? Dương Hậu Thiên sao lại có mặt ửng hồng? (triệu chứng Mệnh Môn Hỏa hư suy). Biết đâu Dương Tiên Thiên – Hỏa Mệnh Môn suy làm cho Dương Hậu Thiên – Trực Giao Cảm yếu đi dẫn tới Đối Giao Cảm độc cường? Một điều nên nhớ, lúc Hỏa vượng bệnh nhân thường táo bón, ngoài lý do cơ thể không đủ nước còn có lý do Trực Giao Cảm làm cho ruột không co bóp để tống phân ra ngoài. Với những dẫn chứng trên, thật khó tách rời Mệnh Môn Hỏa với Hỏa của Trực Giao Cảm. Hơn nữa, theo Sinh lý học, mặc dầu không hoàn hảo hai Hỏa đó có thể thay thế cho nhau lúc một trong hai bị hủy diệt.

Quân Hỏa:

Cổ nhân bảo Quân Hỏa và Tướng Hỏa thì chỉ có Tướng Hỏa làm việc, đặc biệt trong lúc lâm biến. Vì làm việc nhiều và làm việc mạnh hơn trong lúc lâm biến như một viên tướng cho nên gọi là Tướng Hỏa. Riêng Quân Hỏa là thứ Hỏa làm vua có nhiệm vụ lãnh đạo Tướng Hỏa và điều hòa công việc của Tướng Hỏa. Cổ nhân bảo Quân Hỏa chính là Tâm Hỏa, nói cách khác là Hỏa của tạng Tâm. Trong phần Hỏa hữu hình, chúng ta biết rằng tim sản xuất 12% nhiệt cơ thể trong điều kiện nghĩ ngơi. Sự tạo nhiệt của tim là do sự làm việc của tim mà có. Thu Tâm, trương Tâm tạo nên nhiệt, nhiệt không khác gì lúc ta lao động tay chân tạo nên nhiệt. Nhiệt độ đo được qua nhiệt kế. Như vậy Tâm Hỏa (Quân Hỏa) mà cổ nhân muốn nói không phải là Hỏa (nhiệt) cơ tim làm việc tiết ra. Tâm Hỏa của cổ nhân phải là thứ Hỏa vô hình lãnh đạo Tướng Hỏa (Mệnh Môn Hỏa). Dựa theo sinh lý học Tây phương thì Tâm không có thứ Hỏa vô hình (thứ Hỏa kích thích biến dưỡng để tạo ra nhiệt) và cũng không có thứ Hỏa lãnh đạo Tướng Hỏa. Theo lý luận trên, Quân Hỏa nhất định không phải là Hỏa của tạng Tâm. Chúng ta có bổn phận tìm cho ra và định vị cho được cái Quân Hỏa mà cổ nhân đã nói để loại bỏ danh từ Tâm Hỏa. Muốn vậy, chúng ta thấy cái Hỏa nào vừa kích thích biến dưỡng vừa ảnh hưởng đến hoạt động của Mệnh Môn Hỏa (Tướng Hỏa) thì Hỏa đó chính là Quân Hỏa.

Trong cơ thể có hai tuyến kích thích sự biến dưỡng là Tủy Nang Thượng Thận và Tuyến Giáp Trạng. Tủy Nang Thượng Thận, tôi đã đề cập trước đây và đã xác quyết là Mệnh Môn Hỏa. Riêng Tuyến Giáp Trạng thì chưa được bàn tới. Tuyến Giáp Trạng hình cánh bướm, nằm hai bên khí quản nơi cổ họng. Tuyến Giáp Trạng (Thyroid) tiết chất Thyroxine. Thyroxine là một chất kích thích tố làm tăng hoạt Biến dưỡng căn bản (Basal Metabolism). Có biến dưỡng mới có sự tạo nhiệt. Có tạo được nhiệt cơ thể mới đủ độ ấm. Do đó, Thyroxine rất cần cho cơ thể trong việc chống lạnh. Nếu tuyến giáp trạng bị phá hủy, Thyroxine không còn nữa BDCB mất đi, nhiệt mất, con người không thể chịu được lạnh. Thyroxine kích thích BDCB tạo nên nhiệt (Hỏa). Thyroxine là Hỏa vô hình. Tuy vậy, Thyroxine có nhiệm vụ nào trong việc lãnh đạo Adrenalin của Tủy Thượng Thận (Mệnh Môn Hỏa)? Vì cổ nhân bảo: 'Quân Hỏa lãnh đạo Tướng Hỏa'. Cách đây 12 năm, tôi đã nghĩ Thyroid là Quân Hỏa, nhưng không tìm ra chứng cớ cho sự ảnh hưởng của Thyroid đối với Tủy Thượng Thận cho nên tôi không dám vũ đoán Thyroid là Quân Hỏa. Cách đây 2 năm (1994), tôi tìm đọc phần Tuyến giáp trạng (Thyroid) trong quyển 'Human Physiology' của Lauralee Serwood (2nd edition, trang 653), thấy được ảnh hưởng lớn lao của Thyroid trên sự hoạt động của Adrenalin và Noradrenalin do hệ trực giao cảm tiết ra và được tăng cường bởi Tủy thượng thận: Thyroxine của tuyến giáp trạng làm các tế bào trách nhiệm (Target cells) tăng lượng Thụ Tử (Receptors) đối với Adrenalin và Noradrenalin. Như vậy, không có Thyroxine thì Adrenalin và Noradrenalin không thể nào hoạt động hữu hiệu được.

Thyroxine vừa làm tăng biến dưỡng căn bản vừa làm tăng Thụ Tử đối với Adrenalin và Noradrenalin, vậy chúng ta có thể nghĩ Thyroxine chính là Quân Hỏa. Tuyến giáp trạng là vị trí của Quân Hỏa. Rõ ràng Quân Hỏa không phải là Tâm Hỏa. Quân Hỏa Thyroxine chỉ có nhiệm vụ trong BDCB, nghĩa là giúp cơ thể biến dưỡng lúc nghỉ ngơi và chỉ được tăng hoạt lúc bị lạnh để làm tăng thêm biến dưỡng mục đích tăng nhiệt chống lại lạnh.

Quân Hỏa không có nhiệm vụ lúc lâm biến như Tướng Hỏa (Mệnh Môn Hỏa), chỉ giúp cho Tướng Hỏa hoạt động hữu hiệu, như một ông vua tăng thêm viễn binh và lương thảo cho tướng lãnh ở ngoài trận địa.

Giữa Quân Hỏa và Tướng Hỏa (hai thứ Hỏa vô hình, là gốc của Hỏa, là Hỏa Tiên Thiên), cổ nhân còn chia ra Thiếu Hỏa, Nhân Hỏa, Đệ Hỏa và Tráng Hỏa. Thiếu Hỏa, Nhân Hỏa và Đệ Hỏa là ba thứ Hỏa của một cơ thể khỏe mạnh, là sức ấm của cơ thể bình thường trong điều kiện BDCB (biến dưỡng lúc nghỉ ngơi). Ba thứ Hỏa đó tuy khác tên, theo tôi vẫn là một vì đều do Quân Hỏa mà ra. Còn Tráng Hỏa là thứ Hỏa dữ dội, làm cơ thể khô khan nóng nãy ở tình trạng bệnh lý, có thể do Tướng Hỏa hoặc Quân Hỏa bị kích thích quá độ, hoặc cả hai phối hợp với nhau để tạo thành. Cũng có khi vì bệnh lý cục bộ như Lôi Hỏa do can nhiệt tạo nên. Lôi Hỏa là một hình thức của Tráng Hỏa.

Đông y lúc chữa Hỏa Mệnh Môn hư thường dùng bài Bát Vị Quế Phụ tức là bài Lục Vị gia thêm Quế và Phụ Tử rất hiệu quả. Câu hỏi được đặt ra, bài Bát Vị ảnh hưởng thế nào đến Tủy thượng thận, đến Adrenalin và Noradrenalin được tiết ra bởi Tủy thượng thận và bởi Trực giao cảm đến Thyroxine của Tuyến giáp trạng? Chúng ta nên tìm ra cơ chế của bài Bát Vị cũng như Lục Vị bằng cách phục dược và đo lường phẩm lượng các chất kích thích tố đã được nhắc tới.

CHƯƠNG BA

TƯƠNG QUAN GIỮA
THỦY HỎA TIÊN THIÊN

Âm Dương là tiếng gọi, là ý niệm nói lên hai tính chất mâu thuẫn hỗ tương. Lúc bàn về Âm Dương, thấy Âm trong Dương, Dương trong Âm; bàn về Hà Lạc Đồ thì có Âm trong Dương ngoài hoặc Dương trong Âm ngoài. Ở đâu có Âm thì ở đó có Dương, ở đâu có Dương thì ở đó có Âm. Hà Đồ bảo: 'Thiên Nhất Sinh Thủy, Địa Nhị Sinh Hỏa' nghĩa là trước hết có Thủy Hỏa.

Đối với con người Thủy và Hỏa là hai yếu tố quan trọng, căn bản cho sự sống. Thủy Hỏa là hai thực thể của Âm và Dương. Như vậy ở đâu có Thủy thì ở đó có Hỏa, ở đâu có Hỏa thì ở đó có Thủy. Thủy Hỏa nương tựa vào nhau như sông nước và mặt trời. Nước không có mặt trời thì không vận chuyển được, mặt trời không có nước thì chỉ có sự đốt cháy. Mặt trời dựa vào nước, nước dựa vào mặt trời để sinh vật nảy nở như Thủy Hỏa trong con người nương tựa vào nhau để con người tồn tại và phát triển. Nếu con người không Thủy mà chỉ có Hỏa có khác gì trời chỉ có mưa mà không nắng (Bắc cực). Tôi đã từng dùng bài Lục Vị để chữa người Thủy hư; sau lúc uống thuốc bệnh nhân có cảm giác như đại hạn gặp mưa. Bài Bát Vị để chữa người Hỏa hư; sau lúc uống thuốc bệnh nhân có cảm giác như mùa đông gặp nắng ấm. Thủy Hỏa nương vào nhau một cách mật thiết và là hai yếu tố của lập mệnh cho nên Đông y chú trọng đến Thận Thủy, đến Mệnh Môn Hỏa và Tâm Hỏa. Tôi đã dùng sinh lý Tây y để giải thích rằng Thận Thủy là vỏ nang thượng thận, là Aldosterone của vỏ nang thượng thận (Adrenal Cortex). Mệnh Môn Hỏa là tủy nang thượng thận, là Adrenalin của tủy nang thượng thận (Adrenal Medulla). Tâm Hỏa hay Quân Hỏa là Thyroxine của Tuyến giáp trạng (Thyroid). Tôi cũng đã giải thích một cách giản lược cơ chế hoạt động của Aldosterone, Adrenalin và Thyroxine nghĩa là giải thích cơ chế hoạt động của Thủy Hỏa trong Tây y. Đối với Đông y, chỉ giải thích Thủy Hỏa theo hiện tượng như nóng, khô là Hỏa; lạnh ướt là Thủy v.v... Riêng về cơ chế của Thủy Hỏa, Đông y phải nhờ đến Dịch học để giải thích nào thăng nào giáng, nào Thủy trong Hỏa hoặc Hỏa trong Thủy, hoặc Thủy Hỏa Ký Tế, Vị Tế v.v... Tôi phải diễn giải ở đây để giới Tây y hiểu lý luận Đông y về Thủy Hỏa, cũng như giới Đông y hiểu lý luận của Tây y về Thủy Hỏa mà tôi đã dẫn chứng một cách thô thiển ở trên.

Theo Y Dịch, Đông y bảo quẻ Khảm ứng với Thủy, là biểu tượng của Thủy.

Quẻ Khảm gồm hai hào Âm bọc lấy một hào Dương. Thận thuộc Thủy, quẻ Khảm ứng với Thủy tức ứng với thận. Thận thuộc Thủy, thuộc Âm. Hai hào Âm tượng trưng cho hai thận. Hào Dương ở giữa tượng trưng cho Hỏa. Hỏa đó là Hỏa nằm trong Thủy, có tên Long Hỏa, Tướng Hỏa, Mệnh Môn Hỏa. Dựa vào quẻ Khảm, Đông y cho rằng Mệnh Môn Hỏa nằm giữa hai quả thận. Bài thuốc Bát Vị Quế Phụ để bổ Mệnh Môn Hỏa là bổ cho hào Dương ở giữa hai hào Âm của quẻ Khảm, là bổ Hỏa trong Thủy, là bổ một Hỏa ở giữa hai Thủy. Như tôi đã bàn về Thận Thủy và Thận Hỏa ở quyển Mạch Lý Cơ Trung, Mệnh Môn Hỏa là tủy thượng thận, và Thận Thủy chính là vỏ thượng thận. Toàn nang thượng thận, cả vỏ và tủy là hình thù quẻ Khảm.

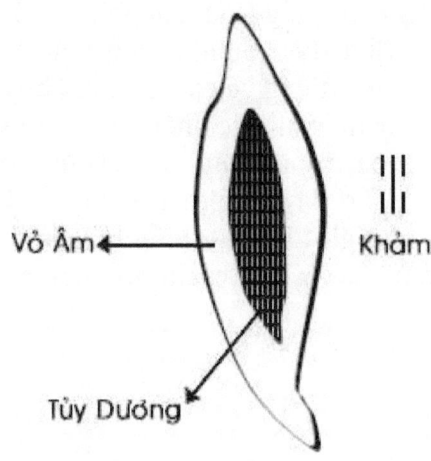

Nang Thượng Thận (Âm bọc Dương)

Bài Lục Vị bổ cho vỏ thượng thận.

Bài Bát Vị bổ cho tủy thượng thận, tức là bổ Hỏa trong Thủy. Muốn bổ Hỏa trong Thủy phải đi qua Thủy cho nên Quế Phụ của bài Bát Vị phải mượn sức Lục Vị để dẫn qua qua vỏ mà vào tới tủy. Như vậy bài Bát Vị vừa bổ cho Hỏa vừa giúp cho Thủy; bài Lục Vị bổ cho Thủy để quân bình với Hỏa, để Thủy mạnh lên nén Hỏa xuống. Tưởng rằng Lục Vị phạt Hỏa mà kỳ thực bảo tồn cho Hỏa bằng cách không cho Hỏa thao tước mất đi. Như vậy, theo Dịch lý, bổ Hỏa thì tự nhiên giúp cho Thủy; bổ Thủy tự nhiên giúp cho Hỏa. Thủy Hỏa là Âm Dương luôn luôn có tác động hỗ tương. Trong Tây y, chất Cortisol ở vỏ thượng thận kích thích tăng hoạt Adrenalin và Noradrenalin (Guyton 1976-1027), chứng liệu đó cho biết Lục Vị bổ Thủy mà còn giúp cho Hỏa nữa.

Ở trên tôi bàn tới Thủy và Hỏa của Mệnh Môn Hỏa, cả Thủy lẫn Hỏa đã nằm trong biểu tượng quẻ Khảm. Nay tôi bàn tới Quân Hỏa (cổ nhân gọi là Tâm Hỏa). Y dịch dùng quẻ Ly tượng trưng cho Tâm Hỏa tức Quân Hỏa. Theo Ngũ Hành, Tâm thuộc

Hỏa, Dịch lý thì Ly thuộc Hỏa. Do đó, quẻ Ly biểu thị cho Tạng Tâm. Đông y, đặc biệt Hải Thượng cho rằng quẻ Ly có một hào Âm được bọc bởi hai hào Dương. Hào Âm ở giữa tượng trưng cho chân Âm, bổ chân Âm là bổ vào hào Âm. Tâm có huyết, huyết là hào Âm trong quẻ Ly. Tôi đã dùng cơ thể học cũng như sinh lý học Tây y để bác thuyết Quân Hỏa tức Tâm Hỏa của cổ nhân, và lập luận rằng Quân Hỏa tức Hỏa của tuyến giáp trạng, là chất Thyroxine của tuyến giáp trạng. Như vậy, có thể dùng quẻ Ly để biểu thị cho Quân Hỏa là tuyến giáp trạng được không? Điểm đó không quan trọng (tuy nhiên để dọc quẻ Ly vẫn có hình thù tuyến giáp trạng ⚎) chỉ biết rằng quẻ Ly thuộc Hỏa, thuộc Dương có Âm lẫn vào. Không Âm nào không có Dương, không Dương nào không có Âm. Trừ Kiền và Khôn chỉ là ý niệm tuyệt đối, toàn Dương hoặc toàn Âm.

Sự kết hợp giữa Ly và Khảm có hai cách để thành hai quẻ:

1. Thủy Hỏa Ký Tế (Thủy ở trên Hỏa ở dưới)

2. Hỏa Thủy Vị Tế (Hỏa ở trên Thủy ở dưới)

Thủy Hỏa Ký Tế, ý nói Thủy Hỏa đã làm xong việc. Quẻ Thủy Hỏa Ký Tế gồm Khảm Thủy ở trên và Ly Hỏa ở dưới. Người xưa giải thích lửa ở dưới để đun được nước sôi, xong việc.

Hỏa Thủy Vị Tế, ý nói Thủy Hỏa chưa làm xong việc. Quẻ Vị Tế Thủy Khảm ở dưới và Ly Hỏa ở trên. Hỏa trên mặt nước là Hỏa vô dụng.

Thủy Hỏa Ký Tế là một quẻ trong Dịch học, Thủy là Khảm nằm trên. Hỏa là Ly nằm dưới tượng trưng cho việc đã làm xong. Quẻ Ký Tế cũng như mọi quẻ khác, tùy cách sử dụng và cách diễn dịch trong nhiều lãnh vực khác nhau. Riêng đối Đông y, quẻ Ký Tế được sử dụng để diễn dịch phương pháp trị liệu về Thủy Hỏa trong cơ thể:

- Bảo rằng Khảm thuộc Thủy phải đi lên, Ly thuộc Hỏa phải đi xuống – Hỏa phải giáng xuống, Thủy phải nâng lên với ý nghĩa Thủy Hỏa tương giao. Điều đó đúng.

- Bảo rằng Khảm thuộc Tướng Hỏa phải đi lên, Ly thuộc Tâm Hỏa phải đi xuống, có như vậy Tâm Hỏa (Quân Hỏa) và Thận Hỏa (Tướng Hỏa) mới tương giao cũng rất đúng.

- **Bảo rằng dùng bài Bát Vị Quế Phụ để dẫn Hỏa quy nguyên (về đúng nguồn gốc), có nghĩa đem Hỏa về Mệnh Môn Hỏa – Hỏa nằm trong quẻ Khảm – Hỏa nằm trong Thủy. Dựa vào quẻ Ký Tế, tôi không đồng ý lý luận đó. Quẻ Khảm tượng trưng cho Thủy Hỏa vô hình (Tiên Thiên). Quẻ Ly là Quân Hỏa vô hình. Hai quẻ hợp lại thành quẻ Ký Tế. Bài Bát Vị Quế Phụ chữa theo lý của quẻ Ký Tế (để Tâm Thận tương giao) thì quy nguyên không chỉ riêng cho Thận Hỏa mà còn cho cả Quân Hỏa nữa.**

THIÊN TÁM

KHÍ HUYẾT

Lời dẫn:

Đối với Đông y, sau Thủy Hỏa là Khí Huyết. Đông y bảo Thủy Hỏa quan trọng, thuộc Tiên Thiên, Khí Huyết thuộc Hậu Thiên. Nghĩa rằng có Thủy mới có huyết, có Hỏa mới có khí. Thủy Hỏa sinh ra Khí Huyết; lại bảo rằng bệnh nhẹ thì chữa về Khí Huyết, bệnh nặng thì chữa về Thủy Hỏa. Điều đó rất hiển nhiên.

Tuy vậy, Huyết là gì? Khí là gì? Và tương quan giữa Khí Huyết như thế nào thì Đông y đã nói rõ theo ngôn ngữ Đông y. Đông y bảo Khí là Dương, Huyết là Âm. Khí thuộc Tỳ và Phế. Huyết thuộc Can và Tâm. Đông y có quan niệm bổ Khí có thể thêm cho Huyết (sinh Huyết). Bổ Huyết không thể giúp cho Khí (không sinh ra huyết ...). Thêm nữa, thuốc bổ Khí nên có Huyết như vị Đương Qui (bổ Huyết) trong bài Bổ Trung Ích Khí. Thuốc dưỡng Huyết phải có những vị mang khí tính như vị Xuyên Khung trong bài Tứ Vật v.v...

Khí là Dương, Huyết là Âm. Vậy Khí với Dương và Huyết với Âm có đồng tính đồng đẳng hay không? Tôi nghĩ là không. Khí với Huyết thì Khí là Dương, nhưng Khí với Dương thì Khí là phần động của Dương. Dương là thế, Khí là Dụng. Khi ta yên nghỉ mà mặt mũi đầy đủ khí sắc, đó là một phần hoạt động của Khí trong cái Dương tiềm tàng trong cơ thể. Khi ta dùng đến sức mạnh thể xác hoặc tinh thần thì phần Khí động mạnh trong ta còn phần Dương đang dần dần tiếp sức cho phần Khí. Dương là kho dự trữ

của Khí. **Chữa về khí phải cho thông khí như Trần bì trong bài Bổ Trung.**

Chữa dương phải tàng dương như bài Tứ Quân hay bài Cứu Dương.

Huyết đối với Khí thì Huyết là Âm, nhưng Huyết đối với Âm thì Huyết là phần động của Âm. Âm là thể, Huyết là dụng. Âm bao gồm những Âm chất như Thủy dịch nội ngoại bào v.v..., kể cả Huyết nữa.

Chữa huyết, huyết phải động như Xuyên khung, Đương qui. Chữa âm, âm phải tịnh như Thục địa, Sơn thù, Hoài sơn.

Lúc chúng ta nằm ngủ yên tịnh thì thuộc về Âm mà Huyết vẫn chảy trong cơ thể. Huyết chảy được trong cơ thể là nhờ khí lực của tim bóp, nhờ tính cường cơ, cường huyết quản v.v... mà chảy được. Tim bóp, tính cường quản, cường cơ đều thuộc về Khí, và những cái thuộc về Khí đều nhờ Huyết mang thức ăn và dưỡng khí (O_2) tới mà đủ khí để làm việc. Như vậy Khí Huyết phải có nhau như Âm với Dương vậy. Mất Khí thì Huyết chết, thiếu Huyết thì Khí cũng chết. Khí Huyết tồn tại cho nhau và vì nhau.

Ở trên, chúng ta sơ lược về Khí Huyết theo quan niệm của Đông y. Cũng theo quan niệm đó, Đông y đã dùng dược liệu trị bệnh về Khí Huyết rất hiệu quả. Phải nhận rằng quan niệm về Khí Huyết của Đông y rất đúng. Tuy nhiên, quan niệm và ngôn ngữ đó khó phổ cập ở thời đại chúng ta. Nay, chúng ta phải dùng ngôn ngữ khoa học để tiếp tục sự nghiệp cổ nhân bàn về Khí Huyết.

CHƯƠNG MỘT

KHÍ

Đông y dùng chữ KHÍ (gồm toàn bộ Mễ và bộ Khí hợp lại) để chỉ khí lực, sức sống của con người. Chữ Khí này đồng nghĩa với danh từ năng lượng (energy) trong y học Tây phương. Từ đây, chúng ta giải thích Khí theo ý nghĩa và thực thể của năng lượng trong y học.

NĂNG LƯỢNG LÀ GÌ?

Lúc ta đốt cháy nhiên liệu để làm các động cơ chuyển động là nhờ sự đốt cháy nhiên liệu tạo nên năng lượng. Nhờ năng lượng mà tàu thủy vận chuyển trên mặt nước, xe hơi chạy trên mặt đất, và máy bay bay trên trời.

Sinh hoạt của sinh vật nói chung, của con người nói riêng cũng cần đến năng lượng. Tuy nhiên, năng lượng của sự sống không do nhiên liệu như các động cơ nổ mà do thức ăn được oxy hóa. Thức ăn là nhiên liệu của sinh vật, oxy hóa thức ăn để tạo năng lượng trong sinh vật tương đương với sự đốt cháy nhiên liệu để tạo năng lượng trong các động cơ.

Nhu cầu năng lượng: năng lượng cần cho mọi sinh hoạt của cơ thể, từ thể xác lẫn tinh thần, từ các tế bào cho đến các mô, các cơ quan đều cần đến năng lượng. Năng lượng là khí lực, là sức sống.

ĐƠN VỊ ĐO LƯỜNG NĂNG LƯỢNG:

Đơn vị đo lường năng lượng là Calorie. Calorie gồm Calorie bé và Calorie lớn.

Calorie bé là nhiệt lượng cần cho một gram nước ở áp suất 76 cm Hg (cm thủy ngân) tăng lên một độ bách phân ($1^{o}C$). Calori bé là một Calorie cần để một gram nước tăng lên $1^{o}C$.

Calorie lớn là nhiệt lượng cần cho một kg nước ở áp suất 76cmHg tăng lên một độ (1ºC). Calorie lớn bằng 1000 Calorie bé, gọi là kilocalorie.

NGUỒN GỐC NĂNG LƯỢNG SINH VẬT:

Nguồn gốc năng lượng sinh vật là thức ăn. Có ba loại thức ăn chính: tinh bột (carbohydrate), chất thịt (protein) và mỡ (lipid). Mỗi thức ăn đều có nhiệm vụ riêng đối với sự biến dưỡng của cơ thể. Tuy nhiên, mọi thức ăn đều có thể biến thành năng lượng để được sử dụng trong sự biến dưỡng.

Khi ăn tinh bột như gạo, bột mì, đường v.v..., hoặc thịt cá, mỡ vào dạ dày, những đồ ăn đó nằm ở dạng thô. Trải qua nhiều giai đoạn tiêu hóa, nhờ các loại phân hóa tố (enzymes) tinh bột biến thành glucose, mỡ biến thành acid béo, và thịt trở thành acid đạm (amino acid) là những tinh chất ở dạng phân tử nhỏ được hấp thụ qua màng ruột đi vào máu dẫn tới nơi sử dụng hoặc dự trữ như ở các tế bào và gan.

Với vấn đề tạo năng lượng, 99% glucose được hấp thụ vào cơ thể đều được sử dụng vào việc tạo năng lượng. Riêng acid béo (fatty acid) và acid đạm (amino acid) ngoài nhiệm vụ khác, một phần được sử dụng vào việc sản xuất năng lượng khi cần thiết.

OXY HÓA THỨC ĂN ĐỂ TẠO NĂNG LƯỢNG:

Khi Oxy hóa toàn phần một phân tử glucose ($C_6H_{12}O_6$ = 180 grams) năng lượng được phóng thích là 68.600 calories (68,6 kilocalories). Với một nhiệt lượng lớn như vậy, sinh vật không thể dùng hết trong một lần nên xảy ra tình trạng hao phí năng lượng.

Nhờ thích nghi với sự chọn lựa tự nhiên, sinh vật từ hạ đẳng đến thượng đẳng đều có cơ chế sản xuất năng lượng song song với cơ chế dự trữ năng lượng. Khi glucose được hấp thụ vào máu, sẽ được dự trữ ở gan dưới dạng glycogen [$(C_6H_{10}O_5)_n$] là một loại đa đường (polysacharide). Khi cơ thể cần năng lượng, glycogen qua nhiều phản ứng hóa học biến thành glucose; glucose lại qua nhiều phản ứng hóa học biến thành Pyruvic acid. Acid Pyruvic hợp với Coenzyme A để trở thành Acetylco-A. Từ Acetylco-A đi vào chu trình Krebs (còn gọi là chu trình Tricarboxylic Acid), qua nhiều giai đoạn Oxy hóa phóng thích được 38 ATP (Adenosine Triphosphate). Mỗi phân tử ATP dự trữ 8.000 calories. 38ATP dự trữ được 304.000 calories (8.000 x 38 = 304.000 = 304 kilocalories).

So với năng lượng phóng thích toàn phần một phân tử glucose (686 kilocalories) thì năng lượng dự trữ chiếm 44%. Như vậy 56% năng lượng bị mất đi dưới dạng nhiệt.

Ngoài glucose ra, acid béo (từ chất mỡ) và acid đạm (từ chất thịt) cũng tạo năng lượng qua chu trình Krebs. Acid béo đi vào chu trình Krebs từ Acetylco-A. Riêng acid đạm đi vào chu trình Krebs có hai cách: cách thứ nhất đi vào Acetylco-A, cách thứ hai đi vào chu trình Krebs ở giai đoạn Ketoglutarate (từ keto acid). Nên nhớ rằng chất mỡ và chất thịt nhiều lúc biến thành glucose để đi vào chu trình Krebs.

Như vậy, tất cả mọi thức ăn đều có thể sản xuất năng lượng. Năng lượng được dự trữ dưới dạng ATP và được sử dụng nhiều hay ít tùy phản ứng hóa học hay vật lý nhiều hay ít trong cơ thể nghĩa là tùy mức độ biến dưỡng mạnh hay yếu của cơ thể lúc làm việc cũng như lúc nghỉ ngơi (biến dưỡng căn bản). Biến dưỡng mạnh bao nhiêu thì năng lượng được sử dụng nhiều bấy nhiêu. Năng lượng sử dụng nhiều bao nhiêu thì nhiệt độ cơ thể tăng nhiều bấy nhiêu, vì nhiệt lượng hao phí (không dự trữ) đã đành, còn do chính các phản ứng biến dưỡng tạo ra.

Để kết luận, điều mà Đông y gọi là Khí chính là ATP. Khí có hai loại: Khí đang sử dụng là ATP đang phóng thích 8.000 calories để được sử dụng và Khí đang được dự trữ là ATP đang tiềm ẩn trong các tế bào chưa được sử dụng, chính là Dương đang tiềm ẩn. Tất cả đó là khí lực của con người nói riêng, và Dương tính con người nói chung. Khí là phần động của Dương. Phần động của Dương chính là ATP đang được sử dụng.

Khí mà được bàn ở trên là năng lượng do thức ăn cung cấp, do con người chọn lựa mà thành. Khí đó hoàn toàn khác hẳn năng lượng của vũ trụ ảnh hưởng đến con người hàng ngày hàng phút. Năng lượng vũ trụ mà Đông y thường nói gồm sáu khí: Thái Âm, Thiếu Âm, Thái Dương, Thiếu Dương, Dương Minh và Quyết Âm. Sáu khí của vũ trụ được bàn trong quyển Vận Khí.

CHƯƠNG HAI

HUYẾT

(Đọc thêm 'Máu' Chương II, Thiên II, Mạch Lý Cơ Trung).

Huyết rất quan trọng đối với sự sống. Huyết gồm huyết cầu và huyết tương. Huyết cầu gồm hồng cầu và bạch cầu. Huyết tương (plasma) gồm huyết thanh (serum) và fibrinogen.

Huyết có nhiệm vụ chuyên chở chất bổ dưỡng tới các tế bào và lấy các chất cặn bã từ tế bào đến nơi đào thải như thận và tuyến mồ hôi v.v... Ngoài ra, đặc biệt bạch cầu là nơi sản xuất kháng thể để chống vi trùng và những vật lạ như những kháng nguyên (allergen, antigen) tạo nên dị ứng. Bên cạnh kháng thể (antibody) còn có loại bạch cầu trở thành ẩm bào (phagocyte) và thực bào (macrophage) để tiêu hóa vi trùng và tiêu hóa kháng nguyên.

Riêng hồng cầu chứa huyết sắc tố (hemoglobin) rất quan trọng cho việc chuyên chở dưỡng khí (oxygen) từ phổi đến tế bào để đốt thức ăn tạo năng lượng và lấy thán khí (CO_2) từ tế bào đưa tới phổi để đào thải.

Huyết đã trở thành một môn học chuyên môn gọi là Huyết học (Hematology) của Tây y, rất chi ly, phức tạp nhưng rất tinh tường.

Đối với Đông y, trong sinh lý và trong bệnh lý, quan niệm về huyết cũng rất quan trọng. Tuy nhiên, quan niệm đó quá tổng quát, có giá trị lý thuyết và kinh nghiệm thực dụng hơn là thực nghiệm khoa học.

Nay chúng ta dùng những điều hiểu biết về Huyết học (Hematology) để giải thích ý niệm của Đông y đối với huyết.

NHIỆM VỤ CỦA HUYẾT:

Về sinh lý học, Đông y bảo khí huyết sung mãn thì da dẻ hồng hào, người ít bệnh tật vì ngoại tà khó xâm nhập. Người không huyết thì chết. Mắt không huyết không thấy được. Chân không huyết không đi được v.v...

Về bệnh lý, người thiếu huyết thì da thịt khô khan, xanh xao, hay mỏi mệt. Đàn bà thiếu huyết thì kinh nguyệt không đều, màu sắc nhợt nhạt, người hay lạnh; huyết nhiệt thì kinh nguyệt đen và nhiều mảnh như gan gà v.v... Ý niệm về sinh lý và kinh nghiệm về bệnh lý của Đông y đối với huyết rất phù hợp với Huyết học. Khí huyết sung mãn thì hệ thống miễn nhiễm tự nhiên đầy đủ, những loại vi trùng thông thường như liên cầu khuẩn (streptococcus), bồ đào cầu khuẩn (staphylococcus) và các loại siêu vi (virus) thông thường khác không thể xâm nhập được. Ngoài nhiệm vụ của bạch huyết cầu bảo vệ cơ thể khỏi nhiễm trùng, hồng huyết cầu có một nhiệm vụ trọng đại là chuyên chở dưỡng khí (O_2) đến tế bào để tế bào đốt thức ăn tạo năng lượng, và lượm lặt thán khí (CO_2) tới phổi để đào thải. Cơ chế cung cấp dưỡng khí và đào thải thán khí hoàn toàn do huyết sắc tố (hemoglobin) của hồng cầu. Huyết sắc tố lúc ở phổi nhận dưỡng khí, dưỡng khí kết hợp với hemoglobin tạo thành phức thể Oxyhemoglobin. Oxyhemoglobin từ phổi đi vào tim trái được tim trái đẩy vào hệ động mạch đến các tế bào. Ở đây Oxyhemoglobin nhả dưỡng khí cho tế bào và đón nhận chất phế thải do sự đốt cháy thức ăn để tạo ATP là thán khí (CO_2), thán khí kết hợp với huyết sắc tố (Hemoglobin) để trở thành phức thể Carbohemoglobin.

Carbohemoglobin theo hệ tĩnh mạch về tim phải, được tim phải đẩy vào phổi. Ở đây Carbohemoglobin nhả thán khí để lúc ta hô hấp thì thán khí sẽ được đào thải vào không khí lúc ta thở ra. Thế rồi huyết sắc tố (hemoglobin) lại nhận dưỡng khí ở phổi để đi vào một chu kỳ mới của sự cung cấp dưỡng khí (O_2) và đào thải thán khí (CO_2). Huyết sắc tố (hemoglobin) thật sự là một cái xe cung cấp dưỡng khí (O_2) cho cơ thể và đào thải thán khí (CO_2) từ cơ thể. Nhờ huyết sắc tố (hemoglobin) đầy đủ da thịt mới hồng hào, nhờ huyết sắc tố con người mới có dưỡng khí (CO_2) để đốt cháy thức ăn tạo năng lượng và đào thải thán khí để cơ thể khỏi bị ngộ độc. Không máu là không có bạch cầu để bảo vệ cơ thể khỏi bị nhiễm trùng. Không máu là không có hồng huyết cầu chứa đựng huyết sắc tố thì con người không có dưỡng khí (O_2) để thở. Không máu thì không có huyết tương (plasma) để chuyên chở các chất bổ dưỡng từ thức ăn đến tế bào và đào thải chất cặn bã qua thận hoặc qua tuyến mồ hôi. Máu cực kỳ quan trọng.

DUNG LƯỢNG HUYẾT SẮC TỐ (HEMOGLOBIN):

Huyết sắc tố được chứa trong hồng huyết cầu. Cứ 100 ml tế bào hồng cầu chứa khoảng 34 grams huyết sắc tố. Bình thường, con người khỏe mạnh luôn luôn huyết sắc tố ở mức tối đa (34 grams/100 ml hồng cầu). Lúc bệnh tật hoặc già yếu, tủy xương không sản xuất đủ huyết sắc tố thì tỷ số huyết sắc tố/hồng cầu có thể là 15% hoặc thấp hơn. Một người có chỉ số hồng cầu (hematocrit) từ 40-45% thì huyết sắc tố vào khoảng 15 grams trong 100 ml máu toàn phần (hồng cầu, bạch cầu và huyết tương), tức là 15%, đàn bà khoảng 14%. Mỗi gram huyết sắc tố có thể nhận được 1.33 ml dưỡng khí (O_2). Như vậy, một người bình thường với 15% huyết sắc tố có thể chở được 20 ml dưỡng khí (O_2), đàn bà 18 ml dưỡng khí (O_2).

NƠI TẠO HỒNG CẦU:

Lúc người mẹ thụ thai thì thể vàng (yolk sac) của phôi sản xuất hồng cầu. Đến đệ nhị tam cá nguyệt, gan là nơi chính sản xuất hồng cầu, bên cạnh đó có lá lách và trạm bạch cầu (lymphenode) cũng sản xuất một lượng hồng cầu đáng kể. Sau lúc sinh, hồng cầu chỉ được sản xuất bởi tủy xương. Từ 20 tuổi trở lên thì chỉ còn tủy của các xương dẹp sinh hồng cầu như xương sườn, xương lưỡi kiếm (sternum), xương sống và xương chậu. Càng lớn tuổi tủy xương càng giảm bớt sự sinh sản hồng cầu.

THẬN VÀ CƠ CHẾ TẠO HỒNG CẦU:

Khi cơ thể thiếu dưỡng khí (Oxygen), thận phải thiếu dưỡng khí. Thận thiếu dưỡng khí tiết ra một phân hóa tố (Enzyme) gọi là 'yếu tố thận sinh hồng cầu' (Renal Erythropoietic Factor). Chất này tác động lên chất globulin trong huyết tương (Plasma) tạo thành chất Erytropoietin lưu thông trong máu đi vào tủy xương, tác động lên tế bào nguyên thủy (Stem cell) và tế bào sinh huyết (Erythroblast). Từ đây hồng cầu được tạo ra.

Như vậy điều hòa sự sản xuất hồng cầu là do lượng Oxygen đủ hay thiếu đối với nhu cầu cơ thể. Nói cách khác hẳn, hồng cầu phải đủ, tức huyết sắc tố phải đủ để đáp ứng được nhu cầu dưỡng khí (O_2).

NHU CẦU DƯỠNG KHÍ:

Dưỡng khí cần thiết cho sự sống. Điều đó ai cũng biết, không dưỡng khí thì chết. Tuy nhiên, cần để làm gì, và cần như thế nào thì nhiều người chưa hiểu rõ.

Cơ thể cần oxygen để đốt cháy thức ăn để tạo năng lượng ATP, tức để tạo khí. Ngoài ra oxygen còn giúp cơ thể đốt cháy acid lactic để tạo năng lượng. Nếu không đủ oxygen thì acid lactic tồn tại lâu trong cơ thể, trong khớp xương, trong bắp thịt làm chúng ta đau mỏi, có khi nhức nhối phải nhờ đến tẩm quất (massage) để máu huyết lưu thông mới hết bệnh, bởi lẽ lúc máu huyết lưu thông mang oxygen đến chỗ đau nhức, tiêu hóa được chất acid lactic thì hết đau mỏi. Nhiều động tác thể dục làm các khớp xương kêu răng rắc, chúng ta cảm thấy khoan khoái vì rằng khớp xương do hai xương tiếp cận nhau, có khi tạo thành hình thức của một lỗ chân không (vacuum), máu không vào được, khi khớp xương kêu răng rắc là khi lỗ chân không hở ra, máu mang theo oxygen thừa thế chảy vào rửa sạch hoặc tiêu hóa chất acid lactic.

Sau khi chúng ta tập thể dục thể thao, hoặc làm việc nặng nhọc chúng ta thở hổn hển. Đó là do cơ thể đòi hỏi oxy để đốt cháy thức ăn tạo năng lượng thay thế năng lượng đã mất đi trong lúc lao tác nặng nhọc và cũng để oxy hóa (đốt cháy), acid lactic được sản xuất trong lao tác cần tới năng lượng kỵ khí (anaerobic) khi oxygen không được cung cấp đầy đủ bởi hô hấp.

Qua những điểm trình bày về huyết ở trên, chứng tỏ huyết là một mô rất quan trọng cho sự sống. Không huyết, không có miễn nhiễm tự nhiên. Không huyết, không có sự chuyên chở thức ăn đến tế bào. Không huyết, không có sự đào thải chất cặn bã. Không huyết, không có huyết sắc tố chuyên chở dưỡng khí (O_2) để đốt cháy thức ăn tạo năng lượng ATP- khí lực của cơ thể, và cũng không đào thải được thán khí (CO_2). Không huyết là không có sự sống.

Sơ lược hiểu biết về Huyết học Tây phương, so sánh với ý niệm của Đông y về huyết, mặc dầu chỉ có tính cách lý thuyết và kinh nghiệm, tầm quan trọng của huyết không khác nhau là mấy.

CHƯƠNG BA

TƯƠNG QUAN GIỮA KHÍ VÀ HUYẾT

Đối với Tây y, tương quan giữa khí huyết rất mật thiết: không huyết không thể có khí, không khí (không ATP) thì tim không bóp để huyết chạy khắp cơ thể. Khí huyết phải có nhau để giúp nhau tồn tại để cùng nhau giữ vững đời sống con người.

Đối với Đông y, cũng tương tợ, khí huyết rất mật thiết với nhau. Tuy nhiên, Đông y coi trọng khí hơn huyết, vì xưa trong những trường hợp xuất huyết hiểm nghèo thầy thuốc chỉ dùng một vị sâm mà cứu vãn được. Nếu chỉ dùng Thục Địa để chữa xuất huyết như ở trên thì không thể cứu sống được bệnh nhân. Theo dược tính, sâm đại bổ nguyên khí, Thục Địa đại bổ tinh huyết. Do đó Đông y bảo thuốc bổ khí sinh ra huyết chớ thuốc bổ huyết không có lý giúp cho khí (để sinh huyết) hoặc không thể cứu vãn một cách hữu hiệu đối với bệnh nhân xuất huyết hiểm nghèo.

Trương Giới Tân (Cảnh Nhạc) bảo: 'Thuốc bổ khí phải có huyết dược mới giúp cho khí, thuốc bổ huyết phải có khí dược mới giúp cho huyết'. Bổ khí phải có huyết dược như bài Bổ Trung Ích Khí mà có vị Đương Quy. Bổ huyết phải có khí dược như bài Bát Trân giảm thiểu vị Bạch truật và Bạch linh.

Lời phát biểu của Cảnh Nhạc rõ ràng là khí huyết có tương quan mật thiết với nhau. Tuy nhiên, nhiều câu hỏi phải được đặt ra trong vấn đề trị liệu:

- Sâm là vị thuốc đại bổ nguyên khí mà cứu khỏi bệnh xuất huyết trầm trọng (trong trường hợp cấp cứu), trong khi Bạch truật và Hoàng kỳ cũng bổ khí mà không dùng được cho bệnh nhân nói trên. Tại sao?

Hải Thượng bảo: vì Sâm mặc dầu bổ khí nhưng có chất nhuận nên sinh ra huyết, còn Bạch Truật bổ khí nhưng quá khô khan nên không thể sinh huyết.

Cách đây hơn 200 năm Ngài Hải Thượng bảo như vậy rất chí lý. Nay ta phải đặt vấn đề tác dụng của Sâm như thế nào trong trường hợp xuất huyết khẩn cấp: Sâm có tác dụng sinh huyết hay cầm huyết (làm huyết ngừng chảy)?

• Nếu Sâm có tác dụng sinh huyết thì Sâm phải tác động vào thận để sinh ra chất Erythropoietic, chất này tác động vào globulin để tạo thành Erythropoietin đi vào tủy xương, từ tủy xương hồng cầu được sinh ra. Với cơ chế như vậy, chúng ta có thể nghĩ rằng lượng hồng cầu được sản xuất không thể nhanh đủ để bù đắp cho lượng huyết mất đi.

• Điều còn lại, trong trường hợp xuất huyết khẩn cấp, Sâm có tác dụng cầm máu bằng cách tăng cường khí lực để tăng tính cường cơ làm cho cơ (bắp thịt) co bóp lại, máu ngừng chảy. Sự tăng cường khí lực do Sâm có thể là Sâm giúp cơ thể sử dụng ATP một cách mau lẹ và hiệu quả hơn. Bên cạnh làm tính cường cơ tăng Sâm cũng có thể giúp cho tủy xương sinh huyết nhưng chỉ là tác động thứ cấp về lâu về dài?

Trong sản khoa, có nhiều người đàn bà sau lúc sanh tử cung hay bị tê liệt không co thắt lại được cho nên xuất huyết không ngừng. Tây y phải dùng **oxytocin** làm cho tử cung co thắt thì huyết ngừng chảy. Nếu không được phải cắt tử cung. Đối với Đông y chỉ dùng Độc Sâm hoặc Bạch Cập. Độc Sâm trong trường hợp này làm cho tử cung co thắt lại?

- Bạch truật và Hoàng kỳ cũng bổ khí nhưng không được sử dụng trong trường hợp xuất huyết cấp tính. Vì sao? Có lẽ Bạch Truật và Hoàng Kỳ không giúp cho khí lực một cách mau chóng như Sâm để có thể tăng tính cường cơ để dẫn tới máu ngừng chảy.

- Thục địa đại bổ tinh huyết, tại sao không được sử dụng trong trường hợp xuất huyết cấp tính. Xưa bảo vì thuốc bổ huyết không giúp cho khí mà chỉ có khí mới sinh ra huyết (Dương sinh ra Âm).

Bạch Truật và Hoàng Kỳ là những vị thuốc bổ khí, Thục địa và Đương qui là những vị thuốc bổ huyết. Bốn vị đó đều không được dùng vào bệnh xuất huyết cấp tính, vì sao?

• Bạch truật và Hoàng kỳ là hai vị thuốc bổ trong bài Bổ Trung Ích Khí được dùng để thăng dương. Những người bị bệnh trĩ mới phát, những người thiếu khí (khó thở), hoặc những người đàn bà trụt thai đều dùng được. Tôi đã kinh trị những bệnh như trên với bài Bổ Trung Ích Khí đều thấy kiến hiệu,

Trong trường hợp trụt thai là vì giây chằng (ligament) của tử cung bị nhuyễn, tính cường cơ giảm nhiều, dùng bài Bổ Trung gia giảm chỉ vài tiếng đồng hồ sau là bào thai sẽ lên. Như vậy bài Bổ Trung đã làm tăng tính cường cơ của các giây chằng cho nên giây chằng co ngắn lại và tử cung được nâng lên cao.

Như vậy tại sao không lợi dụng tính cường cơ của bài Bổ Trung để chữa bệnh thoát huyết? Vì rằng huyết thoát là huyết đang chảy ra, Đương Qui hoạt huyết (làm máu chạy mạnh) nên không thể dùng. Vì rằng thoát huyết đương nhiên cơ thể bị khô ráo, Bạch Truật quá khô ráo nên không thể dùng.

• Thục Địa đại bổ tinh huyết nhưng không thể dùng trong trường hợp thoát huyết cấp tính. Có lẽ Thục Địa không tác dụng trực tiếp trong việc sử dụng ATP là năng lượng làm tăng tính cường cơ. Còn Đương Qui là vị thuốc làm hoạt huyết lại càng không thể dùng. Thục Địa và Đương Qui có thể bổ huyết mà không thể cầm huyết, có thể bổ huyết qua giai đoạn Erythropoietin hoặc ở giai đoạn tủy.

Riêng về tương quan giữa khí và huyết như Cảnh Nhạc đã nói: 'Bổ khí phải có huyết dược mới giúp cho khí, bổ huyết phải có khí dược mới giúp cho huyết' không còn nghi ngờ gì nữa, khí phải nhờ huyết mang thức ăn và dưỡng khí đến tế bào mới có thể tạo thành ATP – là năng lượng – là khí. Huyết phải nhờ khí –

ATP – huyết mới lưu thông đượng trong cơ thể, nhờ khí mà các tế bào kể cả tế bào máu mới chu toàn nhiệm vụ vật lý và hóa học. Tác động giữa khí và huyết là tác động hỗ tương, không bên nào hơn bên nào. Khí huyết đều quan trọng như nhau.

THIÊN CHÍN

ÁP DỤNG NGŨ HÀNH VÀO LỤC PHỦ NGŨ TẠNG

Lời dẫn:

Cơ thể con người, ngoài đầu, mình và tứ chi, Đông y còn chia làm Tam Tiêu: Thượng Tiêu, Trung Tiêu và Hạ Tiêu.

Thượng Tiêu từ yết hầu đến hoành cách mô gồm cổ họng, tim và phổi (tâm và phế).

Trung Tiêu từ hoành cách mô tới rốn gồm gan (can), mật (đởm), tỳ (tụy tạng), dạ dày (vị), lá lách và một phần ruột non (tiểu trường) gồm thập nhị chỉ trường (Duodenum) và không tràng (Jejunum).

Hạ Tiêu từ rốn đến hốc chậu gồm thận và nang thượng thận, bàng quang, một phần tiểu trường là hồi tràng (Ileum) và manh tràng (Cecum), cuối cùng là đại tràng (Colon).

Như vậy Tam Tiêu chứa đủ Ngũ tạng là Tâm, Phế, Tỳ, Can, Thận và Lục phủ là Đởm, Vị (dạ dày), Tiểu trường, Bàng Quang, Đại trường và chính Tam Tiêu nữa. Như vậy Tam Tiêu tự nó là một phủ chứa đựng 5 tạng và 5 phủ kia. Ta phải tìm cho ra tạng nào thuộc phủ Tam Tiêu. Riêng về Ngũ tạng và Ngũ phủ, tôi xếp theo thứ tự Ngũ hành tương sinh: Tỳ Thổ, Phế Kim, Thận Thủy, Can Mộc, và Tâm Hỏa. Phủ cũng vậy, đặt liền với tạng: Vị Thổ, Đại trường Kim, Bàng quang Thủy, Đởm Mộc, và Tiểu trường Hỏa.

Tạng thuộc âm, phủ thuộc dương, do đó không gian, thời gian gồm thiên can và địa chi đều thuộc ngũ hành và âm dương.

- Không gian: với ngũ phương thì Tỳ thuộc trung ương (Tỳ là Thổ, là trái đất ảnh hưởng bởi tứ phương: Đông, Tây, Nam, Bắc. Phế thuộc phương Tây (Kim). Thận thuộc phương Bắc (Thủy). Can thuộc phương Đông (Mộc). Tâm thuộc phương Nam (Hỏa).

- Thời gian: gồm Thiên Can và Địa Chi.

• Thiên Can thì tạng thuộc Can Âm, phủ thuộc Can Dương. Ví dụ Giáp Ất thuộc Mộc, gan thuộc Ất, Đởm thuộc Giáp.

• Địa chi cũng vậy, Dần Mão thuộc Mộc thì Can thuộc Mão, Đởm thuộc Dần. Tỳ thuộc Thổ, Thìn, Tuất, Sửu, Mùi thuộc Thổ thì Tỳ thuộc Âm Thổ là Sửu Mùi, Vị thuộc Dương Thổ là Thìn Tuất v.v...

Để tiện việc áp dụng Ngũ Hành vào y học, sau đây là bảng tóm lược Ngũ Hành đối với không gian, thời gian và vạn vật.

Ngũ Hành áp dụng vào thời gian, không gian và vạn vật:

NGŨ HÀNH	KIM		THỦY		MỘC		HỎA		THỔ	
VẠN VẬT	+	-	+	-	+	-	+	-	+	-
NGŨ PHƯƠNG	TÂY		BẮC		ĐÔNG		NAM		TRUNG ƯƠNG	
TỨ QUÝ	THU		ĐÔNG		XUÂN		HẠ		THÁNG 3, 6, 9, 12	
THIÊN CAN	CANH	TÂN	NHÂM	QUÝ	GIÁP	ẤT	BÍNH	ĐINH	MẬU	KỶ
ĐỊA CHÍ	THÂN	DẬU	TÝ	HỢI	DẦN	MÃO	NGỌ	TY	THÌN TUẤT	SỬU MÙI
LỤC DÂM	TÁO		HÀN		PHONG		THỬ NHIỆT		THẤP	
NGŨ TÍNH	TÁO		HÀN		LƯƠNG		NHIỆT		ÔN	
NGŨ SẮC	TRẮNG		ĐEN		XANH		ĐỎ		VÀNG	
NGŨ TẠNG	PHẾ		THẬN		CAN		TÂM		TỲ	
LỤC PHỦ	ĐẠI TRƯỜNG		BÀNG QUANG		ĐỞM		TIỂU TRƯỜNG TAM TIÊU		VỊ	
NGŨ VỊ	CAY		MẶN		CHUA		ĐẮNG		NGỌT	
MÙI	NỒNG		KHẨN		TANH		KHÉT		THƠM	
THẤT TÌNH	BI AI (BUỒN)		KINH KHỦNG (SỢ)		Ố-NỘ (GIẬN)		HOAN HỶ (VUI MỪNG)		ƯU TƯ (LO NGHĨ)	
NGŨ ÂM	THƯƠNG		VÕ		GIÁC		CHỦY		CUNG	
NGŨ HÌNH	TRÒN		DÀI		CONG QUEO		NHỌN		VUÔNG	

CHƯƠNG MỘT

TỲ VỊ

TỲ

Người xưa bảo Tỳ là lá lách (Spleen), rất quan hệ đến sự tiêu hóa. Không Tỳ thì chết. Đem cắt bỏ lá lách vẫn sống. Như vậy, Tỳ không phải là lá lách. Tỳ phải là Tụy tạng (Pancreas) vì Tụy tạng cần cho sự tiêu hóa thức ăn. Nếu không có Tụy tạng con người không thể sống được. Đông y lầm Tỳ là lá lách, có thể vì lá lách nằm sát dạ dày dễ thấy, Tụy tạng nằm sau dạ dày khó thấy. Cũng có thể Tụy tạng được nuôi bởi động mạch lá lách (Spleen artery = Leanal artery) nên Đông y lầm Tỳ là lá lách trên phương diện mạch lý vì mạch lý dựa trên máu lưu thông trong huyết quản (đọc Mạch Lý Cơ Trung).

Sơ lược Cơ Thể Học:

- **Định vị**: nằm bắc ngang sau thành bụng, sau dạ dày. Tụy tạng được chia làm 3 phần: đầu, thân và đuôi. Đầu nằm sát thập nhị chỉ tràng, có ống dẫn từ Tụy tạng (Pancreasduct) kết hợp với ống dẫn mật (bile duct) từ túi mật (Gallbladder) đổ vào thập nhị chỉ tràng (Duodenum) qua một lỗ chung (Papilla duodeni). Thân nằm sau dạ dày khoảng cột sống lưng số 1 và số 2 (L1, L2). Đuôi nằm trước mặt thận trái, liền với lá lách. Tụy tạng được nuôi bởi động mạch lá lách (Spleen artery).

- Độ lớn nhỏ: Tụy tạng dài khoảng 12-15 cm, nặng 80-90 grams.

- Màu sắc: màu vàng nhạt.

Sơ lược Sinh Lý Học:

Tụy tạng có hai nhiệm vụ: Ngoại tiết và Nội tiết (xem phần Nội tiết).

- Ngoại tiết (Exocrine): chất được tiết ra bởi tuyến Ngoại tiết là Phân Hóa Tố (Enzyme). Gọi là ngoại vì không ở trong máu. Với nhiệm vụ ngoại tiết, Tụy tạng tiết các phân hóa tố như Lipase để tiêu chất mỡ, Amylase để tiêu chất đường, Trypsin và Chymotrypsin để tiêu hóa chất thịt. Các chất này kết hợp với chất mật (bile) của túi mật đổ vào thập nhị chỉ tràng (Duodenum) để tiêu hóa thức ăn từ dạ dày xuống. Mỗi ngày Tụy tạng tiết khoảng 1200 ml phân hóa tố tiêu hóa.

- Nội tiết (Endocrine): chất được tiết ra bởi tuyến Nội tiết gọi là kích thích tố (KTT) (Hormone). Kích thích tố (KTT) được tiết thẳng vào máu nên gọi là nội (trong máu). Tụy tạng tiết chất kích thích tố Insulin để giảm đường trong máu và kích thích tố Glucagons để tăng đường trong máu (đã nói ở Hệ nội tiết).

Đông y:

- Định vị: Tỳ thuộc Trung tiêu. Theo hình vẽ mà cụ Phạm Văn Điều lấy từ sách Đông Diên để vào quyển 'Đông y Dược học khóa toát yếu' thì thật sự Tỳ là Tụy tạng (khác hẳn lá lách, lá lách không nằm sát Duodenum).

- Ngũ sắc: màu vàng nhạt.

- Ngũ vị: thích mùi thơm, vị ngọt nhập Tỳ. Tỳ tiết phân hóa tố tiêu hóa cho nên thuốc trị về Tỳ thường có Khương, Táo, và Cam Thảo (thơm ngọt).

- Ngũ âm: âm: cung, Thanh: ca hát.

- Thất tình: ưu tư. Lo lắng nhiều hại Tỳ.

- Ái ố: ưa ráo, thích hòa hoãn. Ưa ráo vì Tỳ thuộc Thổ ẩm ướt nên ưa ráo. Thuốc về Tỳ có Bạch linh để ráo, Cam thảo để hòa hoãn.

- Biến động: khạc nhổ, nôn ọe.

- Công năng: Tỳ chủ kho tàng, mùi vị ở đó mà ra. Tỳ chủ cơ nhục và tứ chi. Tỳ yếu thì gầy, tứ chi mỏi mệt.

- Bộ phận đặc trưng: miệng, môi, dãi, nhớt trong miệng.

- Số hà đồ: số sinh: 5; số thành: 10 (Thiên ngũ sinh Thổ địa thập thành chi).

- Bát quái: thuộc quẻ Khôn.

- Ngũ hành: thuộc hành Thổ. Tạng Tỳ đối với con người như trái đất trong thái dương hệ, không gì không nhận, không gì không chứa.

- Không gian: trung ương (4 phương là Đông, Tây, Nam Bắc).

- Thời gian: (Tứ thời) Trường Hạ.

- Thiên Can: Mậu Kỷ. Tỳ là tạng thuộc Âm, Âm Thổ. Mậu Kỷ thuộc Thổ, Kỷ âm Thổ. Tỳ thuộc Kỷ.

- Địa chi: Sửu Mùi (âm Thổ) thuộc tháng 6 và tháng 12.

- Lục khí: thuộc khí Thái Âm. Về Ngũ Hành Tỳ thuộc Thổ; Thiên khí là Thái âm, địa hành là Thổ (Thổ ẩm thấp) nên gọi là Thái Âm Thấp Thổ.

- Kinh mạch: thuộc Túc Thái Âm.

- Mạch: bộ quan bên phải. Tính mạch hòa hoãn.

- Bệnh thời: Tỳ bệnh thường khởi từ Mậu Kỷ (Thổ). Khỏi ở Tân Canh (thuộc Kim, mùa thu). Không khỏi, dây dưa ở Nhâm Quý (Thủy, mùa đông) và sẽ lâm nguy ở Giáp Ất (thuộc Mộc, mùa xuân).

Theo Ngũ hành thì Tỳ thuộc Thổ, gặp tháng Mậu Kỷ lại Thổ. Hai Thổ hợp nhau đưa đến Thổ quá vượng (Mãn chiêu tổn, đầy quá thì bị hại) nên Tỳ bị hại. Thổ đẻ ra Kim (Tương sinh) nên Thổ được vợi đi. Do đó gặp Tân Canh thì Tỳ Thổ khỏi bệnh. Nếu

không khỏi thì dây dưa ở Nhâm Quý (Thủy), Thổ khắc Thủy
nên Tỳ Thổ không chết. Tới Giáp Ất thì Thổ lâm nguy vì Giáp Ất
thuộc Mộc. Mộc khắc Thổ, Tỳ chết. Dựa vào giải thích trên cha
ông chúng ta đã biết được ngày chết sống của bệnh nhân. Đó là
sự thật với điều kiện định bệnh đúng và bắt mạch đúng.

Nay với hình thức tân giải, ta giải thích như sau: Tỳ khởi
bệnh ở Mậu Kỷ vì Tỳ Thổ vốn ẩm ướt, nay gặp Mậu Kỷ là Thổ
(Trường Hạ hay mưa dầm dề), hai Thổ gặp nhau lại càng ẩm
ướt hơn nên thành bệnh. Khỏi bệnh ở Ất Canh thuộc Kim khô
ráo. Tỳ ưa khô ráo, gặp Kim giúp Tỳ nên Tỳ khỏi bệnh. Nếu
không khỏi bệnh thì dây dưa ở Nhâm Quí. Nhâm Quí thuộc
Thủy (mùa đông) tuy không khô ráo bằng mùa thu nhưng vì
lạnh nên vẫn khô ráo hơn so với Trường Hạ, do đó không chết.
Lâm nguy ở Giáp Ất, vì Giáp Ất thuộc Mộc, thuộc mùa Xuân cây
cỏ và vạn vật đều nẩy nở kể cả con người. Khi nẩy nở thì đòi hỏi
năng lượng từ thức ăn. Tỳ yếu không đủ sức cung cấp thức ăn
nên phải chết. Đây là một kiểu mẫu tân giải, tôi không cần giải
thích thêm nếu thấy không cần thiết ở những phần sau.

HÌNH VẼ TỤY TẠNG

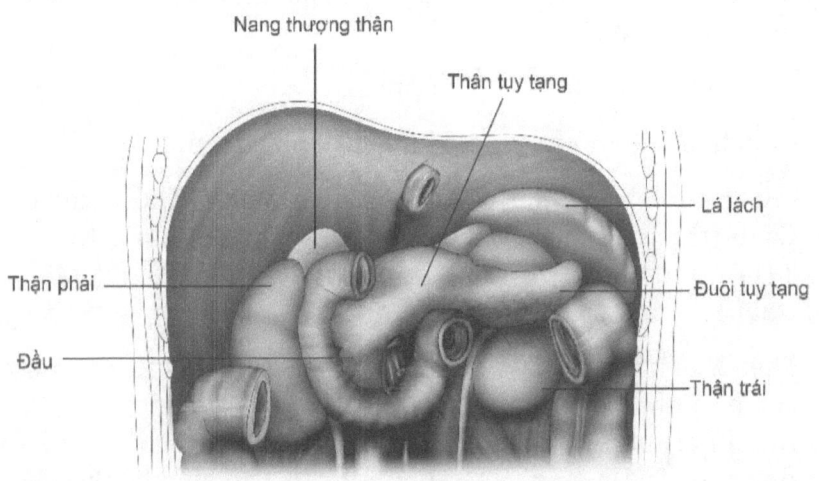

188

VỊ (DẠ DÀY, PHỦ CỦA TỲ)

Sơ lược Cơ Thể Học:

- Định vị: dạ dày nối liền với thực quản. Nơi nối liền với thực quản gọi là Cardia (cửa dạ dày). Cardia nằm ngay đốt sống ngực số 10, dưới mũi xương mỏ ác (sternum). Từ đó dạ dày chạy xuống, cong cong, nằm về phía trái cột sống cho tới đốt sống T12 thì cong về phía phải cột sống để U môn (Pyloric Antrum) đổ vào Thập nhị chỉ tràng (Duodenum).

Dạ dày được chia làm 3 phần: đáy, thân và u môn.

Dạ dày được bao phủ bởi một lớp chất nhờn (Mucus) ở phía trong để chống sự tác hại của Acid Chloridric từ dạ dày tiết ra. Trong dạ dày có nhiều nếp nhăn.

Dạ dày được nuôi bởi động mạch Tả vị, Hữu vị và một phần từ động mạch nuôi lá lách. Các nhánh động mạch Tả vị (Left Gastric) và Hữu vị (Right Gastric) phát xuất từ động mạch gan (Hepatic Artery).

Sơ lược Sinh Lý Học:

- Nhiệm vụ: dạ dày là nơi chứa thức ăn và tiêu hóa thức ăn qua hình thức vật lý với sự co bóp và nhào trộn, một phần ít qua hình thức hóa học như Hydrochloric Acid và hiện tượng thủy phân.

Khi đồ ăn được nghiền nát ở miệng bởi răng, một phần chất đường được tiêu hóa nhờ phân hóa tố ở miệng, một phần đường khác với các thức ăn khác theo thực quản xuống dạ dày. Ở đây dạ dày tiết Acid Hydrochloric cộng với sự co bóp và nhào trộn của dạ dày, thức ăn được biến thành nhũ trấp. Nhũ trấp được dạ dày co bóp (cứ 20 giây/lần) đẩy xuống u môn rồi đẩy vào ruột non (Thập nhị chỉ tràng).

Ở Thập nhị chỉ tràng, nhờ các phân hóa tố từ tạng Tỳ như Amylase, Lipase, Proteinase, với nước mật (Bile) từ túi mật đổ vào, các đồ ăn được tiêu hóa theo hình thức thoái biến, nghĩa rằng đồ ăn từ **phức thể** hóa thành **giản thể**, rồi từ **giản thể** biến thành **đơn thể**. Đơn thể được ruột non hấp thụ đem vào máu dẫn tới nơi sử dụng. Phức thể như Protein (thịt) bị phân hóa tố Proteinase bẻ nhỏ thành giản thể Peptide, Peptide bị bẻ nhỏ nữa thành đơn thể là Amino Acid (Acid đạm). Amino Acid được hấp thụ qua ruột vào máu. Phức thể đường như Glucide (tinh bột) hợp với Amylase bẻ nhỏ dần thành đơn thể là Glucose để được hấp thụ qua ruột vào máu. Phức thể mỡ (Lipid) cũng bị phân hóa tố Lipase bẻ thành đơn thể là Acid béo (Fatty Acid) để được hấp thụ vào máu. Như vậy Tỳ Vị, đặc biệt Tỳ (Tụy tạng) rất quan hệ cho việc tiêu hóa thức ăn cho nên Tỳ chủ cho cơ nhục là đúng lắm. Dạ dày có thể đựng tối đa là một lít thức ăn.

Đông y:

- Định vị: Vị thuộc Trung tiêu, nằm dưới xương mỏ ác 4 tấc và trên rốn 4 tấc.

- Màu sắc: trắng hồng, không có gì đặc biệt.

- Ngũ vị: tùy thuộc tạng Tỳ.

- Ngũ âm: như Tỳ.

- Thất tình: cũng như Tỳ, lo lắng nhiều rất hại cho dạ dày, dễ bị loét vì Hydrochloric Acid hoặc vì Histamnin tiết ra nhiều khi ta lo lắng quá.

- Ái ố: dạ dày ưa ẩm ướt mà ghét khô ráo (khác với Tỳ).

- Biến động: là ọe mửa.

- Công năng: chứa thức ăn, là biển chứa thức ăn, chứa đủ năm mùi vị, phân phát đủ cho năm tạng sáu phủ như đắng vào Tạng Tâm, chua vào Tạng Can, ngọt vào Tạng Tỳ, mặn vào Tạng Thận, cay vào Tạng Phế. Khí của năm Tạng lục phủ đều nhờ ở dạ dày.

- Bát quái: thuộc quẻ Cấn.

- Ngũ hành: thuộc Thổ (Dương Thổ).

- Không gian: thuộc trung ương.

- Thời gian: (Tứ thời) thuộc Trường Hạ.

- Thiên can: thuộc Mậu.

- Địa chi: thuộc Thìn Tuất.

- Lục khí: khí Dương Minh. Thành ra Dương Minh táo Kim: khô ráo nên dạ dày ưa ướt để bớt ráo.

- Kinh mạch: thuộc Túc Dương Minh.

- Mạch: khinh án ở Hữu quan (xem mạch phủ ở quyển Mạch Lý Cơ Trung).

HÌNH VẼ DẠ DÀY

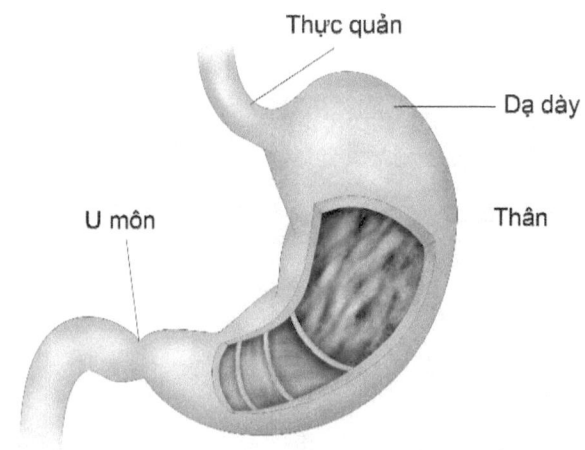

CHƯƠNG HAI

PHẾ VÀ ĐẠI TRƯỜNG

PHẾ

Sơ lược Cơ Thể Học:

- Định vị: phổi nằm trong lồng ngực gồm hai lá: lá phổi phải có 3 thùy, lá phổi trái có 2 thùy. Đỉnh phổi nhô quá sườn số 1. Đáy phổi trái nằm quá sườn số 6, lõm vào phía trên, nằm trên hoành cách mô. Đáy phổi phải nằm trên hoành cách mô sát với thùy gan bên trái cùng dạ dày và lá lách.

- Độ lớn nhỏ: phổi phải cân nặng khoảng 625 g, phổi trái khoảng 567 g. Lúc thở vào diện tích của phổi khoảng 70 m². Lúc nghỉ ngơi lượng không khí lúc thở vào và thở ra khoảng 1/2 lít (500 cc không khí lúc thở vào, 500 cc thở ra).

- Mạch máu của phổi: phổi có hai hệ mạch máu: động mạch nuôi phổi và hệ mạch máu thuộc tuần hoàn.

Động mạch nuôi phổi là động mạch phế quản (Bronchial Artery).

Hệ mạch tuần hoàn:

Động mạch phổi: đem máu đen từ tâm thất phải vào phổi để thải thán khí.

Tịnh mạch phổi: đem máu đỏ từ phổi về tâm thất trái để đi nuôi cơ thể với dưỡng khí và các chất bổ dưỡng khác.

- Màu sắc: phổi có màu trắng ánh kim khí.

Sơ lược Sinh Lý Học:

- Nhiệm vụ: phổi là nơi thải khí độc như thán khí (CO_2) và nhận dưỡng khí (O_2). Khi máu đỏ từ tâm thất trái mang dưỡng khí và thức ăn đi nuôi các tế bào bằng cách giúp các tế bào đốt cháy thức ăn để tạo năng lượng đồng thời máu mang thán khí (CO_2) và các chất đào thải từ các tế bào về tâm thất phải. Máu từ tâm thất phải mang thán khí ra phổi để đổi lấy dưỡng khí rồi mang dưỡng khí về tâm thất trái để đi nuôi cơ thể. Riêng những chất cặn bã khác thì máu mang tới thận để được lọc và tống ra nước tiểu. Ngoài nhiệm vụ đào thải thán khí (CO_2) và hấp thụ dưỡng khí phổi còn có nhiệm vụ điều hòa lượng acid và base trong cơ thể (điều hòa lượng kiềm/toan trong cơ thể).

- Khả năng: bình thường cứ mỗi phút thì phổi thở được 12 lần. Mỗi lần thở phổi hít vào khoảng 500 cc và thở ra cũng vậy. Như vậy, với nhịp 12 lần/phút thì phổi nhận được 500 cc x 12 = 6000 cc (6 lít) không khí.

Đông y:

- Định vị: phổi ở Thượng tiêu (từ hoành cách mô đến cổ họng).

- Ngũ sắc: phổi màu trắng, ánh kim khí.

- Ngũ vị: vị cay, mùi gắt.

- Ngũ âm: âm thương, thanh là khóc.

- Thất tình: bi ai. Bi ai quá làm hại phổi.

- Ái ố: phổi ưa thu teo, ghét nghịch khí (hơi đưa ngược lên).

- Biến động: ho

- Công năng: hô hấp (chức vụ tướng phó, trị tiết ở đó).

- Bộ phận đặc trưng: lỗ mũi, đặc biệt da và lông, tóc (phế chủ bì mao).

- Số Hà đồ: số sinh là số 4, số thành là 9 (địa tứ sinh Kim, Thiên cửu thành chi).

- Bát quái: thuộc quẻ Kiền.

- Ngũ hành: thuộc Kim- âm Kim.

- Không gian: thuộc phương Tây.

- Thời gian: (tứ thời) thuộc mùa thu.

- Thiên Can: Tân.

- Địa chi: Dậu.

- Lục khí: Thái âm.

- Kinh mạch: Thủ Thái âm.

- Mạch: hữu thốn, tính mạch mao sáp.

- Bệnh thời: nếu phổi bị bệnh thường phát khởi ở tháng Canh Tân (mùa thu thuộc Kim), khỏi ở tháng Nhâm Quí (mùa đông thuộc Thủy), không khỏi thì dây dưa ở tháng Giáp Ất (mùa xuân thuộc Mộc) và lâm nguy ở Bính Đinh (mùa hạ thuộc Hỏa).

Bệnh phổi phát khởi ở mùa thu vì phổi ưa thu teo. Mùa thu thuộc Kim, thu teo. Phổi đã thu teo nay lại thu teo hơn, thu teo quá nên thành bệnh (Mãn chiêu tổn – đầy thì có hại). Khỏi ở mùa đông vì mùa đông không khô ráo như mùa thu, không thu teo như mùa thu. Dây dưa ở mùa xuân vì mùa xuân thăng phát khác hẳn mùa thu. Tuy nhiên, phổi không bị hại là mấy. Lâm nguy ở mùa hạ vì mùa hạ là mùa bành trướng, nóng. Phổi không thu teo được mà chết.

HÌNH VẼ PHỔI

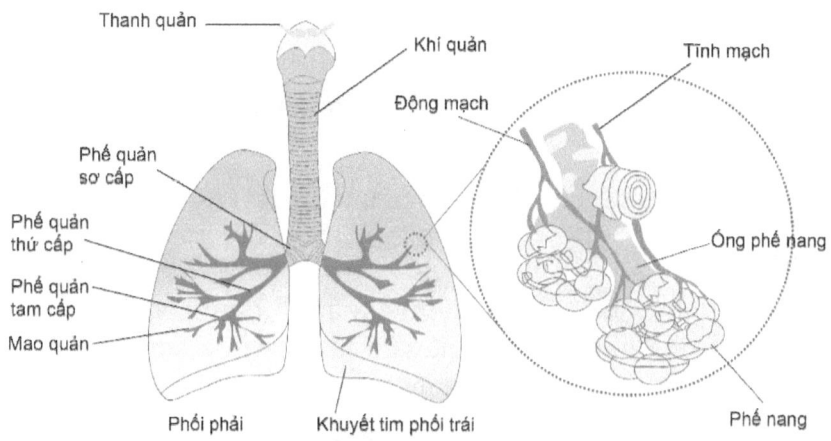

ĐẠI TRƯỜNG (RUỘT GIÀ: PHỦ CỦA PHẾ)

Sơ lược Cơ Thể Học:

Đại trường gồm 5 phần:

- Thăng kết tràng (Đại trường lên- Ascending colon) bắt đầu từ Manh tràng (Coecum) ở hốc chậu phải (Right Iliac) đi lên tới góc dưới bên phải của thùy gan phải thì bắt đầu trở thành Hoành kết tràng (Đại tràng ngang – Transversing Colon).

- Hoành kết tràng (Đại tràng ngang- Transversing Colon) từ Thăng kết tràng chạy ngang qua cột sống, phía trên lỗ rốn, hơi chùng xuống, rồi lại đi lên gặp vành lớn dạ dày (Greater Curvature of the Stomach) nằm bên trái hốc bụng.

- Từ đây Hoành kết tràng trở thành Hàng kết tràng (Đại tràng xuống – Descending Colon).

- Từ Hoành kết tràng bên trái hốc bụng chạy xuống tới phía trong xương chậu trái (Left Iliac), từ đây trở thành Chi Trạng kết tràng. Chi trạng kết tràng (Đại tràng chạy dích dắc như chữ

Z = Sigmoid Colon) hơi dích dắc trong vùng chậu tiếp nối với trực tràng (Rectum).

- Trực tràng (ruột già thẳng – Rectum) tiếp nối với hậu môn (Anus)

Mạch máu: đại tràng được nuôi dưỡng bởi động mạch ruột (Mesenteric Artery).

Đại trường từ Manh tràng đến hậu môn dài khoảng 1.5 m.

Sơ lược Sinh Lý Học:

- Nhiệm vụ: ruột già có nhiệm vụ hấp thụ nước và khoáng chất, quan trọng nhất là ruột già còn là nơi chứa chất cặn bã của thức ăn để tống ra ngoài hậu môn.

- Hấp thụ nước và khoáng chất: khi nhũ trấp từ ruột non ra đến Thăng kết tràng thì vẫn còn lỏng cho nên nước và khoáng chất được hấp thụ nhiều nhất ở đây, tới Hoành kết tràng thì dần dần đặc lại ở Hàng kết tràng để thành phân. Hàng ngày Đại tràng có thể hấp thụ được khoảng 80 ml đối với 450 ml của nhũ trấp (80/450) chính nhờ sự hấp thụ này mà chúng ta có thể để thuốc vào hậu môn khi mà bệnh nhân không thể sử dụng thuốc bằng đường miệng.

- Chất chứa cặn bã: cặn bã của đồ ăn chứa tại ruột già được gọi là phân. Phân bao gồm 3/4 là nước, 1/4 là chất đặc gồm 30 % là xác chết của vi trùng, 70 % còn lại là khoáng chất và các đồ ăn chưa tiêu hóa.

Sự co bóp của ruột già để đẩy phân ra ngoài chỉ xảy ra 1-2 lần trong một ngày. Đặc biệt sự co bóp này xảy ra một cách thường xuyên khoảng 15 phút trước hay sau bữa ăn sáng khoảng 1 tiếng đồng hồ. Nhờ sự co bóp ruột già dẫn tới phản xạ đẩy phân với sự thư giãn của cơ vòng hậu môn phân được tống ra ngoài. Nếu vì nhu cầu cơ vòng hậu môn có thể co thắt theo ý muốn để nín đại tiện. Như vậy, chỉ vài phút thì phản xạ đại tiện bị đình chỉ, có thể vài giờ sau tới khi có phân mới thêm vào trực tràng mới có phản xạ khác. Cứ tự ý nín đại tiện nhiều lần như

196

vậy sẽ dẫn tới táo bón vì phân bị khô bởi ruột già hút nước và phản xạ đại tiện yếu dần sẽ tạo thành táo bón kinh niên.

Đông y:

- Định vị: ruột già ở Hạ tiêu, dài 2 trượng một thước (~10.5 m), nặng 2 cân 10 lượng.

- Biến động: đi đại tiện chảy hay táo bón.

- Công năng: ruột già là nơi hứng nhận cặn bã của thức ăn từ ruột non để tống ra ngoài.

- Bộ phận đặc trưng: lỗ mũi.

- Bát quái: thuộc quẻ Đoài.

- Ngũ hành: thuộc Kim (dương Kim).

- Không gian: phương Tây

- Thời gian: (tứ thời) thuộc mùa thu.

- Thiên can: Canh.

- Địa chi: Thân.

- Lục khí: thuộc khí Dương Minh của trời, ở đất là Kim (Dương Minh Táo Kim)

- Kinh mạch: thuộc Thủ dương Minh.

- Mạch: khinh án ở hữu thốn (xem Mạch Lý Cơ Trung ở phần Mạch lục phủ).

Tương quan giữa Tỳ và Phế:

Khi còn nằm trong bụng mẹ, qua thai bàn (nhao), thai nhi được nuôi dưỡng bởi thức ăn từ máu của mẹ, kể cả dưỡng khí (O_2). Nếu chỉ có thức ăn mà không có dưỡng khí để đốt thức ăn thành năng lượng thì thai nhi sẽ chết. Khi hài nhi lọt lòng mẹ, tiếng khóc đầu tiên báo hiệu phổi của hài nhi bắt đầu hô hấp, bắt đầu lấy dưỡng khí một cách độc lập khỏi máu mẹ. Đời sống sinh lý của hài nhi bắt đầu độc lập. Với thức ăn từ sữa mẹ đầy đủ thịt, đường và mỡ, Tỳ của hài nhi tiết các chất phân hóa tố để tiêu hóa thức ăn, một mặt phổi của hài nhi cung cấp dưỡng khí để đốt thức ăn tạo thành năng lượng cho sự sống. Ngoài ra Tỳ còn tiết kích thích tố Insulin và Glucagon để điều hòa lượng đường trong máu. Chính nhờ dưỡng khí (O_2) từ phổi mà đường (Glucose) được đốt cháy để tạo thành năng lượng dưới dạng ATP (Adenosin Triphosphore).

Với lý lẽ như trên, Tỳ không Phế thì không có sự sống. Phế không Tỳ cũng không có sự sống. Tỳ với Phế có quan hệ mật thiết – Thổ với Kim có quan hệ mật thiết. Ngoài ý nghĩa sinh lý học chúng ta có thể hỏi tại sao tạo hóa không thay thế 'tiếng khóc chào đời bằng tiếng cười chào đời', cười lớn cũng nở phổi vậy. Vì vấn nạn như vậy nên Ôn Như Hầu mới thốt lên:

"Thảo nào khi mới chôn nhao,
Đã mang tiếng khóc ban đầu mà ra".

Rồi đến Yên Đổ: "Một lần mình khóc lần người khóc.
                        Sống thác đôi lần hạt lụy rơi"

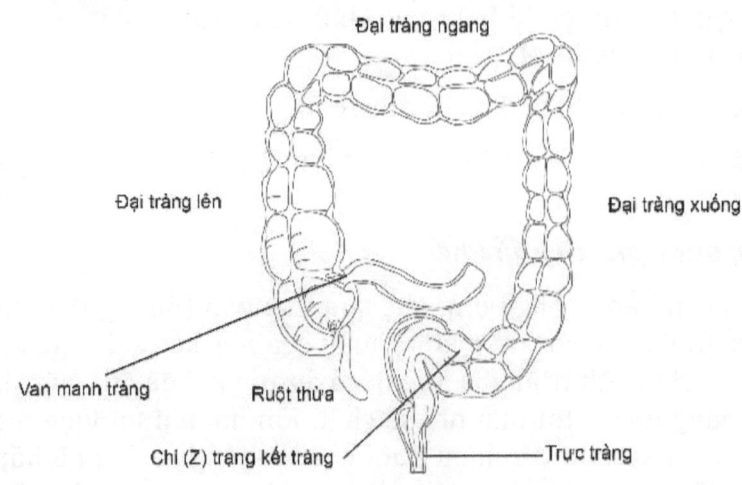

CHƯƠNG BA

TẠNG THẬN VÀ BÀNG QUANG

TẠNG THẬN:

Sơ lược Cơ Thể Học:

- Định vị: thận có hai quả hình hạt đậu. Hai quả nằm hai bên cột sống, nằm sau màng bụng (Peritoneum), bờ trên ngang với đốt sống ngực thứ 12 (T12: 12th Thoracic Vertebra), bờ dưới ngang với đốt sống lưng thứ 3 (L3: 3rd Lumbar). Thận phải hơi thấp hơn thận trái có thể vì gan đẩy xuống. Thận trái dài và hẹp hơn thận phải.

- Độ lớn nhỏ: bề dài mỗi thận khoảng 11.25 cm, bề rộng khoảng 5-7.5 cm, bề dày 2.5 cm. Mỗi thận cân nặng khoảng 115-155 gr.

- Huyết quản: thận được nuôi bởi động mạch thận phải và trái phát xuất từ động mạch chủ bụng. Tịnh mạch của hai thận đổ về xoang tịnh mạch dưới (inferior vena cava).

- Màu sắc: thận màu đỏ sậm, hao hao đen.

Sơ lược Sinh Lý Học:

- Nhiệm vụ: thận là một cơ quan điều hòa lượng nước trong cơ thể bằng cách bài tiết và tái hấp thụ, điều hòa chất kiềm/toan (acid/base), hoạt hóa vitaminamin D, kích thích tạo hồng cầu và hoạt hóa Angiotensin (chất làm mạch máu co lại).

- Điều hòa lượng nước trong cơ thể: bởi ảnh hưởng của chất Aldsterone (của vỏ nang thượng thận), ADH (Antidiuretic Hormone = kích thích tố chống lợi tiểu) của não thùy và 'Trung tâm khát' của Hạ bộ thị khâu, thận vừa đào thải chất cặn bã từ máu ra nước tiểu, vừa tái hấp thụ nước và muối khoáng đang cần thiết cho cơ thể. Nhờ vậy máu được thanh lọc và lượng nước trong cơ thể đặc biệt là thể tích máu luôn luôn khoảng 5 lít.

- Điều hòa chất Kiềm/Toan: lượng kiềm/toan luôn luôn phải quân bình để nồng độ acid luôn luôn là 7.4 (pH: 7.4). Nếu pH là nồng độ acid nhỏ thua 7.4 là bị acid quá, nếu pH lớn hơn 7.4 là kiềm quá. Acid quá hoặc kiềm quá thì thành bệnh. Nếu acid quá thận có nhiệm vụ đẩy acid ra nước tiểu, ngược lại nếu kiềm quá thận lại phải thải kiềm qua nước tiểu để pH luôn luôn = 7.4.

- Hoạt hóa vitaminamin D: tiền chất của Vitaminamin D là 7 – Dehydrocholesterol. Chất này ở trong da nhờ ánh sáng mặt trời mà trở thành Vitamin D3 (Cholecalcifecol) ở trong gan với dạng bất hoạt. Lúc Vitamin D3 tới thận thì được hoạt hóa. Nhờ Vitamin D ruột mới hấp thụ được chất Calcium (vôi) để tạo thành xương v.v...

- Kích thích tạo hồng cầu: lúc còn trong bào thai thì gan, lá lách và hạch bạch cầu sản xuất hồng cầu. Sau lúc sinh thì tủy xương là nơi sản xuất hồng cầu. Trong thận có 'yếu tố tạo hồng cầu' (Erythropoietic Factor). Yếu tố tạo hồng cầu đi vào máu thì biến thành 'chất tạo hồng cầu' (Erythrpoietin) chất này đi vào tủy xương kích thích tủy xương tạo ra hồng cầu.

- Hoạt hóa Angiotensin: angiotensin được tạo ra từ phổi ở dạng bất hoạt gọi là Angiotensin 1, lúc đến thận thì được hoạt hóa với dạng Angiotensin 2. Angiotensin là một chất làm mạch máu co lại để tăng huyết áp khi huyết đi vào thận quá thấp. Chất này rất cần cho những bệnh kích ngất làm huyết áp giảm. Tuy nhiên có hại đối với người có huyết áp cao.

- Khả năng của thận: cả hai quả thận mỗi phút có thể lọc được 1.2 lít máu. Như vậy mỗi thận lọc được 600 ml/phút.

Đông y:

- Định vị: thận ở Hạ tiêu, có hai trái, trước ngang với rốn, sau ngang với eo lưng.

- Ngũ sắc: thận màu sẫm đen ở ngoài, ở trong có dây trắng.

- Ngũ vị: vị mặn đi vào thận, mùi khắm.

- Ngũ âm: thận thuộc âm vũ, thanh là rên.

- Thất tình: kinh khủng.

- Ái ố: thận ghét khô ráo, ưa rắn chắc.

- Biến động: run.

- Công năng: lọc máu, thải nước tiểu.

- Chức vụ: tác cường, kỹ xảo ở đó.

- Bộ phận đặc trưng: xương, tóc, lỗ tai, và nước dãi.

- Số Hà đồ: số sinh là 1, số thành là 6 (thiên nhất sinh Thủy, địa lục thành chi).

- Bát quái: thuộc quẻ Khảm.

- Ngũ hành: thuộc Hành Thủy, không phải Thủy (xem Thủy Hỏa Tiên Thiên với Ngũ Hành).

- Không gian: phương Bắc.

- Thời gian: (tứ thời) thuộc mùa đông.

- Thiên can: Quí.

- Địa chi: Hợi (Hợi âm Thủy).

- Lục khí: Thiếu Âm.

- Kinh mạch: kinh Túc Thiếu Âm.

- Mạch: tả xích và hữu xích.

- Tính mạch: trầm hoạt (xem Mạch Lý Cơ Trung).

- Bệnh thời: nếu bị bệnh, thường phát ở tháng Nhâm Quí, khỏi ở tháng Giáp Ất, nếu không khỏi thì nguy ở tháng Mậu Kỷ.

HÌNH VẼ THẬN

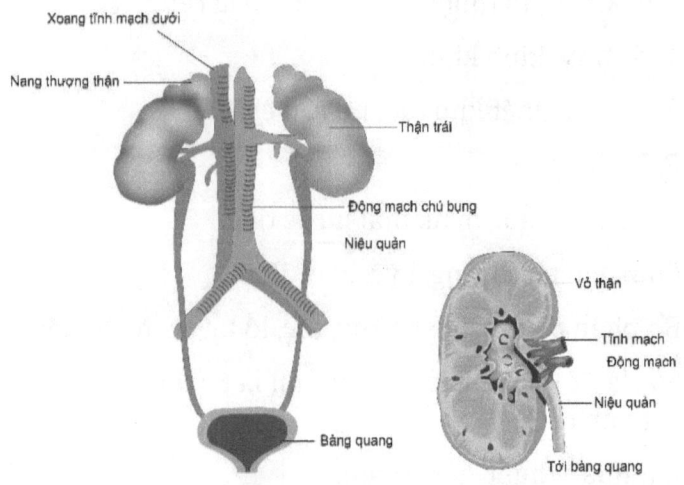

HỆ TIẾT NIỆU

BÀNG QUANG (BONG BÓNG, PHỦ CỦA THẬN)

Sơ lược Cơ Thể Học:

- Định vị: bàng quang nằm trong hốc chậu, phía trước tiếp xúc với xương Pubis (xương mu), phía trên tiếp xúc với CHI TRẠNG KẾT TRÀNG (Sigmoid Colon), phía sau tiếp xúc với TRỰC TRÀNG, phía dưới là NHIẾP HỘ TUYẾN (Prostate). Với đàn ông, giữa trực tràng và bàng quang có túi đựng tinh dịch. Với đàn bà trên bàng quang có tử cung.

- Huyết quản: bàng quang được nuôi bởi các nhánh trên và dưới của động mạch Hạ vị (Hypogastric). Động mạch này phát xuất từ động mạch chậu chung (Common Iliac Artery). Màu sắc bình thường không có gì đặc biệt.

Sơ lược Sinh Lý Học:

- Nhiệm vụ: bàng quang là nơi chứa đựng nước tiểu. Nếu trong bàng quang không có nước tiểu thì áp suất sẽ bằng zero (0).

- Khả năng: nếu nước tiểu khoảng 100ml thì áp suất có thể tăng lên 10 cm nước (10 cm H_2O). Nếu thể tích nước tiểu tăng lên 300-400 ml áp suất vẫn không đổi. Trừ khi bàng quang dẫy nước tiểu hoặc bị kích thích đi tiểu thì áp suất có thể tăng đến 100 cm nước (100 cm water).

- Thần kinh: bàng quang được cung cấp bởi 3 hệ thống:

    • Trực giao cảm cản sự co bóp của bàng quang.

    • Đối giao cảm tăng sự co bóp và làm giãn cơ vòng của đường tiểu.

    • Thần kinh vận động (tùy ý chí) là Pudic Nerve phát xuất từ dây sống (Spinal Cord) ở vùng xương cùng (Sacral bone). Nhờ thần kinh Pudic mà ta có thể nín tiểu bằng cách tự co thắt cơ vòng ở đường tiểu.

Đông y:

- Định vị: bàng quang nằm ở Thiếu phúc (đì, gọi là bụng dưới) ở Hạ tiêu.

- Màu sắc: không có gì đặc biệt.

- Bộ phận đặc trưng: mũi.

- Công năng: đựng nước tiểu.

- Chức vụ: châu đô tác dịch ở đó mà ra.

- Số Hà đồ: tùy thuộc thận.

- Bát quái: quẻ Đoài.

- Ngũ hành: thuộc Thủy.

- Không gian: phương Bắc.

- Thời gian: (tứ thời) mùa đông.

- Thiên Can: Nhâm (Dương Thủy).

- Địa chi: Tý (Dương Thủy).

- Lục khí: Thái Dương.

- Kinh mạch: Túc Thái Dương.

- Mạch: khinh án Tả xích.

HÌNH VẼ BÀNG QUANG

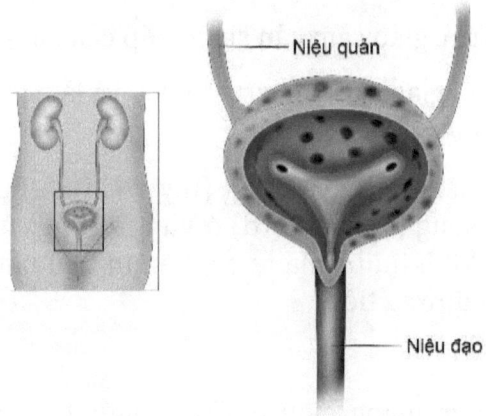

Tương quan giữa Phế và Thận:

Trong cơ thể vấn đề quân bình kiềm/toan (acid/base balance) rất quan trọng. Theo tôi, quân bình kiềm/toan đối với Tây phương tương tự quân bình Âm Dương Thủy Hỏa của Đông y vậy. Quân bình kiềm/toan luôn luôn dựa vào nồng độ H⁺ tức pH trong cơ thể. pH phải luôn luôn bằng 7.4 (pH=7.4). Nếu pH nhỏ hơn 7.4 (pH< 7.4) là acid quá (toan quá) hoặc kiềm quá (pH > 7.4) đều hại cho sự sống. Vì vậy trong cơ thể có hai cơ chế điều hòa kiềm/toan là: hệ thống chất đệm (Buffer) và phế (phổi) với thận.

• Hệ thống chất đệm rất phức tạp, tôi chỉ đơn cử ở đây về Carbonic Acid (H_2CO_3) do kết hợp giữa thán khí (CO_2) và nước (H_2O).

$$H_2O + CO_2 \rightarrow H_2CO_3$$

Lúc H_2CO_3 bị phân ly sẽ cho H^+ và HCO_3 (Bicarbonate). HCO_3 là kiềm, H^+ là Acid. Quân bình giữa H^+ và HCO_3 là quân bình kiềm/toan (acid/base).

• Phế và thận: giúp nhau quân bình kiềm/toan. Trong biến dưỡng sự đốt cháy thức ăn để tạo năng lượng luôn luôn tạo ra nhiều CO_2. Vì $CO_2 + H_2O \rightarrow H_2CO_3$ là acid. Nếu acid quá phế phải thở nhiều, đào thải CO_2 làm giảm acid để quân bình với kiềm. Nếu vì một lẽ gì phổi yếu không thải đủ CO_2 cơ thể trở nên acid thì thận phải giúp phổi thải H+ tức thải acid qua nước tiểu nhờ sự phân ly của carbonic acid bởi phân hóa tố Anhydrase.

$$H_2CO_3 \rightarrow HCO_3 + H^+$$

Thận vừa thải H^+ vừa tái hấp thụ HCO_3. Nhờ vậy mà kiềm/toan được quân bình. Trong trường hợp kiềm quá thì phổi phải bớt thở để giữ lại CO_2 hoặc thận giúp phổi bằng cách giữ lại H+ để acid tăng bằng kiềm, làm thế nào để pH = 7.4 là được. Như vậy, tương quan giữa tạng Phế-Kim và tạng Thận-Thủy cực kỳ mật thiết trong việc điều hòa Âm (base) Dương (acid), chưa kể tới vấn đề Angiotensin cũng liên quan đến phế và thận.

Trong phần Âm Dương Tân giải, tôi phân định Base là Âm, Acid là Dương. Trong cơ thể, dạ dày có độ acid rất cao, pH = 2, Tiểu trường có độ acid thấp, có nghĩa độ base cao pH = 8.

Trong vấn đề trị liệu, Hải Thượng bảo: "Mửa nhiều mất dương, tiêu chảy nhiều mất âm. Nếu mửa nhiều quá cũng mất âm, tiêu chảy nhiều quá cũng mất dương". Hải Thượng phát biểu đúng. Mửa nhiều mất acid trong dạ dày (mất dương), mửa nhiều nữa nước từ trong ruột non (Thập nhị

chỉ tràng) lên dạ dày trào ra đằng miệng làm mất luôn Bicarbonate từ Thập nhị chỉ tràng – mất âm.

Tiêu chảy làm mất Bicarbonate – mất âm trong ruột. Tiêu chảy nhiều quá nước và acid từ dạ dày xuống ruột đi ra ngoài, do đó mất luôn cả acid – mất dương. Đời Hải Thượng chưa có Hóa học và Sinh lý học, tuy nhiên Ngài biết được là nhờ triệu chứng mất âm hoặc mất dương.

CHƯƠNG BỐN

TẠNG CAN (GAN) VÀ ĐỞM

GAN:

Sơ lược Cơ Thể Học:

- Định vị: gan là một tuyến (Gland) lớn nhất trong cơ thể. Gan nằm phần trên bên phải hốc bụng, chiếm phần lớn Trung tiêu. Gan có hai thùy:

• Thùy phải.

• Thùy trái hướng về phía trái che phủ một phần đáy (Fondus) của dạ dày.

Cả hai thùy phải và trái phía trên nằm sát với hoành cách mô.

- Độ lớn nhỏ: gan nặng khoảng 1.4 -1.6 kg ở đàn ông. Còn đàn bà thì từ 1.2 – 1.4 kg. Thùy phải lớn hơn thùy trái. Mặt trên gan có hình vòng cung (Convex), tiếp xúc hoành cách mô. Mặt dưới lõm tiếp xúc với thận, đại tràng và dạ dày v.v... Mô gan mềm, dễ vỡ, chứa rất nhiều mạch máu. Bề ngang từ phải sang trái dài 20 – 22.5 cm. Bề đứng ở thùy phải khoảng 15 – 17 cm.

- Động mạch nuôi gan: động mạch gan phát xuất từ động mạch Coeliac.

- Tịnh mạch gan: đổ vào xoang tĩnh mạch dưới (Inferior Vena Cava).

- Thần kinh: gan được cung cấp bởi hai hệ thần kinh Trực giao cảm và Đối giao cảm.

- Màu sắc: đỏ đậm xám.

Sơ lược Sinh Lý Học:

- Nhiệm vụ: lọc máu, lúc máu từ tĩnh mạch ruột đổ vào tĩnh mạch cửa (Protal Vein) rồi từ tĩnh mạch cửa đổ vào gan. Ở đây các tế bào đặc biệt của gan là Kupffer thuộc loại Thực bào tìm cách giết chết vi trùng từ ruột theo tĩnh mạch cửa vào gan.

- Dự trữ máu: gan có thể chứa khoảng 400 -500 ml máu để có thể thay thế lượng máu mất vì xuất huyết.

- Dự trữ Vitamin: dự trữ các loại Vitamin trong dầu như Vitamin A, D, K v.v...

- Chứa chất sắt.

- Tổng hợp nhiều yếu tố đông máu.

- Tổng hợp chất Ammonia với CO_2 để thành urea tống ra nước tiểu.

- Biến dưỡng đường để tạo thành Glycogen.

- Biến dưỡng mỡ tạo thành Acid béo.

- Biến dưỡng chất thịt tạo thành Amino Acid.

- Tiết chất mật (Bile).

- Phá hủy kích thích tố Estrogene v.v.. Nhiệm vụ của gan quá nặng nề và rất phức tạp, vừa tổng hợp, vừa phân ly và vừa phá hủy.

- Khả năng: khả năng của gan rất lớn, gan làm việc trong một phút bằng 500 phòng thí nghiệm làm trong một tiếng đồng hồ (như vậy bằng 30,000 phòng thí nghiệm làm trong một phút).

Đông y:

- Định vị: gan ở Trung tiêu, có 2 lá, một lá lớn và một lá nhỏ (có sách lại nói gan có 7 lá).

- Màu sắc: gan màu đỏ sậm, ngã màu nâu có ửng xanh (vì chất mật).

- Ngũ vị: vị chua nhập can, mùi tanh.

- Ngũ âm: âm Giốc, thanh là hô la.

- Thất tình: giận hờn (Nộ).

- Ái ố: gan ưa hòa hoãn, ghét gấp rút.

- Biến động: ưa nắm níu.

- Công năng: gan chứa huyết, chứa hồn.

- Chức vụ: tướng quân, mưu sự ở đó.

- Bộ phận đặc trưng: gân, móng vuốt, con mắt và nước mắt. Tròng đen của mắt thuộc về gan; tròng đen lớn, gan lớn; tròng đen nhỏ, gan nhỏ.

- Số Hà đồ: số sinh là 3, số thành là 8 (Thiên Tam sinh mộc, Địa Bát thành chi)

- Bát quái: quẻ Chấn.

- Ngũ hành: thuộc Mộc – âm Mộc.

Can tượng trưng cho Mộc vì Can vừa tổng hợp vừa đào thải, vừa thoái biến như cây cỏ.

- Không gian: phương đông (Mộc).

- Thời gian: (tứ thời) mùa xuân (Mộc).

- Thiên Can: Ất (âm Mộc).

- Địa chi: Mão (âm Mộc).

- Lục khí: khí Quyết âm.

- Kinh mạch: Túc quyết âm.

- Mạch: tả quan, tính mạch huyền.

- Bệnh thời: nếu bệnh thường phát ở Giáp Ất (xuân mộc), khỏi ở tháng Bính Đinh (hạ hỏa). Không khỏi thì nguy ở tháng Canh Tân (thu kim). Không chết thì dây dưa đến Nhâm Quí (đông thủy). Mùa xuân thuộc Mộc, mọi vật đều nẩy nở, con người cũng nẩy nở trong mùa xuân. Gan yếu không nẩy nở, không biến dưỡng được thì thành bệnh. Thêm nữa mùa xuân là mùa hoa cỏ, côn trùng, con người dễ bị dị ứng. Gan là cơ quan tạo nhiều chất Histamin nhất mà không đào thải được các chất dị ứng nên thành bệnh. Khỏi bệnh ở mùa hạ vì đã bớt dị ứng. Nếu không khỏi (chứng tỏ bệnh nặng, không do dị ứng) thì nguy ở mùa thu vì mùa thu khô héo thu teo mọi vật tiêu điều, gan và sinh lý con người theo đó thay đổi, đã bệnh lại còn héo hắt thêm mà chết. Nếu không chết dây dưa đến mùa đông, đông thuộc Thủy ít khô héo hơn. Theo Đông y gan thuộc Mộc, xuân cũng thuộc Mộc, hai Mộc gặp nhau (lưỡng Mộc Mộc chiết) còn có ý nghĩa Mãn chiêu tổn (đầy quá thì bị hại) do đó mà gan bị bệnh. Hơn nữa mùa xuân thuộc khí Quyết âm ở trời hợp với Mộc ở đất thành ra Quyết âm phong Mộc, gan dễ bị phong (dị ứng). Khỏi ở mùa hạ vì hạ thuộc Hỏa. Can Mộc sinh hạ Hỏa. Hạ Hỏa đốt cháy năng lượng do Mộc tạo ra, Can Mộc được vơi đi nên hết bệnh. Nếu không khỏi thì nguy ở mùa thu vì thu Kim khô khan teo tóp làm cho Mộc bị héo đi. Kim khắc Mộc là như vậy.

HÌNH VẼ CỦA GAN

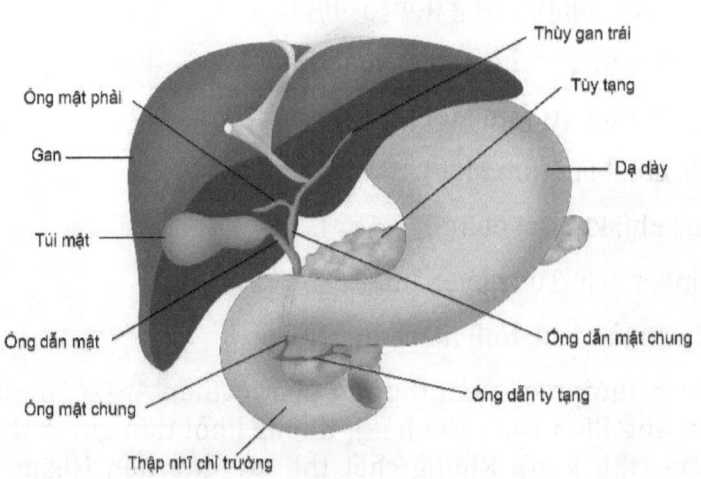

PHỦ ĐỞM (TÚI MẬT, PHỦ CỦA GAN)

Sơ lược Cơ Thể Học:

- Định vị: túi mật là một túi bằng màng cơ mỏng, có hình nón tựa như một trái lê. Túi mật nằm trong một cái hốc mặt dưới thùy phải của gan.

- Độ lớn nhỏ: túi mật dài từ 7-10 cm, bề ngang lớn nhất khoảng 2.5 cm, dung tích 30-35 cc. Túi mật chia làm 3 phần: đáy, thân và cổ. Túi mật được nuôi bởi Cystic Artery. Tĩnh mạch của túi mật đổ vào mao quản tĩnh mạch gan rồi đổ vào tĩnh mạch cửa. Túi mật nhận 2 hệ thần kinh Trực giao cảm và Đối giao cảm.

- Màu sắc: túi mật màu xanh đậm.

Sơ lược Sinh Lý Học:

- Nhiệm vụ: chất mật (bile) chứa nhiều chất: nước, muối mật (bile salt), chất mỡ, cholesterol, Na^+, Ca^+, Cl^-, HCO_3 v.v... Trong đó nước chiếm 92 % và muối mật chiếm 6 %; trừ nước, muối mật nhiều gấp bội so với các chất khác. Muối mật có 2 nhiệm vụ chính:

• Nhũ trấp hóa thức ăn trong Thập nhị chỉ tràng.

• Tiêu hóa chất mỡ (vì mật là một chất thanh tẩy) để chất mỡ được hấp thụ vào máu. Nhờ chất mỡ mà các loại vitamin hòa tan trong mỡ như vitamin A, E, D, và K được hấp thụ. Nếu không có muối mật thì chất mỡ không thể tiêu hóa, cơ thể thiếu chất mỡ và thiếu luôn cả vitamin A, E, D và K. Đặc biệt thiếu vitamin K gan không thể sản xuất được vài yếu tố đông máu như Prothrombin, yếu tố 7, 9 và 10 dẫn tới bệnh hoại huyết (máu chảy không ngừng).

- Chu kỳ gan ruột của muối mật: khi bữa ăn nhiều mỡ (như đồ xào mỡ, dầu v.v...) thì túi mật sẽ tiết nhiều muối mật vào Thập nhị chỉ tràng (Duodenum). Một phần muối mật dùng để tiêu hóa chất mỡ, một phần được tái hấp thụ vào máu, một phần theo phân đi ra ngoài. Muối mật được tái hấp thụ, một phần trở lại gan để vào túi mật, một phần được lọc qua thận đi ra nước tiểu. Màu vàng của nước tiểu và của phân đều do sắc tố mật kết hợp với Bilirubin (do huyết sắc tố Hemoglobin).

Những bệnh hoàng đản, đắng miệng đều do ứ đọng muối mật trong túi mật bị nghẽn, hoặc hồng cầu bị vỡ quá nhanh tạo nhiều Bilirubin hoặc vì ăn nhiều dầu mỡ nên muối mật tiết ra quá nhiều rồi lại theo chu kỳ 'gan ruột' để đi vào máu thấm vào vị giác làm ta cảm thấy đắng miệng.

- Khả năng: gan tiết chất mật từ 800-1000 ml trong một ngày. Tối đa, túi mật chỉ có thể chứa được 40-70 ml. Tuy nhiên, túi mật có thể chứa được số lượng mật tiết ra trong khoảng 12 tiếng đồng hồ vì nước và muối khoáng bị hấp thụ qua niêm mạc túi mật. Nhờ vậy chất mật được đậm đặc, thể tích nhỏ đi, có lúc thể tích nhỏ đến 10-12 lần thể tích ban đầu. Thể tích càng nhỏ độ đậm đặc càng cao.

Đông y:

- Định vị: mật là một túi đen, hình như quả bầu, treo vào thùy nhỏ của gan, nặng hơn 2.3 lượng, đựng khoảng 3 cáp.

- Ngũ sắc: màu đen ửng xanh.

- Thất tình: quả cảm hay nhút nhát đều do mật đầy hay lưng.

- Chức vụ: quan Trung chính, quyết đoán từ đó mà ra.

- Bộ phận đặc trưng: túi mắt mí dưới.

- Số Hà đồ: theo Can.

- Bát quái: quẻ Tốn.

- Ngũ hành: thuộc Mộc (dương Mộc).

- Không gian: phương đông.

- Thời gian: (tứ thời) mùa xuân.

- Thiên Can: giáp (dương Mộc).

- Địa chi: Dần (dương Mộc).

- Lục khí: khí Thiếu Dương.

- Kinh mạch: Túc Thiếu Dương.

- Mạch: khinh án ở Tả quan.

HÌNH VẼ TÚI MẬT

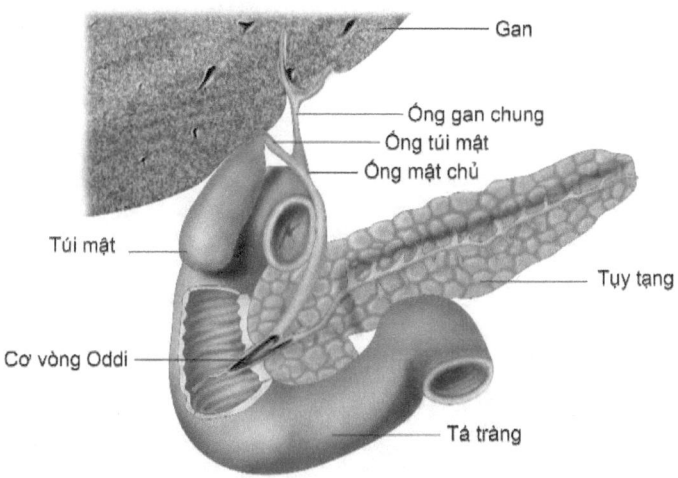

Tương quan giữa Gan và Thận:

Gan là nơi vừa chế biến vừa dự trữ thức ăn cho cơ thể lại vừa là nơi phá hủy những chất đã được sử dụng và đã bị cơ thể đào thải như Ammonia (NH_3) được gan tổng hợp để thành Uré qua thận thải ra nước tiểu.

$$(2NH_3 + CO_2 \rightarrow H_2N\text{-}C\text{-}NH_2 + H_2O)$$

$$| \ |$$

$$0$$

Các loại kích thích tố sau khi sử dụng được gan phá hủy và các loại vi trùng hoặc tế bào chết được tế bào Kupffer của gan tiêu hủy cũng đều theo thận thải ra nước tiểu. Ngoài ra gan và thận cùng nhau cộng tác sản xuất và hoạt hóa vitamin D (quan trọng cho việc tạo thành xương) giúp ruột hấp thụ Calcium cũng như chất Angiotensin là do gan và thận trực tiếp sản xuất và hoạt hóa để giúp huyết áp tăng lúc quá thấp. Tất cả trên chỉ là tương quan giữa Tạng Can và Tạng Thận (2 quả thận) chưa kể tới Thận Thủy vô hình đối với Tạng Can. Với sức làm việc của Can trong 1 phút = 500 phòng thí nghiệm làm trong 1 giờ thì sự tỏa nhiệt của Can sẽ rất lớn. Nếu không có Thủy hữu hình do Thận Thủy vô hình (Thủy tiên thiên-vỏ thượng thận) làm sao có thể giảm được nhiệt của Can. Đó là tương quan mật thiết giữa Thận Thủy và Can Mộc.

CHƯƠNG NĂM

TẠNG TÂM VÀ TIỂU TRƯỜNG
(ĐỌC THÊM TUẦN HOÀN TRONG MLCT)

TẠNG TÂM (TIM)

Sơ lược Cơ Thể Học:

- Định vị: tim là một lỗ rỗng làm bằng mô cơ, hình nón tù, lớn bằng nắm tay của người cùng cơ thể. Tim được bao bọc bởi màng bao tim (Pericardium) nằm trên hoành cách mô giữa phần thấp của hai lá phổi, chính giữa 'Trung cách' (Mediastin).

- Độ lớn nhỏ: người trưởng thành bề dài trái tim khoảng 12 cm, nơi rộng nhất 8-9 cm. Nặng từ 280-340 gr ở đàn ông và 230-280 gr ở đàn bà. Trái tim thường tăng độ lớn và sức nặng khi tuổi càng lớn. Điều này có thể là bệnh lý.

Trái tim được chia làm hai bởi màng ngăn ở giữa tạo thành ngăn trái và ngăn phải. Tâm nhĩ phải nhận máu đen (đã nuôi cơ thể) từ khắp nơi trong cơ thể rồi đổ vào tâm thất phải. Tâm thất phải đẩy máu đen ra phổi để loại thán khí (CO_2) và nhận dưỡng khí (O_2) máu đen trở thành máu đỏ. Tâm nhĩ trái nhận máu đỏ từ phổi đổ xuống tâm thất trái, tâm thất trái đẩy máu đỏ qua động mạch chủ (Aorta) phân phát khắp cơ thể v.v... Như vậy tim là một máy bơm máu.

Tim được nuôi dưỡng bởi động mạch tim (Coronary Arteries). Động mạch Coronaries Arteries phát xuất từ động mạch chủ (Aorta) ngay phía ngoài Valve động mạch chủ.

- Màu sắc: màu đỏ.

Sơ lược Sinh Lý Học:

- Nhiệm vụ: theo ngũ tạng: Tỳ, Phế, Thận, Can và Tâm thì chỉ có tạng tâm làm nhiệm vụ vật lý thu trương để đẩy máu đi nuôi cơ thể do đại tuần hoàn và hút máu trở về để thanh lọc ở phổi do tiểu tuần hoàn (đọc 'Tuần hoàn' ở Mạch Lý Cơ Trung). Tim chia làm 2 ngăn trái và phải. Ngăn phải có 2 phòng: tâm nhĩ và tâm thất. Ngăn trái cũng có 2 phòng: tâm nhĩ và tâm thất. Ngăn phải chứa máu đen (đã nuôi cơ thể). Tâm nhĩ phải lấy máu đen (chứa thán khí-CO_2) nửa phần trên cơ thể từ xoang tĩnh mạch trên (Vein Cava Superior) và nửa phần dưới cơ thể qua xoang tĩnh mạch dưới (Vein Cava Inferior) máu đen đổ vào tâm thất phải qua Valse '3 mảnh'. Từ tâm thất phải, máu được đẩy ra phổi bởi 2 động mạch phổi trái và phải. Ở phổi thán khí (CO_2) ở trong máu được lọc sạch và được thay thế bằng dưỡng khí (O_2), máu trở thành đỏ.

Huyết sắc tố (Hemoglobin) hợp với CO_2 thì trở thành đen (Carbohemoglobin); hợp với O_2 trở thành đỏ (Oxyhemoglobin). Máu đỏ từ phổi theo tĩnh mạch phổi trái và phải về tâm nhĩ trái. Từ tâm nhĩ trái qua Valve Mitral chảy vào tâm thất trái. Máu từ tim ra phổi rồi từ phổi trở về tim gọi là tiểu tuần hoàn. Máu từ tâm thất trái do thu tâm chảy vào động mạch chủ để phân phát khắp cơ thể, một phần cặn bã được lọc qua thận và qua tuyến mồ hôi rồi lại theo xoang tĩnh mạch trên và dưới trở về tim phải để đóng kín chu kỳ đại tuần hoàn.

- Khả năng: tim chỉ là một hệ thống bơm máu. Khả năng của tim được tính theo lưu lượng tim bóp trong một phút, thể tích thu tâm và nhịp tim.

• Lưu lượng tim (Cardia output): lưu lượng tim là lượng máu tâm thất trái bóp trong 1 phút. Một người trung bình nặng 70 kg thì trong lúc nghỉ ngơi mỗi phút tâm thất trái bóp được 5 lít máu. Lưu lượng tim tùy thuộc tuổi tác, cân nặng và tùy diện tích bề ngoài cơ thể. Một người nặng 70 kg, diện tích bề ngoài 1.7 m^2 lúc nghỉ ngơi chỉ số lưu lượng tim là 3 lít/m². Như vậy 1.7 m² x 3 = 5.1 lít máu. Trên đây là lưu lượng tim trong tình trạng biến dưỡng căn bản. Riêng lúc lao tác hoặc đối với lực sĩ thì lưu lượng tim có thể tăng gấp 3-4 lần.

• Thể tích thu tâm: thể tích thu tâm là thể tích máu mỗi lần tâm thất trái co bóp. Trong lúc yên nghỉ nhịp tim khoảng 70/1phút thì thể tích thu tâm khoảng 72 ml máu (5.1/70).

• Nhịp tim bình thường khoảng 65-72/phút.

Thể tích thu tâm, nhịp tim và lưu lượng tim luôn luôn tùy thuộc điều kiện cơ thể, cá nhân, và môi trường sống v.v...

Với một đời người chúng ta hãy tưởng tượng khả năng của tim lớn thế nào, cứ mỗi phút tim đẩy được 5 lít máu, gần bằng 5 kg, 1 giờ sẽ là 5 x 60 = 300 kg, sống 80 tuổi thì tổng cộng công năng của tim sẽ là bao nhiêu?

HÌNH VẼ TIM

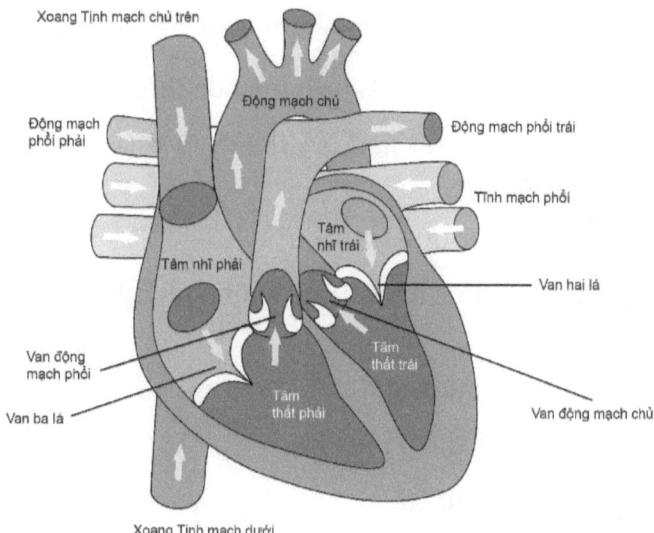

Đông y:

Theo các sách xưa như Nội Kinh, Nạn Kinh và sách Nhập Môn v.v... thì:

- Định vị: trái tim tựa như hoa sen chưa nở trong có 9 lỗ. Tim đeo thõng giữa hai lá phổi và có dây chẳng tới các tạng khác nhau (có lẽ là mạch máu).

- Trọng lượng: tim cân nặng 12 lượng (1 lượng = 37 gr).

- Ngũ sắc: tim màu đỏ.

- Ngũ vị: vị đắng vào tim, mùi khét.

- Ngũ âm: âm chủy, thanh là cười.

- Thất tình: vui mừng.

- Ái ố: tim ghét sự chậm chạp, ưa sự dịu nhuyễn.

- Biến động: lo toan.

- Công năng: tim chứa thần.

- Chức vụ: quân chủ, thần minh ở đó.

- Bộ phận đặc trưng: cái lưỡi màu da thịt.

- Số Hà đồ: số sinh là 2, số thành là 7 (Địa Nhị sinh hỏa, Thiên Thất thành chi).

- Bát quái: thuộc quẻ Ly.

- Ngũ hành: thuộc hành Hỏa, không phải Hỏa (xem chương VII).

- Không gian: phương Nam.

- Thời gian: (tứ thời) mùa hạ.

- Thiên can: Đinh.

- Địa chi: Tỵ.

- Lục khí: khí Thiếu Âm.

- Kinh mạch: Thủ Thiếu Âm.

- Mạch: tả thốn, tính mạch hồng.

- Bệnh thời: phát bệnh thường ở Bính Đinh, khỏi ở Mậu Kỷ, không khỏi thì dây dưa ở Canh Tân và lâm nguy ở Nhâm Quí (phát bệnh mùa hạ, khỏi ở cuối hạ, trường hạ; không khỏi thì dây dưa ở mùa thu, lâm nguy ở mùa đông).

TIỂU TRƯỜNG (PHỦ CỦA TẠNG TÂM)

Sơ lược Cơ Thể Học:

- Định vị: tiểu trường là một ống cong, bắt đầu từ U môn của dạ dày rồi chạy xuống phần sâu của hốc bụng (Abdominal Cavity) tới hốc chậu (Pelvis) tận cùng tại Valve ruột già (đại trường) tức Manh tràng (Coecum). Tiểu trường dài khoảng 7 m, được chia làm 3 phần: Thập nhị chỉ tràng (Duodenum), Không tràng (Jejunum) và Hồi tràng (Ileum). Đường kính của tiểu trường nhỏ dần từ Duodenum đến Ileum, có nghĩa đường kính Duodenum lớn nhất, lớn hơn Jejunum, Jeuunum lớn hơn Ileum.

• Duodenum (Thập nhị chỉ tràng): có tên là Duodenum vì bề dài của nó bằng bề rộng của 12 ngón tay (25 cm). Duodenum được chia làm 4 phần: phần trên, phần đi xuống, phần ngang và phần đi lên. Phần đi xuống (Descending Portion) là phần đặc biệt, cách U môn (Pylorus) khoảng 7-10 cm có lỗ Oddi để ống dẫn mật (Bile Duct) chung với ống dẫn phân hóa tố cũng như Bicarbonate của Tụy tạng (Pancreas) đổ vào lỗ Oddi có cơ vòng có thể đóng hoặc mở.

• Jejunum (Không tràng) và Ileum (Hồi tràng) là phần còn lại. Cả Jejunum và Ileum gồm 5 phần thì Jejunum chiếm 2/5, Ileum chiếm 3/5.

- Mạch máu: tiểu trường phần lớn nhận máu từ động mạch 'ruột trên' (Superior Mesenteric Artery) và máu đen đi vào tĩnh mạch cửa (Portal Vein).

- Thần kinh: nhận cả hai hệ Trực và Đối giao cảm.

Sơ lược Sinh Lý Học:

- Nhiệm vụ: nhiệm vụ của tiểu trường là hấp thụ chất bổ dưỡng và những chất cần thiết cho cơ thể như nước và muối khoáng như Ca^+, K^+, Cl^- v.v... Trong tiểu trường có nhiều mao trạng (Villi). Nhờ mao trạng ruột có thể hấp thụ được thức ăn. Có 2 cách hấp thụ: hấp thụ tự động và hấp thụ khuếch tán.

• Hấp thụ tự động (Active Transport): có nghĩa là hấp thụ chọn lọc, chỉ hấp thụ những chất cần thiết, nếu không cần thì không hấp thụ. Hấp thụ theo nhu cầu sinh lý của cơ thể.

• Hấp thụ khuếch tán (Diffusion): có thể hiểu là hấp thụ bị động, tùy theo hiệu thế của nội bào và ngoại bào, nói cách khác tùy theo nồng độ của cùng một chất cách nhau bởi màng tế bào như là một màng bán thẩm thấu; có nghĩa hấp thụ kiểu khuếch tán tùy thuộc vào áp suất thẩm thấu (Osmotic Pressure).

Nhờ 2 cách hấp thụ trên, tiểu trường qua mao trạng ruột hấp thụ được thức ăn cần thiết, kể cả khoáng chất cho cơ thể.

- Khả năng: tiểu trường hấp thụ những chất vô cơ như nước, khoáng chất như muối sodium (Na^+), Chloride (Cl^-), Calcium (Ca^{++}), Potassium (K^+), Magnesium (Mg), Phosphate, Sắt (Fe^{++}) v.v... Đối với các chất hữu cơ hoặc thức ăn nuôi dưỡng cơ thể như đường, thịt, mỡ v.v... tiểu trường đều hấp thụ dưới dạng đơn giản như Glucose, Fructose, Amino Acid, và Acide béo (Fatty Acid).

Đông y:

- Định vị: ruột non ở mé sau có dây đeo vào xương sống, ngang với rốn, vòng qua mé trái mà chạy lần xuống (Linh khu).

Miệng dưới của bao tử là miệng trên của ruột non tên gọi là Môn (y học nhập môn). Miệng dưới của ruột non là miệng trên của ruột già, chỗ giáp nhau ấy gọi là Quan môn (cách nhau bằng cái cửa) (y học nhập môn). Quan môn ở đây có lẽ tựa như Cecum của cơ thể học ngày nay.

- Ruột non dài 3 trượng 2 thước (~14.1 m), bề rộng 2.5 tấc, nặng 2 cân 14 lượng (mỗi lượng bằng 37.5 gr), đựng đồ ăn đã nhừ hai đấu bốn thăng, nước chiếm sáu thăng ba cáp (sách Linh khu).

- Ngũ sắc: trắng hồng.

- Ái ố: thích mát, ghét nóng.

- Công năng: chứa thức ăn đã nhừ để đưa vào máu, nước đi vào bàng quang, chất cặn bã đẩy vào ruột già.

- Chức vụ: chứa đựng vật hóa.

- Bộ phận đặc trưng: môi, nhân trung. Môi dày ruột non dày, môi mỏng ruột non mỏng. Nhân trung dài ruột non dài.

- Số Hà đồ: như của tạng tâm.

- Bát quái: thuộc quẻ Đoài.

- Ngũ hành: thuộc hành Hỏa.

- Không gian: phương Nam.

- Thời gian: (tứ thời) mùa hạ.

- Thiên can: Bính.

- Địa chi: Ngọ.

- Lục khí: khí Thái Dương.

- Kinh mạch: thủ Thái Dương.

- Mạch: khinh án Tả Thốn (xem Mạch Lý Cơ Trung).

Tương quan giữa Can và Tâm:

Tim là một cái máy bơm máu, hút máu đen về để được lọc sạch ở phổi và hút máu đỏ từ phổi về tim. Từ đó bơm máu đi nuôi cơ thể. Máu đen được hút về tim phải (tâm nhị phải) qua xoang tĩnh mạch trên (Veina Cava Superior) và xoang tĩnh mạch dưới (Veina Cava Inferior). Xoang tĩnh mạch dưới nhận máu đen nửa phần dưới cơ thể. Máu này 90% là từ ruột chảy vào tĩnh mạch cửa (Portal Vein), trong máu chứa nhiều vi trùng từ ruột, đặc biệt là ruột già. Từ tĩnh mạch cửa, máu chảy vào gan qua hệ thống lọc của gan là những tế bào Kupffer. Tế bào Kupffer là những thực bào (Macrophage) và ẩm bào (Phagocyte) tiêu diệt vi trùng. Nhờ vậy máu về tim không bị nhiễm trùng. Ngoài công việc làm sạch máu, quan trọng hơn, gan là nơi dự trữ máu khoảng 350 ml – 500 ml phòng khi tim không đủ máu để bơm đi nuôi cơ thể trong trường hợp lao tác hoặc bị xuất huyết. Như vậy, sự liên hệ giữa Can Mộc và Tâm Hỏa rất mật thiết trong vấn đề điều hòa lượng máu trong cơ thể.

CHƯƠNG SÁU

ĐỆ LỤC TẠNG

(Tạng thứ sáu có phủ thứ sáu là Tam Tiêu)

Đông y bảo Tạng Thận (2 quả thận) hành Thủy, là Thủy có phủ là bàng quang. Tuy nhiên thận có Thận Thủy và Thận Hỏa. Thận Thủy đã có phủ, đương nhiên Thận Hỏa cũng phải có phủ (Đông y nghĩ như vậy). Đông y bảo Thận Hỏa là Mệnh Môn Hỏa nằm giữa hai quả thận, sách **Y Học Nhập Môn** bảo Mệnh Môn Hỏa có giây chẳng liền với Tâm bào lạc; cũng **Y Học Nhập Môn** bảo thận phải là hỏa, nhận hỏa từ Mệnh Môn Hỏa. Mệnh Môn Hỏa và Tâm bào lại có phủ là Tam tiêu. Nói như vậy thật khó chấp nhận, chẳng lẽ vừa là Mệnh Môn Hỏa nằm giữa hai quả thận, vừa thận phải là Hỏa. Chẳng lẽ Mệnh Môn Hỏa và Tâm bào lại có cùng một phủ là Tam tiêu. Hai tạng chung một phủ không thể được. Hơn thế nữa Mệnh Môn có rất nhiều tên: **Mệnh Môn, Đan Điền, và Quan Nguyên** *(với đàn ông)*, **Bào Môn, Tử Cung, Huyết Thất** *(đối với đàn bà)*.

Tất cả trên chứng tỏ Đông y rất lúng túng trong việc định vị Mệnh Môn Hỏa mặc dầu biết Mệnh Môn Hỏa nằm ở vùng thận và nhiệm vụ quan trọng của nó là cửa ngõ lập mệnh.

Bảo rằng Tâm bào lạc là tạng của phủ Tam tiêu thật không đúng vì Tâm bào lạc chỉ là một cái màng bao tim, ngoài ra không có chức vụ gì khác.

Bảo rằng Mệnh Môn Hỏa là tạng của phủ Tam tiêu cũng chưa hoàn toàn phải vì rằng Tam tiêu rất quan trọng, chứa tất cả mọi cơ quan từ hô hấp, tuần hoàn, tiêu hóa và bài tiết v.v...Ngũ tạng Ngũ phủ đều ở trong đó mà chỉ có một mình Hỏa của Mệnh Môn. Hỏa lập mệnh không thể đủ. Vì như vậy chỉ có sự đốt cháy nóng bỏng mà không có sự êm dịu tươi mát, phải có Thủy lập mệnh nữa mới được. Có Hỏa phải có Thủy, có Âm phải có Dương mới có quân bình hỗ tương. Mệnh Môn Hỏa là Hỏa vô hình, là Hỏa Tiên Thiên, Thủy lập mệnh là Thủy vô hình, là Thủy Tiên Thiên. Riêng tạng thận không phải Thủy, chỉ thuộc về Thủy, tượng trưng cho Thủy thôi, và có phủ là bàng quang.

Thủy vô hình và Hỏa vô hình nằm chung một chỗ, Thủy bọc Hỏa, Thủy ở ngoài, Hỏa ở trong. Tất cả đó thật sự là Thận Hỏa và Thận Thủy không đâu khác hơn nằm trên chóp thận được gọi là tuyến Thượng Thận, được biểu thị bằng quẻ Khảm: 2 âm bọc dương. *Chính tuyến Thượng Thận là tạng của phủ Tam Tiêu. Tuyến Thượng Thận với sự giúp đỡ của Thyroid (Quân Hỏa) điều hòa Thủy Hỏa cho phủ Tam Tiêu tức điều hòa Thủy Hỏa cho sự sống toàn cơ thể.*

Trong trị liệu, Trọng Cảnh lập bài Lục Vị để bổ Thận Thủy tức bổ vào hai hào âm của quẻ Khảm- bổ vào vỏ tuyến thượng thận, bổ vào Thủy bọc Hỏa. Lập bài Bát Vị Quế Phụ tức Lục Vị cộng thêm Quế Phụ để bổ thận Hỏa tức bổ vào dương của quẻ Khảm, bổ vào Hỏa trong Thủy. Quế Phụ phải nhờ Lục Vị dẫn qua vỏ để tới Tủy Thượng Thận. Nếu thận Hỏa (Mệnh môn Hỏa) nằm giữa hai quả thận (Tạng thận) hoặc Thận Hỏa là quả thận bên phải thì dùng Quế Phụ bổ Hỏa đâu cần nhờ đến bài Lục Vị dẫn đường.

Có người hỏi sao hai Nang thượng thận chỉ có một phủ Tam tiêu? Tôi trả lời, hai phế chỉ có một phủ đại trường, hai quả thận chỉ có một phủ là bàng quang.

CHƯƠNG BẢY

THỦY HỎA TIÊN THIÊN
VỚI NGŨ HÀNH

Trong Ngũ hành chỉ có một hành Thủy là Thận Thủy và một hành Hỏa là Tâm Hỏa. Vậy Thủy tiên thiên và Quân Hỏa cùng Tướng Hỏa ở đâu.

- **Hành Thủy**: Tạng Thận không phải là Thủy, không tạo ra Thủy mà chỉ là nơi ra vào của Thủy. RA, khi đào thải, VÀO, khi tái hấp thụ. Và nhờ vào động mạch thận mà ta biết được Thủy hữu hình, từ đó biết được Thủy vô hình-Thủy tiên thiên. Tạng thận biểu thị cho Thủy, Thủy tiên thiên thật sự là **Hành Thủy**.

- **Hành Hỏa**: Tạng Tâm không phải là Hỏa, không tạo ra Hỏa. Tuy vậy nhờ vào tạng Tâm mà biết được Hỏa. Tâm đập mạnh là Hỏa vượng; Tâm đập yếu là biết Hỏa yếu. Tâm đập mạnh hay yếu là tùy vào Tướng Hỏa và Quân Hỏa. Tâm biểu thị cho Hỏa. **Hỏa tiên thiên** (Quân Hỏa và Tướng Hỏa) mới thật sự là **Hành Hỏa**.

CHƯƠNG TÁM

HỎA TIÊN THIÊN
VỚI VỊ THỔ VÀ TỲ THỔ

Đông y bảo Hỏa sinh Thổ. Trong cơ thể có 2 Hỏa là Tâm Hỏa tức Quân Hỏa và Thận Hỏa tức Tướng Hỏa với 2 Thổ là Vị Thổ và Tỳ Thổ. Vậy Hỏa nào sinh Thổ nào? Khi bàn về Ngũ hành sinh khắc tôi đã nói đến Tương sinh là Thuận chuyển, **Tương khắc là cực bất cập (Âm khắc Dương)** và **cực thái quá (Dương khắc Âm)**. Trong khi xét về Thuận chuyển, chẳng những Thuận chuyển mà còn tương quan mật thiết trong tác động hỗ tương như tôi đã bàn tới tương quan giữa các tạng như Tỳ và Phế, Phế và Thận ...

Riêng Hỏa của Tâm Thận và Thổ của Tỳ Vị thì Đông y bảo Tâm Hỏa sinh Vị Thổ, Thận Hỏa sinh Tỳ Thổ. Nếu hiểu sinh theo nghĩa kích thích, xúc tác, hoặc hỗ tương thì lời phát biểu của Đông y đúng.

Trong thiên Thủy Hỏa lúc bàn về Hỏa tôi khẳng định Tâm Hỏa hoặc Quân Hỏa là Hỏa của tuyến giáp trạng. Hỏa này giúp cơ thể biến dưỡng căn bản trong lúc nghỉ ngơi cũng như trong lúc ngủ. Trong lúc nghỉ ngơi hoặc ngủ thì tim vẫn đập, phổi vẫn thở, dạ dày (vị) và ruột vẫn co bóp, vẫn làm việc. Công việc đó phải nhờ Thyroxine tức Hỏa của tuyến giáp trạng giúp đỡ mới thực hiện được. Tâm Hỏa sinh Vị Thổ là như vậy. Còn tỳ là tụy tạng chỉ tiết nhiều phân hóa tố (Enzyme) và kích thích tố (Hormone) khi thức đặc biệt lúc ăn uống. Ăn uống, làm việc và suy tư v.v... đều là những hình thức chiến đấu. Lúc chiến đấu thì Tướng Hỏa làm việc mạnh mẽ để tiết chất Adrenalin giúp sức cho cơ thể có nhiều năng lượng. Nhờ năng lượng đó tụy tạng tiết được kích thích tố và phân hóa tố. Thận Hỏa hoặc Tướng Hỏa sinh Tỳ Thổ trong ý nghĩa đó.

TƯƠNG QUAN GIỮA CÁC PHỦ:

Tạng Tỳ tương quan với tạng Phế thì phủ Vị tương quan với phủ Đại trường. Vị không có Đại trường thì lấy gì để truyền tống cặn bã. Tạng phế tương quan với tạng Thận thì phủ Đại trường tương quan với phủ Bàng quang, vì hai bên hỗ tương nhau truyền tống chất dơ bẩn ra ngoài, một bên thể lỏng và một bên thể đặc. Tạng Tâm tương quan với tạng Can thì phủ đởm tương quan với phủ Tiểu trường. Mật tiết vào Tiểu trường để tiêu hóa thức ăn, đặc biệt mỡ và được tái hấp thụ qua ruột tạo thành chu kỳ gan ruột.

Tạng Tâm thuộc Hỏa có phủ Tiểu trường, Tỳ Thổ có phụ vị do đó Vị tương quan với Tiểu trường.

THIÊN MƯỜI

DƯỠNG SINH

Con người lúc sinh ra không bị khuyết tật, hồng hào, khỏe mạnh, thế là Tiên Thiên tốt. Từ đó được trưởng thành khỏe mạnh hay không là tùy thuộc vào môi trường sống và cách nuôi dưỡng của Hậu Thiên. Nuôi dưỡng để sống mạnh gọi là dưỡng sinh. Dưỡng sinh có hai phần: thể xác và tinh thần.

Thể xác gồm ăn uống, hít thở, thức ngủ, luyện tập và bài tiết.

Về ăn:

Ăn rất quan trọng cho sự sống của cơ thể. Đông y bảo: 'Bệnh tòng khẩu nhập-bệnh theo miệng vào'. Đúng vậy, ăn uống không thể không cẩn thận. Tùy theo tập tục địa phương về cách nấu nướng và sở thích của mỗi cá nhân và sự chọn lựa thức ăn cho hợp khẩu vị, hợp với thể trạng (để khỏi bị dị ứng hoặc dễ tiêu hóa v.v...).

Con người có ba loại thức ăn chính: đường (như bột mì, bột gạo v.v...), thịt (protein) và mỡ (lipid). Ngoài ra có rau cỏ, trái cây vừa là chất độn vừa chứa nhiều sinh tố (vitamin). Với ba thức ăn đó con người phải ăn đầy đủ, vừa phải, không nhiều quá, không ít quá. Theo 'chỉ tiêu' khoa học ngày nay thì biến dưỡng căn bản (BDCB) của một người vào khoảng 2000 calories, mỡ 9 calories, đường 4 calories. Như vậy một ngày BDCB của một người chỉ cần 75 gram thịt, 88.8 gram mỡ và 255 gram đường. Biến dưỡng căn bản là biến dưỡng lúc nghỉ ngơi, lúc làm việc thể xác hoặc tinh thần thì biến dưỡng phải cao hơn. Từ đó để tăng hoặc giảm thức ăn cho hợp với sức khỏe. Nên nhớ ba loại thức ăn trên không thể thay thế cho nhau được. Khi nấu thức ăn chúng ta dùng đồ gia vị như mặn, đắng, cay, chua và ngọt; năm vị đó gọi là ngũ vị. Đông y rất chú trọng vấn đề gia vị vì ngoài việc tăng hương vị cho thức ăn, đồ gia vị còn có tác dụng như những dược liệu giúp ích cho tỳ vị tiêu hóa thực phẩm như: quế, hồi, tiêu làm ấm cơ thể nói chung và bộ tiêu hóa nói riêng; thảo quả, đinh hương để thông khí kể cả trần bì; hành, sả để toát mồ hôi và lợi tiểu; gừng, riềng tẩy uế khí và chống nôn; ớt để kích thích vị giác; nghệ để thông túi mật đặc biệt chống dị ứng thức ăn; tỏi sống để sát trùng và giảm chất mỡ trong máu v.v... Tất cả đều tốt nên dùng vừa đủ, nhiều quá là có hại.

Về uống:

Uống cũng như ăn, ai cũng thích khoái khẩu, nhưng thỉnh thoảng thôi, ngày nào cũng khoái khẩu là có hại. Rượu, cà phê là những thức uống kích thích, phần nhiều đều độc nếu quá lạm dụng. Rượu có hại cho gan, cà phê nhiều có hại cho thần kinh và dạ dày.

Hít thở:

Bảo rằng bệnh tòng khẩu nhập chưa đủ, phải thêm Tòng tỵ nhập (bệnh theo lỗ mũi) nữa. Hít thở là hô hấp, phải ở nơi thoáng khí và không khí trong lành. Không khí bị ô nhiễm làm hại phổi như bụi bậm, khói, mùi hôi thối hoặc tanh tưởi đều làm hại cho sức khỏe, đặc biệt hại phổi. Chúng ta cảm nhiễm về thời tiết phần nhiều bắt đầu từ phổi. Mùa xuân nhiều phấn hoa làm cho ta dễ bị dị ứng, bị ho hen. Mùa hạ nóng nực, mùa thu khô ráo, mùa đông lạnh lẽo đều ảnh hưởng đến phổi. Từ phổi dẫn đến các cơ quan khác không bao xa vì rằng phổi yếu không thở đủ dưỡng khí thì cơ thể bị bệnh. Thuốc lào, thuốc lá, cần sa đều độc cho phổi. Thật ra những gì có khói hít vào đều hại phổi.

Thức ngủ và làm việc:

Luôn luôn phải điều độ, phải tập cho đúng giờ giấc để tạo thành thói quen tốt. Ngủ ít nhất một ngày phải được 7 tiếng. Làm việc nặng hoặc nhẹ, trí óc hoặc chân tay thì phải mất khoảng 8 tiếng mỗi ngày. Còn lại 9 tiếng thuộc tự nguyện hoặc đọc sách để tăng kiến thức, hoặc viết lách, trồng cây, cắt cỏ, nấu ăn v.v...

Tập luyện:

Thể dục thể thao là điều tối cần. Dễ dàng nhất là đi bộ hoặc bơi lội mỗi ngày khoảng 30 phút đến 1 tiếng đồng hồ. Được như vậy máu chạy đều, hít thở mạnh mẽ làm cho cơ thể tráng kiện.

Bài tiết:

Ăn uống và hô hấp (hít thở) mục đích để hấp thụ thức ăn và dưỡng khí, cùng một lúc với sự đào thải chất cặn bã qua đại tràng; đường tiểu và thán khí qua đường phổi, tất cả gọi là bài tiết trừ mồ hôi và hô hấp là tự động.

Mồ hôi ra hằng ngày đặc biệt khi nóng bức hoặc lao động như làm việc chân tay hay tập thể dục v.v... thì mồ hôi ra nhiều để tỏa nhiệt và đào thải chất cặn bã như uré, latic acid và các chất muối khoáng khác.

Hô hấp để hấp thụ dưỡng khí, thải thán khí.

Riêng tiểu tiện và đại tiện vừa do phản xạ tự động kích thích tạo nhu cầu bài tiết vừa do ý chí quyết định bài tiết hay không. Nếu không gọi là nín bài tiết. Hệ thần kinh kích thích đại tiểu tiện thuộc hệ đối giao cảm phát xuất từ xương bàn tọa (cuối cùng của cột sống). Vì cũng chịu ảnh hưởng của đối giao cảm nên khi bị kích thích tiểu tiện đi một lần với đại tiện. Nín được đại tiểu tiện là nhờ thần kinh Pudic. Nín đại tiểu tiện trừ trường hợp đặc biệt là phản với dưỡng sinh. Lúc bị kích thích là nên bài tiết ngay. Đại tiểu tiện, đặc biệt đại tiện do thói quen về thời gian, có người vào buổi sáng, có người vào buổi tối v.v... Tuy nhiên sau ăn sáng là tốt nhất. Phải tạo thói quen như vậy thể xác mới được khỏe mạnh. Nín đại tiện nhiều lần sẽ trở nên bệnh táo bón. Nín đại tiện các độc tố sẽ bị hấp thụ qua ruột vào máu làm chúng ta dễ bị đau đầu, có khi chóng mặt và buồn nôn nữa. Muốn khỏi táo bón trước hết phải tập đại tiện ít nhất một ngày một lần và phải đúng thời gian (khoảng 30 phút đến 1 giờ sau bữa ăn sáng), phải ăn nhiều chất xơ như rau cải, trái cây, khoai lang, khoai tây là những thức ăn giữ nước và xốp làm cho ruột dễ co bóp để tống chất cặn bã ra ngoài. Chúng ta gọi đồ ăn đó là những chất nhuận trường. Có khi người ta còn dùng cả dầu vừng và các loại hạt chứa dầu như đậu phụng và các loại hạt dẻ vì chúng có tính cách trơn ruột. Kiêng ăn những loại có vị chát như ổi, sim móc v.v...vì chúng chứa chất tannin tạo nên táo bón.

Với nơi ăn chốn ở ngăn nắp sạch sẽ và một đời sống giản dị điều độ trên mọi lãnh vực thì cơ thể phải khỏe mạnh.

Riêng về sự thay đổi khí hậu bốn mùa rất quan trọng trong đời sống. Mùa xuân vạn vật thăng phát con người cũng thăng phát theo, nên ngủ sớm dậy sớm. Mùa hạ vạn vật nảy nở con người nảy nở theo, nên ngủ sớm dậy sớm. Xuân hạ là hai mùa đầy dương khí cho nên con người phải hoạt động để hưởng được nhiều dương khí. Mùa thu dương khí bắt đầu giảm dần, vạn vật thu rút vào trong và sinh khí con người cũng vậy cho nên con người sống bằng nội tâm hơn. Phần nhiều các thi nhân đều xúc cảm bởi cảnh thu để có 'Thu hứng, Thu cảm, và Thu điếu v.v...'. Mùa thu cũng nên ngủ sớm dậy sớm để hưởng được cái thanh tịnh của tạo vật. Riêng mùa đông lạnh lẽo mọi vật đều tìm nơi trú ẩn, con người cũng phải trú ẩn để được ấm áp, để tàng trữ được dương khí, nên ngủ sớm dậy muộn. Bốn mùa đều có cách sống cho phù hợp, luôn luôn không để cơ thể lạnh quá hoặc nóng quá, lạnh quá thì hại dương khí, nóng quá thì hại âm khí. Đối với Tây y nóng quá hoặc lạnh quá, lo nghĩ quá, buồn rầu quá v.v... đều làm giảm tính miễn nhiễm của cơ thể. Bốn mùa khí hậu khác nhau phải sống theo qui luật Xuân hành, Hạ trưởng, Thu thâu và Đông tàng. Xuân Hạ nên ban phát, Thu Đông nên thu vén và mùa nào cũng vậy con người phải hưởng đủ ánh sáng mặt trời thì cơ thể mới tráng kiện được.

Về sắc dục:

Đói tìm ăn, khát tìm uống, lạnh tìm nóng, nóng tìm mát, chống trả hoặc trốn chạy kẻ thù đều thuộc bản năng sinh tồn. Tuy nhiên không có bản năng nào mạnh hơn sinh dục. Có lẽ nhờ vậy mà các loài động vật đời đời vẫn tồn tại mãi trên trái đất này. Những loài động vật như chim muông thì thời kỳ sinh dục có từng mùa. Có vài loại không tùy mùa nhưng tất cả đều do nhu cầu sinh lý vô ý thức.

Riêng con người thì vừa do nhu cầu sinh lý vừa do tâm lý (ý thức) tạo nên, thêm nữa con người bốn mùa xuân, hạ, thu, đông đều no đủ, vì lẽ đó con người với ý thức tìm đủ cách để thỏa mãn sắc dục dẫn đến chỗ trác táng rồi non yểu. Mấy ông vua nhiều cung tần mỹ nữ đều chết yểu. Trác táng về sắc dục làm tinh khí tiêu hao nhiều dẫn tới thủy hỏa khí huyết suy kiệt và rất khó bổ dưỡng bằng mọi hình thức dược liệu. Vì lẽ đó trong dưỡng sinh con người phải điều độ về sắc dục. Tuổi trẻ thì thất nhật độ y sư bất đáo gia, 40 tuổi trở đi càng giảm sắc dục càng tốt để bảo vệ được tinh khí, từ đó bảo vệ được thần minh.

Tất cả trên là dưỡng sinh về thể xác tuy khó mà dễ. Dưỡng sinh về mặt tinh thần càng khó hơn, khó hơn vạn lần. Con người không ai tránh khỏi 'Thất tình', không ai tránh khỏi cái cảnh 'Đắc thất' và 'Thành bại'. Được thì mừng, mất thì buồn, thành thì vui, bại thì giận v.v... Hỷ, Nộ, Ai, Lạc, Ái, Ố, Dục quá độ đều hại đến thuyết dưỡng sinh. Vì lẽ đó đời sống tinh thần của con người phải được hàm dưỡng lâu, may mắn thì được giáo dục từ thiếu thời hoặc qua sách vở về gương sáng của các bậc danh nhân hoặc tự kinh nghiệm để đạt lý. Có như vậy mới có thể mỉm cười trước sự thành bại đắc thất; có như vậy mới kềm chế được 'Thất tình' làm chủ được 'Thất tình' con người trở nên ung dung tự tại sống một đời sống đạm bạc giản dị và lương thiện. Làm thì làm hết mình không cần danh không cần lợi. Danh lợi không vướng vào lòng, thử hỏi thuật dưỡng sinh nào hơn?

Tính thích nghi (Adaptation):

Chúng ta, người Việt Nam ở Nam bán cầu thuộc về nhiệt đới, tới ở các nước Âu Mỹ, Bắc bán cầu thuộc ôn đới. Sự khác biệt quá lớn lao về đời sống tinh thần cũng như vật chất. Nói cách khác, hai nền văn hóa quá khác biệt nhau, chúng ta phải thích nghi có nghĩa là phải hội nhập với nền văn hóa mới nếu không chúng ta sẽ bị đào thải. Thích nghi với nền văn hóa tức là thích nghi với phong tục tập quán của quê hương mới, kể cả cách ăn uống, đặc biệt những thứ ảnh hưởng đến sinh lý.

Nước ta khí hậu Nam Bắc tuy khác nhau nhưng phần nhiều là nóng, do đó chúng ta hay toát mồ hôi để tỏa nhiệt. Những thức ăn rau quả phần lớn là loại rau tỏa nhiệt làm toát mồ hôi như tía tô, kinh giới, húng cây (bạc hà), húng lủi, ớt, gừng v.v... Ngoài ra còn có các loại rau đậu có tính hàn lương như đậu xanh, rau muống ăn cho mát. Với thổ nghi nước ta ăn như vậy thì được, nhưng với thổ nghi Âu Mỹ ăn nhiều rau thơm rất có hại cho sức khỏe, vì ăn nhiều rau thơm càng toát nhiều mồ hôi; mồ hôi mất là thủy mất không giữ được hỏa rồi hỏa sẽ yếu đi, thủy hỏa đã suy thì khí huyết không vượng lên được. Nhiều người Việt ở Âu Mỹ gầy yếu xanh xao có lẽ là vì vậy. Tôi thường uống trà hoa cúc, uống liền mấy ngày như vậy thì chóng mặt và hay hụt hơi, tôi biết mùi thơm của rau quả hoặc của hoa rất hao khí, có lẽ mùi thơm của hoa cỏ chứa nhiều thán khí (CO_2) chăng? Riêng đối với rau muống, đậu xanh, hoặc giá đậu, mùa hè ăn nhiều vô hại, mùa đông chỉ nên ăn vừa phải thôi.

Ở Việt Nam, đặc biệt ở vùng quê nhà nào cũng có lu tương, vại cà, vại dưa muối và hũ mắm, không có những thứ đó không thành người Việt, đặc biệt ở quê hương tôi (Nghệ An) bữa cơm dẫu giàu thịt cá mà không có cà dưa là không được. Ăn mặn như vậy mà vẫn mạnh, huyết áp vẫn bình thường vì sao? Vì cày bừa, chạy nhảy trời nắng mồ hôi ra đầm đìa, muối trong dưa trong cà trong mắm đều theo mồ hôi ra hết. Mồ hôi ra nhiều bao nhiêu phải uống nước nhiều bấy nhiêu để thay thế. Lý do ăn mặn cần thiết để giữ nước. Người Nghi Lộc, Nghệ An thường từng cặp vác cưa đi cưa gỗ để lấy tiền, họ cưa suốt ngày giữa nắng mồ hôi ra nhễ nhại, người họ lực lưỡng ăn cơm nhiều, dưa và cà muối bao nhiêu cũng hết cho nên có câu:

"Thợ cưa ăn dưa nứt bụng,

Uống nước thì thụng bể bụng thợ cưa".

Nay ta ở Âu Mỹ mùa lạnh có máy ấm, mùa nóng có máy lạnh, xe hơi nay đủ tiện nghi, ăn uống cái gì cũng có đầy đủ. Nếu ăn mặn mà không làm gì để đào thải muối qua mồ hôi thì muối ở đâu nước ở đó. Nước nhiều trong máu dẫn đến huyết áp cao, dẫn tới tai biến mạch máu não, tim, thận, v.v... và đương nhiên khó sống hoặc bị tàn tật. Cho nên ăn uống không thể không cẩn thận.

Nói chung nên ăn những đồ ăn dễ tiêu hóa, ít mỡ, ít chiên xào và phải hợp với thời tiết như Xuân Hạ khí hậu nóng ấm nên ăn nhiều rau trái, Thu Đông lạnh lẽo nên ăn nhiều thịt để lấy độ ấm. Cách nấu nướng theo tôi nên luộc hoặc hấp là tốt nhất vì ít gia vị.

THIÊN MƯỜI MỘT

NGOẠI CẢM VÀ NỘI THƯƠNG

Đại cương:

Ngoại cảm là do ở ngoài đem vào làm cho ta sinh bệnh. Nội thương là bệnh ở trong ra. Ngoại cảm do Lục Dâm: Phong, Hàn, Thử, Thấp, Táo, Nhiệt. Nội thương do Thất Tình: Hỷ, Nộ, Ai, Lạc, Ái, Ố, Dục. Lục Dâm được gọi là tà khí, khí lực con người được gọi là chính khí. Đông y bảo: "Tà khí thực, chính khí hư" ý nói là tà khí luôn luôn mạnh, hiện hữu; chính khí hư thì tà khí mới xâm nhập được cơ thể. Thật ra chính khí có khi thực mà vẫn bị tà khí xâm nhập tạo nên ngoại cảm, có khi ngoại cảm làm chính khí hư, có khi vì chính khí hư làm ngoại tà dễ xâm nhập dẫn tới ngoại cảm.

Ngoại cảm có khi nặng có khi nhẹ tùy chính khí thực (mạnh) hay hư (yếu). Nhẹ như ho hen, sổ mũi, nặng thì đau đầu chóng mặt, bệnh kéo lâu dài tùy cách nhiễm bệnh và tình trạng nặng nhẹ của bệnh, người xưa đặt ra: Mạo, Thương, Trúng. Mạo nhẹ hơn Thương, Thương nhẹ hơn Trúng v.v... có thể làm xáo trộn cơ năng của lục phủ. Nội thương do Thất tình làm tổn thương đến ngũ tạng, tổn thương đến khí huyết hoặc thủy hỏa, tổn thương cơ năng của cơ thể. Trị bệnh nội thương nhẹ thì chữa vào khí huyết, nặng thì chữa vào thủy hỏa. Chữa bệnh ngoại cảm nếu chính khí mạnh thì chú trọng vào thực tà để trị, nếu chính khí hư thì phải vừa cố thủ vừa trị tà. Đại khái là như vậy.

Đông y gồm 3 lãnh vực: ngoại cảm, nội thương và ngoại thương. Ngoại thương như mụt nhọt, gãy chân gãy tay, trúng tên đạn được trị liệu bằng cách băng bó và phục dược, tuy nhiên còn sơ sài. Hơn nữa, sách vở Đông y không nói nhiều về lãnh vực này. Đối với Tây y, trước đây sự phân biệt giữa nội thương và ngoại thương là: nội thương thì dùng dược liệu, ngoại thương thì dùng dao kéo để giải phẩu. Ngày nay giới hạn giữa ngoại thương và nội thương không còn nữa. Nói thế để có ý niệm khác biệt giữa Đông y và Tây y thôi!

Để phân biệt cho dễ hiểu tôi chia thiên này thành 2 chương: Lục Dâm và Thất Tình.

CHƯƠNG MỘT

LỤC DÂM

Lục dâm có thể gọi là lục tà, gồm sáu tà khí là Phong, Hàn, Thử, Thấp, Táo và Nhiệt. Tà khí ở ngoài cơ thể. Tà khí khác với chính khí. Chính khí là khí lực của cơ thể.

Với Lục dâm: Phong là gió, Hàn là lạnh, Thử là nắng, Thấp là ẩm ướt, Táo là khô, Nhiệt là nóng.

Với Đông y chữ Phong có nhiều nghĩa:

- Phong là gió: mạo phong, thương phong và trúng phong, bao gồm cả dị ứng (allergy).

- Phong là bệnh: phong thấp là bệnh thấp (Rheumatism), phong đòn gánh (Tetanus), thống phong (gout) v.v...

- Phong: bệnh cùi.

Hai chữ phong ở trên đều có nghĩa là gió: gió tạo bệnh như mạo phong, thương phong và trúng phong; gió mang bệnh tới như phong thấp, phong đòn gánh, thương phong v.v... Riêng chữ phong là bệnh cùi thì không có nghĩa là gió (viết một bên bộ mạch, một bên chữ phong).

Phong là gió:

Gió thuộc Mộc, thuộc mùa Xuân, thuộc khí Quyết âm. Đối với ngũ tạng lục phủ thuộc gan và mật thuộc hai kinh Túc quyết âm và Túc thiếu dương. Bệnh do phong gồm mạo phong, thương phong và trúng phong.

- Mạo phong: phong tà phạm gần kinh Túc thiếu dương. Bệnh nhân ho hen sổ mũi v.v...

- Thương phong: phong tà phạm vào kinh Túc thiếu dương (mật) ho hen, đau đầu, đắng miệng v.v..

- Trúng phong: phong tà phạm vào kinh Túc quyết âm (can): bệnh nhân co quắp, cứng đơ, cấm khẩu, kích ngất v.v...

Khi bảo rằng mạo phong, thương phong ngoài ý nghĩa triệu chứng và trị liệu của Đông y ta nên nghĩ tới hiện tượng dị ứng (allergy) hoặc cảm nhiễm siêu vi (virus). Cũng như vậy nếu trúng phong ta phải nghĩ đến hiện tượng kích ngất (Anaphylaxis). Kích ngất do dị ứng mạnh, chất Histamin làm mạch máu giãn nở, dung tích quá lớn, thể tích máu không đủ, tim ngưng đập hoặc petit-mal epilegsy (tợ như kinh giãn).

Khỏi bệnh ngoại cảm của Đông y ta phải nghĩ đến hiệu quả dược liệu đối với dị ứng, siêu vi hoặc vi trùng, kể cả bệnh miễn nhiễm. Có khi phải nghĩ đến dược liệu ảnh hưởng đến cơ chế điều hòa thân nhiệt v.v...

Mùa xuân thuộc phong, mùa xuân hoa cỏ nảy nở nhiều phấn hoa, côn trùng sinh sôi kể cả vi trùng và siêu vi v.v... Hệ thống miễn nhiễm yếu dễ bị cảm nhiễm. Phong là gió, gió là do không khí chuyển động, có gì mà không chứa đựng trong không khí? Vậy bảo rằng phong hàn, phong thấp, phong nhiệt cũng không có gì sai vì phong mang hàn tới, mang thấp tới, mang nhiệt tới và mang cả sự ô nhiễm tới nữa v.v...Như vậy Hàn là Hàn, Thấp là Thấp, không cần dùng chữ Phong nữa, chữ Phong chỉ dùng để thay thế dị ứng mà thôi

Hàn là lạnh:

Lạnh thuộc Hành Thủy, thuộc mùa đông, thuộc khí Thái Dương. Với ngũ tạng lục phủ thuộc thận và bàng quang. Cảm nhiễm hàn tà gồm mạo hàn, thương hàn và trúng hàn.

- Mạo hàn: hàn tà phạm gần kinh Túc thái dương (bàng quang).

- Thương hàn: hàn tà phạm vào kinh Túc thái dương.

- Trúng hàn: hàn tà phạm vào kinh Túc thiếu âm (thận).

Cảnh Nhạc bảo: "Phong tới trước rồi hàn tới sau. Phong nhẹ mà hàn nặng".

Thử là nắng:

Nắng thuộc Hỏa, thuộc khí Thiếu Âm (Quân hỏa) ngũ tạng lục phủ thuộc Tâm tiểu tràng.

- Mạo thử: thử tà phạm gần kinh Thủ thái dương (tiểu tràng).

- Thương thử: thử tà phạm vào kinh Thủ thái dương.

- Trúng thử: thử tà phạm vào kinh Thủ thiếu âm (tâm).

Thấp là ẩm ướt:

Thuộc Thổ, thuộc khí Thái Âm, ngũ tạng lục phủ thuộc tỳ và vị.

- Mạo thấp: thấp tà phạm gần kinh Túc dương minh (vị).

- Thương thấp: thấp tà phạm vào kinh Túc dương minh.

- Trúng thấp: thấp tà phạm vào kinh Túc thái âm (tỳ).

Táo là khô ráo:

Có thể do phong mà táo, do hàn mà táo, do nhiệt mà táo. Tất cả đều do huyết hư mà táo hoặc do thủy hư đưa đến hư nhiệt mà táo. Huyết hư phải bổ huyết, hư nhiệt phải bổ thủy v.v...

Hỏa là nhiệt:

Nhiệt là hỏa do huyết hư hoặc thủy hư mà có hỏa, có nhiệt. Hỏa ở đây không thuộc về thử; thử là tà hỏa, tà nhiệt (còn gọi là thực nhiệt, nhiệt do Lục dâm).

Trong vấn đề Lục dâm cổ nhân chia làm 2 phần: thời tà và phục tà.

Thời tà:

Là bệnh theo từng mùa như mùa xuân thì bệnh phong dị ứng (nhiều thứ phong), mùa hạ thì bệnh thử, mùa thu thì bệnh thấp bệnh táo, mùa đông thì bệnh hàn. Ngoài mạo, thương, trúng, Đông y còn nói đến vấn đề truyền kinh, ví dụ bệnh thương hàn trúng vào kinh Túc thái dương, nếu không chữa sau mấy ngày sẽ chuyển sang Túc thái âm rồi chuyển sang Túc quyết âm v.v...

Bàn tới truyền kinh của thời tà và phục tà, những người tân học thời nay sẽ cảm thấy rắc rối muốn bỏ mà còn trách cổ nhân nữa. Không nên trách cổ nhân, chúng ta phải tìm cách giải thích:

Truyền kinh:

Bệnh Túc thái dương (bàng quang) không chữa sẽ chuyển đến Túc thiếu âm (thận) v.v...

Nếu bệnh ở bàng quang không chữa thì nước tiểu sẽ theo đường dẫn tiểu (ureter) đi ngược về thận làm thận bị bệnh. Thận bị bệnh truyền sang Túc thái âm (tỳ) và Túc quyết âm (gan) vì rằng khi thận (Túc thiếu âm) bệnh không đào thải chất cặn bã chẳng những Túc tam âm bị lây hoặc toàn thể 12 kinh đều bị ảnh hưởng.

Giải thích Túc thiếu dương (mật) bị bệnh không chữa sẽ lây sang Túc quyết âm (gan) cũng đều theo cái lý của cơ thể học và sinh lý học. Nếu mật bị ứ đọng ở túi mật đương nhiên gan bị căng trướng vì không thể thải được chất mật. Vị bị bệnh không chữa sẽ truyền sang tỳ. Bệnh tiểu trường truyền sang tâm, bệnh đại trường (Thủ dương minh) không chữa sẽ truyền cho phế (Thủ thái âm) v.v... đều cùng một lý lẽ. Đại trường táo hơi độc bị tái hấp thụ đi vào máu tới phổi, phổi bị bệnh.

Phục tà:

Bảo rằng tà mùa này không chữa sẽ truyền đến mùa sau, điều đó có cái lý, bệnh hôm nay không chữa sẽ kéo đến ngày mai. Tuy nhiên bảo bệnh phong tà ở mùa xuân không chữa sẽ dẫn đến san tiết ở mùa hạ v.v... thật ra không phải vậy, theo tôi san tiết ở mùa hạ vẫn là thời tà vì mùa hạ nóng nảy thức ăn thức uống dễ bị nhiễm trùng đặc biệt vi trùng thuộc bộ tiêu hóa như vi trùng dịch tả, vi trùng kiết lỵ v.v... Mùa thu có thu thấp, thu ngược, mùa thu tiết Lập thu bắt đầu khoảng cuối tháng 6 đầu tháng 7 âm lịch là mùa Trường hạ, mưa nhiều dễ bị thấp nhiệt dẫn đến bệnh thấp. Mùa thu nhiều muỗi truyền nhiễm nhiều thứ bệnh, đặc biệt loại muỗi Anopheles mang vi trùng Malaria tạo nên bệnh ngược (sốt rét).

Mùa đông vì lạnh vì quá khô ráo hoặc do vi trùng nên tạo ra ho hen gọi là Hàn khái hay Táo khái hoặc Đàm khái. Mùa xuân có bệnh xuân ôn, ho, nóng hâm hấp như sốt đều do dị ứng hoặc siêu vi v.v... Với tôi, phục tà có nghĩa là như vậy, đối với cổ nhân tà mà khó chữa bèn nghĩ do phục tà từ mùa trước.

Trong trị liệu Mạo, Thương, Trúng của thời tà phần nhiều Đông y chữa được, kể cả ôn bệnh của mùa xuân. Một lần nữa theo tôi những bài thuốc như Tiêu dao, Tiểu sài, Ma hoàng thang, Quế chi v.v... có tác dụng đối với công năng của cơ thể, đặc biệt đối với cơ chế điều hòa thân nhiệt; cũng có thể diệt trùng hoặc siêu vi bằng cách thay đổi nội môi trường như hệ thống quân bình giữa Kiềm và Toan (Acid và Base). Riêng điều trị phục tà như San tiết của mùa hạ, Đàm khái của mùa Đông, Ngược của mùa thu nếu vì khí huyết hoặc thủy hỏa bị thiên lệch thì Đông y chữa được, còn vì nhiễm trùng nhiều khi phải mượn tới trụ sinh. Trường hợp thu ngược có thể dùng Bổ trung ích khí hoặc Tứ quân gia thêm Hà thủ ô và Thường sơn để diệt vi trùng sốt rét ... (sẽ bàn tới trong trị liệu). Một điều nên nhớ là lúc gặp bệnh ngoại cảm thầy thuốc chỉ nên dựa vào triệu chứng và mạch lý để chữa trị, không cần nghĩ đến phục tà hay truyền kinh, vì như vậy chỉ thêm rắc rối mà không lợi ích gì!

Khi bàn về mạo thương đối với Phong, Hàn, Thử, Thấp, Táo, Nhiệt chúng ta chỉ nói tới Tâm, Can, Tỳ và Thận; riêng Phế chúng ta không nói tới vì rằng Lục dâm của bốn mùa

đều ảnh hưởng đến Phế (thuộc kinh Thủ thái âm) dẫn tới ho hen v.v...

Dị ứng và nhiễm trùng:

- Dị ứng thường do chất protein (chất thịt), từ hoa quả, từ thức ăn và từ thuốc men (dược liệu). Dị ứng nhẹ thì nổi mày đay (Urticaria), mẩn ngứa, nặng dẫn đến hiện tượng kích ngất (Anaphylaxis) chết người.

- Nhiễm trùng: gồm siêu vi và vi trùng.

   • Siêu vi rất nhiều loại và rất ít khi dùng dược liệu mà trị được, tự nó sẽ biến đi tùy theo chu kỳ phát triển của nó, siêu vi có thể phòng ngừa bằng cách chích ngừa ở trẻ con.

   • Vi trùng có nhiều loại, tựu trung có ít loại thông thường ta thường mắc phải như Bồ đào cầu khuẩn (Staphylococ), Liên cầu khuẩn (Streptococ), vi trùng lao, dịch hạch, dịch tả, thương hàn (Salmonella) và vi trùng kiết ly (Shigella) v.v...

Khi nhiễm phải những chất dị ứng, nhiễm phải siêu vi hoặc vi trùng bệnh nhân thường phát nhiệt, tùy nặng hay nhẹ để có nhiệt độ thấp hoặc cao nhiều so với nhiệt độ bình thường là 37ºC (98ºF) theo nhiệt kế.

Vấn đề dị ứng, siêu vi và vi trùng rất quan trọng trong việc trị liệu, tôi sẽ bàn tới trong phần trị liệu.

CHƯƠNG HAI

THẤT TÌNH

Đông y quan niệm Thất tình tạo nên bệnh nội thương, điều đó đúng. Thất tình thuộc đời sống tinh thần, tình cảm, ảnh hưởng rất mạnh vào đời sống thể xác, đặc biệt đối với sinh lý. Ví dụ buồn quá không muốn ăn, giận quá không ngủ được, sợ hãi quá tim đập nhanh, hồi hộp v.v... Những điều đó ảnh hưởng đến khí huyết của cơ thể và ảnh hưởng đến hệ miễn nhiễm nữa. Từ đó đưa đến bệnh nội thương nghĩa là bệnh do nguyên khí (chính khí) hư yếu, ngũ tạng hư yếu làm sai lạc hoặc hư hại công năng của nó. Thật ra nội thương không hoàn toàn do Thất tình mà còn do đời sống không điều độ hoặc do ngoại tà mà chữa trị không hết v.v...

Thất tình gồm Hỷ, Nộ, Ai, Lạc, Ái, Ố và Dục. Vì có Ái, Ố, Dục mới có mừng, giận, sợ hãi, lo nghĩ, bi ai, v.v... Vì có ái dục nên phải suy nghĩ làm sao cho được điều mình yêu thích; vừa lo nghĩ vừa sợ mất, nếu được thì mừng, không được thì giận, thất vọng quá thì đâm ra bi ai thảm thiết. Tất cả đó là Thất tình. Thất tình tạo bệnh gì?

- Lo nghĩ quá hại tạng tỳ.

- Bi ai quá hại tạng phế.

- Sợ hãi quá hại tạng thận.

- Giận dữ quá hại tạng can.

- Vui mừng quá hại tạng tâm.

Con người không ai không có Thất tình, tuy nhiên đừng bao giờ thái quá, thái quá là có hại, phải kềm chế được Thất tình, phải phát tiết cho đúng, đáng mừng thì mừng, đáng giận mới giận, đáng buồn mới buồn v.v... chẳng lẽ vậy mà Nguyễn Công Trứ đã nói:

"Nghe như chọc ruột tai làm điếc.

Giận dẫu căm gan miệng vẫn cười" đó sao.

Có trường hợp vui mừng quá bị kích ngất. Trong thời cận đại có người trúng số độc đắc liền bị chính quyền tạm giữ để tránh sự vui mừng quá độ làm tim ngừng đập. Ở Hà Tĩnh, thời vua Thành Thái có người con đậu Hoàng Giáp người cha mừng quá cầm trống đánh bị tai biến mạch máu não.

Về phương diện mạch lý, giữa ngoại cảm và Thất tình hoàn toàn khác nhau:

- Lo nghĩ hại tỳ thì mạch kết.

- Thấp tà hại tỳ thì mạch nhu tế.

- Bi ai hại phế thì mạch trì và sắc.

- Táo tà hại phế thì mạch sắc.

- Sợ hãi quá làm hại thận thì mạch khẩn.

- Giận dữ quá thì hại can thì mạch huyền.

- Phong tà hại can thì mạch phù.

- Mừng quá hại tâm thì mạch hư (trống).

- Nhiệt tà hại tâm thì mạch nhược (xem quyển Mạch Lý Cơ Trung).

Với nội thương do Thất tình, cách chữa trị nhiều khi không cần dùng tới dược phẩm mà chỉ dùng tới Ngũ hành tương khắc, không nằm ngoài ý nghĩa tâm lý:

- Giận quá hại Can Mộc, dùng bi ai (thuộc Phế Kim) để chữa (Phế Kim khắc Can Mộc).

- Lo nghĩ quá hại Tỳ Thổ, dùng giận hờn (thuộc Can Mộc) để chữa (Mộc khắc Thổ).

- Sợ hãi quá hại Thận Thủy, dùng lo nghĩ (thuộc Tỳ Thổ) để chữa (Thổ khắc Thủy).

246

- Bi ai quá hại Phế Kim, dùng mừng vui (thuộc Tâm Hỏa) để chữa (Tâm Hỏa khắc Phế Kim).

- Mừng quá hại Tâm Hỏa, dùng sợ hãi (thuộc Thận Thủy) để chữa (Thủy khắc Hỏa).

Bệnh nội thương vì Thất tình thì lấy tình cảm tâm lý mà chữa. Tuy nhiên khi bệnh tình đã tổn thương đến cơ năng của Lục phủ ngũ tạng, của khí huyết, hoặc của Thủy Hỏa thì nhất định phải dùng đến phục dược.

Kết luận:

Ngoại cảm do Lục dâm: Phong, hàn, Thử, Thấp, Táo, Nhiệt. Cảm nhiễm do Lục dâm gọi là cảm nhiễm Thực tà. Cảm Hàn tà gọi là Thực hàn, cảm nhiệt gọi là Thực nhiệt. Thực hàn và Thực nhiệt khác với Hư hàn và Hư nhiệt. Thực hàn và Thực nhiệt là do hàn nhiệt ở ngoài vào. Hư hàn và Hư nhiệt là do dương hư yếu hoặc hỏa hư yếu mà hàn, do âm hư yếu hoặc do thủy hư yếu mà nhiệt.

THIÊN MƯỜI HAI

HƯ THỰC & CHÂN GIẢ

CHƯƠNG MỘT

HƯ THỰC

Định nghĩa:

Hư thực là hình thái của bệnh tật.

- Hư: trống không, không đầy đủ, suy yếu.

- Thực: mạnh, đầy đủ, chắc nịch.

Âm Dương và hư thực:

Bệnh hư là do chính khí hư vì bẩm sinh hoặc do đau lâu ốm dài làm cho chính khí hư dẫn đến suy yếu. Bệnh hư là bệnh thuộc nội thương. Bệnh thực là do độc khí ở ngoài xâm nhập tạo nên bệnh. Bệnh thực thường là bệnh ngoại cảm, có khi bệnh thực không do ngoại tà mà do đời sống thiếu điều độ về ăn uống, thức ngủ, hoặc tình cảm và tư tưởng thiếu quân bình đưa đến Âm Dương thiên thắng. Ví dụ Âm thực mà Dương không hư (Âm mạnh hơn Dương mà Dương vẫn không yếu) hoặc Dương thực mà Âm không hư (Dương mạnh hơn Âm mà Âm vẫn không yếu), cũng có nhiều khi không vì ăn uống thiếu điều độ mà do bẩm sinh, có người Dương thắng Âm, có người Âm thắng Dương. Những người như vậy cũng gọi là Dương thực hoặc Âm thực. Sự thiên thắng đó tạo thành hai loại người khác nhau, người Dương thắng thì thường thích mát, người Âm thắng thì thường thích ấm. Mặc dầu vậy, sự thiên thắng đó chưa tới mức độ tạo thành bệnh.

Bàn về hư thực, chúng ta thường bàn về Âm Dương hư thực một cách tổng quát. Âm Dương có Âm Dương Tiên Thiên gồm Thủy và Hỏa. Âm Dương Hậu Thiên có Âm, Dương, khí và huyết.

Đối với Tiên Thiên, Âm là Thủy, Thủy là Âm. Âm với Thủy là một. Gốc của Thủy là Thận Thủy. Dương là Hỏa, Hỏa là Dương, Dương với Hỏa là một. Gốc của Hỏa là Mệnh Môn Hỏa (có thể gọi là Thận Hỏa).

Đối với Hậu Thiên, mặc dầu Âm với Huyết cùng một nguồn nhưng vẫn có sự khác biệt. Cũng như Dương với khí cùng một nguồn mà có sự khác biệt, Huyết đối với khí, Huyết là Âm, Huyết đối với Âm, Huyết không hoàn toàn Âm vì mấy lẽ:

- Huyết phải động, Âm phải tịnh. Do đó chữa Huyết nhiều khi dùng Đương qui và Xuyên khung, chữa Âm nhiều lúc không dùng Đương qui và Xuyên khung.

- Huyết thực thì nhiệt mà Âm thực thì hàn. Có thể nói rằng Huyết gốc ở Âm và Huyết là thể động của Âm, Âm là thế tịnh và bao hàm cả Huyết.

Khí đối với Huyết khí là Dương. Khí đối với Dương, khí khác Dương vì mấy lẽ:

- Khí thực thì thở mạnh, nói mạnh, có khi khò khè như suyễn. Dương thực thì nóng, thích lạnh, ưa sắc dục. Ít lúc có triệu chứng của khí thực.

- Chữa về khí phải có thuốc thông khí hoặc giáng khí như Trần bì, Ô dược. Chữa về Dương nhiều lúc không cần thông khí hoặc giáng khí. Có thể bảo rằng Dương là phần tịnh của khí, khí là phần động của Dương. Dương là năng lượng dự trữ hoặc năng lượng trong biến dưỡng căn bản. Khí là năng lượng đang được sử dụng cao hơn ở mức độ biến dưỡng căn bản.

Đã hiểu được một cách tổng quát về Âm Dương Tiên Thiên và Hậu Thiên chúng ta trở lại phần Hư Thực.

TIÊN THIÊN HƯ VÀ THỰC

Âm Tiên Thiên hư (Thủy hư):

• Người gầy đét, da đen khô nhám như vảy cá trong trường hợp Âm hư quá độ. Có lúc người mập phệ trắng trẻo mà Âm vẫn hư vì người mập mỡ nhiều, các tế bào không đủ chỗ để chứa nước do đó Thủy thiếu. Má đỏ có lúc từng hồi như kiểu hồng nhan vì Âm hư lâu, một mình Hỏa trơ vơ không có Âm giữ Hỏa đưa đến Hỏa bị hư luôn làm cho Hỏa phù du, khi vượt lên trên thì mặt đỏ, khi không đủ sức vượt lên trên thì mặt tái. Trong trường hợp này Thủy Hỏa đều hư (Thủy Hỏa câu hư). Có lúc chỉ có nóng vì Âm hư Hỏa độc cường và mặt cũng đỏ nhưng khác kiểu đỏ lúc Hỏa hư, đỏ mà nóng cả người chứ không chỉ nóng ở mặt như trường hợp Hỏa hư mà mặt đỏ (chỉ nóng trên mặt lúc mặt đỏ, nóng do cảm giác, không tăng nhiệt độ).

• Người Âm hư hay nói và nói lớn, tính hay cần nhằn khó chịu vì Thủy hư Hỏa vượng. Hỏa đây gọi là hư Hỏa vì Thủy hư mà có Hỏa, vì Thủy hư mà Hỏa độc cường.

• Táo bón, hay nóng sốt, đau đầu, đau cuống họng, khô cuống họng, khát nước, luôn luôn có cảm giác khô khan. Nếu Thủy kiệt thì chỉ có độc nhiệt. Có lúc Thủy hư đưa tới nóng và đau ở lòng bàn chân (huyệt dũng tuyền) hay gót chân.

• Mạch sáu bộ phù sác mà vô lực. Phù sác vì nhiệt, vô lực vì không có Thủy. Có lúc mạch tả xích, nghe phù hồng tưởng là Thủy vượng mà kỳ thực Thủy hư quá. Xích thuộc Âm, Thủy thuộc Âm, Thủy thuộc Âm thì mạch trầm mới phải. Phù sác và phù hồng là triệu trầm của Hỏa nhiệt. Có lúc tả xích tế sác vô lực và yếu hơn hữu xích lúc Hỏa còn cường thịnh. Nếu Hỏa cũng hư nữa thì hai mạch Thủy Hỏa đều vô lực. Có lúc hai mạch khi thì tế sác khi thì trầm tế, tùy Thủy Hỏa tranh thắng.

• Trị liệu: Thủy hư thì dùng Lục vị để mạnh cho Thủy cân với Hỏa. Có lúc Lục vị gia một ít Tri mẫu, Hoàng bá để nén cái cường thịnh của Hỏa lúc ban đầu. Sau một thang thì bỏ ngay Tri mẫu, Hoàng bá mà chỉ dùng Lục vị thôi.

• Nếu Thủy hư mà cảm ngoại tà chớ có phát tán vì Thủy hư không có nước, phát tán mồ hôi ra làm Thủy kiệt là chết. Cứ dùng Lục vị thêm chút Sài hồ, tự nhiên bổ Thủy mà mồ hôi ra là khỏi bệnh ngoại tà, sau đó trở lại Lục vị.

Âm Tiên Thiên thực (Thủy thực):

• Người mập mà không mạnh (vì nước nhiều) nê trệ. Có lúc phù nề, ít nói, không hoạt bát vui vẻ vì Âm thắng Dương (Thủy thực đương nhiên Hỏa yếu hơn Thủy).

• Hay lạnh, đi cầu lỏng, ăn không tiêu, ít khát nước.

• Mạch tả xích có hữu lực hơn hữu xích. Sáu bộ mạch không phù không sác.

• Trị liệu: trục Thủy, nếu Hỏa không mạnh phải bổ Hỏa. Có thể dùng Bát vị thêm Xa tiền, Ngưu tất hoặc dùng Kim Quĩ Thần Khí (Bát vị nhưng Thục địa chỉ có 4 chỉ và gia thêm Xa tiền, Ngưu tất).

Dương Tiên Thiên hư (Hỏa hư):

• Người bạc nhược, không hoạt bát, lông tóc không được óng mượt. Mặt nhiều lúc đỏ như trường hợp Thủy hư mà đưa đến Hỏa hư. Mặt đỏ vì Hỏa hư ở dưới cho nên Hỏa phù du vượt lên trên, cũng có khi Hỏa hư đưa đến Thủy hư. Thật ra Thủy Hỏa tranh thắng đưa đến khi thì mặt đỏ lúc thì mặt tái.

• Bệnh nhân ít nói, tiếng nói yếu nhược.

• Ăn không mạnh, khó tiêu vì không có Hỏa. Hay lạnh, dễ cảm, đặc biệt hay lạnh từ đầu gối trở xuống bàn chân vì Hỏa hư ở dưới, Hỏa phù du vượt lên trên làm cho ở trên thì nhiệt mà ở dưới thì chân hàn, có khi đau cuống họng.

• Mạch sáu bộ thường nhuyễn nhược hoặc vi tế vì không có Hỏa. Có lúc mạch lưỡng thốn hoặc chỉ có hữu thốn phù sác mà lưỡng xích tế nhược (vì Hỏa phù du vượt lên trên) hoặc có lúc chỉ có hữu xích yếu hơn tả xích.

• Trị liệu: phải bổ Hỏa để dẫn Hỏa qui nguyên bằng Bát Vị Quế Phụ. Thủy Hỏa đều hư vẫn dùng Bát vị bội Thục địa (hoặc bổ Hỏa, Hỏa vượng lại bổ Thủy v.v...).

Dương Tiên Thiên thực (Hỏa thực):

• Vẻ người rắn rỏi, da ngăm đen, tươi hồng, thần sắc sảng hoạt, mắt sáng.

• Tiếng nói mạnh, có âm hưởng.

• Ăn khỏe, hay táo bón, hay đau cuống họng. Thích ăn đồ lạnh, sống, hay chảy máu răng, đau đầu.

• Mạch sáu bộ đều vượng, hữu xích mạnh hơn tả xích.

• Trị liệu: dùng thuốc mát hoặc lạnh như Tri mẫu, Hoàng bá, hoặc Huyền sâm để giáng Hỏa (có khi dùng Lục vị gia Tri mẫu và Hoàng bá).

Phù du Hỏa:

Cổ nhân bảo hư Hỏa là Thủy hư mà Hỏa ở Mệnh Môn độc cường. Điều đó không còn ai thắc mắc. Còn trường hợp Hỏa hư ở dưới mà có Hỏa phù việt lên trên, cổ nhân cũng bảo cái Hỏa phù việt đó là 'hư Hỏa'. Như vậy cùng một danh từ mà chỉ hai thứ Hỏa khác nhau (hư Hỏa là Hỏa Mệnh Môn độc cường, và 'hư Hỏa' là Hỏa phù việt) làm cho người học thuốc dễ lẫn lộn. Vì lẽ đó tôi muốn nhắc lại định nghĩa về Hư-Thực của Hỏa, bàn thêm về Phù Du Hỏa và dùng danh từ Phù Du Hỏa thay vì danh từ Hư Hỏa để chỉ cái hỏa phù việt lên trên.

1. Hư Hỏa là Thủy hư nên Hỏa vượng (độc cường).
2. Hỏa hư là Hỏa không đủ hoặc bị Thủy lấn.
3. Thủy Hỏa đều hư (Thủy Hỏa Câu Hư) vì nhiều nguyên nhân:

   - Thủy hư không chữa Hỏa sẽ hư luôn.

   - Hỏa hư không chữa Thủy sẽ hư luôn.

   - Bệnh lâu hoặc bẩm sinh.

4. Phù du Hỏa là Hỏa phù việt lên trên vì:

- Hỏa hư ở dưới (Mệnh Môn Hỏa) bị Thủy lấn đẩy lên trên nên đôi khi mặt hồng lên như kiểu 'hồng nhan'.

- Thủy Hỏa đều hư, tranh thắng:

• Hỏa thắng thì mặt hồng.

• Thủy thắng thì mặt tái.

Riêng vấn đề hư Hỏa là Thủy hư nên Hỏa độc cường thì Hỏa cũng vượt lên trên nhưng toàn thân nóng, mặt có thể đỏ hồng mà ít khi tái, luôn luôn cảm thấy nóng. Bệnh Hỏa hư thường cảm thấy lạnh. Bệnh Thủy Hỏa đều hư thường ấm lạnh đắp đổi, nhưng lạnh nhiều hơn, ấm thường phừng lên ở mặt thôi.

(Nên nhớ lạnh vì Hỏa hư, nóng vì Hỏa vượng đều do cảm giác hoặc triệu chứng chứ nhiệt độ cơ thể không đổi).

HẬU THIÊN HƯ THỰC

Âm Hậu Thiên hư (Âm không đủ, hư yếu):

• Người gầy mà đen, hay gắt gỏng, giận hờn, có khi mặt mũi phờ phạc, nằm ngửa khó khăn.

• Hay nói.

• Thường hay nóng vì Âm hư Dương vượng nên nóng. Trước nóng sau lạnh. Trước nóng vì Âm hư không có nước. Sau lạnh vì cơ chế làm lạnh của Hạ bộ thị khâu (Hypothalamus). Ban đêm bệnh nhân dễ chịu hơn ban ngày vì Âm hư đắc Âm trợ (Âm hư được Âm giúp). Từ nửa đêm đến giữa trưa bệnh khó chịu vì là 'Dương thời'. Từ giữa trưa (Nhất Âm sinh) đến nửa đêm là 'Âm thời' thì dễ chịu.

Âm chủ tịnh, 'Âm thời' giúp cho Âm hư được tịnh hơn, không khác gì người nóng đi giữa nắng vào bóng cây để nghỉ.

Có khi nóng ở gan bàn chân, Âm hư Thủy kiệt làm cho huyệt Dũng tuyền (thuộc Thủy) nóng. Lông tóc xơ xác, gò má đỏ.

• Mạch, lấy mạch tả thốn tả quan làm căn cứ. Tả thốn tả quan phù sác hoặc hồng sác. Hữu thốn hữu quan có lực, có khi cũng phù sác hoặc hồng sác.

• Cách trị liệu: dùng Âm dược như Thục địa, Bạch thược, Mạch môn, Ngũ vị tử v.v... để chữa. Nếu dùng Bạch truật thì nên sao mật cho kỹ để bớt tính hăng mạnh của nó. Bệnh Âm hư đưa tới nhiệt gọi là hư nhiệt (vì Âm hư mà có nhiệt) chỉ bổ Âm là nhiệt tự lui. Nếu dùng thuốc hàn lương để phạt nhiệt thì Âm đã hư, nhiệt lại không còn (Dương không còn) - triệu trầm của sự chết.

Âm Hậu Thiên Thực (Âm mạnh):

• Người trông bình thường, có lúc bạc nhược, xanh trắng.

• Ít nói, nói nhỏ nhẹ.

• Đi đại tiện thường lỏng, ăn đồ lạnh như ốc, tôm, hến v.v... dễ đau bụng. Ít chịu lạnh. Ban đêm bệnh tăng vì Âm được Âm giúp thì mạnh lên. Ban ngày thuộc Dương bệnh đỡ hơn.

• Mạch tả thốn tả quan làm căn cứ, có lúc hòa hoãn, có lúc trì hoãn.

• **Trị liệu: Âm thực có thể phát hãn (cho ra mồ hôi) bệnh sẽ khỏi. Hạ (cho đại tiện) có thể chết. Vì Âm thực, Dương phải hư yếu và bị hạ hãm. Nếu tả hạ thì Dương đã hạ hãm càng bị hạ hãm hoặc thoát Dương mà chết. Cho ra mồ hôi làm giảm Âm và thuốc phát tán làm thăng Dương (thuốc phát tán như Ma hoàng, Quế chi, Sài hồ v.v...).**

Huyết hư:

• Mặt mũi xanh xao, tóc lông không màu mỡ, da đen, khô, có lúc trắng bệch không có huyết sắc. Nướu răng không đỏ mà trắng ợt, phía trong mí mắt cũng trắng vì thiếu máu.

• Cách ăn nói gắt gỏng, hay phàn nàn.

• Hay khát, táo bón, hay nhức mỏi, hay sốt vì thiếu huyết tức là thiếu nước, đau đầu. Triệu chứng tựa như triệu chứng của Âm hư. Đàn bà thì kinh bế, huyết đen lúc có kinh hoặc lợt. Đàn bà nuôi con thì ít sữa. Cổ nghẹn hoặc hay ọe vì không huyết nên khí ngược lên, hoặc nhiều đờm.

• Mạch thốn quan bên trái làm căn cứ: vô lực, hoặc hồng mà vô lực, mạch rỗng ở trong, hoặc hồng sắc, hoặc nhuyễn mà sắc (nhiều lúc rất khó phân biệt với mạch Âm hư, phải xem hình sắc và các triệu chứng khác. Mạch huyết hư thì **Sắc**, mạch Âm hư thì **Sác**).

• Trị liệu: bổ huyết như Thục, Qui, A giao, Cao Ban Long hoặc Cao Gạc Nai (Mi giao hay Mê giao). Cao Ban Long là cao gạc hươu (lộc giao).

Huyết thực:

• Người mạnh mẽ, trắng trẻo, hồng hào, lông tóc mượt.

• Tiếng nói mạnh mẽ, hay vui cười.

• Nóng trong người, ngủ dậy con mắt hơi lèm nhèm có ghèn, hay chảy máu cam (lục huyết), có lúc đi cầu ra huyết.

• Mạch tả thốn và quan hữu lực, có lúc hồng và hữu lực. Bên hữu, cả thốn lẫn quan đều hữu lực.

• Trị liệu: dùng những vị thuốc như Hoàng cầm, Hoàng liên, Sinh địa, Hồng hoa để cho mát huyết (lương huyết). Bảo bệnh nhân không nên ăn những vị cay nồng như tiêu, tỏi, quế, riềng, v.v...

Để kết luận, Âm và Huyết khác nhau:

• Âm thực thì hàn. Huyết thực thì nhiệt.

• Âm hư mạch **Sác** hồng, Huyết hư mạch **Sác** hồng mà vô lực. Âm hư thì nhiệt, Huyết hư thì hàn.

• Chữa về Âm phải làm cho Âm tịnh, chữa về Huyết có khi phải làm cho Huyết động. Trừ trường hợp xuất huyết không thể làm cho Huyết động thêm lên, không nên dùng Đương qui và Quế.

Dương hư:

• Mặt mũi xanh xao, thiếu thần sắc, hình thể bạc nhược.

• Tiếng nói nhỏ, ít nói, động tác không mạnh, cử chỉ rụt rè.

• Hay lạnh, trước lạnh sau nóng (xem phần Hàn nhiệt và Chân giả), không ham làm việc, thích yên tịnh, sợ ồn ào. Bệnh giữa trưa đến nửa đêm tăng vì là 'Âm thời'. Âm mạnh, Dương đã hư lại bị Âm lấn đi cho nên bệnh tăng. Nửa đêm đến trưa bệnh đỡ vì 'Dương thời' trợ giúp cho Dương đang hư thiếu.

• Mạch: căn cứ vào hữu quan và thốn; hữu quan và thốn chủ phế và tỳ chủ về khí. Khí là con của Dương, xem con để biết cha. Hữu thốn hữu quan hư yếu, nhuyễn nhược hoặc đoản sắc.

• Trị liệu: Dương hư thì phải dùng Dương dược: Tứ Quân, Bổ Trung Ích Khí hoặc Lý Trung, tùy bệnh có thể châm chước mà dùng.

Dương thực:

• Cử chỉ mạnh mẽ, mặt nhiều lúc đỏ vì nóng.

• Tiếng nói lớn, có khi ít nói (ham nói thường là Âm hư, chưa hẳn là Dương thực).

• Hay nóng, mùa lạnh cũng không thích đắp chăn. Da nóng, thường táo bón. Bệnh thường nặng từ nửa đêm đến giữa trưa (Dương thời) vì Dương được Dương giúp.

• Mạch: hữu thốn hoặc hữu quan hoặc vượng hơn bên trái, hoặc hồng sác, hoặc kiên thực v.v...

• Trị liệu: có thể cho thuốc mát lạnh như Cầm, Liên, Tri, Bá. Cho Hạ (đại tiện) thì khỏi. Phát tán thì chết.

Dương thực thì Dương mạnh hơn Âm và Dương thực thì Dương thăng, phát tán làm hư Âm và làm thăng Dương hơn nữa. Như vậy chết. Hạ là giáng Dương xuống để quân bình với Âm.

Khí hư:

• Mặt mũi bạc nhược, da thịt trắng, vàng hoặc xanh. Hình thể tiều tụy, lông tóc cằn cỗi.

• Tiếng nói yếu ớt chậm chạp, hay thở như thiếu hơi.

• Không chịu được rét mướt, ăn ít vì tỳ Dương yếu. Đi cầu lỏng phân vì Dương không đủ. Hay sốt vì tỳ Thổ không đủ mạnh để tàng Dương khí cho nên chân tay hay nóng hâm hấp (đừng tưởng là tà nhiệt cho uống thuốc hàn là chết). Hay có đờm vì tỳ yếu không tiêu hóa được đờm.

• Mạch tỳ phế (hữu quan và thốn) yếu nhược, nhuyễn nhược, vô lực vô thần, trì đoản hoặc sắc.

• Trị liệu: dùng Sâm, Kỳ, Truật và có khi phải dùng đến Phụ tử để ấm cho tỳ. Thuốc muốn đến tỳ vị là phải có Chích thảo, Đại táo và Sinh khương v.v... Khí hư không nên dùng thuốc hao khí như Trần bì, Mộc hương v.v... Nếu có dùng để dẫn khí thì chỉ dùng ít thôi.

Khí thực:

• Da dẻ hồng hào, có lúc ngăm đen, cơ thể mạnh mẽ, đi đứng rất mạnh, có khi người gầy mà mạnh.

• Tiếng nói mạnh, lớn. Thở mạnh, có lúc tà khí mạnh mà đưa đến thở như suyển (rất ít khi).

• Ham ăn thức lạnh, sống. Đi cầu thường táo bón, hay bị uất nghẽn.

• Mạch hữu thốn hữu quan có lực có thần.

• Trị liệu: cho thuốc giáng khí hoặc thông khí khai uất.

HƯ TRONG THỰC, HƯ TỢ THỰC,

THỰC TRONG HƯ VÀ THỰC TỢ HƯ

Hư trong thực:

Cơ thể mạnh mẽ, từ vọng, văn, thiết không thấy gì là bệnh. Tuy nhiên bệnh nhân lúc hỏi tới cho biết hoặc đi cầu luôn lỏng phân, như vậy phủ đại tràng yếu; hoặc đi tiểu thường không cầm được, như vậy phủ bàng quang yếu v.v... Như vậy hư trong thực là do một bộ phận hoặc tạng hoặc phủ (phủ nhiều hơn) yếu mà vọng, văn, thiết không thể biết được, chỉ có hỏi bệnh nhân mà biết. Bệnh như vậy phải trị theo triệu chứng mà không thể theo mạch lý được (xả mạch tòng chứng). Có lúc đau đã lâu mà mạch vẫn thực (mạnh). Như vậy trong thực cũng có hư.

Hư tợ thực:

Ví dụ những bệnh Âm Tiên Thiên hay Hậu Thiên hư thường đưa đến bệnh nhiệt. Bệnh nhân nóng sốt, có khi nói nhảm, chúng ta thường tưởng là thực bệnh. Hỏi và xem mạch mới biết là hư bệnh. Hư thì phải bổ, nếu tả là chết (nóng quá 37ºC nên nghĩ đến nhiễm trùng).

Thực trong hư:

Bệnh nhân hư yếu, hoặc mắc phải ngoại cảm vì ngoại tà xâm nhập cơ thể, hoặc ăn đồ khó tiêu trong lúc đang yếu nhược làm cho bệnh nặng hơn. Bệnh như vậy bổ nhiều mà tả nhẹ hoặc tả (như ăn không tiêu) xong là bổ ngay.

Thực tợ hư:

Bệnh nhân vẫn mạnh mẽ nhưng vì ăn uống no say thành ra bội thực. Người cứ li bì, mệt mỏi vì no quá mà khó thở v.v... Xem qua tưởng là hư chứng, hỏi bệnh và xem mạch thì thấy thực chứng. Cho mửa (nếu mới ăn) hoặc cho hạ (nếu ăn đã lâu) sẽ khỏi (lúc mới ăn đồ ăn còn ở dạ dày có thể cho mửa; lúc ăn đã lâu đồ ăn đã xuống ruột không thể mửa mà chỉ cho hạ thôi).

CHƯƠNG HAI

CHÂN GIẢ

Chân có nghĩa là thật, là căn bệnh. Giả là không phải, là triệu chứng không đúng với căn bệnh. Chân là cái thật ở bên trong, giả là cái giả tượng bên ngoài. Chân luôn luôn đi đôi với giả, giả luôn luôn đi đôi với chân. Chân hàn luôn luôn hàm ý giả nhiệt; chân nhiệt luôn luôn hàm ý giả hàn.

Một bệnh nhân lạnh run rẩy, mặt tái và môi đen, triệu chứng đó là triệu chứng hàn. Bắt mạch thấy trầm sác (chìm và nhanh) và hữu lực (mạnh), bệnh nhân lại thích uống nước lạnh mà sợ uống nước nóng. Bệnh như vậy là bệnh chân nhiệt giả hàn (trong thì chân nhiệt mà ngoài thì giả hàn, bệnh **Đái Âm**).

Một bệnh nhân nóng mặt đỏ bừng, mồ hôi ra nhễ nhại, triệu chứng đó là triệu chứng nóng. Bắt mạch thấy phù đại sác vô lực (nổi lớn nhanh và vô lực, vô lực vì đè xuống trọng án không thấy mạch), hoặc phù sác vi tế v.v..., bệnh nhân thích uống nước nóng. Bệnh như vậy là chân hàn giả nhiệt (trong thì hàn mà ngoài thì nhiệt, bệnh **Đái Dương**). Vì cái giả của triệu chứng che lấp mất cái chân của căn bệnh, y sĩ phải cẩn thận về vọng, văn, vấn và đặc biệt là thiết mới tìm được căn bệnh. Trong vấn đề chân giả, trị liệu phải dựa vào 'chân' mà trị. Chân nhiệt phải trị vào nhiệt, chân hàn phải trị vào hàn. Chân nhiệt giả hàn thường là thực nhiệt. Chân hàn giả nhiệt thường là hư hàn.

- Bệnh chân nhiệt giả hàn là nhiệt ở trong hàn ở ngoài. Nhiệt đó là thực nhiệt vì mạch hữu lực **trầm sác**. Dù là thực nhiệt bệnh nhân phần có hư yếu hoặc cơ chế điều hòa thân nhiệt sai lạc mới xảy ra tình trạng chân giả như vậy. Vì là thực nhiệt trị liệu phải dùng hàn dược như bài Bạch Hổ:

Thạch cao	1 lượng
Tri mẫu	6 chỉ

Ngạnh mễ   3 chỉ

Chích thảo   2 chỉ

- Bệnh chân hàn giả nhiệt là hàn ở trong nhiệt ở ngoài. **Mạch phù sác vô lực** chứng tỏ trong rất lạnh. Chân hàn giả nhiệt là bệnh rất hư yếu, trị liệu phải ôn bổ ở trong như Sâm, Truật, Phụ tử, Càn khương, v.v...

Có những bệnh hàn ở dưới chân nóng phừng ở trên mặt, đó cũng là chân hàn giả nhiệt. Nhiệt là do Hỏa phù du vượt lên trên. Trị liệu phải dùng Bát vị Quế Phụ gia Ngưu tất.

Có trường hợp đặc biệt như sốt rét do vi trùng tạo nên, lúc mới lâm bệnh, bệnh nhân đang khỏe (thực bệnh) khi thì lạnh lúc thì nóng. Hiện tượng đó thật sự lúc thì chân hàn giả nhiệt, lúc thì chân nhiệt giả hàn, tùy từng cơn. Tới một thời gian bệnh nhân hư yếu, lúc lên cơn cũng khi lạnh khi nóng, khi nóng khi lạnh. Thời kỳ này dầu lạnh nóng không thay đổi phải nghĩ rằng đó là chân hàn giả nhiệt mới đúng. Trị liệu phải ôn bổ như Bổ Trung Ích Khí, hoặc Tứ quân đều gia vị Thường sơn để diệt vi trùng sốt rét, thêm Phụ tử cho mau và cho nóng.

Ngoài chân giả của hàn nhiệt chúng ta còn có những trường hợp hư tợ thực, thực tợ hư hoặc trên mặt thì nóng mà dưới chân thì lạnh (thượng hữu dư, hạ bất túc: trên giả nhiệt dưới chân hàn) đều là hình thức của chân giả.

Hiện tượng chân giả trong mọi trường hợp cổ nhân gói ghém trong những danh từ: Đái Âm và Đái Dương hoặc Cách Âm và Cách Dương (đều cùng nghĩa với Đái Âm và Đái Dương).

- **Đái Âm** là giống như Âm (giả Âm) mà kỳ thực là Dương (chân Dương). Giả hàn chân nhiệt và giả hư chân thực (thực tợ hư) đều cùng nghĩa với Đái Âm.

- **Đái Dương** là giống như Dương (giả Dương) mà kỳ thực là Âm (chân Âm). Giả nhiệt chân hàn và giả thực chân hư (hư tợ thực) giả Dương ở trên (nóng ở trên, đỏ mặt) chân Âm ở dưới (chân hàn ở dưới chân) đều cùng nghĩa với Đái Dương.

Mặc dầu cùng nghĩa với Đái Âm hoặc cùng nghĩa với Đái Dương, trị liệu hoàn toàn khác nhau:

Giả hàn thì chữa vào nhiệt.

Giả nhiệt thì trị vào hàn.

Giả thực thì trị vào hư.

Giả hư thì trị vào thực.

Chữa bệnh khó, một trong muôn ngàn cái khó là vấn đề chân giả. Vì rằng bệnh một đằng mà triệu chứng một đằng khác, y sĩ phải cẩn thận trong vấn đề vọng, văn, vấn và đặc biệt là thiết mới đủ chuẩn đích để định bệnh. Đó là chưa kể tới những khi mạch và bệnh phản nhau lại càng khó chữa. Có khi phải bỏ mạch mà theo chứng hoặc bỏ chứng mà theo mạch (xả mạch tòng chứng hoặc xả chứng tòng mạch).

THIÊN MƯỜI BA

HÀN NHIỆT

Đại cương:

Hàn nhiệt là hai triệu chứng quan trọng được dùng định bệnh trong Đông y. Đông y, hàn nhiệt không dựa theo nhiệt độ **biểu kiến** trên nhiệt kế mà dựa theo cảm giác lạnh nóng của bệnh nhân cùng những triệu chứng khác của **vọng, văn, vấn, thiết** để định hàn nhiệt.

Một bệnh nhân cảm thấy nóng, mắt đỏ, mũi khô, khát nước, táo bón v.v... bắt mạch thấy sác và hữu lực (nhanh mạnh), Đông y định bệnh là thực nhiệt. Dùng nhiệt kế đo, nhiệt độ bệnh nhân bình thường (37ºC). Dầu vậy Đông y trị liệu bằng thuốc hàn lương (theo dược lý Đông y), bệnh nhân khỏi bệnh.

Hàn cũng vậy, một bệnh nhân cảm thấy lạnh, ăn uống không tiêu, đi cầu lỏng phân, mặt tái xanh, bắt mạch thấy trì tiểu (chậm và nhỏ), Đông y định bệnh là hư hàn. Dùng nhiệt kế đo nhiệt độ bệnh nhân bình thường (37ºC). Đông y dùng thuốc ôn nhiệt (ấm, nóng) trị liệu, bệnh khỏi.

Hai ví dụ trên cho ta thấy hàn nhiệt của Đông y phần lớn dựa vào cảm giác của bệnh nhân và những tính chất thuộc vọng, văn, vấn, thiết hơn là dựa vào nhiệt kế. Tuy nhiên, chúng ta không thể loại trừ những trường hợp cảm giác lạnh nóng của bệnh nhân phù hợp với nhiệt độ biểu kiến. Trường hợp này trị liệu vẫn dựa vào tính chất từ vọng, văn, vấn, thiết để phục dược.

Không căn cứ vào nhiệt độ biểu kiến (định lượng theo nhiệt kế) mà chỉ căn cứ vào cảm giác của bệnh nhân cùng tính chất thuộc vọng, văn, vấn, thiết (định tính) để định hàn nhiệt cho nên vấn đề hàn nhiệt của Đông y hơi phức tạp. Đông y phân biệt hàn nhiệt thành nhiều thứ: hàn có hư hàn, thực hàn và giả hàn (chân nhiệt); nhiệt có hư nhiệt, thực nhiệt và giả nhiệt (chân hàn).

Hàn, nhiệt, hư, thực, chân, giả là sáu nguyên tắc căn bản để định bệnh và trị liệu. Biết khái niệm về ngôn ngữ Đông y để giải thích sáu điều trên rất dễ hiểu nhưng khó truyền đạt theo cơ sở khoa học phân tích hiện đại. Vì lẽ đó, tôi xin sơ lược vấn đề hàn nhiệt thuộc môn sinh lý học để từ đó chúng ta có thể hiểu được phần nào hư thực chân giả của Đông y trong vấn đề hàn nhiệt. Muốn vậy, ta phải bàn tới vấn đề thân nhiệt và điều hòa thân nhiệt.

Thân nhiệt (độ nóng, độ ấm) là nhiệt lượng của cơ thể được tính bằng calorie (đơn vị đo nhiệt lượng). Thân nhiệt tỷ lệ thuận với nhiệt độ, do đó dùng nhiệt kế để đo nhiệt độ cơ thể. Có hai thứ nhiệt độ: nhiệt độ trung tâm và nhiệt độ ngoại biên.

• Nhiệt độ trung tâm là nhiệt độ của lục phủ ngũ tạng, là nhiệt độ của bộ phận điều chỉnh nhiệt tại Hạ bộ thị khâu (Hypothalamus trong não bộ), là nhiệt độ nội môi trường phải luôn luôn không đổi (37ºC) để cơ thể tồn tại và hoạt động.

• Nhiệt độ ngoại biên là nhiệt độ của da thịt và tứ chi, là nhiệt độ ngoại môi trường luôn luôn thay đổi tùy thuộc môi trường chung quanh và tùy thuộc nhiệt độ trung tâm để giữ vững nhiệt độ trung tâm không đổi trong điều kiện sinh lý (37ºC).

Bàn về thân nhiệt và điều hòa thân nhiệt là bàn tới những yếu tố ảnh hưởng tới nhiệt độ trung tâm và cơ chế điều chỉnh nhiệt độ trung tâm trong điều kiện sinh lý bình thường, bất thường (lao tác, khí hậu) và trường hợp bệnh lý.

264

CHƯƠNG MỘT

THÂN NHIỆT SINH LÝ BÌNH THƯỜNG

Con người lúc được thụ thai trong bụng mẹ đã bắt đầu có thân nhiệt. Thân nhiệt do biến dưỡng căn bản nghĩa là do hoạt động của các tế bào toàn cơ thể trong lúc nghĩ ngơi tạo nên. Biến dưỡng căn bản bao gồm hấp thụ, đào thải, tổng hợp, phân ly và hủy diệt. Biến dưỡng căn bản cần năng lượng bằng cách sử dụng dưỡng khí (oxygen) để đốt cháy thức ăn trong tế bào, đặc biệt chất đường. Thức ăn càng bị đốt cháy nhiệt càng tăng. Nhiệt là phó sản của biến dưỡng tương tợ sức nóng là phó sản của đống củi cháy vậy. Nhiệt được tạo nên do biến dưỡng căn bản phải mất đi do hiện tượng tỏa nhiệt. Nếu nhiệt tạo ra lớn hơn nhiệt mất đi thì thân nhiệt tăng, nhiệt độ tăng. Ngược lại nhiệt mất đi lớn hơn nhiệt tạo ra thì thân nhiệt giảm, nhiệt độ giảm, cơ thể lạnh. Như vậy, nhiệt độ tạo ra phải bằng nhiệt mất đi để nhiệt độ trung tâm không đổi luôn luôn ở 37ºC. Nhiệt tạo ra do yếu tố tạo nhiệt, nhiệt mất đi do yếu tố giảm nhiệt.

Yếu tố tạo nhiệt và giảm nhiệt:

    1. Yếu tố tạo nhiệt:

        - Biến dưỡng căn bản.

        - Hoạt đông cơ thể.

        - Kích thích tố giáp trạng (Thyroxin).

        - Kích thích tố thượng thận (Adrenalin).

        - Nhiệt độ ảnh hưởng trên tế bào.

Thật sự ba yếu tố sau cùng là quan trọng vì nó kích thích tăng cường biến dưỡng, thiếu chúng sẽ không có biến dưỡng căn bản. Trong biến dưỡng căn bản nhiệt được sản xuất do gan nhiều nhất, 20% nhiệt tạo ra do gan, rồi tới não bộ 15% và tim

12%. Nhiệt độ gan thường cao hơn nhiệt độ hậu môn 1-2ºC. Dựa vào trên ta thấy Đông y bảo: "Chư thống do Can: mọi đau do gan" cũng đúng vì gan là nơi làm việc nhiều nhất của cơ thể: tổng hợp thức ăn, phân ly thức ăn, hủy diệt những chất cặn bã do biến dưỡng. Gan là nơi nhiều phản ứng hóa học xảy ra, biến dưỡng cao, tạo nhiệt nhiều, nóng nhiều trở nên dễ đau, dễ đỏ mắt, đắng miệng v.v...Não bộ nghĩ nhiều phát nhiệt nhiều, mạch máu giãn nở cho nên dễ đau đầu. Tim tạo nhiệt trong lúc làm việc, nhiệt tim tăng dẫn truyền thần kinh tim nhanh, nhịp tim nhanh thành ra hồi hộp, trong khi ngủ mà như thức, ngủ không sâu đưa đến hay thấy chiêm bao. Những bệnh vì nhiệt của Can, Não, Tâm dùng thuốc mát giáng Hỏa là hết bệnh.

2. Yếu tố giảm nhiệt:

- Bức xạ (Radiation).

- Bay hơi (gồm ra mồ hôi và khuếch tán).

- Dẫn nhiệt (kèm theo sự khuếch tán).

Bức xạ là sóng nhiệt chuyển đi từ cơ thể ta đến môi trường xung quanh hoặc ngược lại. Bức xạ là hình thức tỏa nhiệt nhiều nhất, 60% nhiệt mất do bức xạ. Khuếch tán (convection) chiếm 22% nhiệt lượng mất đi. Dẫn nhiệt chiếm 15% nhiệt lượng mất đi.

Bức xạ, bay hơi và dẫn nhiệt là phản ứng hai chiều từ hiệu thế cao đến thấp để quân bình nhiệt độ giữa hai vật thể, hoặc giữa cơ thể với môi trường chung quanh. Môi trường lạnh chúng ta cảm giác lạnh vì cơ thể tỏa nhiệt cho môi trường, môi trường nóng chúng ta cảm giác nóng vì môi trường dẫn nhiệt tới ta và ta hấp thụ nhiệt.

Cơ chế điều hòa thân nhiệt:

Cơ chế điều hòa thân nhiệt gồm:

- Bộ phận chỉnh nhiệt được gọi là trung tâm chỉnh nhiệt (Thermostatic Center) nằm phần trước Hạ Bộ Thị Khâu (Hypothalamus) ngay trong vùng làm lạnh.

- Vùng làm lạnh cũng chính là trung tâm chỉnh nhiệt được gọi là Tiền Thị Hạ Bộ Thị Khâu (Preoptic Thermostatic Area) là trung tâm đối giao cảm.

- Vùng làm nóng nằm sau Hạ Bộ Thị Khâu được gọi là Hậu Hạ Bộ Thị Khâu (Posterior part of Hypothalamus) là trung tâm trực giao cảm.

Bộ phận chỉnh nhiệt hay trung tâm chỉnh nhiệt luôn luôn được đặt để nhiệt độ 37ºC. Nếu bộ phận chỉnh nhiệt bị kích thích nóng hơn 37ºC thì cơ chế làm lạnh sẽ hoạt động để giảm nhiệt. Ngược lại, lúc bộ phận chỉnh nhiệt bị lạnh kích thích lạnh hơn 37ºC thì cơ chế làm lạnh ngưng hoạt động và cơ chế làm nóng bắt đầu làm việc để tăng nhiệt (trung tâm làm nóng bị kềm chế bởi trung tâm làm lạnh, chỉ làm việc lúc trung tâm làm lạnh bất hoạt). Cả hai cơ chế làm lạnh làm nóng thay nhau làm việc để giữ nhiệt độ trung tâm ở 37ºC.

Cơ chế làm lạnh:

Biến dưỡng cơ thể luôn luôn tạo nhiệt, nhiệt độ cơ thể luôn luôn có khuynh hướng cao hơn 37ºC. Do đó tại 37ºC trung tâm làm lạnh hoạt động, mồ hôi tiết ra để giảm nhiệt. 37ºC có thể được gọi là Hãn điểm (điểm ra mồ hôi). Dưới 37ºC (có thể là 36.9ºC) là điểm ngừng mồ hôi để tăng nhiệt, có thể được gọi là Chỉ Hãn điểm. Lúc nhiệt độ trung tâm gồm vùng chỉnh nhiệt bị nhiệt kích thích nhiệt độ lớn hơn 37ºC thì cơ chế làm lạnh hoạt động tích cực dưới ba hình thức:

- Kích thích tuyến mồ hôi tiết mồ hôi.

- Giãn nở mạch máu ngoại biên để dẫn nhiệt ra ngoài.

- Cản trở trung tâm làm nóng (Hậu Hạ Bộ Thị Khâu: trung tâm trực giao cảm) làm yếu tố co mạch ngừng hoạt động dẫn tới mạch máu giãn nở nhiều hơn, nhiệt mất nhiều hơn.

Cơ chế làm nóng:

Lúc vùng chỉnh nhiệt (Tiền Thị Hạ Bộ Thị Khâu) bị lạnh dưới 37ºC thì trung tâm làm lạnh ngưng hoạt động không còn kềm chế trung tâm làm nóng ở Hậu Hạ Bộ Thị Khâu, trung tâm làm nóng làm việc bằng hình thức:

- Co mạch ngoại biên: trung tâm làm nóng là trung tâm trực giao cảm lúc bị kích thích bởi lạnh thì tăng hoạt làm cho mạch máu ngoại biên co lại, nhiệt không được mang ra ngoài mà được giữ lại ở trung tâm.

- Lúc trung tâm làm lạnh ngưng hoạt động thì mồ hôi ngừng toát ra, nhiệt độ được giữ lại.

Co mạch ngoại biên và ngừng mồ hôi là hai hình thức bảo tồn nhiệt. Ngoài ra cơ chế làm nóng còn có hình thức tạo nhiệt bằng hiện tượng rung cơ do trung tâm rung cơ tại Hạ Bộ Thị Khâu điều khiển khi bộ phận chỉnh nhiệt bị lạnh kích thích (dưới 37ºC). Người bị lạnh hay bị rung rẩy là để tạo nhiệt, cơ chế làm nóng còn sử dụng cả những kích thích tố như kích thích tố **tuyến giáp trạng, nang thượng thận** để kích thích biến dưỡng tế bào làm nhiệt tăng và chỉnh nhiệt độ cũng làm tăng biến dưỡng tế bào để làm cho nhiệt tăng góp phần vào cơ chế làm nóng một cách tích cực.

CHƯƠNG HAI

THÂN NHIỆT TRONG
ĐIỀU KIỆN BẤT THƯỜNG

Chúng ta đã bàn đến điều hòa thân nhiệt trong điều kiện sinh lý bình thường của biến dưỡng căn bản, nghĩa là sinh lý bình thường lúc nghỉ ngơi. Đó là điều kiện lý tưởng. Thực tế biến dưỡng căn bản chỉ có thể có được lúc ngủ hoặc lúc được đặt vào điều kiện thử nghiệm; ngoài ra con người thường sống trong những điều kiện bất thường: làm việc, lo âu, thay đổi thời tiết, khí hậu, và biến dưỡng cao thấp tùy cơ thể.

Lao tác:

- Những người làm việc tay chân nặng nhọc hoặc tập luyện thể thao thì biến dưỡng căn bản rất cao, nhiệt được tạo ra nhiều, nhiệt độ tăng. Do đó cơ chế làm lạnh chiếm ưu thế so với cơ chế làm nóng. Người lao tác mồ hôi thường chảy nhễ nhại vì cơ chế làm lạnh hoạt động.

- Những người làm việc trí óc cũng vậy, suy tư nhiều, biến dưỡng não tăng, nhiệt tăng, đầu nóng bưng, cơ chế làm lạnh hoạt động, mồ hôi cũng tiết ra ở trán vậy.

Thời tiết và khí hậu:

- Lúc trời lạnh hoặc ở những nơi khí hậu lạnh, thần kinh dẫn truyền nhiệt độ từ ngoại biên đến bộ phận chỉnh nhiệt thường được đặt ở điểm cao hơn 37ºC, cơ chế tạo nhiệt và bảo tồn nhiệt hoạt động. Cơ chế tạo nhiệt ưu thắng so với cơ chế làm lạnh.

- Lúc thời tiết nóng hoặc ở những nơi khí hậu nóng nhiệt độ ngoại biên cũng dẫn truyền đến bộ phận chỉnh nhiệt. Bộ phận này được đặt thấp hơn ở điểm 37ºC. Cơ chế làm lạnh hoạt động.

Dựa theo thời tiết và khí hậu trong vấn đề điều hòa thân nhiệt, chúng ta thấy người vùng ôn đới biến dưỡng cao hơn do đó mạnh hơn người vùng nhiệt đới. Nội kinh bảo: "Người phương Bắc dương khí ở trong, người phương Nam dương khí ở ngoài" rất hợp lý vì có thể dựa theo cơ chế làm lạnh làm nóng mà phát biểu như vậy. Làm lạnh, tỏa nhiệt. Làm nóng, bảo tồn nhiệt.

Biến dưỡng cao thấp tùy cơ thể:

Biến dưỡng căn bản thật sự không đồng đều. Có người biến dưỡng căn bản cao, có người biến dưỡng căn bản thấp. Người có biến dưỡng căn bản cao luôn luôn cảm thấy ấm áp, nhạy cảm đối với nóng, thích lạnh. Người có biến dưỡng căn bản thấp luôn luôn cảm thấy mát, ít lúc nhạy cảm với nóng mặc dầu không sợ lạnh bao nhiêu. Hai kiểu người trên đều khỏe mạnh, tại sao?

- Biến dưỡng cao: người có biến dưỡng cao tất nhiên có độ ấm cao. Biến dưỡng cao tạo nhiệt nhiều nhưng đồng thời muốn giữ nhiệt độ trung tâm không đổi phải tỏa nhiệt nhiều bằng lượng nhiệt tạo ra. Vì lẽ đó mà da thịt ấm hơn người có biến dưỡng bình thường mặc dầu nhiệt độ trung tâm vẫn không đổi (37ºC). Người như vậy chúng ta có thể gọi là người Dương thắng.

- Biến dưỡng thấp: người có biến dưỡng thấp không phải thấp ở trạng thái bệnh lý, da thịt mát mẽ và khỏe mạnh. Biến dưỡng của loại người này có thể thấp hơn người có biến dưỡng cao. Lượng nhiệt tạo ra do biến dưỡng chỉ vừa đủ bảo toàn nhiệt độ trung tâm (37ºC) và nhiệt độ ngoại biên. Tạo nhiệt không mạnh, tỏa nhiệt không nhiều, da thịt mát, không nhạy cảm với nóng mặc dầu không sợ lạnh. Người như vậy có thể gọi là người Âm thắng, vì rằng không nhạy cảm với nóng có nghĩa là thích nóng.

CHƯƠNG BA

THÂN NHIỆT BỆNH LÝ

Thân nhiệt bệnh lý rất phức tạp, tuy nhiên nhờ thân nhiệt sinh lý chúng ta có thể giải thích hoặc đặt giả thuyết hợp lý cho cả bệnh nhiễm trùng và không nhiễm trùng.

Bệnh nhiễm trùng:

Trong bệnh nhiễm trùng bệnh nhân thường bị nhiệt độ lên cao, bệnh nhân nóng, có khi bệnh nhân lại lạnh run. Điển hình là bệnh sốt rét. Tây y bảo sở dĩ có hiện tượng nóng lạnh như vậy là do chất tạo nhiệt (Pyrogen) ảnh hưởng tới trung tâm điều chỉnh nhiệt. Chất tạo nhiệt là do tác dụng của vi trùng và bạch huyết cầu mà có, được gọi là Interleukin. Chất này làm cho trung tâm chỉnh nhiệt đặt để sai nhiệt độ, thay vì ở 37ºC, đặt cao ở 38ºC, 39ºC hoặc 40ºC v.v... (42ºC não bị thương tổn, 35ºC rất lạnh, 34ºC não bị thương tổn). Lúc nhiệt độ được đặt cao hơn 37ºC, ví dụ 40ºC thì con người có cảm giác lạnh, cơ chế làm nóng gồm tạo nhiệt, bảo tồn nhiệt được huy động. Bệnh nhân run cầm cập (rung cơ) vì cảm giác lạnh, mạch máu ngoại biên co lại, da thịt tái xanh, mồ hôi ngừng chảy cho tới lúc nhiệt độ có thể đạt tới 40ºC thì bệnh nhân cảm thấy bình thường, không lạnh không nóng mặc dầu nhiệt độ đo được do nhiệt kế là 40ºC. Bất cứ vì một lý do gì mà chất tạo nhiệt mất đi (có thể vì nhiệt độ cao làm cho chất tạo nhiệt bất hoạt hoặc do dược phẩm) một cách đột ngột, bộ phận chỉnh nhiệt điều chỉnh nhiệt độ về vị trí bình thường là 37ºC hoặc dưới 37ºC. Lúc đó bệnh nhân cảm thấy nóng. Cơ chế làm lạnh hoạt động. Bệnh nhân toát mồ hôi, da thịt nóng đỏ cho tới cho tới khi nhiệt độ trung tâm giảm xuống mức ấn định của bộ phận chỉnh nhiệt là 37ºC hoặc thấp hơn 37ºC, bệnh nhân không còn cảm thấy nóng nữa.

Trường hợp sốt ở trên, cảm giác bệnh nhân ngược chiều với nhiệt độ thực sự đạt tới. Nhiệt độ từ 37ºC đang lên tới mức ấn định của bộ phận chỉnh nhiệt (40ºC), bệnh nhân cảm thấy lạnh. Cảm giác lạnh là giả, nóng mới là chân (giả hàn chân nhiệt). Lúc nhiệt độ hạ từ 40ºC đến 37ºC hoặc thấp hơn, có thể là 36.5ºC, bệnh nhân cảm thấy nóng. Cảm giác nóng là giả, lạnh ở trung tâm 36.5ºC mới là chân (giả nhiệt chân hàn). Trị liệu phải dùng thuốc diệt vi trùng.

[Cảm giác nóng lạnh là do thụ tử (receptor) thụ cảm lạnh nóng ở ngoài da dẫn truyền qua Thị khâu (Thalamus) đến vỏ não để ta biết lạnh nóng. Cảm giác lạnh nóng có thể làm thay đổi sự điều chỉnh nhiệt độ trung tâm. Trung tâm cảm giác nhiệt độ khác với trung tâm điều chỉnh nhiệt. Và sự đặt để nhiệt độ ở trung tâm điều chỉnh nhiệt cũng làm cho ta có cảm giác nóng lạnh khác nhau như đã nói ở trên].

Bệnh mất nước:

Cơ thể con người có 70-75% nước. Nếu nước mất hoặc Thủy hư vì không cung cấp đủ hoặc vì ra mồ hôi quá nhiều con người trở nên thiếu nước. Vì thiếu nước thân nhiệt có thể tăng cao vì hai lẽ:

- Không đủ nước để toát mồ hôi làm giảm nhiệt từ biến dưỡng.

- Khô nước ảnh hưởng trực tiếp tới bộ phận chỉnh nhiệt làm cho nhiệt độ ấn định cao, tạo nên nhiệt độ cơ thể cao theo cơ chế làm nóng. Trường hợp nóng như vậy có thể gọi là Hư nhiệt, vì Thủy hư mà có nhiệt.

Cảm:

Nếu cảm vì nhiễm trùng chúng ta đã bàn ở phần nhiễm trùng. Nay chúng ta đặt vấn đề có những loại cảm chưa hẳn do nhiễm trùng mà do sự thay đổi nhiệt độ quá đột ngột làm cơ chế điều chỉnh nhiệt hỗn loạn tạo nên nóng lạnh, và từ đó hệ thống miễn nhiễm yếu mới đưa đến nhiễm trùng thứ cấp.

Trong trường hợp này lúc chưa có nhiễm trùng thứ cấp, giúp cơ chế điều hòa thân nhiệt tái hoạt bình thường, bệnh có thể khỏi.

• **Cảm hàn**: thời tiết lạnh đột ngột, cơ thể không điều chỉnh kịp, thần kinh thụ cảm nhiệt độ dẫn tín hiệu lạnh đến trung tâm cảm giác nhiệt độ; từ đó trung tâm điều chỉnh nhiệt ấn định nhiệt độ cao hơn 37ºC Cơ chế làm nóng hoạt động, bệnh nhân lạnh run, da thịt tái mét, ngoài rất lạnh, trong thì nóng. Chữa bằng thuốc phát tán để toát mồ hôi bệnh nhân sẽ khỏi. Như vậy, thuốc phát tán đã giúp cơ chế làm lạnh tái hoạt sau lúc bị hỗn loạn. Loại cảm hàn như vậy chưa hẳn do nhiễm trùng nếu thuốc phát tán không có tác dụng diệt trùng.

• **Cảm nhiệt**: thời tiết nóng đột ngột, hoặc phơi mình trong thời tiết nóng, thần kinh thụ cảm nhiệt độ dẫn tín hiệu nóng vào trung tâm cảm giác nhiệt độ. Từ đó bộ phận chỉnh nhiệt đã ấn định nhiệt độ thấp hơn 37ºC, cơ chế làm lạnh hoạt động. Mồ hôi toát ra, da thịt nóng đỏ cho tới khi nhiệt độ bằng nhiệt độ trung tâm điều chỉnh nhiệt ấn định. Trong trở nên lạnh, ngoài nóng. Cơ chế làm nóng bị cơ chế làm lạnh kềm chế trở nên bất hoạt. Chữa cảm nhiệt bằng cách cho uống thuốc ôn, hoặc nhiệt mà khỏi bệnh. Như vậy thuốc ôn hoặc nhiệt đã giúp cơ chế làm nóng tái hoạt mà bệnh khỏi nếu thuốc ôn nhiệt không có tác dụng diệt trùng.

Qua hai ví dụ cảm hàn nhiệt ở trên chúng ta tự hỏi dược phẩm Đông y dùng trong trị liệu hàn nhiệt có ảnh hưởng tới vi trùng trực tiếp cũng như gián tiếp tới chất tạo nhiệt hoặc chỉ có tác dụng làm cho trung tâm điều hòa thân nhiệt tái hoạt động bình thường?

Yếu nhược lâu dài:

Có những người bẩm sinh yếu nhược hoặc do đau lâu ốm dài đang trong thời kỳ dưỡng bệnh, biến dưỡng kém, tạo nhiệt không đủ mạnh mặc dầu thân nhiệt bình thường (37ºC) nhưng vẫn cảm thấy lạnh hơn là người mạnh khỏe vì có thể máu không đủ sức đưa nhiệt ra ngoại biên, hoặc nhiệt chỉ đủ bảo tồn nhiệt độ trung tâm mà không đủ phân phát cho ngoại biên nên da thịt bị lạnh.

Thiếu Thyroxine-Thiếu Adrenalin làm nhiệt độ giảm (lạnh):

Thyroxine là kích thích tố tuyến giáp trạng làm tăng biến dưỡng căn bản giúp cơ thể ấm áp. Adrenalin là kích thích tố tủy nang thượng thận cũng kích thích biến dưỡng tạo nên nhiệt. Nay thiếu Thyroxine hay Adrenalin tất nhiên cơ thể lạnh **(chính Thyroxine và Adrenalin đều thuộc về Quân Hỏa và Tướng Hỏa).**

CHƯƠNG BỐN

CẢM GIÁC LẠ VỀ HÀN NHIỆT

Hàn nhiệt cục bộ:

Tuần hoàn có tuần hoàn cục bộ. Tuần hoàn cục bộ thường do nhu cầu. Ví dụ tay phải làm việc nhiều, trong lúc làm việc, máu dồn tới đó nhiều hơn là tay trái hoặc những nơi khác. Cũng vì máu dẫn tới nhiều mà nhiệt độ ở đó có thể cao hơn nơi khác, nóng hơn nơi khác. Đó là hiện tượng bình thường của sinh lý. Có trường hợp cảm giác nóng lạnh cục bộ không do nhu cầu tuần hoàn cục bộ mà do bệnh lý tạo nên sự hỗn loạn của tính co giãn của mạch máu. Có nơi co, có nơi giãn làm cho bệnh nhân có cảm giác nóng lạnh khác nhau ở nhiều điểm khác nhau trong cùng một cơ thể. Có người cảm thấy mặt nóng mà chân lạnh, có người cảm thấy chân nóng mặt lạnh, có nhiều người bệnh thỉnh thoảng mặt đỏ phừng lên.

Tất cả trên đều do bệnh về Thủy Hỏa không quân bình, sẽ được giải thích ở phần Thủy Hỏa lúc bị bệnh.

Hàn cực sinh nhiệt, nhiệt cực sinh hàn:

Hàn cực sinh nhiệt, nhiệt cực sinh hàn là do cơ chế làm nóng khi bị lạnh và cơ chế làm lạnh khi bị nóng. Ngoài ra, có những lúc thời tiết lạnh, tay chân teo tóp, da tái mét là vì cơ chế làm nóng nhưng lạnh đến độ thấp hơn bình thường (0ºC) thì cơ chế co mạch không thể hoạt động, do đó mạch giãn và làm cho da thịt đỏ phừng lên. Cầm cục nước đá lâu bàn tay sẽ bị đỏ là vì cơ chế co mạch tại chỗ không hoạt động được nữa. Hiện tượng này chỉ xảy ra cục bộ như tay chân hoặc tai và mặt. Nhờ vậy lúc trở lạnh dưới mức bình thường (0ºC) các ngón tay chân và lỗ tai vẫn được bảo vệ vì máu vẫn được cung cấp đầy đủ.

Hàn cực tự nhiệt, nhiệt cực tự hàn: (Lạnh quá giống như nóng, nóng quá giống như lạnh)

Trong cơ thể những tận cùng thần kinh cảm giác nhiệt độ chỉ cảm nhận được nhiệt độ ở một giới hạn nào đó. Nếu quá giới hạn, nóng quá hoặc lạnh quá thần kinh cảm giác nhiệt độ không còn cảm giác và không phân biệt được nóng hoặc lạnh, chỉ có thần kinh cảm giác đau cảm nhận được sự đau đớn ở nhiệt độ lạnh quá hoặc nóng quá. Như vậy nhiệt cực hoặc hàn cực đều cho ta cảm giác tương tợ: Đau.

Hoặc giả lúc cơ chế làm nóng làm lạnh hoạt động nên có cảm giác hàn cực tự nhiệt, nhiệt cực tự hàn. Vì rằng lúc cơ chế làm nóng thì trong nóng ngoài lạnh, lúc cơ chế làm lạnh thì ngoài nóng trong lạnh.

Hàn quyết hay nhiệt quyết có thể đưa tới cảm giác như nhau?

CHƯƠNG NĂM

HÀN BỆNH

Hư hàn:

- Dương hư hàn: Dương hư là Dương Hậu Thiên (khí) hư yếu hoặc Dương Tiên Thiên (Hỏa) hư yếu đều đưa đến hàn. Vì Dương hư, Âm thắng mà hàn nên gọi là hư hàn. Nếu Dương hư mà có nhiệt thì nhiệt đó là giả nhiệt (đã nói trong phần hư nhiệt).

- Âm thực hàn: Âm thực mà hàn được gọi là hư hàn vì Âm thực thì Dương kém hơn Âm hoặc Dương hư mà Âm thực.

- Huyết hư hàn: Huyết hư thường đưa tới nhiệt (vì huyết hư khí vượng), nhưng lúc huyết hư kèm theo khí hư thì vẫn hàn. Trong trường hợp này cũng như Thủy Hỏa đều hư hàn nhiệt sẽ tranh thắng, nghĩa là khi thì lạnh khi thì nóng.

Thực hàn:

Bệnh về thực hàn thường do hư, vì rằng có hư yếu, biến dưỡng yếu không đủ sức tạo thành nhiệt mới đưa đến hàn. Tuy nhiên, không phải luôn luôn hàn là hư hàn, hàn còn do thực hàn nghĩa là do hàn tà xâm nhập từ ngoài vào một cách đột ngột và quá mạnh làm cho con người mạnh mẽ bao nhiêu vẫn bị lạnh Nói như vậy để bảo rằng người thực vẫn bị hàn chứ không phải chỉ có người hư yếu mới hàn. Người thực (mạnh) bị hàn là do hàn tà xâm nhập cơ thể gọi là thực hàn. Người hư yếu bị hàn là vì sinh lực không đủ mà hàn gọi là hư hàn.

Hư hàn hay thực hàn đều là hàn mà chữa trị khác nhau. Hư hàn thì ôn bổ hoặc nhiệt bổ ôn bổ như Sâm, Kỳ, Truật, Thảo và uống lâu dài. Nhiệt bổ như Quế, Phụ tử cũng phải uống cho đầy đủ. Còn thực hàn thì chỉ cần uống một đến hai thang Khu hàn là hết lạnh.

- Thực hàn do thức ăn:

Mỗi người mỗi cơ thể khác nhau; có người ăn đồ biển không hợp; có người ăn đồ sống không hợp mặc dầu khỏe mạnh nhưng ăn vào nghe lạnh bụng có khi lạnh cả người vì nhiều nguyên do:

• Vì không thích hợp với cơ thể, phân hóa tố không tiết ra để tiêu hóa làm cho biến dưỡng giảm đưa đến lạnh.

• Vì không thích hợp, khó tiêu, máu phải dồn vào dạ dày không đủ cung cấp nhiệt lượng cho cơ thể cho nên cơ thể bị lạnh.

• Vì dị ứng hoặc vì độc tố trong đồ ăn làm biến dưỡng giảm đưa đến lạnh.

Thực hàn do thức ăn chỉ cần tả hạ nếu ăn đã lâu (thức ăn không còn trong dạ dày đã xuống ruột) hoặc cho mửa nếu mới ăn xong thì bệnh lạnh sẽ hết. Nếu vẫn lạnh thì cho uống thuốc Khu Hàn (đuổi hàn) như Lý trung, tùy bệnh.

- Thực hàn do thuốc:

Có nhiều người bệnh nhiệt, y sĩ cho thuốc hàn như Cầm, Liên, Tri, Bá quá nhiều, nhiệt mất mà hàn tới. Bệnh này phải ngưng ngay thuốc hàn và phải ôn bổ trở lại mới cứu được. Trường hợp này có thể gọi là thực hàn (là vì do thuốc) đưa tới hư hàn (vì dùng nhiều lượng thuốc hàn làm cho tiêu mòn Dương khí đi).

CHƯƠNG SÁU

NHIỆT BỆNH

Hư nhiệt:

Hư nhiệt vì Âm hư hoặc Dương hư mà có nhiệt.

- Âm hư nhiệt: vì huyết hư mà khí vượng (huyết hư mà khí không vượng thì hàn) hoặc vì Thủy hư mà Hỏa vượng đều đưa đến nhiệt. Âm hư không đủ nước, Hỏa vượng làm cho biến dưỡng tăng tạo thành nhiệt. Nhiệt không có nước để thoát mồ hôi đưa đến nóng. Âm hư nhiệt trị liệu bằng cách bổ Âm (Thủy hoặc huyết, tùy trường hợp) thì nhiệt tự lui. Đặc biệt bổ Thủy.

- Dương hư nhiệt (Dương hư có nhiệt: giả nhiệt):

• Dương Tiên Thiên (Hỏa) hư nhiệt, tức là Hỏa hư. Lúc Hỏa hư thì Hỏa phù du lên trên làm cho mặt đỏ từng hồi, đau đầu v.v... dưới chân thì lạnh. Nhiệt đó là giả nhiệt. Cho uống thuốc dẫn Hỏa qui nguyên như Bát Vị Quế Phụ sẽ hết bệnh.

• Dương Hậu Thiên hư nhiệt tức là tỳ khí không đủ mạnh để tàng trữ Hỏa; tỳ chủ tứ chi, Hỏa phù du đi ra tứ chi làm cho tay chân nóng từng cơn. Ôn bổ Tỳ Thổ bệnh sẽ hết.

Giải thích:

• Dương Tiên Thiên hư là tủy thượng thận hư yếu và hệ trực giao cảm yếu làm cho hệ đối giao cảm độc cường mà sinh ra đỏ mặt (đối giao cảm làm giãn mạch máu ở mặt).

• Dương Hậu Thiên hư là từ trực giao cảm yếu làm cho mạch máu ngoại biên không co lại mà giãn ra làm cho tay chân cảm thấy nóng. Ôn bổ Tỳ Thổ có thể

tăng cường hệ trực giao cảm làm cho mạch máu ngoại biên co lại theo tính cường huyết quản.

Thực nhiệt:

- Hỏa thực nhiệt: vì Hỏa vượng hơn Thủy mà Thủy không hư, biến dưỡng tăng tạo nhiệt nhiều làm cho cơ thể nóng. Dùng thuốc lương hoặc hàn thanh giải nhiệt là hết bệnh. Nếu không có mồ hôi, cho phát tán bệnh tự khỏi (trường hợp Thủy không hư mới phát tán được, nếu Thủy hư thì bổ Thủy gia chút thuốc phát tán để mồ hôi ra).

- Thực Hỏa (tà Hỏa) nhiệt: vì trúng tà nhiệt hoặc vì ăn phải những đồ ăn như quế, hồi hoặc dùng lầm những vị thuốc nhiệt như Cần cương, Phụ tử, v.v... làm cho biến dưỡng tăng đưa đến nhiệt. Trường hợp này phải dùng thuốc giải nhiệt (có lúc hàn dược hoặc phát tán dược, tùy mạch và chứng). Hỏa thực hoặc thực Hỏa đều có thể đưa đến huyết thực mà sinh ra nhiệt.

- Ngoại bế nhiệt: vì hàn tà làm lạnh da và tứ chi như trường hợp gặp trời lạnh quá các mạch máu ngoại biên co thắt để giữ nhiệt độ trung tâm không đổi. Sự co thắt mạch máu ở da và ngoại biên làm cho mồ hôi không thoát được đưa đến nóng ở trong. Cho thuốc phát tán, mồ hôi ra, nhiệt theo mồ hôi ra ngoài là hết bệnh.

- Nội uất nhiệt: ăn đồ ăn ngon miệng mà khó tiêu như thịt, cá v.v... (trong lúc người không được khỏe), biến dưỡng tăng tạo nên nhiệt, khát nước, táo bón, nóng nảy, bứt rứt. Cho thuốc hạ (đại tiện) là hết bệnh.

- Tế huân nhiệt (do nhiễm trùng): vì nhiễm trùng, độc tố vi trùng có chất tạo nhiệt hoặc sự phản ứng của cơ thể với vi trùng tạo nên chất tạo nhiệt (Pyrogen: tạo nhiệt tố) bằng cách ảnh hưởng tới cơ quan điều chỉnh nhiệt ở Hạ Bộ Thị Khâu (phải dùng thuốc có tác dụng trụ sinh).

- Dị ứng nhiệt: dị ứng là một hiện tượng cơ thể không phù hợp với ngoại vật khi ngoại vật đó vào cơ thể như thức ăn, bụi bặm, phấn hoa v.v... Khi cơ thể không thích hợp với những vật lạ đó bèn tìm cách chống trả. Sức chống trả có thể tạo thành tạo nhiệt tố hoặc tạo thành chất Histamin làm cho cơ thể ngứa ngáy khó chịu, có khi nghẹt mũi, sổ mũi hoặc sốt nóng v.v...phải dùng thuốc chống dị ứng (Antihistamin).

THIÊN MƯỜI BỐN

MỒ HÔI

Lời dẫn:

Mồ hôi là một chất dịch được bài tiết qua các tuyến mồ hôi. Trong mồ hôi gồm có muối (NaCl), chất tro (Potassium: KCl), lactic acid, một ít bạch đản (Ablumin) và nước đái quỉ (Urea). Mồ hôi rất quan trọng trong sinh lý cũng như trong bệnh lý.

Trong sinh lý, ngoài việc chứa đựng các chất bài tiết kể trên, mồ hôi liên quan mật thiết với vấn đề điều hòa thân nhiệt và với lượng nước trong cơ thể.

Trong bệnh lý, tuy cũng liên quan đến vấn đề điều hòa thân nhiệt nhưng ở một tình trạng bất thường: không tùy thuộc nhiệt độ ngoại môi trường, ngược lại tùy thuộc nhiệt độ nội môi trường do điều kiện bệnh lý tạo nên. Với thực bệnh (bệnh ngoại cảm) bệnh nhân nóng sốt, sau lúc phục dược được mồ hôi toát ra, bệnh nhân mát mẻ thầy thuốc biết bệnh thuyên giảm. Với hư bệnh (hư yếu, đau ốm lâu dài) nhờ mồ hôi toát ra ban đêm lúc đang ngủ, hoặc toát ra ban ngày lúc đang thức, thầy thuốc biết được bệnh Âm hư hay Dương hư. Chỉ có như thế tưởng rằng rất đơn giản, nhưng muốn hiểu được cơ chế thế nào là Âm hư (mồ hôi toát ra lúc ngủ), thế nào là Dương hư (mồ hôi toát ra lúc thức) rất phức tạp. Trước hết chúng ta phải tìm hiểu cơ chế mồ hôi trong sinh lý, sau đó bàn tới mồ hôi trong bệnh lý.

CHƯƠNG MỘT

MỒ HÔI TRONG SINH LÝ

Trong sinh lý ngoài việc bài tiết các chất cặn bã như muối (NaCl), chất tro (K) và Urea v.v... mồ hôi rất quan trọng trong việc điều hòa thân nhiệt và với lượng nước trong cơ thể. Cơ chế điều hòa thân nhiệt bao gồm nhiều yếu tố: yếu tố cơ thể, yếu tố nhiệt độ và đặc biệt là yếu tố CÁ TÍNH.

Yếu tố cơ thể:

Yếu tố cơ thể gồm trung tâm sinh thực, hệ thần kinh sinh thực, tủy sống, tuyến mồ hôi và các thụ thể (Receptor) thụ cảm nhiệt độ (nóng hoặc lạnh) ở bì phu hoặc ở tạng phủ.

1. Trung tâm sinh thực:

    Tại Hạ bộ thị khâu (Hypothalamus) có hai trung tâm sinh thực:

    - Trung tâm đối giao cảm (Parasympathetic) nằm phần trước Hạ bộ thị khâu (Anterior part of the Hypothalamus) với tên là Vùng Tiền Thị Chỉnh Nhiệt (Preoptic Thermostatic Area).

    - Trung tâm trực giao cảm (Sympathetic Center) nằm phần sau Hạ bộ thị khâu (Posteror part of the Hypothalamus).

2. Hệ thần kinh sinh thực:

Hệ thần kinh sinh thực là hệ thần kinh tự động, gồm có hai hệ là hệ đối giao cảm và hệ trực giao cảm.

- Hệ đối giao cảm: gồm những sợi dây thần kinh đối giao cảm có chất dẫn truyền trong sợi thần kinh là Acetylcholin. Vì vậy hệ đối giao cảm được gọi là hệ Cholinergic. Hệ Cholinergic không liên quan đến sự tiết mồ hôi vì khi hệ này bị kích thích mồ hôi vẫn không ra.

- Hệ trực giao cảm gồm hai loại:

• Loại Adrenergic là loại trực giao cảm có hóa chất dẫn truyền là Noradrenalin và Adrenalin. Hệ này có ảnh hưởng lớn đối với cơ chế điều hòa thân nhiệt. Lúc giữ nhiệt hệ này hoạt động làm mạch máu ngoại biên co lại, lúc thải nhiệt hệ này bất hoạt làm mạch máu ngoại biên giãn ra để nhiệt tiết ra ngoài.

• **Loại Cholinergic Sympathetic Fiber là loại trực giao cảm có dây thần kinh trực giao cảm mà hóa chất dẫn truyền là Acetylcholin (chất dẫn truyền của hệ đối giao cảm). Loại Cholinergic Sympathetic Fiber rất quan trọng trong việc bài tiết mồ hôi vì chính các dây thần kinh thuộc loại này đều tận cùng ở các tuyến mồ hôi và khi chúng bị kích thích thì mồ hôi tiết ra.**

3. Tuyến mồ hôi (Glandular Sudorifera):

Các tuyến mồ hôi nằm trên da là nơi tiết mồ hôi. Mồ hôi ngoài nhiệm vụ bài tiết chất cặn bã còn có nhiệm vụ đào thải một lượng nhiệt đáng kể, đặc biệt lúc bay hơi.

4. Tủy sống:

Tủy sống cũng là một trung tâm điều hòa thân nhiệt nhưng chỉ ở mức độ cục bộ. Khi những thụ thể nhiệt độ (lạnh hoặc nóng) cảm nhận nóng hoặc lạnh thì những cảm giác đó được truyền vào trung tâm tủy sống trước khi dẫn tới trung tâm đối giao cảm ở Hạ bộ thị khâu. Khi chúng ta kích thích hệ trực giao cảm cục bộ hoặc hơ nóng cục bộ thì tủy sống chỉ đáp ứng bằng giãn mạch cục bộ hoặc toát mồ hôi cục bộ. Nếu làm lạnh cục bộ thì tủy sống đáp ứng bằng co mạch cục bộ hoặc ngừng mồ hôi cục bộ.

5. Thụ thể nhiệt độ (Temperature Receptor):

Thụ thể nhiệt độ là những cấu tạo rất nhỏ nằm tận cùng thần kinh cảm giác nhiệt độ (lạnh hoặc nóng). Các thụ thể này được phân bố ở da, cơ quan nội tạng và ở tủy sống. Những cảm giác nhiệt độ được thụ thể truyền vào tủy sống và từ tủy sống được dẫn truyền tới trung tâm đối giao cảm ở phần trước Hạ bộ thị khâu.

Yếu tố nhiệt độ:

Nhiệt độ ở đây là nhiệt độ ngoại môi trường như nhiệt độ của thời tiết khi nóng khi lạnh ảnh hưởng đến sự điều hòa thân nhiệt. Ngoài ra nhiệt độ nội môi trường do biến dưỡng cơ thể tạo nên cũng ảnh hưởng đến cơ chế điều hòa thân nhiệt.

Yếu tố cá tính:

Cá tính ở đây là cảm giác khác biệt của mỗi cá nhân đối với nhiệt độ (nóng hoặc lạnh).

Trong điều kiện sinh lý, nhiều người có biến dưỡng cao thường có cảm giác nóng hơn là lạnh, dễ nhạy cảm đối với thời tiết nóng, thích tìm nơi mát mẻ cũng như những mùa có khí hậu mát lạnh như mùa thu, mùa đông. Ngược lại, có những người có biến dưỡng thấp hay có cảm giác lạnh hơn là nóng, thích tìm những nơi ấm áp và những mùa ấm nóng như xuân hoặc mùa hạ.

Hai lớp người trên, một bên thịnh ở phần dương dễ nóng dễ ra mồ hôi; một bên thịnh ở âm dễ lạnh ít có mồ hôi.

Lại có những người nhạy cảm với thức ăn cay nồng, vừa ăn một món ăn có ớt hoặc có chanh là mồ hôi toát ra ở đầu và mặt. Chúng ta có thể nghĩ rằng những thụ thể cảm nhận cay và chua có cùng đặc tính với thụ thể nhiệt độ. Tuy nhiên, chỉ ở phần cục bộ ở tủy sống nên mồ hôi toát ra có tính cách cục bộ.

Nắm vững được yếu tố cá tính của mỗi cá nhân đối với cảm giác nhiệt độ trong điều kiện sinh lý, chúng ta sẽ hiểu được vấn đề mồ hôi trong bệnh lý, đặc biệt mồ hôi của bệnh Âm hư hoặc Dương hư.

Tương quan giữa hai trung tâm đối giao cảm và trực giao cảm:

Trong cơ chế điều hòa thân nhiệt, đặc biệt trong sự tỏa nhiệt bởi khuếch tán thì trung tâm đối giao cảm luôn luôn chủ động, trung tâm trực giao cảm ở vào thế bị động tùy thuộc vào sự hoạt động hay không hoạt động của trung tâm đối giao cảm. Lúc trung tâm đối giao cảm hoạt động, trung tâm trực giao cảm bị kìm hãm, bất động dẫn tới các mạch máu ngoại biên giãn nở, nhiệt được khuếch tán ra ngoài. Lúc trung tâm đối giao cảm ngưng hoạt động, trung tâm trực giao cảm được giải tỏa, tự do hoạt động làm các mạch máu ngoại biên co lại, nhiệt được giữ lại trong cơ thể. Như vậy chúng ta có thể hiểu rằng trung tâm đối giao cảm là trung tâm làm lạnh, trung tâm trực giao cảm là trung tâm làm nóng.

Trong 'Thiên một' thuộc chương 1 (Âm Dương Tân Giải) tôi phân định hệ đối giao cảm thuộc Âm, hệ trực giao cảm thuộc Dương; ở đây trung tâm đối giao cảm làm lạnh thuộc Âm, trung tâm trực giao cảm làm nóng thuộc Dương.

Đáp ứng của cơ thể đối với nhiệt độ:

Khi nhận được tín hiệu 'nóng' trực tiếp (do hơi nóng trực tiếp vào trung tâm đối giao cảm) hoặc gián tiếp từ các thụ thể nhiệt độ tại bì phu hay nội tạng, trung tâm đối giao cảm bị kích thích dẫn tới hai sự kiện:

- Trung tâm trực giao cảm bị kìm hãm, bất hoạt, các mạch máu ngoại biên giãn nở, nhiệt được khuếch tán ra ngoài.

- Hệ trực giao cảm có hóa chất dẫn truyền Acetylcholin (Cholinergic Sympathetic) bị kích thích làm cho các tuyến mồ hôi giãn nở, mồ hôi toát ra.

Khi nhận tín hiệu 'lạnh' trực tiếp hoặc gián tiếp từ các thụ thể tại bì phu hay nội tạng, trung tâm tủy sống đáp ứng làm các mạch máu ngoại biên co lại, một mặt tín hiệu 'lạnh' đến với trung tâm đối giao cảm, trung tâm này ngưng hoạt động, hệ Cholinergic Sympathetic hết bị kích thích, tuyến mồ hôi khép lại, mồ hôi ngưng chảy. Trung tâm trực giao cảm được giải tỏa, tự do hoạt động làm mạch máu ngoại biên co lại, nhiệt được giữ trong cơ thể.

Với những lý do trên, sinh lý học bảo vấn đề mồ hôi thuộc trung tâm đối giao cảm. Cũng với những lý do trên, vấn đề mồ hôi là do sự kết hợp tác động của trung tâm đối giao cảm với hệ thần kinh Cholinergic Sympathetic. **Không kém phần quan trọng, bên cạnh đó trung tâm trực giao cảm và hệ thần kinh Adrenergic có nhiệm vụ co mạch làm thân nhiệt tăng. Sức nóng cơ thể lại ảnh hưởng tới sự kích thích của trung tâm đối giao cảm ... Tất cả đó là mấu chốt để giải thích thế nào là mồ hôi thuộc Âm hư, thế nào là mồ hôi thuộc Dương hư trong bệnh lý.**

CHƯƠNG HAI

MỒ HÔI TRONG BỆNH LÝ

Bệnh có thực bệnh và hư bệnh. Thực bệnh như bệnh do Lục dâm (Phong, Hàn, Thử, Thấp, Táo, Nhiệt). Hư bệnh như khí hư, huyết hư, âm hư và dương hư (riêng yếu tố cá tính nhạy cảm với nhiệt hoặc thức ăn dễ toát mồ hôi cũng có thể gọi là bệnh nhưng có lẽ thuộc di truyền, khó chữa hoặc không thể chữa).

Thực bệnh và hư bệnh đều có mồ hôi. Mồ hôi của thực bệnh đã được đề cập trong Thiên 12 và 13- (Hư, thực, chân, giả), (Hàn, nhiệt), - đặc biệt bệnh sốt rét. Ở đây chỉ bàn tới mồ hôi thuộc hư bệnh như Âm hư và Dương hư.

Bệnh Âm hư:

Âm hư có Âm Tiên Thiên hư là Thủy hư, Âm Hậu Thiên hư là huyết hư. Thủy hư thì nhiệt, huyết hư thì hàn. Chúng ta chỉ bàn tới Âm Tiên Thiên hư.

1. Âm hư mồ hôi ra ban đêm:

Bệnh Âm hư, mồ hôi thường ra ban đêm lúc bệnh nhân đang ngủ, vì sao?

- Âm hư đắc Âm trợ, ban đêm thuộc Âm vẫn không thể giúp cho Âm vì Âm quá hư.

- Âm hư tức Thủy hư, Thủy hư thì nóng, vì nóng không có Thủy để chế Hỏa.

- Ban đêm thuộc Âm, hệ Adrenergic không làm việc, mạch ngoại biên giãn (biểu hư: da thịt hở).

- Vì nóng, thụ thể nhiệt độ dẫn tín hiệu nhiệt đến trung tâm đối giao cảm. Trung tâm này bị kích thích dẫn tới hệ Cholinergic Sympathetic bị kích thích, mồ hôi toát ra từ các tuyến mồ hôi. Trung tâm trực giao cảm bị kìm hãm, mạch máu ngoại biên giãn nở, nhiệt bị khuếch tán.

2. Âm hư mồ hôi không ra ban ngày lúc thức:

Âm hư thì Dương thắng. Ban ngày thuộc Dương, Dương càng thắng hơn, do đó bệnh Âm hư ban ngày có hai hậu quả:

- Ban ngày hệ Adrenergic làm việc nhiều và tủy thượng thận tiết nhiều Noradrenalin và Adrenalin ảnh hưởng đến sự co mạch ngoại biên, da thịt kín lại, một phần cản mồ hôi tiết ra.

- Hệ Cholinergic Sympathetic có hai phần: phần vỏ thuộc trực giao cảm và phần dẫn truyền thuộc đối giao cảm (Acetylcholin là hóa chất của hệ đối giao cảm). Ban ngày có thể chất Adrenalin và Noradrenalin ảnh hưởng mạnh tới các tế bào thuộc phần vỏ của sợi thần kinh (Cholinergic Sympathetic) làm cho phần vỏ của sợi thần kinh kích thích mạnh, khống chế được hóa chất dẫn truyền Acetycholin làm cho các tuyến mồ hôi không bị kích thích, mồ hôi ngừng chảy (?).

Bệnh Dương hư:

Dương hư có thể Dương Hậu Thiên hư như khí hư, hoặc Dương Tiên Thiên hư như Hỏa hư. Hỏa hư cũng hàn, khí hư cũng hàn.

1. Bệnh Dương hư mồ hôi ra ban ngày lúc thức:

Dương hư đắc Dương trợ, ban ngày thuộc Dương nhưng vì Dương quá hư nên ban ngày vẫn không giúp được một cách trọn vẹn. Ban ngày bệnh nhân thức, hệ trực giao cảm (Adrenergic) làm việc, tủy thượng thận tiết nhiều Adrenalin, mạch máu ngoại biên co lại, nhiệt được giữ trong cơ thể. Tới một mức độ nào đó nhiệt độ qua các thụ thể ảnh hưởng tới trung tâm đối giao cảm. Trung tâm này bị kích thích dẫn tới hệ Cholinergic Sympathetic bị kích thích, tuyến mồ hôi giãn nở, mồ hôi tiết ra, trung tâm trực giao cảm bị kìm hãm, các mạch ngoại biên giãn nở, da thịt thưa hở, nhiệt bị khuếch tán ra ngoài.

2. Dương hư mồ hôi không ra ban đêm lúc ngủ:

Dương hư Âm thắng. Ban đêm thuộc Âm, Dương đã hư càng hư hơn, Âm càng thắng hơn. Dương hư thường lạnh, ban đêm càng lạnh hơn. Tín hiệu 'lạnh' được tiếp nhận bởi trung tâm tủy sống dẫn tới co mạch ngoại biên, một mặt tín hiệu 'lạnh' được nhận bởi trung tâm đối giao cảm, trung tâm này trở nên bất hoạt, hệ Cholinergic Sympathetickhông bị kích thích, mồ hôi không tiết ra; trung tâm trực giao cảm được giải tỏa, mạch ngoại biên co lại, nhiệt không bị khuếch tán ra ngoài.

[Những thuốc phát tán (làm toát mồ hôi) nhất định phải tác dụng kích thích lên hệ trực giao cảm có chất dẫn truyền là Acetylcholine (Cholinergic Sympathetic)]

3. Âm dương câu hư:

Tùy tranh thắng giữa âm dương, mồ hôi có khi ra ban ngày có khi ra ban đêm.

CHƯƠNG BA

MỒ HÔI VÀ TRỊ LIỆU

Như chúng ta đã biết Âm hư mồ hôi ra ban đêm, Dương hư mồ hôi ra ban ngày. Âm có Âm Tiên Thiên (Thủy) và Âm Hậu Thiên (Huyết). Dương có Dương Tiên Thiên (Hỏa) và Dương Hậu Thiên (Khí).

Thủy hư Hỏa thắng thì nhiệt. Nhiệt được tiếp nhận bởi trung tâm đối giao cảm, từ đó mồ hôi ra ban đêm (đọc chương một và chương hai). Trị liệu bằng Lục vị gia giảm, Thủy vượng lên cân với Hỏa, nhiệt không còn thì mồ hôi ngừng chảy.

Huyết hư thường kèm theo khí hư nên hàn (không có mồ hôi). Trường hợp huyết hư mà khí vượng hoặc khí vượng trong huyết nên nhiệt. Nhiệt được cảm nhận bởi trung tâm đối giao cảm, từ đó có mồ hôi. Trị liệu hoặc bổ huyết hoặc mát huyết thì mồ hôi không chảy nữa.

Hai trường hợp Thủy hư và huyết hư trị liệu bằng bổ Thủy hoặc bổ huyết ảnh hưởng đối với trung tâm đối giao cảm làm trung tâm đối giao cảm mát mẻ nên mồ hôi ngừng chảy.

Riêng trường hợp Hỏa hư hoặc khí hư đều là hàn mà có khi mồ hôi vẫn ra ban ngày (đọc chương hai), trị liệu phải dùng tới Bát Vị Quế Phụ ở trường hợp Hỏa hư; phải dùng tới Tứ Quân, Lục Quân hoặc Bổ Trung Ích Khí trong trường hợp khí hư.

Bổ Hỏa bổ Khí để đem từ độ lạnh bệnh lý đến độ ấm sinh lý, mồ hôi ngừng chảy. Cơ chế này khác cơ chế bổ Thủy hoặc bổ huyết làm mát trung tâm đối giao cảm.

Tôi nghĩ bổ Hỏa bổ Khí nhằm mục đích tăng hoạt tủy thượng thận cũng như tăng hoạt hệ trực giao cảm. Cả hai đều tiết Adrenalin, đều có tác động làm mạch máu ngoại biên co lại, da thịt săn chắc, mồ hôi và nhiệt không mất đi nhờ da thịt (ngoại biên) săn chắc lại. Đông y bảo Dương ở ngoài (vệ khí) bảo vệ Âm (huyết) ở trong là lẽ ấy. Nói vậy, chúng ta không nên bỏ qua bổ hỏa bổ khí có thể ảnh hưởng tới trung tâm trực giao cảm ở hậu hạ bộ thị khâu.

Để kết luận, qua 'mồ hôi sinh lý', 'mồ hôi bệnh lý' và 'mồ hôi trị liệu' chúng ta thấy vấn đề mồ hôi thuộc trung tâm đối giao cảm, thuộc Âm. Tuy nhiên nhiều trường hợp vì Adrenalin của tủy thượng thận và của hệ trực giao cảm thuộc Dương suy nhược làm da thịt thưa hở, mạch máu ngoại biên giãn nở, nhiệt mất, mồ hôi tiết ra (hai cơ chế Âm Dương hoàn toàn khác nhau).

Trong những bệnh được gọi là Tỳ Vị hư yếu tứ chi thường hay nóng, Đông y bảo Tỳ Vị hư yếu không tàng được Dương khí, Dương khí ra ngoại biên nên tứ chi nóng. Trị liệu ôn bổ Tỳ Vị thì hết nóng. Đó là sự thật.

Tại sao nóng tứ chi hoặc ngoại biên?

Tại sao ôn bổ tỳ vị mà hết nóng?

- Nóng ngoại biên vì mạch máu giãn nở ở ngoại biên máu dồn về ngoại biên nên nóng. Có người uống rượu mặt đỏ, có người giận dữ hoặc thẹn thùng bất cứ lý do nào mặt đỏ lên và nóng vì máu dồn về hệ mạch do ảnh hưởng của **hệ đối giao cảm** bị giãn nở trên mặt.

- Ôn bổ tỳ vị mà tứ chi hoặc ngoại biên hết nóng vì:

• Bổ tỳ vị thì tỳ vị tăng hoạt trước, sau đó làm tủy thượng thận và hệ trực giao cảm tăng hoạt để ảnh hưởng sự co lại của mạch máu ngoại biên?

• Những bài thuốc được gọi là ôn bổ tỳ vị làm tủy thượng thận và hệ trực giao cảm tăng hoạt, sau đó các chất kích thích tố nội tiết mới ảnh hưởng đến sự tăng hoạt của tỳ vị?

Hỏi như vậy để biết tỳ vị và tủy thượng thận cùng trực giao cảm cái nào là nguyên nhân, cái nào là hậu quả?

Lại nữa bổ tỳ vị là bổ như thế nào?

- Là tăng hoạt tính vật lý như tăng cường sự co bóp dạ dày và ruột, tăng cường hấp thụ và đào thải...?

- Là tăng cường sự tiết phân hóa tố tiêu hóa như acid từ dạ dày, proteinase, lipase và amylase từ tụy tạng kể cả kích thích tố insulin nữa?

Hỏi như vậy không phải nghi ngờ hiệu quả của trị liệu Đông y mà là để đặt vấn đề dược lý và bệnh lý một cách sâu sắc hơn, tức để tìm hiểu cơ chế của dược liệu.

THIÊN MƯỜI LĂM

TRIỆU CHỨNG PHÁP

Đại Cương:

Triệu chứng pháp là một môn học quan trọng trong Đông y vì không biết triệu chứng thì không thể định bệnh được. Triệu chứng pháp nhiều khi rất khó vì nhiều bệnh khác nhau có triệu chứng giống nhau như bệnh sốt rét có nóng có lạnh, bệnh cảm hàn cũng nóng lạnh, bệnh nhiễm trùng cũng nóng lạnh, bệnh hư nhiệt và thực nhiệt đều nóng, bệnh hư tợ thực, bệnh thực tợ hư v.v... vì lẽ đó muốn định bệnh phải có bốn phương pháp chẩn đoán theo triệu chứng gồm:

- **Vọng chẩn**: xem hình sắc bệnh nhân.

- **Văn chẩn**: nghe tiếng nói và hơi thở bệnh nhân.

- **Vấn chẩn**: hỏi đời sống và sinh lý bệnh nhân.

- **Thiết chẩn**: bắt mạch để biết hư hay thực, chân hay giả.

Với thiết chẩn, Đông y còn có **ấn chẩn** để định vị nơi mà bệnh nhân cảm thấy đau (**nếu ấn mà thấy đau là thực, thấy dễ chịu là hư**)

Ngoài ra Đông y còn dùng phép thử để biết nóng hay lạnh như thích uống nước nóng là trong lạnh, thích uống nước lạnh là trong nóng v.v...

Tất cả những phép chẩn đoán trên thì mạch lý là quan trọng nhất. Tuy nhiên, họa hoằn lắm mới có mạch và chứng khác nhau thì trong trị liệu tùy thuộc vào sự thông minh của thầy thuốc để bỏ mạch theo chứng (xả mạch tòng chứng) hay bỏ chứng theo mạch (xả chứng tòng mạch). Y học là môn học cứu chữa con người khỏi bệnh tật, vậy bất cứ mọi phương pháp nào cũng đều có thể sử dụng mà không nên câu nệ. Tôi xuất thân Tây y thấy triệu chứng pháp của Tây y nhiều điều khả thủ có thể dùng để chẩn đoán một cách chính xác hơn mà không mất phần truyền thống của Đông y. Do đó thỉnh thoảng tôi tham bác một vài cách chẩn đoán của Tây y nếu cần, xin quí độc giả miễn chấp.

Chia Vọng, Văn, Vấn, và Thiết theo thứ tự trước sau thật ra không cần thiết, có khi đảo lộn thứ tự, có khi Vọng, Văn, Vấn, Thiết cùng một lần, không nên câu nệ. Chia theo thứ tự để giải thích cho người mới học thuốc mà thôi. Sau khi Vọng, Văn, Vấn và Thiết xong ta phải kết hợp cả bốn yếu tố để lập thành y án hoặc **kiểu mẫu** (typical) có nghĩa là triệu chứng và bệnh phải phù hợp với nhau; hoặc **không kiểu mẫu** (atypical) có nghĩa là triệu chứng không phù hợp với bệnh ở một vài điểm. Từ đó tùy y sĩ chọn lựa để trị liệu.

CHƯƠNG MỘT

VỌNG CHẨN

Vọng chẩn bệnh ngoại cảm:

Ngoại cảm là do Lục dâm (6 ngoại tà) là Phong, Hàn, Thử, Thấp, Táo và Nhiệt nhiễm vào người. Bệnh ngoại cảm thường là bệnh mới phát. Tuy nhiên, có khi chỉ có ngoại cảm bởi thực tà, có khi bệnh nội thương mà cảm phải thực tà làm cho ta khó phân biệt (đã được bàn ở phần 'Thực tà trong bệnh lý').

Vọng chẩn bệnh ngoại cảm Đông y chú ý vào màu sắc của tưa lưỡi:

- Màu trắng nhạt là phong hàn.

- Trắng mượt ướt là lẫn thấp đàm.

- Trắng khô ráo là có nhiệt.

- Trắng có lớp bẩn dầy là tà vào phủ vị.

- Màu vàng nhạt là bắt đầu nóng.

- Vàng khô phún như cám là nóng nhiều.

- Vàng sậm là rất nóng.

- Màu xám là rất nóng.

- Màu đen láng là vừa thấp vừa nhiệt.

- Đen khô ráo là nhiệt vào huyết phận, phần nhiều do thương hàn, phải tả (xổ) may ra cứu được.

- Màu xanh, nếu đàn bà có thai là con chết trong bụng. Nếu môi cũng xanh là cả con và mẹ đều chết, xanh chứng tỏ không có huyết.

Nói chung, màu sắc tưa lưỡi càng sậm bao nhiêu càng nóng bấy nhiêu.

Vọng chẩn nội thương:

Xem cử chỉ và thần sắc của bệnh nhân.

- Khi bệnh nhân đến với ta cử chỉ linh hoạt, da thịt đầy đặn, ăn mặc tươm tất, thần sắc linh động ta biết rằng bệnh nhân có thể thuộc dương bệnh (trị liệu thường dùng đến âm dược).

- Khi ta đến với bệnh nhân thấy cử chỉ và thần sắc của bệnh nhân không linh hoạt, hoặc bệnh nhân nằm mà không dậy được, da thịt teo tóp ta biết bệnh nhân thuộc về âm bệnh (trị liệu nên dùng dương dược).

- Màu sắc của bệnh nhân: màu có vàng, trắng, đen, xanh và đỏ. Khi người bệnh có màu thì màu đỏ phải tươi mới sống, không tươi là chết. Vàng là vàng tươi như bụng cua mới sống, còn vàng sẫm như trái chi tử (quả dành) là chết. Trắng láng như mỡ heo thì sống, trắng như xương khô là chết. Đen phải đen mượt như lông quạ mới sống, đen sẫm là chết. Xanh phải xanh tươi như lông chim sả mới sống, xanh nhợt nhạt như màu lá héo là chết (Tất cả các màu, nói chung, phải có sinh khí).

Màu sắc nhiều khi không đơn thuần thường lẫn lộn với nhau, ta phải xét đến màu tương sinh hay tương khắc. Tương sinh là tốt, tương khắc là xấu. Màu vàng lẫn màu trắng là tương sinh (thổ vàng, kim trắng, thổ sinh kim), đen lẫn xanh, hoặc xanh lẫn đỏ đều là tương sinh. Ngược lại tương khắc là xanh lẫn trắng (kim khắc mộc), trắng lẫn đỏ (hỏa khắc kim), đỏ lẫn đen (thủy khắc hỏa) v.v...

Cả những lý luận về màu sắc trên đều dựa vào thuyết Ngũ hành sinh khắc (đọc thiên Áp dụng Ngũ hành vào tạng phủ và Ngũ hành thực nghĩa). Riêng màu trắng lẫn đen (Thận Thủy nằm trong phế Kim) là hiện tượng Trùng âm. Màu vàng lẫn đen (Thận Thủy nằm trong Tỳ Thổ) là hiện tượng tích Âm (đọc Ngũ tà trong Mạch Lý Cơ Trung).

Nhiều khi trong cơ thể nổi những màu lạ cách xa nhau như hai bên má có vệt đỏ như son mà ở giữa trán có vệt đen như mực, đó là triệu chứng Thủy Hỏa chia lìa, không sống được.

Thấy da thịt bệnh nhân khô như màu bụi hoặc mồ hôi nhớt đen là triệu chứng chết.

Tóc bệnh nhân khô, da khô là triệu chứng Thủy hoặc huyết không đầy đủ.

Khách sắc và chủ sắc:

Khách sắc là màu sắc do khí hậu của bốn mùa, xuân ấm áp, hạ nóng nực, thu mát mẻ và đông lạnh lẽo. Chủ sắc là sắc của bệnh nhân, nếu bệnh nhân thuộc âm bệnh, dương khí không đủ mặt mũi xanh xao, gặp mùa xuân ấm áp, mùa hè nóng nực mặt mũi bệnh nhân ửng hồng với dương khí của xuân hạ thế là khách thắng chủ, tốt! Ngược lại nếu màu sắc xanh xao không đổi là chủ thắng khách, xấu! Khách sắc thắng chủ khách chứng tỏ sinh lý của bệnh nhân còn đáp ứng được với sự thay đổi nhiệt độ của môi trường chung quanh. Cũng vậy, nếu bệnh nhân vì nhiệt bệnh, da thịt ửng hồng gặp phải mùa thu hoặc đông thì màu ửng hồng giảm thiểu hoặc nhạt đi, thế là khách sắc thắng chủ sắc ...

Xem động tác bệnh nhân:

Thấy lưng cong vai rút có thể là phổi yếu.

Thấy ngồi lâu không được là tủy xương đều yếu.

Thấy bệnh nhân tay bắt chim, mê man, sờ nút áo thế là sắp chết.

Khi năm âm đã tuyệt [**Thủ thái âm** (phế), **Thủ thiếu âm** (tâm), **Túc quyết âm** (can), **Túc thái âm** (tỳ) và **Túc thiếu âm** (thận)] thì mắt láo liên (vì dương khí còn) là sắp chết. Khi sáu dương tuyệt [**Thủ thái dương** (ruột non), **Thủ thiếu dương** (tam tiêu), **Thủ dương minh** (ruột già), **Túc thái dương** (bong bóng), **Túc dương minh** (dạ dày), **Túc thiếu dương** (túi mật)] thì mồ hôi ra không cầm được là sắp chết. Nên nhớ năm âm thuộc lý (Ngũ tạng), sáu dương thuộc biểu (Lục phủ), khi lý đã tuyệt thì thần khí không còn, khi biểu đã tuyệt thì da thịt thưa hở nên không cầm được mồ hôi.

Vọng chẩn của Tây y:

Ngày nay Tây y phần lớn dựa vào thử nghiệm để định bệnh. Tuy nhiên, vọng chẩn không kém phần quan trọng để hướng dẫn y sĩ quyết định những thử nghiệm cần thiết.

Thấy bệnh nhân có những cử chỉ hoặc động tác mất quân bình phải nghĩ tới thần kinh.

Thấy da thịt bệnh nhân vàng mà lòng trắng con mắt không vàng là không phải hoàng đản do túi mật bị nghẽn hoặc do hồng cầu bị vỡ nhiều ở trường hợp hài nhi sơ sinh không phù hợp với máu của mẹ.

Thấy da thịt xanh xao, trong mí mắt dưới trắng, nướu răng nhợt nhạt thế là bệnh nhân thiếu máu.

Thấy bệnh nhân khạc ra máu lẫn bọt, biết bệnh phổi.

Thấy mửa máu lẫn đồ ăn, nghĩ bệnh ở dạ dày.

Đại tiện ra máu đỏ có thể là bệnh trĩ hay ung thư ruột già (nếu máu lẫn trong phân có thể là ung thư, máu bọc ngoài phân là bệnh trĩ).

Đi ra máu bầm đen có thể máu từ dạ dày hay ruột non.

Với những triệu chứng trên, y sĩ còn cho X-ray, CT scan, biopsy v.v... để biết rõ bệnh trạng.

CHƯƠNG HAI

VĂN CHẨN

Văn chẩn là chẩn đoán bằng cách nghe bởi thính giác và khứu giác của thầy thuốc.

Văn chẩn bệnh ngoại cảm:

Biết bệnh ngoại cảm là trước khi mắc bệnh, bệnh nhân vẫn khỏe mạnh, bệnh nhân cho biết là mới mắc bệnh.

- Tiếng nói bệnh nhân bình thường, mạnh mẽ (cử chỉ không có gì là yếu nhược).

- Có khi tiếng nói bệnh nhân khàn khàn vì ho.

- Thường thì mũi sụt sịt.

- Có khi hơi thở khò khè nặng nề.

Những dấu chứng văn chẩn trên thường là do dị ứng thời tiết, phấn hoa, hoặc dị ứng bởi thức ăn v.v...

Văn chẩn bệnh nội thương:

- Lời nói mạnh mẽ là bệnh thuộc dương.

- Lời nói mạnh mẽ mà có âm hưởng rền là nhiệt mà lẫn thấp.

- Lời nói mạnh mẽ, miệng hôi tanh, mồ hôi nồng nặc, nước tiểu hôi thối là bệnh hoàn toàn nhiệt.

- Lời nói yếu đuối mà trong trẻo hoặc yếu đuối, nói rồi không nói được nữa, miệng không hôi, mồ hôi và nước tiểu không thối là bệnh thuộc âm và thuộc về hư bệnh.

- Lời nói không đâu vào đâu, nói sai bét, không biết thân sơ là bệnh nặng sắp chết.

- Đau lâu mà tiếng nói khàn là nguy bệnh.

- Mới đau mà tiếng nói khàn có thể vì hỏa hoặc vì giận dữ la hét mà khan cổ.

- Câm không nói ở trẻ em vì phong, ở người lớn vì trúng phong đều là thuộc chứng nguy.

- Hơi thở khò khè là có đàm.

- Hơi thở khò khè mà khi thở ra nghe như tiếng sáo rít, thế là suyễn.

- Thở khò khè và ho rũ rượi coi chừng bị sưng cuống phổi.

- Ho nhiều, khó thở, nói đứt quãng là thiếu hơi, coi chừng bị sưng phổi nếu có sốt.

- Bệnh nhân hay gằn giọng chứng tỏ có đàm hoặc sưng cuống phổi kinh niên.

- Mở lời mạnh mẽ, trước nặng sau nhẹ là cảm nặng ngoại tà.

- Mở lời yếu ớt, trước nhẹ sau nặng là trung khí không đủ.

- Bệnh nhân đang nói chưa hết lời đã đổi sang lời khác, thế là khí sắp tuyệt (nói đứt quãng).

- Bệnh nhân rên rĩ là bệnh nhân đang đau.

- Bệnh nhân hay thở dài là khí uất.

- Nức cụt là do nghịch khí, do hỏa. Bệnh mới phát mà nức cụt là do hỏa, do nghịch khí. Bệnh đau lâu mà nức cụt là sắp chết.

- Nghe bụng bệnh nhân sôi là tiểu trường hoặc đại trường nhiệt.

- Bệnh nhân trung tiện thối là phân còn trong ruột già mà phần nhiều thuộc nhiệt bệnh.

CHƯƠNG BA

VẤN CHẨN

Vấn chẩn rất khó, khó là vì bệnh nhân không trả lời đúng câu hỏi của thầy thuốc. Nhiều khi bệnh nhân không muốn trả lời những câu hỏi thuộc đời sống riêng tư, hoặc bệnh nhân đau nặng, hoặc mê man thì thầy thuốc phải hỏi người thân của bệnh nhân. Bất kỳ trường hợp nào, thầy thuốc phải hướng dẫn bệnh nhân hoặc thân nhân đi vào câu hỏi của mình.

Vấn bệnh ngoại cảm:

Bốn mùa, mùa nào cũng có ngoại cảm vì Lục dâm luôn luôn hiện hữu. Mùa xuân dễ bị phong, dễ bị dị ứng vì phấn hoa và sâu bọ nhiều. Chúng ta thường nói mùa 'Lúa lổ, cau chửa'. Mùa hè nóng nực dễ bị nhiễm trùng và dễ trúng thử (trúng nhiệt). Mùa thu và đông thì khô ráo và lạnh. Đặc biệt mùa thu cây cỏ khô rụng nhiều bụi bặm làm chúng ta dễ cảm vì khô ráo hại đến phổi nên ho hen, bụi lá, cỏ, dễ làm dị ứng. Mùa đông dễ bị mạo hàn.

Hỏi bệnh nhân:

- Bệnh nhân bảo trước đây bình thường bỗng nhiên bị ho, ngứa mắt, ngứa mũi, sổ mũi, ngứa cổ v.v... một trong những triệu chứng trên là dị ứng.

- Có khi bệnh nhân bảo sau khi ăn mấy món ăn lạ mà bị ho, ngứa cổ, trong người nổi mày đay cũng do dị ứng thức ăn.

- Có khi bệnh nhân cảm thấy mệt mỏi, ăn uống không tiêu hóa, đắng miệng, triệu chứng đó đều do tỳ uất hoặc can uất.

- Nếu bệnh nhân cảm thấy lạt miệng là thương thấp.

- Nếu cảm thấy tay chân mình mẩy ủ trệ là trúng thấp.

- Bệnh nhân mạnh khỏe mà ho nhiều đàm là thực đàm.

- Bệnh nhân nóng có thể do nhiễm trùng hoặc nhiễm siêu vi.

- Bệnh nhân sợ lạnh là cảm hàn, sợ gió là cảm phong.

- Bệnh nhân đi tiêu chảy hoặc mửa sau lúc ăn có thể do dị ứng hoặc đồ ăn nhiễm trùng hoặc nhiễm độc v.v...

Những người yếu nhược, hệ miễn nhiễm yếu thường dễ bị ngoại cảm, đặc biệt khí hậu thay đổi ở những thời gian giao mùa từ lạnh sang nóng hoặc từ nóng sang lạnh, hoặc lúc trái thời lệnh như mùa đông mà nóng như mùa hè, hoặc mùa hè mà lạnh như mùa đông v.v.... Sự thay đổi thời tiết đột ngột làm cho hệ thần kinh không điều chỉnh kịp. Bị lạnh quá hoặc bị nóng quá, rầu rĩ quá, lo lắng quá đều làm hệ miễn nhiễm yếu đi dễ đưa đến ngoại cảm vì dị ứng, vì siêu vi hoặc vi trùng v.v...

Ngoại cảm với thực chứng dễ chữa. Ngoại cảm trong hư bệnh khó chữa.

Đông y bảo: "Đã cho phát hãn, đã cho thuốc mát mà không hết sốt là bệnh nguy". Bệnh như vậy theo tôi rõ ràng do nhiễm vi trùng. Đối với Tây y, sốt là do vi trùng (kháng thể trong người chống lại vi trùng tạo thành chất sinh nhiệt là Pyrogen làm cho người nóng).

Vấn bệnh nội thương:

Bệnh nội thương thường là bệnh đau ốm lâu dài hoặc bệnh nhân vẫn hoạt động nhưng luôn luôn cảm thấy yếu nhược, có đôi khi có những cảm giác bất thường trong cơ thể v.v... Vấn bệnh gồm ba phần: tâm lý (Thất tình), bệnh lý và cuối cùng phải phân biệt bệnh thuộc âm hoặc thuộc dương, thuộc khí hoặc huyết v.v...

- Thất tình: hỏi bệnh nhân về đời sống tinh thần và xã hội có điều gì làm ảnh hưởng tình cảm của bệnh nhân như **hỷ, nộ, ai, lạc, ái, ố, dục** để từ đó ta có ý niệm về bệnh Ngũ tạng: hỷ lạc quá hại tâm, ố nộ quá hại can, bi ai quá hại phế, ái dục quá dẫn tới suy nghĩ quá hại đến tỳ, vì ái dục mà dẫn tới hỷ, nộ, ai, lạc, và còn sợ hãi làm ảnh hưởng đến tạng thận ...

- Bệnh lý: hỏi về hô hấp, tuần hoàn, tiêu hóa và bài tiết.

- Hô hấp: hỏi bệnh nhân hít thở thế nào, thở ngắn hoặc làm việc tay chân thì hổn hển như vậy có khi khí không đủ cũng có khi hỏa không đủ. Nếu bệnh nhân bảo có suyễn thì bệnh do suyễn. Bệnh suyễn từ 40 tuổi trở xuống thường do dị ứng (allergy) dễ chữa. Từ 40 tuổi trở lên thường do thiếu kích thích tố (hormone). Bệnh nhân ho nhiều đàm là do thực chứng hay hư chứng, hư chứng thường do hỏa, đêm ho nhiều thường do dương hư. Ho nhiều mà khô cổ, không có đàm nhớt phần nhiều do âm hư quá nên trong người thiếu tân dịch (ho ngoại cảm thường kèm theo ngứa cổ). Ho ra máu có thể do viêm cuống phổi (bronchitis), viêm phổi (pneumonia), hoặc do ho lao, hoặc do ung thư v.v...

Tuần hoàn:

- Bệnh nhân than hay đau trước ngực có thể vì tim bị nghẽn (phải đi bác sĩ Tây y).

- Bệnh nhân than hay mỏi chân, mỏi tay phải nghĩ đến thiếu máu hoặc máu chạy không đều trong huyết quản. Đau mỏi không do chấn thương là do thiếu dưỡng khí (oxygen), máu không cung cấp đủ dưỡng khí cho nên Lactic acid đọng lại làm ta đau mỏi. Khi đau mỏi làm tẩm quất thấy đỡ là nhờ tẩm quất máu lưu thông dẫn oxy tới làm tan Lactic acid (các khớp xương thường kín như vacuum, máu không vào được nên thiếu oxy, Lactic acid đọng lại làm ta mỏi, ta vận động, khớp xương kêu răng rắc thì hết mỏi vì lúc đó khớp xương hở ra nên máu chạy vào với lượng oxy đầy đủ để tan Lactic acid). Như vậy đau mỏi là do huyết khí không đủ, không lưu thông.

Đối với phụ nữ thì hỏi đến kinh nguyệt, kinh nguyệt không đều khi trồi khi trụt đều do khí huyết. Có sớm là khí vượng, có muộn là khí yếu. Hỏi máu nhợt nhạt là hàn, huyết hư. Máu đỏ sậm hoặc ra như gan gà là huyết nhiệt.

Có nhiều trường hợp trong tĩnh mạch có cục máu đông (embolus) làm mạch máu bị nghẽn, bệnh nhân đau. Nếu cục máu đông chạy vào tim hoặc vào phổi dẫn tới hại tính mạng. Có khi bệnh nhân bảo đau ở chân, sưng đau đi cà nhắc có thể vì embolus bị sưng bắp chân, có thể vì thống phong (gout) thì sưng bàn chân, ngón chân. Nếu không sưng mà vừa đau vừa mỏi là vì máu xuống chân không đầy đủ có thể mạch máu bị hẹp hoặc nghẽn (Tây y gọi là Claudication). Bệnh Claudication Đông y thường dùng thuốc có gia vị Ngưu tất để dẫn huyết đi xuống (tùy triệu chứng và mạch lý có thể dùng Lục vị hoặc Bát vị quế phụ gia thêm Ngưu tất và Thạch mộc). Bệnh nhân lúc đứng làm việc bắp chân sưng đẩy và đỏ là nhiệt, sưng thũng là hàn.

Tiêu hóa:

- Bệnh nhân thích ăn đồ ăn nóng, uống nước nóng là trong bụng hàn.

-Thích ăn đồ lạnh, uống nước lạnh là trong người nhiệt.

- Khát nước mà chỉ uống ít nước là đình tích.

- Ăn nhiều mau đói là vị nhiệt.

- Ăn nhiều hoặc ít mà luôn luôn đòi ăn là tỳ yếu (tỳ hư cầu thực).

- Ăn và hay ợ ngược (ái khí) kể cả lúc chưa ăn, phần nhiều do hỏa ngược lên.

- Ăn không tiêu là do tỳ vị yếu hoặc do không đủ hỏa.

- Hay ợ chua là dạ dày (vị) nhiều acid (cường toan).

- Miệng nghe đắng là can nhiệt, vị đắng là do chất mật (bile) ứ lại hoặc tiết nhiều quá, trở lại vào máu thấm qua màng nhầy ở lưỡi cho nên cảm giác vị đắng. Chúng ta mỗi lần ăn thịt mỡ nhiều, mật tiết nhiều nên miệng đắng. Uống rượu nhiều hại gan. Đông y bảo miệng đắng là tâm nhiệt, tiểu trường nhiệt cũng đúng vì túi mật tiết mật vào tiểu trường rồi một phần vào máu, một phần theo phân ra ngoài (đọc Phủ đởm).

- Miệng nghe ngọt là tỳ nhiệt.

- Miệng nghe lạt là thấp nhiệt.

- Muốn ăn ngọt là tỳ yếu.

- Muốn ăn chua là gan yếu v.v...

- Ăn không lọt vào được gọi là Quan vì khí dương không giáng xuống được (có khi đại tiểu không được).

- Muốn mửa mà mửa không được gọi là Cách vì khí âm không thăng lên được.

Chứng Quan Cách theo y dịch thuộc quẻ Hỏa Thủy Vị Tế (quẻ Vị Tế).

Bài tiết:

Gồm mồ hôi, đại và tiểu tiện.

- Mồ hôi: mùa hè nóng nực hoặc lao tác mà ra mồ hôi thì bình thường (nên uống nước nhiều để thay thế nước đã mất qua mồ hôi).

Đối với bệnh nhân: thức mà ra mồ hôi là dương hư, đặc biệt vệ khí hư, da thịt thưa hở (biểu hư), cũng có khi dương Tiên thiên hư mà mồ hôi ra lúc thức. Lúc bệnh nhân ngủ mà ra mồ hôi đầm đìa là âm hư, âm Tiên thiên hư (xem thiên Mồ hôi).

- Đại tiện thường lỏng phân là dương thiếu, thường là hàn. Đại tiện như rót nước là hàn. Đại tiện mà tung tóe thêm trung tiện là nhiệt. Bình thường hay trung tiện là do dương khí hạ hãm. Đại tiện táo bón và phân khô như phân dê là vì âm hư quá thủy không đủ (nếu vì thực chứng như không ăn đủ rau, không uống nước, ăn những trái cây chát cũng làm táo bón). Đại tiện ra cả đồ ăn là rất hàn.

- Tiểu tiện nhiều và trong là bình thường, tiểu tiện xẻn mà đỏ là nhiệt, xẻn mà trong là hàn. Tiểu tiện nhỏ giọt là không thông lợi. Tiểu tiện hôi thối và có cảm giác nóng trong đường tiểu là do thấp nhiệt. Đi tiểu đau có thể bị sạn đường tiểu hoặc bàng quang. Đi tiểu nhiều lần trong đêm có thể thận yếu hoặc ăn phải những đồ ăn lợi tiểu như hành, sả hoặc uống cà phê, trà và rượu đều làm lợi tiểu. **Về phương diện dược lý, những vị thuốc hoặc món ăn lợi tiểu liên quan mật thiết với phát hãn vì phát hãn do trung tâm đối giao cảm, tiểu tiện được kích thích bởi thần kinh đối giao cảm (vỏ gừng, sả đều có hai tác dụng là lợi tiểu và phát hãn).**

Phân biệt bệnh âm dương:

- Đêm nghe rét ngày yên tịnh là âm huyết vượng ở âm phần.

- Đêm yên tịnh ngày nghe rét là khí âm lấn vào khí dương.

- Đêm ngày đều nghe rét là trùng âm vô dương (chữa phải bổ dương cho mạnh).

- Đêm yên tịnh ngày phát sốt là dương khí vượng ở dương phần.

- Đêm phiền nóng mà ngày yên tịnh là khí dương lấn vào khí âm.

- Đêm ngày đều nóng là trùng dương vô âm (chữa phải bổ âm cho mạnh).

- Đêm nóng ngày rét là âm dương chia lìa (giao thố) là triệu chứng chết.

- Trưa phát sốt nửa đêm ngừng là âm bán dương hư (âm còn 1/2, dương hư).

(Trưa phát sốt vì giữa trưa dương cực thì âm sinh. Âm tuy sinh nhưng chỉ còn 1/2 nên không hoàn toàn át được dương dẫn đến âm dương tranh thắng mà sốt. Nửa đêm ngừng vì nửa đêm âm cực thì dương sinh. Dương sinh giúp cho dương hư (dương hư đắc dương trợ).

- Âm bệnh như mạch trầm tiểu, hàn lãnh gặp âm thì tăng bệnh.

- Âm hư gặp âm thì đỡ (âm trợ).

- Dương bệnh (mạch mạnh, hữu lực) gặp dương thì tăng bệnh.

- Dương hư, gặp dương thì đỡ (dương trợ).

VẤN MỘNG

Trong sách Liệt Tử và Sách Y Tôn của Hải Thượng đều có bàn về mộng:

- Mộng thấy cho ai vật gì là no bụng.

- Mộng thấy lấy của ai vật gì là đói.

- Mộng thấy lội nước hoặc chìm đắm là âm khí quá vượng (dương không thăng).

- Mộng thấy rơi hoặc đang nằm mà tụt về phía dưới chân là dương khí không thăng.

- Thấy nằm mà trườn lên trên là dương khí quá mạnh.

- Mộng thấy bay hoặc trèo cao là dương khí quá vượng vượt lên trên.

- Mộng thấy chuyện vui, lửa cháy hoặc đánh nhau là tâm nhiệt.

- Phế mạnh thì chiêm bao thấy khóc.

- Phế nhiệt thì chiêm bao nằm với đàn bà.

- Can mạnh chiêm bao sợ hãi.

CHƯƠNG BỐN

THIẾT CHẨN

Lời dẫn:

Thiết có nghĩa là sờ xem, thiết mạch có nghĩa là bắt mạch, còn có nghĩa ấn để biết mềm hay cứng, đau hay không (Ấn chẩn).

Thiết chẩn là bắt mạch để biết bệnh tật. Mạch là làn sóng của khí huyết. Khi ta ấn ngón tay vào **Nhân Nghinh** ở cổ tay trái và **Khí Khẩu** ở cổ tay phải thì làn sóng khí huyết dội từ tâm, can, và thận thủy bị cản lại ở huyệt **Nhân Nghinh**. Và từ phế, tỳ và thận hỏa bị cản lại ở huyệt **Khí Khẩu**. Nhờ vậy ta cảm nhận được thể chất của từng bộ mạch mà biết được bệnh của ngũ tạng. Làn sóng khí huyết bị cản lại bởi ngón tay người bắt mạch, không khác gì những làn sóng biển xua đuổi nhau cho tới tận bờ biển. Hoặc giả, trên một mặt nước yên lặng của hồ thu, chúng ta ném ba viên sạn gần như đồng thời, một viên gần bờ, một xa hơn, và một xa hơn nữa; cả ba tạo thành ba làn sóng càng gần bờ thì càng gần gũi nhau hơn. Cũng vậy, mạch là những vi ba từ ngũ tạng liên tiếp theo nhau tới tận ngón tay người bắt mạch ấn tại Nhân Nghinh và khí khẩu.

Với ý nghĩa mạch là làn sóng của khí huyết từ ngũ tạng đến nhân nghinh và khí khẩu, tôi đã viết quyển Mạch Lý Cơ Trung xuất bản năm 1998 bàn về vấn đề cơ chế mạch lý rõ ràng, chứa đựng trong 5 thiên, 24 chương, và 90 điều. Cũng trong quyển Mạch Lý Cơ Trung đó, trang 220, tôi bảo: "Học mạch lý là học cho đến chi ly để trở về với cái tổng quát, học cho tới cái phức tạp để nắm được cái đơn giản là nguyên lý mạch pháp. "**Đẽo gọt cho lắm để trở về với mộc mạc**" là như vậy.

Cái phức tạp, cái chi ly của mạch lý là ở quyển Mạch Lý Cơ Trung. Cái "đơn giản" và cái "mộc mạc" của mạch lý ở đây là Tứ đại mạch (4 mạch quan trọng) gồm **Phù, Trầm, Trì** và **Sác**.

Trước khi đi vào Tứ đại mạch, tôi nói sơ qua thời tiết bốn mùa ảnh hưởng đến tính mạch và sự khác biệt giữa mạch ngoại cảm và nội thương.

Mạch với thời tiết:

- Mùa xuân khí hậu ấm áp, cây cỏ và vạn vật phát triển, kể cả con người, Khí huyết chạy mạnh cho nên mạch **Huyền** (căng như giây đàn). Xuân thuộc mộc, can thuộc mộc, **Huyền** là chủ mạch của can. Mùa xuân, mạch của tâm, thận, tỳ và phế đều đái huyền (hơi huyền).

- Mùa hạ khí hậu nóng bức, con người phải tỏa nhiệt nên mạch máu giãn nở và máu chạy nhanh (tim đập mạnh vì nóng) như cuồn cuộn, gọi là **Hồng** (nước lụt) và phù. Hạ thuộc hỏa, tâm thuộc hỏa, hồng là chủ mạch của tâm. Mùa hạ mạch của can, tỳ, phế, thận đều đái hồng (hơi hồng).

- Mùa thu khí hậu mát mẻ, khô ráo vạn vật thu teo, con người da thịt se lại, mạch máu lẫn dưới da chạy nhẹ, người bắt mạch có cảm giác mạch đi phơn phớt nhẹ như lông (gọi là **Mao**). Thu thuộc kim, phế thuộc kim, **Mao** là chủ mạch của phế. Mùa thu mạch của tâm, tỳ, can, thận đều đái **Mao** (hơi mao).

- Mùa đông khí hậu lạnh lẽo, máu phải lẫn vào trong để giữ nhiệt độ trung tâm đủ 37° cho nên mạch chìm sâu vào trong, đè nặng tay mới thấy mạch gọi là **Thạch** (đá, chìm). Đông thuộc thủy, thận thuộc thủy, **thạch** là chủ mạch của thận (trầm). Mùa đông mạch tâm, can, tỳ và phế đều đái thạch (hơi trầm).

• Tính mạch bốn mùa: **Xuân Huyền, Hạ Hồng, Thu Mao, Đông Thạch.**

• Chủ mạch ngũ tạng: can **huyền**, tâm **hồng**, phế **mao**, thận **trầm**, tỳ **hoãn** (mạch hoãn thường ở những tháng cuối mùa thuộc thổ. Thổ vượng ư Tứ quí).

Mạch ngoại cảm và nội thương:

• Mạch ngoại cảm:

- Phong (thuộc mộc) hại tạng can (thuộc mộc) thì mạch phù.

- Hàn (thuộc thủy) hại tạng thận (thuộc thủy) thì mạch khẩn (Thương hàn).

- Thử (thuộc hỏa) hại tạng tâm (thuộc hỏa) thì mạch hư (nắng nóng mồ hôi ra nhiều thể tích máu giảm).

- Nhiệt (thuộc hỏa) hại tạng tâm (thuộc hỏa) thì mạch nhược.

- Thấp (thuộc thổ) hại tạng tỳ (thuộc thổ) thì mạch nhu tế (mềm và nhỏ).

- Táo (thuộc kim) hại tạng phế (thuộc kim) thì mạch sắc.

Khi nói đến Phong, Hàn, Thử, Nhiệt, Thấp, Táo ảnh hưởng đến chính tạng là Can, Thận, Tâm, Tỳ, Phế để có mạch Phù, Khẩn, Hư, Nhược, Nhu Tế và Sắc thì các mạch đó đều xuất hiện trên ba bộ (Thốn, Quan, Xích) hai bên trái và phải. Ví dụ: cảm phong hại tạng can thì mạch phù. Mạch phù không chỉ ở tả quan (can) mà ở cả ba bộ hai bên trái phải; hàn hại tạng thận thì mạch khẩn. Mạch khẩn không chỉ ở bộ xích (thận) mà ở cả ba bộ hai bên trái phải v.v... (đọc Tam Bộ Nhất Tạng Mạch trong quyển Mạch Lý Cơ Trung).

• Mạch nội thương:

- Mừng (thuộc hỏa) hại tạng tâm (thuộc hỏa) mạch hư (vì mừng, mạch máu thư giản làm dung tích tăng, thể tích 5 lít máu không đủ đối với dung tích nên mạch hư). Ba bộ hai bên trái phải đều hư.

- Giận (thuộc mộc) hại tạng can (thuộc mộc) mạch huyền. Ba bộ hai bên đều huyền.

- Bi ai (thuộc kim) hại tạng phế (thuộc kim) thì mạch sắc. Ba bộ hai bên đều sắc.

- Sợ hãi (thuộc thủy) hại tạng thận (thuộc thủy) thì mạch trầm. Ba bộ hai bên đều trầm.

- Lo nghĩ (thuộc thổ) hại tạng tỳ (thuộc thổ) thì mạch kết. Ba bộ hai bên đều kết (đọc Tam Bộ Nhất Tạng Mạch trong Mạch Lý Cơ Trung).

TỨ ĐẠI MẠCH

Tứ đại mạch gồm **Phù, Trầm, Trì, Sác**.

Phù, Trầm thuộc bộ vị sâu của mạch. Phù là mạch nổi dưới da (khinh án) thuộc biểu, thuộc lục phủ. Trầm là mạch nằm sâu dưới thịt (trung án) có khi gần xương (trọng án), thuộc lý, thuộc ngũ tạng.

Trì, Sác thuộc nhịp độ của mạch (tần số mạch). Trì là chậm, mỗi tức (thở ra và hít vào) mạch nhảy ba nhịp, chủ tích tụ hoặc lạnh. Sác là nhanh, mỗi tức, mạch nhảy 5-6 nhịp, chủ nhiệt, hoặc mụt nhọt hoặc xuất huyết.

Với phù, trầm, trì, sác, phải biết mạch **hữu lực** hay **vô lực**. **Hữu lực** là lúc ấn tay mạnh tới trung án và trọng án vẫn thấy mạch. **Vô lực** thì ấn tay đến trung án không còn mạch.

- Phù hữu lực là phong; phù vô lực là hư yếu.

- Trầm hữu lực là tích tụ; trầm vô lực là khí hư, khí không thăng. Khí thuộc dương nên dương không thăng thì khí không thăng.

- Trì hữu lực là tích tụ; trì vô lực là hàn lãnh.

- Trầm và trì hữu lực hay vô lực phần nhiều là lạnh.

- Sác hữu lực là nhiệt; sác vô lực là ung nhọt, xuất huyết, thiếu huyết, nhiều khi hàn vì thiếu huyết (xem Mạch Lý Cơ Trung).

Khi đã biết Phù, Trì, Trầm, Sác và vô lực hay hữu lực, để định bệnh, phải biết cơ thể chia làm tam tiêu: thượng tiêu, trung tiêu và hạ tiêu. Thượng tiêu từ yết hầu đến hoành cách mô gồm đầu óc, tai mắt, và tim phổi. Trung tiêu từ hoành cách mô tới rốn, gồm can (gan), đởm (túi mật), tỳ (tụy tạng), vị (dạ dày), một phần ruột non (thập nhị chỉ tràng) và một phần ruột già (hoành kết tràng). Hạ tiêu từ rốn đến hốc chậu gồm thận, bàng quang, ruột già xuống (hàng kết tràng) và hai chân.

- Muốn biết bệnh thượng tiêu thì bắt mạch lưỡng thốn (tả thốn và hữu thốn).

- Muốn biết bệnh trung tiêu thì bắt mạch lưỡng quan (tả quan và hữu quan).

- Muốn biết bệnh hạ tiêu thì bắt mạch lưỡng xích (tả xích và hữu xích).

Bàn về mạch phù sác và hữu lực (phù thuộc biểu):

- Cả ba bộ thốn quan xích hai bên trái phải đều phù sác hữu lực (hữu lực như mạch hồng, đại, hoạt, khẩn, khâu v.v...) là bệnh rất nóng (phù thuộc biểu, thuộc phủ)

- Tả thốn phù sác là tâm nhiệt, miệng lưỡi nổi nhọt, tiểu nóng vì tiểu trường nóng.

- Hữu thốn phù sác là phế nhiệt, ho suyễn, đau đầu, nghẹt mũi, đại trường nóng, táo bón.

- Tả quan phù sác là can đởm nhiệt, đau đầu, đau mắt, đắng miệng.

- Hữu quan phù sác, tỳ vị nhiệt, ăn mau tiêu, hoặc ăn không được vì miệng lưỡi nổi mụt ăn vào bị rát, táo bón.

- Tả xích phù sác, thận thủy khô cạn, người nóng, tiểu nóng, bàng quang nóng.

- Hữu xích phù sác là thận hỏa quá vượng, tam tiêu nóng, táo bón ...

Tả xích phù sác cũng đã đủ chứng tỏ hỏa quá vượng.

Riêng phù sác mà vô lực thì thường là ngoài giả nhiệt, trong chân hàn.

Bàn về mạch phù trì hữu lực:

Đã là trì thì thuộc âm mạch. Tuy nhiên, hữu lực là dương. Hữu lực mà lại trì là dương bị âm lấn. Như vậy trì mà vô lực là dương hư đã đành, trì mà hữu lực thì dương tuy chưa hư lắm nhưng vẫn yếu.

- Ba bộ hai bên trái phải đều phù trì là do phong (phù) hàn nhập biểu. Tuy vậy, chính khí cũng đã hư yếu, hàn tà mới nhập biểu. Trị liệu phải tán tà ở biểu, nhiều khi phải ôn bổ trong lý để chính khí mạnh lên.

- Tả thốn phù trì: tiểu trường lạnh, tâm hàn, đau bụng hay ợ hơi.

- Hữu thốn phù trì: phổi lạnh, đàm kết, ăn không tiêu, đại trường lạnh, tiêu chảy.

- Tả quan phù trì: can đởm đều lạnh, hàn tà vào đởm làm cho nóng rét ...

- Hữu quan phù trì: tỳ vị lạnh, ăn không tiêu, nôn ọe, tiêu chảy ...

- Tả xích phù trì: bàng quang lạnh, thận lạnh, đi tiểu luôn, ù tai.

- Hữu xích phù trì: mệnh môn hỏa hàn lãnh, tam tiêu hàn lãnh.

Tất cả mọi mạch hoặc cả ba bộ hai bên, hoặc chỉ một bộ phù trì- cho dầu phù thuộc biểu-lục phủ-thì lý (tạng) cũng đã hàn.

Riêng phù trì vô lực thì nội ngoại đều hàn lãnh, trị liệu phải bổ dương thật mạnh.

Bàn về mạch trầm sác hữu lực:

315

Trầm thuộc âm phận, thuộc lý. Sác hữu lực là nhiệt. Trầm sác hữu lực là nội nhiệt.

- Ba bộ hai bên trái phải đều trầm sác hữu lực là nội nhiệt, rất nhiệt.

- Tả thốn mạch trầm sác: tâm cực nhiệt, nói mê, miệng lưỡi nổi mụt, mặt đỏ, nóng bứt rứt. Nên uống tả tâm tán.

- Hữu thốn trầm sác: phế nhiệt, đàm uất, ho hen nóng sốt. Phế kim bị tâm hỏa khắc.

- Tả quan trầm sác: can nhiệt vì uất, giận dữ, đau đầu, mắt mờ ...

- Hữu quan mạch trầm sác: tỳ nóng, có tích tụ, miệng lưỡi hôi, chảy máu răng, có khi nôn oẹ ...

- Tả xích mạch trầm sác: thủy suy hỏa vượng, có thể ứ huyết, đau gân, thủy khô.

- Hữu xích trầm sác: hỏa quá vượng, đái đỏ, táo bón, người khô khan, luôn luôn cảm thấy nóng.

(Trầm sác vô lực thường là hư nhiệt. Đã vô lực là dương hư cho nên trong ngoài đều lạnh. Trầm sác vô lực như trầm tế mà sác; trầm nhuyễn sác).

Bàn về mạch trầm trì:

Như đã nói, trầm thuộc lý; trì do hàn hay do tắc nghẽn (khí không thông). Nói chung, trầm trì chứng tỏ dương không thăng, dương bị đè nén. Trầm trì có trầm trì hữu lực và trầm trì vô lực.

- Trầm trì hữu lực: tả thốn hai bên trái phải đều trầm trì hữu lực, cơ thể lạnh, hoặc chóng mặt, hoặc nằm không muốn dậy. Trì do tim đập chậm, máu không đủ vận chuyển. Trầm trì hữu lực chứng tỏ dương tuy bị đè nén nhưng vẫn còn dương. Trị liệu chỉ cần thăng dương như dùng bài Bổ Trung Ích Khí là đủ (có khi tôi chỉ cho uống ly cà phê để tim đập nhanh lên là đủ).

316

- Tả thốn mạch trầm trì: thượng tiêu hàn lãnh, dương khí không đủ, tâm thần mỏi mệt.

- Hữu thốn mạch trầm trì: đàm ẩm, phế lạnh, ho hen. Trị liệu, bất cứ thốn nào hoặc cả hai thốn đều trầm trì chứng tỏ dương khí hạ hãm, thêm nữa thốn thuộc dương phận, nên dùng Bổ Trung Ích Khí, gia thêm Phụ tử; nếu không hiệu quả thì phải dùng Lý Trung Thang ...

- Tả quan mạch trầm trì hữu lực: can khí uất, hàn lãnh, ăn không tiêu, cơ thể lạnh, có khi đau sán khí. Trị liệu có thể dùng Tứ Vật bỏ Bạch thược, thêm Quế, Phụ và bội Đương quy. Nếu không hiệu quả, phải dùng Truật Phụ.

- Hữu quan mạch trầm trì: tỳ vị hàn lãnh, ăn không tiêu, nhiều đàm, nhiều khi thở khó vì bụng đầy, hoành cách mô là cơ hô hấp không vận chuyển được. Trị liệu nên dùng Tứ Quân gồm Sâm, Truật, Linh, Thảo, gia thêm Bán hạ và Phụ tử.

- Tả xích trầm trì: hạ tiêu hàn lãnh, đi tiểu luôn, tinh khí không mạnh, đau lưng. Trị liệu nên dùng Toàn Chân Nhất Khí, bỏ Mạch môn, bội Truật Phụ. Nếu cần phải dùng Phụ Tử Lý Trung Thang.

- Hữu xích trầm trì: hỏa không đủ, tam tiêu lạnh, đặc biệt hạ tiêu và hai chân lạnh. Trị liệu nên dùng Bát Vị Quế Phụ.

Riêng mạch trầm trì vô lực như trầm trì mà vi tế hoặc nhuyễn nhược, hoặc ấn tay mạnh mà không thấy mạch thì chứng tỏ cơ thể rất hàn. Trầm trì vô lực xuất hiện cả ba bộ hai bên là toàn cơ thể hàn, dương muốn thoát. Trị liệu phải dùng đến Sâm Truật Phụ hồi dương. Trầm trì vô lực xuất hiện ở riêng bộ nào thì bộ đó hàn và dương khí bộ đó không còn.

Đại khái tứ tôn mạch là như vậy. Tuy nhiên, cũng nên biết thêm rằng: **mạch có ba bộ cả hai bên hoặc một bên trái hoặc phải, hoặc chỉ một bộ nào đó, khi thì tiểu khi thì đại, khi thì**

trầm khi thì phù, khi thì sác khi thì trì, khi thì hữu lực, khi thì vô lực là mạch thuộc về hư bệnh.

Về mặt trị liệu được nhắc tới ở trên chỉ để độc giả có khái niệm sơ khởi mà thôi, sẽ bàn tới trong phần trị liệu pháp.

Ấn chẩn:

Như đã nói, ấn chẩn là một phần của thiết chẩn. Ấn chẩn để biết mềm hay cứng, để biết đau hay không, để biết phù hay thũng. Cũng có khi đả chẩn (lấy ngón tay gỏ vào bụng để biết đặc hay trống không, đặc thì tiếng kêu đục, trống không thì tiếng kêu trong hơn).

Khi bệnh nhân đến với chúng ta, bảo rằng họ bị đau bụng. Thầy thuốc bảo bệnh nhân nằm xuống, lấy tay ấn nhẹ đến nặng, nếu bệnh nhân bảo không đau mà lại dễ chịu hơn. Như vậy đau đó là hư chứng (như hàn lãnh mà đau ...) không phải là thực chứng (như có mụt nhọt, hoặc đồ ăn ứ đọng v.v...). Hư chứng thì ấn xuống thấy mềm, thực chứng thì thấy cứng, đau. Một bệnh nhân đến y sĩ với hai bàn chân sưng húp, y sĩ lấy ngón tay ấn vào, lấy ngón tay ra, không thấy vết lõm thế là phù. **Phù thường do nhiệt.** Nếu y sĩ ấn ngón tay vào rồi rút ngón tay ra, ở bàn chân bệnh nhân hiện ra vết lõm, thế là bệnh nhân bị thũng. **Thũng thường do hàn.** Đặc biệt thận không đủ mạnh để thải nước tiểu ra ngoài.

Cũng có lúc chúng ta đứng lâu, máu theo trọng lực dồn xuống dưới chân, bị phù nhất thời. Sau một vài cử động thì phù sẽ biến mất. Cũng vậy, ngồi lâu trên ghế có nệm, phía dưới bắp vế bị cản bởi nệm, máu không dồn về tim được, bàn chân cũng bị phù, có khi lấy ngón tay ấn vào có vết lõm cạn, sau một vài cử động là hết. Đứng lâu, ngồi lâu, bị như vậy là bình thường. Tuy nhiên nên tránh đứng lâu hay ngồi lâu, nằm lâu ... thái quá đều có hại.

CHƯƠNG NĂM

TRIỆU CHỨNG KẾT HỢP

Sau vọng văn, vấn, thiết, thầy thuốc phải kết hợp 4 loại triệu chứng (từ vọng, văn, vấn, thiết) để định bệnh. Mỗi bệnh đều có triệu chứng đặc thù. Có khi 4 triệu chứng đều biểu hiện tính đặc thù của một bệnh. Sự kết hợp đó là kết hợp kiểu mẫu. Lại có bệnh thiếu một hoặc hai triệu chứng (từ vọng, văn, vấn, thiết) thì thầy thuốc phải dựa vào triệu chứng tiêu biểu nhất để định bệnh; nhiều khi không chỉ thiếu triệu chứng, mà triệu chứng tương phản nhau như **hư trong thực, thực trong hư, hư tợ thực, thực tợ hư** v.v... Sự kết hợp trong điều kiện thiếu triệu chứng hoặc triệu chứng tương phản là kết hợp không kiểu mẫu. Trường hợp này **định bệnh phải dựa vào triệu chứng tiêu biểu**, đặc biệt dựa vào mạch lý để có quyết định tối hậu về trị liệu.

Kết hợp kiểu mẫu (Typical):

• **Ngoại cảm**:

- **Thương phong**:

+ Vọng: bệnh nhân uể oải, mắt mũi kèm nhèm, tưa lưỡi không được sạch.

+ Văn: bệnh nhân ho hen.

+ Vấn: bệnh nhân cho biết đau đầu, đắng miệng, khi nóng khi lạnh...

+ Thiết: mạch phù huyền hữu lực, bốn triệu chứng trên đều phù hợp với kiểu mẫu của bệnh thương phong, phong phạm vào kinh túc thiếu dương (túi mật) cho nên bệnh nhân đắng miệng (mật bị ứ), nóng lạnh đắp đổi, mạch huyền. Phong

319

thuộc mộc, can đởm thuộc mộc; đởm thuộc giáp mộc, can thuộc ất mộc. Phong phạm vào đởm là mộc phạm vào mộc.

Trị liệu: dùng Tiểu Sài Hồ.

- Thương hàn:

+ Vọng: bệnh nhân mệt mõi

+ Văn: lời nói không hăng hái.

+ Vấn: bệnh nhân cho biết đau lưng, cứng cổ, đi tiểu ít, (hàn tà) phạm vào kinh Túc Thái Dương (bàng quang).

- Thiết: mạch phù sác, hữu lực.

Bốn triệu chứng phù hợp với kiểu mẫu thái dương, thương hàn.

Trị liệu: nếu có mồ hôi thì dùng Quế Chi Thang; không mồ hôi thì dùng Ma Hoàng Thang.

• Nội thương:

- Khí hư:

+ Vọng: mặt mũi bạc nhược.

+ Văn: bệnh nhân thở hổn hển, nói đứt quãng để lấy hơi.

+ Vấn: bệnh nhân luôn luôn mệt mỏi, đi đứng hoặc làm việc gì cũng thở mệt, hay cảm thấy lạnh (khí hư, vệ khí hư), tóc rụng nhiều (phế chủ bì mao), ăn không ngon, khó tiêu (tỳ yếu).

+ Thiết: mạch hữu thốn (phế) sắc; mạch hữu quan (tỳ) hoãn nhược.

Bốn triệu chứng phù hợp với kiểu mẫu khí hư, tỳ phế đều hư yếu.

Trị liệu: Bổ Trung Ích Khí.

• Huyết hư:

+ Vọng: mặt mũi da dẻ xanh xao, lật mí mắt dưới thấy trắng nhợt, nướu răng không hồng tươi, lưỡi màu nhạt.

+ Văn: lời nói đầy đủ, cách nói thiếu tự tin, hơi thở bình thường.

+ Vấn: hay lạnh, ăn chay trường, nếu đàn bà thì kinh nguyệt không đều mà nhợt nhạt.

+ Thiết: mạch tiểu, sác, đặc biệt là tả thốn và tả quan.

Bốn triệu chứng phù hợp với kiểu mẫu huyết hư.

Trị liệu: Tứ Vật gia giảm.

• **Hỏa hư** (thủy độc cường):

+ Vọng: diện mạo màu sắc không đậm đà, mắt không quắc thước, dáng dấp không mạnh mẽ.

+ Văn: lời nói không mạnh, thiếu âm hưởng, hơi thở bình thường.

+ Vấn: hay lạnh, thường lạnh, đặc biệt hay lạnh từ đầu gối xuống bàn chân. Bệnh nhân cho biết thỉnh thoảng mặt bị phừng nóng (hỏa phù du vượt lên trên), ăn không ngon, tiêu hóa yếu, đi đại tiện thường lỏng phân.

+ Thiết: mạch hữu xích trầm vô lực, mạch tả xích bình thường, chứng tỏ hỏa hư, thủy độc cường.

Bốn triệu chứng phù hợp với kiểu mẫu hỏa hư (hỏa hư yếu).

Trị liệu: Bát Vị Quế Phụ gia giảm.

• **Thủy hư** (hỏa độc cường = hư hỏa)

+ Vọng: bệnh nhân gầy, da thịt xạm đen hoặc mập mà trắng (xem chương thủy), dáng dấp bình thường, mắt sáng.

+ Văn: ngôn ngữ sắc sảo, hơi thở đều đặn, ham nói, lời nói có âm hưởng.

+ Vấn: thường cảm thấy nóng, thường có đàm, ăn được, thích uống nước lạnh, thích ăn đồ ăn lạnh, hay táo bón, ưa sắc dục.

+ Thiết: tả xích phù sác, hữu xích hoạt sác hữu lực. Hoặc cả tả xích và hữu xích đều phù sác (vì thủy hư không chế được hỏa nên hỏa độc cường).

Bốn triệu chứng trên phù hợp với kiểu mẫu thủy hư.

Trị liệu: Lục Vị gia giảm.

Kết hợp không kiểu mẫu (Atypical):

• **Ngoại cảm**:

- **Mạo phong** (Allergy):

+ Vọng: bình thường như khỏe mạnh.

+ Văn: ho hắng, ho khan.

+ Vấn: bệnh nhân bảo ngứa mắt, ngứa cổ họng, có khi ngứa cả người, nổi mẩn cồm cộm (mày đay: Urticaria).

+ Thiết: mạch bình thường, bốn triệu chứng mà chỉ có Văn và Vấn là tiêu biểu còn Vọng và Thiết không có gì đặc biệt. Như vậy là không kiểu mẫu. Tuy nhiên, qua Văn và Vấn, ta biết đó là bệnh dị ứng (Allergy).

Trị liệu: Tứ Vật gia Phụ Tử, Thiền Thoái và Uất Kim.

- **Mạo hàn** (Common cold: cảm cúm)

+ Vọng: bệnh nhân bình thường, mặt mũi da dẻ đều bình thường.

+ Văn: ho hắng, mũi sụt sịt, thỉnh thoảng nhảy mũi (hách xì).

+ Vấn: bệnh nhân bảo không ưa lạnh, thỉnh thoảng rợn da gà, ớn lạnh, nước tiểu đỏ, không có mồ hôi.

+ Thiết: mạch phù hơi sác và hữu lực.

Bốn triệu chứng mà chỉ có ba là Văn, Vấn, và Thiết hiện rõ mà thôi. Tuy nhiên, vẫn biết là mạo hàn vì ho hắng, sổ mũi, không ưa lạnh, nước tiểu đỏ (Tà gần kinh Túc thái dương) và mạch phù sác hữu lực rõ là ngoại cảm.

322

Trị liệu: Tiểu Sài Hồ gia Mẫu Đơn, Xích Thược.

• **Nội thương**:

- **Khí hư**:

+ Vọng: bệnh nhân bình thường, đi đứng, cử chỉ không có gì đáng để ý.

+ Văn: không có gì đặc biệt.

+ Vấn: bệnh nhân bảo hay mệt nhọc, ăn không ngon miệng, thường hay trung tiện và hay cảm thấy nặng ở hậu môn (không phải trĩ).

+ Thiết: mạch hữu thốn vô lực, mạch hữu quan hoãn nhược, mạch hữu xích có lực có thần.

Bốn triệu chứng mà chỉ có Vấn và Thiết là chỉ rõ khí hư, dương khí hạ hãm cho nên hai mạch hữu thốn và hữu quan vô lực mà hữu xích lại có lực có thần; ăn không ngon hay trung tiện và nặng hậu môn là dương khí không thăng (hạ hãm).

Trị liệu: Bổ Trung Ích Khí.

- **Huyết hư**:

+ Vọng: không có gì đặc biệt.

+ Văn: không có gì đặc biệt.

+ Vấn: hay nhức mỏi, nhiều khi đau bắp thịt, không ưa lạnh (thêm khí hư).

+ Thiết: tả thốn và tả quan có thần nhưng ấn xuống trọng án lại yếu đi.

Chỉ có Vấn và Thiết cũng đoán được huyết hư.

Trị liệu: Tứ Vật gia Sâm Kỳ, Phòng Phong, Khương Hoạt, và Độc Hoạt.

- **Khí huyết câu hư** (khí huyết đều hư):

Vì khí huyết đều hư, triệu chứng không nhất định nên xếp vào loại kết hợp không kiểu mẫu, nên dựa vào Vấn và Thiết là hơn cả.

+ Vọng: có khi xanh xao, có khi nhìn trong mí mắt dưới nhợt nhạt, nướu răng nhợt nhạt (thiếu huyết).

+ Văn: không có gì đặc biệt (nếu khí chưa hư lắm).

+ Vấn: nhiều khi nhức mỏi, đau bắp thịt ... (huyết hư); nhiều khi làm việc nhiều thì thở khó, mệt thở (khí hư).

+ Thiết: tả thốn tả quan vô lực (huyết hư); hữu quan hữu thốn vô lực (khí hư)

Trị liệu: Bát Trân hay Thập Toàn Đại Bổ (nếu thủy hỏa không hư).

- **Thủy hư** (Hỏa vượng = hư Hỏa):

+ Vọng: không có gì đặc biệt (vì có thể thủy chưa hư lắm).

+ Văn: nói nhiều, tiếng nói mạnh mẽ.

+ Thiết: tả xích hư nhược hoặc hồng đại hữu lực như hữu xích (vì hỏa vượng nên tả xích vượng, kỳ thực thủy hư. Thủy không hư thì mạch xích phải trầm hoạt).

Trị liệu: Lục Vị gia giảm.

- **Hỏa hư** (Thủy vượng = Hỏa yếu)

+ Vọng: không có gì đặc biệt.

+ Văn: không có gì đặc biệt.

+ Vấn: bệnh nhân bảo ăn không tiêu, thường hay đi cầu lỏng phân, sợ lạnh, thích ấm áp, thỉnh thoảng mặt phừng đỏ (vì hỏa hư nên hỏa phù du vượt lên trên)

+ Thiết: mạch hữu xích hư nhược, nhiều khi vi tế. Mạch tả xích trầm hoạt hữu lực.

Trị liệu: Bát Vị Quế Phụ gia giảm.

- **Thủy Hỏa câu hư** (Thủy Hỏa đều hư):

Thủy Hỏa câu hư thường không có triệu chứng kiểu mẫu, không có triệu chứng nhất định vì thủy hỏa tranh thắng, có khi bệnh nhân cảm thấy lạnh, có khi cảm thấy nóng; vì thủy hỏa đều hư mà dẫn tới khí huyết đều hư (Hỏa chủ cho khí, Thủy chủ cho huyết) cho nên nhiều biến chứng. Định bệnh chỉ dựa vào Vấn, Thiết, đặc biệt Thiết là quan trọng nhất.

+ Vọng: bệnh nhân có khi rất yếu nhược, có khi không, tùy mức độ hư yếu của Thủy Hỏa.

+ Văn: tiếng nói và hơi thở của bệnh nhân có khi bình thường (Vọng và Văn không thể làm bằng chứng).

+ Vấn: bệnh nhân bảo khi thì nóng khi thì lạnh, khi thì mặt phừng lên, khi thì mặt tái (Thủy Hỏa tranh thắng), có khi táo bón, có khi tiết tả, ăn không tiêu, ngủ không ngon, có khi đứng cao nhìn xuống thì sợ hãi (tâm thận bất giao).

+ Thiết: mạch tả xích lẫn hữu xích thường vô lực vô thần, có khi cả ba bộ mạch hai bên đều tiểu nhược vì khí huyết cũng hư nữa. Bệnh quá hư yếu.

Trị liệu: Bát Vị Quế Phụ bội Thục Địa, uống kèm với Bát Trân hay Thập Toàn.

Hư trong Thực:

Ngũ tạng như Tâm, Can, Tỳ, Phế, Thận khi bị bệnh hoặc thực hoặc hư, chúng ta có thể dựa vào triệu chứng pháp mà biết được. Còn như những phủ như Bàng quang, Đại trường, hoặc vị bị bệnh thuộc hư hay thực trong khi bệnh nhân vẫn mạnh, mạch vẫn bình thường thì thật khó định bệnh. Bệnh như vậy gọi là hư trong thực (một hoặc hai cơ quan hư yếu trong cơ thể mạnh mẽ). Trường hợp này chỉ có vấn bệnh mới biết được. Một vài ví dụ:

- **Đại trường hư**: bệnh nhân vẫn khỏe mạnh, Vọng, Văn và Thiết không thể biết được, chỉ có Vấn bệnh mới biết được, bệnh nhân hay đi cầu lỏng phân. Trị liệu chỉ dùng những vị thuốc liễm sáp như Kha tử, Ngũ bội tử, Thạch lựu bì v.v...

- **Đại trường thực**: táo bón, ngoài ra không có triệu chứng gì khác (Vọng, Văn, Thiết). Trị liệu phải dùng những vị như Đại hoàng, Đào nhơn, Mè (Ma nhân), Thăng ma v.v... và nên ăn những thức ăn nhuận trường.

- **Bàng quang hư**: Vọng, Văn và Thiết không cho biết gì, chỉ có Vấn là cho biết đái lu bù. Trị liệu phải dùng những vị như Ích Trí Nhân, có khi phải dùng thuốc bổ thận thủy như Lục Vị gia Tri mẫu, Hoàng bá (mặc dầu mạch lý không cho biết Thận Thủy hư), khử Trạch tả (bỏ Trạch tả).

-**Bàng quang thực**: Vọng, Văn, Vấn không có gì đặc biệt, chỉ có Vấn là biết bệnh nhân đái gắt, đái phải rặn, nước tiểu vàng. Đái phải rặn có thể do nhiếp hộ tuyến (prostate) bị sưng hoặc bàng quang trụt do giây chẳng yếu; đái rát, nước tiểu đỏ có thể do nhiệt tại bàng quang ...Trị liệu phải tùy nguyên nhân: nhiệt tà phạm Túc thái dương (bàng quang) thì dùng Đạo Xích Tán (Sinh địa, Mộc thông, Cam thảo). Vì giây chẳng yếu, bàng quang bị tụt xuống nên nghẽn đái, phải dùng Bổ Trung Ích Khí gia Mộc thông. Vì thấp nhiệt mà nhiếp hộ tuyến bị sưng thì cũng dùng Bổ Trung Ích Khí gia Mộc thông. Vì ung thư hoặc vì bướu lành ở nhiếp hộ tuyến thì phải dùng phẫu thuật.

Hư tợ thực:

- **Bệnh Thủy hư** đưa tới độc nhiệt (hư nhiệt). Bệnh nhân khô khan, nhiệt thịnh, tưởng rằng thực nhiệt, kỳ thực hư nhiệt. Mạch Thủy ở Tả xích vô lực vô thần, hữu xích độc cường.

Trị liệu: phải dùng Lục Vị gia giảm, phải bổ mạnh cho Thủy.

- **Bệnh giả dương** (xem Mạch Lý Cơ Trung). Bệnh nhân nóng sốt, mồ hôi dầm dề. Cho uống nước lạnh thì không chịu, thích uống nước nóng, chứng tỏ nội hàn ngoại nhiệt: chân hàn mà giả nhiệt. Mạch hữu xích và hữu quan vô lực. Sáu bộ mạch đều phù mà vô lực.

Trị liệu: phải ôn bổ cho tỳ vị. Nếu mạch trầm vi thì phải dùng Lý Trung gia Phụ tử (Sâm, Truật, Càn khương và Phụ tử) hoặc dùng Sâm Truật Phụ hồi dương. Khi mạch đã trở lại, tùy Thủy Hỏa khí huyết mà trị liệu như Bát Vị Quế Phụ bội Thục địa và thêm Thập Tuyền Đại Bổ.

Thực trong hư (Thực tà trong hư bệnh):

- **Âm tiên thiên hư** (Thủy hư) bị cảm hàn tà, ho hen, ớn lạnh. Vì Thủy hư nên không thể phát tán được. Muốn phát tán phải dùng Lục Vị để bổ Thủy và gia thêm Sài hồ để tán nhiệt.

- **Dương hậu thiên hư** (khí hư) tức dương khí tỳ vị không mạnh, ăn thường không tiêu, đi đại tiện không thông lợi. Mạch Tỳ cực nhược. Trị liệu: vì dương hư không thể tả hạ; trị liệu phải dùng Tứ Quân gia thêm Đương quy để bổ dương khí cho Tỳ và nhuận táo.

Thực tợ hư:

- **Bội thực**: bệnh nhân ăn no quá, mệt mỏi, không muốn nói, không muốn cử động, nằm li bì, mới nhìn tưởng hư bệnh. Hỏi ra mới biết bệnh nhân ăn no quá; xem mạch có khi trầm mà hữu lực, có khi trầm sác hữu lực.

Trị liệu: nếu mới ăn, đồ ăn còn ở trong dạ dày, nên cho mửa, đơn giản nhất bảo bệnh nhân lấy ngón tay móc nhẹ vào cuống họng để chọc mửa. Nếu ăn đã lâu, đồ ăn đã xuống ruột thì phải tả hạ bằng những vị như Đại hoàng, Khiên ngưu, Ba đậu.

Nên nhớ bội thực có thể chết người vì no quá, dạ dày đầy ứ thức ăn, chiếm hẳn khoảng trống giữa hoành cách mô và dạ dày làm cho hoành cách mô (là một cơ hô hấp) không vận động được, bệnh nhân thở không được mà chết. Có khi tuyệt thực lâu ngày hoặc đói lâu ngày, được bữa ăn, ăn nhiều quá cũng chết vì một mặt thở không được, một mặt máu đã không đủ mà phải dồn về tiêu hóa thì không còn để nuôi não bộ, dẫn tới chết.

- **Bệnh giả âm** (xem Mạch Lý Cơ Trung): bệnh nhân lạnh run, mặt mũi tái mét. Cho uống nước lạnh thì ưa, uống nước nóng thì ghét mà nhiều khi uống vào thì ọe ra. Điều đó chứng tỏ ở trong rất nóng. Mạch cả sáu bộ đều trầm sác và hữu lực, hoặc trầm hoãn mà hữu lực.

Trị liệu: Bạch Hổ thang (Thạch cao, Tri mẫu, gạo lứt), hoặc Tiểu Thừa Khí (Đại hoàng, Hậu phác, Chỉ thiệt).

Mạch bệnh tương nghịch (xem Mạch Lý Cơ Trung):

Mạch bệnh tương nghịch là mạch bệnh không đi đôi với nhau như hư bệnh có thực mạch hoặc thực bệnh có hư mạch. Bệnh như vậy đối với Đông y rất khó chữa, có khi phải xả chứng tòng mạch (bỏ chứng theo mạch) có khi phải xả mạch tòng chứng (bỏ mạch theo chứng). Dầu vậy vẫn khó thành công.

- **Xả chứng tòng mạch:**

Đau đầu: đau đầu thường có hai nguyên nhân chính: vì áp suất trong đầu tăng [do áp huyết cao hoặc do mụt nhọt hoặc do bướu (Tumor), hoặc do cảm cúm v.v... Đau đầu như vậy gọi là thực chứng]. Vì áp suất trong đầu giảm [do áp huyết giảm thấp hoặc do mạch máu trong đầu co thắt, hoặc do thiếu máu. Đau đầu như vậy gọi là đau đầu thuộc hư chứng].

Đau đầu thực chứng thường thì đau liên tục, không đau cách quãng (khi thì đau khi thì không). Mạch phải thịnh hoặc phải hữu lực, hoặc sác hoặc hồng; bệnh nhân nóng sốt. Thế mà mạch lại vi tiểu hoặc trầm tế. Mạch không phù hợp với bệnh, rất khó quyết định để trị liệu. Mạch vi tế mà đau đầu, có thể nghĩ huyết hư mà đau đầu (Anemia headache), vậy nên chữa theo mạch là bổ mạnh cho khí huyết. Tuy nhiên, có nóng sốt phải nghĩ tới cảm mạo hoặc do nhiễm trùng. Vậy ngoài bổ mạnh cho khí huyết phải gia thêm thuốc phát tán. Nếu không khỏi, phải nghĩ tới dùng trụ sinh. Cũng không khỏi, phải dùng tới X Ray để chụp ảnh não bộ vì có thể bị bướu.

• **Xả mạch tòng chứng**:

Bệnh nhân đi tiêu chảy đã lâu, cơ thể mất nước. Thể tích máu phải giảm, mạch phải vi tế, trầm tế, hoặc tế sác là thuận với bịnh. Nay mạch không phải vậy mà lại phù, sác, đại.

Trị liệu: lấy cái lý ở trên, ta không thể chữa theo mạch. Nếu chữa theo mạch thì phải dùng hàn dược hoặc lương dược để cho mát (vì phù, sác, đại là nhiệt mạch). Như thế không thể được, bệnh đã lâu là hư bệnh, là âm bệnh không thể dùng âm dược mà phải dùng dương dược như "Thống Tả Phương" (Bạch truật, Bạch thược, Trần bì, Thăng ma, Phòng phong). Nếu cần thì thêm Kha tử để cố sáp. Nếu bệnh không giảm mà mạch vẫn phù, sác, đại và có nhiệt (phải dùng nhiệt kế để đo nhiệt) quá 37°C là có nhiệt thì phải nghĩ tới nhiễm trùng.

Cũng trường hợp trên, nếu mạch vi tế và sác mà có nhiệt thì một mặt dùng dương dược (tòng mạch). Nếu không được thì phải nghĩ tới nhiễm trùng và nên dùng âu dược (trụ sinh), thế là bỏ mạch tòng chứng.

Kết luận toàn Thiên:

Dựa vào thực tế lâm sàng cũng như dựa vào lý thuyết Đông y, chương "Triệu chứng kết hợp" nhằm mục đích độc giả biết thế nào là kiểu mẫu, thế nào là không kiểu mẫu. Trong thực tế lâm sàng ít khi một bệnh có đầy đủ triệu chứng kiểu mẫu, phần nhiều không kiểu mẫu. Vậy, người thầy thuốc, ngoài lý thuyết sách vở phải kinh nghiệm qua lâm sàng và lĩnh hội cho được vấn đề Âm dương, Thủy hỏa, Khí huyết và Mạch lý. Sách vở y học và thực tế lâm sàng đối với người thầy thuốc cũng như binh pháp và thực tế chiến trường đối với vị tướng cầm quân, lắm khi nhiều biến ảo, phải tinh mật và cẩn thủ lắm mới được.

THIÊN MƯỜI SÁU

TRỊ LIỆU PHÁP

Trị liệu là mục đích cuối cùng của người học thuốc.

Muốn trị liệu có hiệu quả, thầy thuốc phải biết thế nào là *Tiêu*, thế nào là *Bản*; thế nào là *Bổ, Tả*, thế nào là *Ôn, Lương*; thế nào là *Hàn, Nhiệt*, thế nào là *Hư, Thực, Chân, Giả*; thế nào là *Thăng, Tán, Giáng, Liễm*. Phải biết cách lập phương, biết cách gia giảm, biết trị thuật, biết dược tính và biết cách sao chế dược liệu để phù hợp với bệnh lý, cuối cùng chỉ cho bệnh nhân cách sắc thuốc và thời gian phục dược v.v...

CHƯƠNG MỘT

TIÊU BẢN VÀ BỔ TẢ

TIÊU BẢN

Tiêu là ngọn, bản là gốc. Tiêu bản là gốc ngọn. Gốc là chính, ngọn là phụ thuộc. Bản là quan trọng, Tiêu không quan trọng bằng Bản.

Trong cơ thể con người **Nội** quan trọng hơn **Ngoại**, **Lý** quan trọng hơn **Biểu**. **Lý** là Bản, **Biểu** là **Tiêu**. Tạng là Bản, Phủ là Tiêu. **Tâm, Can, Tỳ, Phế, Thận** là Bản; Tiểu trường, Đởm (mật), Vị (dạ dày), Đại trường, Bàng quang là Tiêu.

Trị bệnh phải biết rõ Tiêu Bản: chính khí là Bản, tà khí là Tiêu. Hư chứng là Bản, Thực tà của Lục dâm (Phong, Hàn, Thứ, Thấp, Táo, Nhiệt) là Tiêu. Bệnh mắc trước là Bản, bệnh đến sau là Tiêu. Ví dụ: bệnh nhân hư yếu trước mà nhiễm ngoại cảm thì trị vào hư yếu trước thì ngoại cảm tự khỏi, hoặc chữa hư yếu trước, chữa ngoại cảm sau, hoặc trong thuốc chữa hư yếu là chính kèm theo thuốc ngoại cảm là phụ. Như vậy là chữa vào Bản trước mà chữa Tiêu sau. Ngoại cảm trước, biến chứng sau thì ngoại cảm là Bản, biến chứng là Tiêu, phải chữa vào Bản là ngoại cảm thì biến chứng sẽ hết. Ví dụ cảm hàn tà mà đau đầu thì chữa vào hàn tà mà đau đầu tự khỏi. **Có ít trường hợp phải chữa Tiêu trước khi chữa Bản như bí đại tiện, bí tiểu tiện thì việc cấp bách là phải thông lợi đại tiểu tiện trước, sau đó mới nghĩ tới Bản. Chữa như vậy gọi là cấp tắc trị kỳ tiêu** (cấp bách thì trị ngọn trước).

Với ngôn ngữ mới, với một giới hạn trong lâm sàng có thể hiểu Tiêu là triệu chứng, Bản là nguyên nhân.

BỔ TẢ

Bổ tả là hai nguyên tắc chính của trị liệu.

Bổ có nghĩa là thêm vào, Tả có nghĩa là vợi đi.

BỔ

Bổ có nhiều phép: Bổ cho Hậu thiên và Bổ cho Tiên thiên.

Bổ Hậu thiên:

Gồm bổ khí hoặc bổ huyết hoặc bổ cả khí lẫn huyết.

- Bổ khí thường là bổ vào tỳ vị như bài Tứ Quân Tử (Sâm, Linh, Truật, Thảo), bổ vào cả phế lẫn tỳ như bài Bổ Trung Ích Khí (Sâm, Kỳ, Quy, Truật, Thăng ma, Sài hồ, Trần bì, và Táo, Thảo, Gừng).

- Bổ huyết thường là bổ vào can (gan) như bài Tứ Vật (Địa, Thược, Khung, Qui), bổ cả tâm, can, tỳ như bài Quy Tỳ (Sâm, Kỳ, Qui, Truật, Phục thần, Viễn chí, Táo nhân, Nhãn nhục, Mộc hương, Táo, Thảo, Gừng).

Bổ cả khí lẫn huyết như bài Bát Trân (gồm bài Tứ Vật+bài Tứ Quân) và bài Thập Toàn (bài Bát Trân + Kỳ và Quế) khi muốn bổ nhiều cho khí.

Nên nhớ, muốn biết khí hư hay thực phải xem mạch Hữu Thốn và Hữu Quan, muốn biết huyết hư hay thực phải xem mạch Tả Thốn và Tả Quan (Hư phải bổ, Thực phải tả).

Bổ Tiên Thiên:

Gồm bổ Thủy hoặc bổ Hỏa, hoặc bổ cả Thủy lẫn Hỏa. Bổ Thủy là bổ vào Thận Thủy như bài Lục Vị (Địa, Hoài sơn, Sơn thù, Bạch linh, Đơn bì, Trạch tả). Bổ Hỏa là bổ vào Thận Hỏa như bài Bát Vị Quế Phụ (Lục Vị thêm Quế và Phụ Tử). Bổ cả Thủy lẫn Hỏa có thể dùng bài Bát Vị bội thêm Thục địa...

Muốn bổ Thủy Hỏa, phải xem mạch lương xích hư hay thực. Hư mới bổ, Thực không thể bổ.

Những bài thuốc như Toàn Chân Nhất Khí để cứu âm, bài Cứu Thoát Phương (Sâm, Truật, Phụ) để cứu lấy dương khi dương sắp thoát đều thuộc về Bổ.

Nên nhớ Cứu Thoát, tức là hồi dương thì không thể dùng âm dược như Qui Thục và cũng không thể dùng hàn dược. Chỉ có Sâm Truật Phụ mới cứu được dương.

Bổ khí huyết, bổ Thủy hỏa là hai nguyên tắc chính. Tuy nhiên, ngoài bổ khí huyết hoặc thủy hỏa, nhiều khi phải bổ riêng từng tạng, từng phủ như **Quỳnh Ngọc Cao để nhuận cho tạng phế,** Tứ vật để bổ cho tạng can, Nhân thục tán để bổ cho phủ đởm v.v...

Bổ khí huyết và bổ thủy hỏa đều bao gồm lương bổ, ôn bổ, và nhiệt bổ.

- Lương bổ là thêm tính mát cho cơ thể như những vị Sinh địa, Mạch môn, Địa cốt bì, Thiên môn đông v.v... Bài Lục vị là hình thức của lương bổ.

- Ôn bổ là thêm sức ấm cho cơ thể như những vị Sâm, Kỳ, Qui, Truật v.v... Bài Tứ quân, bài Bổ Trung Ích Khí là hình thức ôn bổ.

- Nhiệt bổ là thêm độ nóng cho cơ thể khi cơ thể không chịu nổi lạnh, phải dùng những vị như Càn khương, Nhục quế, Phụ tử. Bài Lý Trung, bài Khu Hàn Phương, và bài Bát Vị Quế Phụ đều là hình thức nhiệt bổ.

- Lương bổ thường bổ vào huyết phận hoặc thủy phận. Ôn bổ và nhiệt bổ thường bổ vào khí phận và hỏa phận.

Bổ có nhiều mức độ: Tuấn bổ, điều bổ và tư bổ.

- Tuấn bổ là bổ mạnh lúc bệnh nhân rất hư yếu. Tuấn bổ thường dùng thuốc thang, có khi dùng tới Sâm, Nhung, Cao ban long, Quế, Phụ v.v...

- Điều bổ là bổ từ từ bằng thuốc hoàn hay thuốc thang nhưng không dùng liều lượng quá mạnh.

- Tư bổ là bổ sau khi bệnh nhân đã khỏe nhiều. Tuy nhiên, bệnh nhân vốn dương hư thì dùng vị thuốc hoặc thực phẩm trợ dương để ăn. Bệnh nhân vốn âm hư thì dùng những vị thuốc hoặc thức ăn tư âm. Trợ dương thường là những vị thuốc ôn như Sâm, Truật, thịt dê. Tư âm thường là những vị thuốc lương (mát) như Sinh địa, thịt vịt, bách hợp v.v...

TẢ

Tả có nghĩa vợi đi, tháo đi, tiêu tan đi. Với nghĩa rộng là khu trừ đi-khu trừ những gì ứ đọng trong cơ thể.Tả có nhiều phép: Hạ, Thổ, Hoạt, Lợi, Hãn, Tiêu đạo, Thanh giải, Khu phong, Khiếp hàn v.v... đều là hình thức của Tả.

Hạ:

Là làm cho các đồ ứ đọng trong bộ máy tiêu hóa được tháo chảy qua đại tiện như trị bệnh thương hàn phạm vào Dương minh kinh thuộc vị (dạ dày), bệnh nhân táo, bĩ (ứ đọng, nghẹt), thực (bụng cứng) và mãn (đầy) thì dùng bài Tiểu Thừa Khí (Đại hoàng, Chỉ thiệt, Hậu phác), nếu không được mới dùng tới Đại Thừa Khí (Đại hoàng, Hậu phác, Chỉ thiệt, Mang tiêu ($Na_2SO_4.10H_2O$ = Sulfat de Sodium). Có khi chỉ dùng bài Điều Vị Thừa Khí (Đại hoàng, Mang Tiêu, Chích thảo). Dùng Tiểu Thừa Khí không được rồi mới dùng Đại Thừa Khí là cách trị bệnh của lương y, phải cẩn thận lắm mới được. Hạ, chỉ nên dùng cho thực bệnh (thực tà và bệnh nhân mạch hữu lực) như dương thực. Còn những bệnh dương hư hoặc âm hư đều không nên hạ, vì hạ là mất cả Âm lẫn Dương nguy cho tính mệnh. Có khi không thể không hạ thì hạ xong là bổ ngay. (Thuốc bổ phải có sẵn trước khi hạ).

Thổ:

Làm cho đồ ăn trong dạ dày mửa ra đằng miệng. Trong trường hợp ngộ độc vì thức ăn, hoặc cảm thấy không tiêu, khó chịu sau khi ăn thì nên cho mửa, đơn giản nhất là lấy ngón tay móc nhẹ vào cuống họng để kích thích mửa. Nên nhớ, chỉ cho mửa khi đồ ăn còn ở dạ dày. Đồ ăn đã xuống ruột thì không thể mửa đồ ăn được. Mửa nhiều mất cả dương lẫn âm.

Hạ thì tiêu chảy, tiêu chảy mất HCO3 là mất âm, nếu tiêu chảy nhiều thì mất luôn acid từ dạ dày là mất dương. Như vậy, hạ vừa đủ thì thôi. Hạ nhiều hoặc tiêu chảy nhiều thì mất cả âm lẫn dương.

Thổ thì mất acid trong dạ dày là mất dương, nếu thổ nhiều quá, nước từ thập nhị chỉ tràng mất luôn làm mất HCO3 là mất âm. Thổ nhiều mất cả dương lẫn âm (xem "Tương quan giữa phế và thận" chương 3 thiên IX).

Hoạt:

Là làm cho thông hoạt. Nhuận trường hoặc hoạt trường bằng những thức ăn nhiều chất xơ và chứa nước nhiều để dễ đi đại tiện, chống táo bón như khoai lang, vừng (mè) và các loại rau cỏ v.v... đều thuộc hình thức tả nhẹ.

Lợi:

Là thông lợi như lợi tiểu, lợi đàm (tiêu đàm), **lợi thấp**: Muốn lợi thấp thì phải lợi tiểu. Thấp có hai thứ: thấp nhiệt và thấp hàn.

- Thấp nhiệt vì sống nhằm phải nơi ẩm ướt và nóng bức hoặc ăn những món ăn giữ nước và tăng nhiệt lượng trong cơ thể như đường, sửa ngọt, trái cây ngọt vùng nhiệt đới (xoài, sầu riêng v.v...). Bệnh thấp nhiệt đi tiểu thường vàng sậm, đại tiện nhòe nhoẹt. Bệnh nhân cảm thấy nóng trong đường tiểu lúc tiểu tiện, thường cảm thấy nóng ẩm trong cơ thể. **Khi bắt mạch thầy thuốc thấy mạch hơi sác với cảm giác nhòe nhoẹt dưới ngón tay, mạch như vậy gọi là mạch Tươi** (trong quyển Mạch Lý Cơ Trung xuất bản 1998 chưa nói tới mạch **Tươi**).

Trị thấp nhiệt thường dùng những vị như Mộc thông, Chi tử, hoặc những bài thuốc như Đạo Xích Tán (Sinh địa, Mộc thông, Cam thảo), Tứ Linh (Thương truật, Bạch linh, Trư linh, Trạch tả), Ngủ Linh Tán (Bạch truật, Bạch linh, Trư linh, Trạch tả, Quế chi). Lợi thấp, cổ nhân gọi là Táo Tế - làm cho khô ráo. Với thấp nhiệt, muốn khô ráo nhiều khi phải dùng tới những vị hàn dược như Tri mẫu, Hoàng bá, Hoàng liên hoặc Hoàng cầu v.v... Vì lạnh thì làm rắn lại và khô ráo.

- Riêng về thấp hàn, vì thủy thực hỏa hư mà hàn. Thủy nhiều, dềnh lên thành thấp, ẩm ướt, đầy bụng, đái không thông, chân tay phù nề vì nước. Trị liệu không thể dùng hàn dược mà phải dùng nhiệt dược như Càn khương, Quế phụ và Xa tiền. Bài Thận Khí Hoàn là tiêu biểu (tức Bát Vị quế phụ, giảm Thục địa còn 1/2, gia thêm Xa tiền và Ngưu tất). Cũng có khi vì ở nơi lam sơn chướng khí, bệnh nhân bị hàn thấp, mệt mỏi, ứ đọng, cảm giác nặng nề, nước tiểu trong mà ít. Trị liệu có thể dùng bài Tứ Linh Tán.

Hãn:

Hãn là mồ hôi, hãn là làm cho ra mồ hôi đồng nghĩa với phát hãn.

Những bệnh của hàn tà người thường nóng, đau đầu mê mỏi, chúng ta có thói quen, đặc biệt trong nông thôn thường nấu lá ngải cứu hoặc lá sả, (vì ngoại bế nhiệt) khuynh diệp để xông toát mồ hôi là đỡ bệnh. Với Đông y, cảm hàn hoặc mạo hàn thì thường dùng bài Quế Chi Thang (Quế chi, Bạch thược, Cam thảo, Sinh khương, Đại táo) khi bệnh nhân có mồ hôi (Quế Chi là vị thuốc điều hòa sự phát hãn, có mồ hôi thì làm cho chỉ mồ hôi, không có mồ hôi thì làm cho ra mồ hôi).

Nếu cảm hàn hoặc thương hàn mà không có mồ hôi thì dùng bài Ma Hoàng Thang (Ma hoàng, Quế chi, Cam thảo, Hạnh nhân), sắc Ma hoàng trước, vớt bọt, sau mới bỏ các vị khác vào.

Phát hãn với thang Quế Chi hoặc Ma hoàng chỉ dùng vào thực bệnh với thực tà. Và, khi đã ra mồ hôi thì không uống thêm nữa vì mồ hôi ra nhiều sẽ hư tổn cả âm dương. Những bệnh âm hư không thể phát hãn. Chỉ có bệnh âm thực mới phát hãn được. Âm hư muốn phát hãn phải cho Lục Vị thêm Sài hồ.

Thanh giải:

Có nghĩa là làm cho mát: Cảm thử, trúng thử thì thanh giải bằng những vị thuốc mát như bài Tứ Vị Hương Nhu Ẩm (Hương nhu, Hậu phát, Biển đậu, Hoàng liên), bài Sinh Mạch Tán (Sâm, Mạch môn, Ngũ vị tử) để chữa những lúc nắng nóng, mồ hôi ra nhiều, khát nước, mệt mỏi; hoặc bài Lục Nhất Tán (Hoạt thạch 6 phần, Cam thảo 1 phần giã kỹ trộn chung) trị cảm thử đau đầu, mồ hôi nhiều, tiêu chảy, ói mửa v.v... mỗi lần uống một chỉ.

Tiêu đạo:

Là làm cho tiêu tan đi, bụng đầy làm cho tiêu đi như bài Bình Vị Tán (Thương truật, Hậu phác, Trần bì, Chích thảo) để trị bịnh tỳ thấp, ăn không tiêu, bụng lình bình, khát nước mà uống ít. Bình Vị Tán để lợi thấp (táo thấp) và kiện tỳ.

Những bệnh đàm nhiều vì ăn uống nhiều thịt cá, chiên xào nên tạo thành nhiệt, nhiệt tạo thành đàm gọi là thực đàm-bệnh nhân mạnh mà có đàm thì dùng bài Nhị Trần (Trần bì, Bán hạ, Bạch linh, Cam thảo + 3 lát gừng) sắc uống thì đàm sẽ tiêu đi, thông đi hoặc lợi đi. Trong Đông y, nhiều danh từ trùng nghĩa như lợi tiểu, thông tiểu đều có ý nghĩa thông lợi; hoạt trường, nhuận trường, hoạt đàm, nhuận đàm đều có ý nghĩa nhuận hoạt v.v... Đã là thông, lợi, nhuận, hoạt thì là Tiêu đạo.

TRẤN VÀ SÁP

Trấn:

Có nghĩa là trấn tịnh, giữ yên không hoảng hốt. Phép trấn thường dùng những vị thuốc nặng như Châu sa, Thần sa để làm cho tinh thần khỏi hoảng hốt, trong bài Châu Sa An Thần Hoàn (Sinh địa, Đương qui, Hoàng liên, Châu sa, Cam thảo). Nhiều khi bệnh nhân vì buồn giận hỏa lừng lên, khó thở, đau đầu phải dùng đến Tứ Ma Thang (Nhân sâm, Ô dước, Binh lang, Trầm hương) tán nhỏ châm nước sôi uống.

Sáp:

Có nghĩa làm cho rít lại, không chảy nữa, như sáp huyết là làm cho huyết ngừng chảy như bài Hòe Hoa Tán (Hòe hoa, Trắc bá diệp, kinh giới đều sao đen, Chỉ xác sao vàng, các vị bằng nhau, tán nhuyễn uống với nước cơm) để trị bệnh xuất huyết từ bộ máy tiêu hóa, có thể là máu tươi hoặc máu bầm.

- Sáp tinh là làm cho tinh không hoạt nữa như bài Kim Tỏa Cố Tinh (Long cốt, Mẫu lệ, Liên tu, Tật lê, Khiếm thiệt) để giữ cho bền tinh.

- Chỉ hãn: làm cho mồ hôi ngừng chảy, đồng nghĩa với Sáp như bài Ngọc Bình Phong Tán (Phòng phong, Hoàng kỳ, Bạch truật) để chữa mồ hôi ra râm rĩ ngày lẫn đêm. Hoặc bài Kỳ Phụ Thang làm ngừng mồ hôi ra một cách cấp bách (Hoàng kỳ, Phụ tử).

Tính tương đối giữa Bổ và Tả:

Bổ để thêm cho chính khí, Tả để gìn giữ chính khí bằng cách đuổi tà khí đi. Thêm cho chính khí, chính khí vượng thì tà khí không thể xâm nhập. Đuổi tà khí để chính khí tự cường. Điều đó không khác gì thủ để giữ thành thì địch phải lui, công để đẩy lui địch thì thành cố nhiên vững. Với lý lẽ đó công và thủ đều có ý nghĩa tương đối: thủ là công, công tức là thủ. Bổ và Tả cũng như công và thủ, huống gì trong Bổ có Tả, trong Tả có Bổ, Bổ để Tả, Tả mà kỳ thực Bổ v.v...

Tính tương đối giữa Bổ Tả rõ ràng nhất là đối với những bệnh hư yếu mà cảm phải thực tà hoặc những bệnh quá hư yếu đến nỗi mọi cơ năng của cơ thể không còn hoạt động một cách hữu hiệu, đặc biệt hệ bài tiết không đủ sức đào thải những phó sản của biến dưỡng qua cơ chế tỏa nhiệt, xuất hãn, tiểu tiện, và đại tiện v.v... Với những bệnh quá hư yếu như vậy, không thể chỉ có Tả như đối với thực bệnh; cho nên phải áp dụng tính tương đối giữa Bổ và Tả: trong Bổ có Tả như bài Lục Vị để bổ thủy mà lại có Bạch linh, Trạch tả để tả thủy; trong Tả có Bổ như bệnh âm hư không thể phát hãn được thì phải dùng bài Lục Vị gia Sài hồ thì tự nhiên phát hãn. Vì Lục vị để bổ thủy, có thủy thì Sài hồ mới cho ra mồ hôi được. Cũng vậy, vì âm hư, quá khô khan, không đại tiện được, cũng dùng bài Lục Vị gia Nhục thung dung và Ngưu tất thì đại tiện thông lợi.

Nếu người Hỏa hư, không đại tiện thì dùng bài Bát Vị Quế Phụ gia thêm Nhục thung dung và Ngưu tất thì tự nhiên tả được đồ cặn bã từ bộ tiêu hóa. Bệnh huyết hư, đau đầu, không thông lợi đại tiện thì dùng bài Tứ vật gia Đại hoàng sao rượu. Khí hư, đau đầu, đại tiện bế vít thì dùng Tứ quân thêm Đại hoàng sao rượu v.v...; Bổ để Tả, có một bệnh đái đường, yếu nhược, không đại tiện được, tôi cho bài Tứ quân gia Chích hoàng kỳ và Hoài sơn, bệnh nhân đại tiện một cách dễ dàng.

Tả mà kỳ thực bổ, như bệnh nhân lạnh rét run, người bệnh vốn hư yếu, thì dùng bài Lý Trung (Sâm, Truật, Càn khương, Chích thảo) để đuổi hàn tà đi. Nói là tả hàn tà mà kỳ thực bổ cho chính khí bằng Sâm, Truật và sưởi nóng bằng Càn khương thì hàn tà tự lui. Bài Khu Hàn Phương (Sâm, Truật, Quế, Phụ tử) cũng là tả mà kỳ thực bổ cho chính khí thì hàn tự lui.

Tính tương đối giữa Bổ và Trấn, Sáp:

Trong phép Trấn, ta có những bài như Châu Sa An Thần Hoàn hoặc Tứ Ma Thang. Châu Sa An Thần Hoàn có vị Châu sa (phó sản của Thủy ngân là Selenium (HgSe) là vị thuốc an thần rất mạnh bằng cách tác dụng vào võ não) không phải là loại thuốc bổ. (Sinh địa và Đương qui chỉ nhằm mục đích đưa Châu sa vào huyết phận). Còn bài Tứ Ma chỉ nhằm mục đích thuận khí, đẩy khí xuống bằng Ô dược, Binh lang và Trầm hương, còn Sâm ở đây không để bổ mà chỉ để giúp sức cho các vị kia.

Riêng những bệnh nhân lo sợ, thấy người trèo cao mà sợ, tự mình đứng nơi cao nhìn xuống mà sợ, nằm ngủ mà sợ hãi thì không thể dùng phép Trấn bằng Châu Sa hoặc Tứ Ma Thang mà phải dùng đến Bát Vị Quế Phụ. Tôi đã chữa vài bệnh như vậy, bắt mạch thấy hữu xích yếu nhược, vô lực. Tôi cho Bát Vị Quế Phụ mà khỏi. Tôi nghĩ rằng sợ hãi như vậy là vì tâm thận bất giao, tức thủy hỏa bất giao cho nên dùng Bát Vị Quế Phụ mới được.

Như vậy phép Trấn không phải chỉ dùng những vị an thần hoặc thuận khí mà đủ, nhiều khi phải dùng đến thuốc bổ thủy hỏa.

Đối với Sáp cũng vậy, không phải chỉ dùng Long cốt, Mẫu lệ mà đủ, nhiều khi phải dùng tới thuốc bổ thủy hỏa như Lục Vị bội Sơn Thù gia thêm Khiếm thiệt, hoặc Bát Vị Quế Phụ bội Sơn thù.

Vấn đề chỉ Hãn cũng không thể chỉ dùng Ma hoàng căn, Mẫu lệ v.v... nhiều khi phải dùng thuốc bổ khí huyết hoặc bổ thủy vì âm hư, bổ hỏa vì hỏa hư ... Những bài Ngọc Bình Phong Tán (Phòng phong, Hoàng kỳ, Bạch truật), Kỳ Phụ Thang (Hoàng kỳ, Phụ tử) để chỉ Hãn bằng bổ cho vệ khí để vững bì phu. Riêng bài Đương Qui Lục Hoàng Thang (Đương qui, Sinh địa hoàng, Thục địa hoàng, Hoàng cầm, Hoàng Liên, Hoàng bá, Hoàng kỳ) mục đích đem hàn dược vào **hạ bộ thị khâu** để trực giao cảm được phóng thích, làm co mạnh ngoại biên, mồ hôi ngừng chảy (xem Thiên mồ hôi).

CHƯƠNG HAI

THĂNG TÁN GIÁNG LIỄM

Về cơ thể, con người gồm Tam tiêu: Thượng tiêu, Trung tiêu và Hạ tiêu. Phân chia theo âm dương thì Thượng tiêu là dương, Trung tiêu là bán âm bán dương, Hạ tiêu là âm. Trung tiêu đối với Hạ tiêu thì Trung tiêu là dương, đối với Thượng tiêu thì Trung tiêu lại là âm.

Từ Hạ tiêu đi lên Trung tiêu và Thượng tiêu gọi là Thăng; từ Thượng tiêu đi xuống Trung tiêu và Hạ tiêu gọi là giáng.

Cũng thuộc về cơ thể, Tán là từ trong đi ra, tan ra như phát tán, khuếch tán. Liễm là từ ngoài vào trong, là giữ lại, giữ lại không cho tán, không cho chảy ra v...

Về tính chất thì tính dương thường thăng, tính âm thường giáng; tính dương thường ở trên, tính âm thường ở dưới; tính dương thường phát, thường tán, tính âm thường thu, thường liễm

Thăng:

Về sinh lý thì dương tuy ở trên và Thăng nhưng phải Giáng, âm tuy ở dưới và Giáng nhưng phải Thăng. Dương giáng âm thăng để âm dương tương giao mới có sự sống cũng như khí trời (như mặt trời) giáng xuống và khí đất bốc lên mới có sự sống, mới có sinh vật. Ví lẽ đó nên Dịch học mới có quẻ Thái (Địa thiên thái; Khôn trên, Kiền dưới). Nếu dương chỉ Thăng mà không Giáng, âm chỉ Giáng mà không Thăng thì âm dương không tương giao, không giao hòa, không có sự sống. Cũng như khí trời chỉ bốc lên, khí đất chỉ chìm xuống thì trời đất không giao hòa, làm gì có sự sống. Vì lẽ đó, Dịch học mới có quẻ Bĩ (Thiên địa bĩ: Kiền trên Khôn dưới). Trong sự sống của con người thì thủy hỏa là thực thể của âm dương, thủy hỏa phải tương giao con người mới tồn tại được, Hỏa phải Giáng, Thủy phải Thăng để có quẻ Ký Tế (Khảm trên, Ly dưới). Nếu thủy hỏa không tương giao là hỏa cứ Thăng, thủy cứ Giáng, thủy hỏa không gặp nhau để có quẻ Vị Tế (Ly trên, Khảm dưới).

Trong bệnh lý nếu dương Thăng quá tạo nên nghịch khí thành ho suyễn, tùy theo bệnh hư hay thực để dùng thuốc nén khí xuống gọi là Giáng khí. Có khi khí dương Thăng quá như giận hờn, nghịch khí Thăng lên, trị liệu phải dùng Tứ Ma Thang v.v... để giáng khí xuống. Trường hợp hư hỏa (thủy hư hỏa vượng), hỏa độc cường vượt lên trên, tạo nên đau đầu, đàm nhớt v.v... thì phải bổ thủy để giáng hỏa. Nếu hỏa hư (vì thủy vượng), hỏa phù du vượt lên trên thì phải dẫn hỏa qui nguyên, cũng là hình thức giáng hỏa. Giáng khí, giáng hỏa tuy trị liệu khác nhau nhưng cùng một ý nghĩa là đem dương khí xuống. Trường hợp dương vốn ở trên, nay lại ở dưới, âm vốn ở dưới nay lại ở trên, như vậy không còn ở thế tương giao nữa, không còn ở thế hỗ tương nữa, mà ở vào cái thế thái quá của *âm* và cái thế bất cập của *dương*. Âm thái quá, vượt lên trên tạo nên bế vít, tắc nghẽn. Dương bất cập bị đè xuống dưới, gọi là dương khí hạ hãm.

Những bệnh tử cung trụt xuống dưới, bệnh trĩ mới phát, bệnh hay trung tiện, bệnh thường đi cầu lỏng phân, bệnh người già trụt bàng quang đi tiểu khó (mà không do Prostate sưng) phần nhiều do dương khí hạ hãm. Trị liệu thường là dùng Bổ Trung Ích Khí gia giảm. Một vài bệnh có thai té ngả sa tử cung ra máu, đái không được, phải dùng ống thông tiểu. Tôi dùng bài Bổ Trung Ích Khí gia thêm A giao, Địa du, Đỗ trọng và Tục đoạn; uống một nước thì tử cung săn lên như trái cam và đi tiểu được ngay. Một bác già 78 tuổi, bạn vong niên của tôi, đi tiểu khó khăn; tôi cho Ngũ Linh Tán, rồi Đạo Xích Tán đều vô hiệu. Tôi nghĩ tới prostate có thể bị sưng hoặc tệ hơn, có thể bị bướu, cũng có thể tuổi già bàng quang bị trụt xuống nên khó tiểu. Tôi cho bài Bổ Trung Ích Khí gia Mộc thông, sáng hôm sau bác gọi tôi qua điện thoại:

- Ông Trực, cổn cổn long đầu phún thủy (cuồn cuộn đầu rồng phun nước), cám ơn lắm!

Tôi cười:

- Thưa bác, cái đó quí hơn đầu rồng nhiều lắm!

Đó, tất cả đó là công năng của bài Bổ Trung để thăng dương khí, dương khí hạ hãm. Vậy Thăng là gì?

Thăng không có nghĩa đen là đi lên, bay lên. Dương khí vốn Thăng, đâu cần thăng nữa. Dương khí là năng lực, là sức mạnh của sự sống, nay bị yếu nhược, thua âm, bị âm đè. Bài Bổ Trung giúp cho dương mạnh lên, khi dương đã mạnh thì tự nhiên theo bản tính, Thăng. Chính dương khí đó, năng lực đó đã làm cho các dây chẳng của tử cung, của bàng quang không còn nhão nhuyễn mềm yếu, mà đã có đủ cường tính co thắt lại, thu ngắn lại để kéo tử cung và bàng quang lên... Cũng vậy, mỗi lần làm việc nhiều, khó thở, tôi uống bài Bổ Trung thì thấy khỏe hẳn, thở dễ hơn. Vì sao?-Vì bài Bổ Trung đã tăng dương khí, tăng năng lực cho các bắp thịt hô hấp như hoành cách mô, grand pectoral, trapezoid v.v... Và có thể tăng sức hấp thụ O_2, sức đào thải CO_2 của phổi. Thăng dương có nghĩa như vậy. Có thể nghĩ rằng đi tiểu được là nhờ vị Mộc thông lợi thấp nhiệt ở bàng quang. Nếu vậy, tại sao Mộc thông trong bài Đạo Xích Tán không hữu hiệu. Mộc thông lợi thấp nhiệt thật, nhưng phải nhờ Sâm, Kỳ, Qui, Truật và Thăng ma của bài Bổ Trung kéo ngược bàng quang lên, đường tiểu tiện không còn bị nghẽn nên thông lợi.

Giáng:

Giáng có nghĩa đem xuống, có nghĩa thư giản. Trong Đông y có những bài thuốc để giáng hỏa, giáng khí, giáng đàm v.v... Giáng là đem hỏa đi xuống, khí đi xuống, đàm đi xuống. Giáng như vậy chỉ dùng cho những bệnh hư yếu như hư hỏa là thủy hư mà có hỏa độc cường thì phải bổ thủy như bài Lục Vị gia thêm Mạch môn, Thiên môn v.v... để thủy mạnh lên, cân bằng với hỏa thì hỏa tự giáng. Vì thủy hư mà có hỏa tạo nên ho, suyễn, đàm nhớt thì phải dùng những bài thuốc như Tuyền

Chân Nhất Khí để đẩy khí xuống, để đẩy đàm xuống. Thế gọi là Giáng.

Riêng vấn đề thư giản cũng có nghĩa là giáng nhưng áp dụng rộng rãi hơn, đặc biệt trong những thực bệnh (bệnh nhân mạnh, thực tà):

- Một người bệnh mạch thực, kiên, hồng, đại... đau đầu, khó chịu, căng thẳng. Với Đông y, có thể cho Tứ Vật gia thêm hàn dược như Hoàng cầm, Hoàng bá và Xa tiền tử để lợi tiểu. Với Tây y, đo huyết áp thấy cao 160-170/80-90 thì có thể cho thuốc giảm thể tích thu tâm hoặc giảm nhịp tim cộng thêm thuốc lợi tiểu. Cả hai cách trị liệu bệnh nhân cảm thấy được thư giãn, dễ chịu. Với Đông y thì bảo hỏa đã được tả vợi đi bởi Hoàng cầm, Hoàng bá và thanh giải đi bởi Xa tiền tử. Với Tây y thì bảo huyết áp đã hạ xuống, đo thấy 130/70 mmHg.

- Bệnh nhân vị nhiệt, ăn nhiều, táo bón, miệng lưỡi nổi mụt, trị liệu có thể dùng Sinh địa, Thạch cao, Chích thảo, Tri mẫu. Sau khi uống bệnh nhân đại tiện thông lợi. Hết bệnh, bệnh nhân thư giãn, dễ chịu. Trong bài thuốc trên Sinh địa để mát huyết, Thạch cao và Tri mẫu để tả vị hỏa, Cam thảo để hoà hoãn.

- Bệnh nhân mạch khỏe, ăn uống nhiều thịt cá chiên xào, đàm nhiều (thực đàm); trị liệu dùng bài Nhị trần, uống hai ba thang mà đàm tiêu, tiêu tuy khác giáng nhưng đều làm cho bệnh nhân thư sướng.

- Bệnh nhân vì giận dữ, nghịch khí dồn lên, khó thở. Trị liệu phải dùng bài Tứ ma thang để hạ khí xuống, dẹp nghịch khí đi.

Tất cả trên, giáng hỏa, tả hỏa, giáng đàm, tiêu đàm, giáng khí, hạ khí trị liệu hoàn toàn khác nhau nhưng một cách tương đối, đều có ý nghĩa tương tự là bớt đi, giảm đi, tiêu đi ...

Tán:

Như đã nói ở trên, tán là tan ra, như khuếch tán, phát tán. Tán ở đây, ta nói để giảm nhiệt bằng phát tán, làm xuất hãn để nhiệt được giải tỏa. Những món ăn cay nồng như ớt, hành, hẹ và các loại rau thơm như húng cây (bạc hà), húng lủi, kinh giới, tía tô và gừng v.v... thường làm xuất hãn.

Trong trị liệu, những dược liệu để phát hãn thường dùng là Ma hoàng, Quế chi, Sài hồ, Bạc hà. Ma hoàng như trong bài Ma Hoàng Thang của Thương Hàn Luận (Ma hoàng, Quế chi, Cam thảo, Hạnh nhơn). Quế chi trong bài Quế Chi Thang (Quế chi, Cam thảo, Bạch thược, Sinh khương, Đại táo). Sài hồ trong bài Tiểu Sài hồ (Sài hồ, Hoàng cầm, Nhân sâm, Đại táo, Chích thảo, Bán hạ, Sinh khương) v.v...

Sở dĩ phát tán là vì hàn tà ở ngoài bế vít bì phu, nhiệt bị giữ ở trong (ngoại bế nhiệt). Những thuốc phát tán phần nhiều là dương dược, tăng cho dương mới đẩy được hàn tà bế vít ở bì phu để nhiệt được giải tỏa theo mồ hôi ra ngoài. Đã tăng cho dương thì dương phải thăng và phải phát ra ngoài. Ma hoàng chứa hoạt chất Ephedrin tương tự chất Adrenalin (Epinephrin) của trực giao cảm. Ephedrin làm nở cuống phổi, tim đập mạnh và kích thích tuyến mồ hôi do hệ trực giao cảm có chất dẫn truyền là **Acetylcholine (Cholinergic Sympathetic)**.Có thể bảo rằng Ephedrin là chất hưng phấn trực giao cảm (Sympathominetic). Như vậy những vị thuốc hoặc những bài thuốc nhằm mục đích phát tán, không ít thì nhiều đều có tính hưng phấn trực giao cảm, đặc biệt dây thần kinh trực giao cảm có chất dẫn truyền là Acetylcholine. Trực giao cảm thuộc dương, sử dụng năng lượng, tiêu thụ năng lượng (đọc Âm Dương Tân Giải).

Ở trên, đã bàn tới thăng dương trong trường hợp dương khí hạ hãm. Rồi, ở đây, lại bàn đến tán (phát tán) cũng phải thăng dương, thêm cho dương. Vậy hai cách thăng khác nhau thế nào?

- Thăng dương vì dương hạ hãm là bổ mạnh cho dương để dương thắng âm, đẩy âm khí xuống dưới, đẩy trọc khí xuống dưới, đem thanh khí lên trên.

346

- Thăng dương để phát tán, là kích thích dương, tăng dương để đẩy âm khí (hàn khí) bế vít ở ngoài cho nhiệt được thoát ra.

Thật sự, Thăng và Phát (phát tán) khác nhau. Tuy nhiên thăng thường đi đôi với phát. Thăng dùng cho hư chứng, phát dùng cho thực chứng. Lại có khi phải bổ để phát như thủy hư phải bổ thủy gia thêm Sài hồ (Lục Vị thêm Sài hồ), khí hư phải dùng Tứ Quân gia Sài hồ, hoặc Bổ Trung Ích Khí tăng thêm Sài hồ v.v...Đó là cách chữa hư bệnh nhiễm thực tà.

Liễm:

Liễm là thu vào, giữ lại, không cho tán, hoặc tan ra. Liễm nghịch với phát tán. Trong y học thường dùng danh từ liễm như liễm dương (giữ dương lại), liễm âm (giữ âm lại), có nghĩa không cho âm hoặc dương hao tán đi. Đặc biệt, ở đây chúng ta bàn tới vấn đề liễm mồ hôi (không cho mồ hôi thoát ra theo kiểu bệnh lý).

Mồ hôi thuộc âm, thuộc thủy, thuộc huyết. Mất mồ hôi nhiều là mất âm. Tuy nhiên, khi cơ thể toát mồ hôi thì phải dùng đến năng lượng (khí) mới toát mồ hôi được. Trong cơ thể, mỗi biến động, cho dầu một nụ cười, một liếc mắt đều phải sử dụng năng lượng, năng lượng phải tiêu hao. Năng lượng là khí, là dương. Như vậy, thoát hãn bệnh lý vừa mất cả âm vừa mất cả dương. Vì lẽ đó, mùa hạ, trúng thử, mồ hôi ra nhiều, trị liệu phải bổ dương khí. Cũng vì lẽ đó, nằm ngủ ra mồ hôi nhiều, trị liệu phải bổ âm khí. Hai trường hợp bổ dương và bổ âm ở trên, một bên vì mồ hôi ra làm mất dương, một bên vì âm hư nên mồ hôi toát ra lúc ngủ, mồ hôi càng ra càng mất âm.

Liễm có nhiều phép, sáp là một hình thức liễm. Bài Kỳ Phụ Thang hoặc bài Ngọc Bình Phong Tán (ở phần sáp) ở trên nhằm mục đích trị thoát hãn cấp tính bằng cách cố biểu (giữ vững cho bì phu) bằng vị Hoàn kỳ vi quân. Khi biểu đã vững thì mồ hôi không thoát ra nữa. Riêng bài Đương Qui Lục Hoàng Thang (ở phần sáp) như đã nói, ảnh hưởng trung tâm đối giao cảm ở hạ bộ thị khâu (đọc Thiên Mồ hôi).

Trong Đông y, ngoài những chất như Ma hoàng căn, Long cốt, Mẫu lễ v.v... làm mồ hôi ngừng chảy, theo tôi những chất này chỉ có tác dụng cục bộ thuộc hệ trực giao cảm co mạch ngoại biên, khác hẳn ý nghĩa liễm và cơ chế liễm. Hãy lấy Ngũ vị tử để giải thích cơ chế liễm. Dược tính Đông y bảo Ngũ vị tử có tính Liễm Giáng và còn làm cho màn che đồng tử thu hẹp lại (đồng tử: thủy tinh thể = con ngươi; màn che đồng tử = Iris). Sinh lý học bảo đối giao cảm là màn che đồng tử khép và trực giao cảm (TGC) làm màn che đồng tử mở ra. Như vậy Ngũ vị tử là chất kích thích đối giao cảm (ĐGC) hoặc bất hoạt TGC. Có thể rằng Ngũ vị tử làm các tuyến mồ hôi của hệ Cholinergic Sympathetic bất hoạt.

Tính chất liễm của Ngũ vị tử rất rõ trong bài Sinh Mạch Tán (Sâm, Mạch môn, Ngũ vị tử). Mùa hè nóng nực, mồ hôi ra quá nhiều, tôi thường dùng Sinh Mạch Tán rất hiệu quả. Nhà tôi âm hư, mồ hôi ra nhiều trong lúc ngủ, tôi dùng bài Bát Tiên Trường Thọ (Lục vị gia thêm Ngũ vị tử và Mạch môn) rất công hiệu.

Bài Sinh Mạch: Sâm và Mạch môn bổ khí, tức bổ dương khí ở ngoài (vệ khí), thêm Ngũ vị tử để liễm mồ hôi vào trong giữ mồ hôi vào trong; Bài Bát Tiên Trường Thọ, dùng Lục Vị để bổ âm khí ở trong, thêm Mạch môn bổ phế kim (sinh thận thủy) và Ngũ vị để giữ mồ hôi tức thu lấy thủy vào trong.

Đối nghịch với Ngũ vị tử có Ma hoàng. Ma hoàng kích thích trực giao cảm, phát tán, Ngũ vị tử kích thích đôi giao cảm, thu liễm. Phát tán để giảm nhiệt. Thu Liễm để thêm cho thủy cân bằng với hỏa mà nhiệt tự lui. Cả hai cơ chế thu liễm và phát tán đều được điều khiển bởi hệ trực giao cảm và đối giao cảm. Khi thì từ trung tâm đối giao cảm ở hạ bộ thị khâu, khi thì tùy tác động của hai hệ từ tủy sống.

Nên nhớ, nếu từ trung tâm đối giao cảm thì trung tâm này có 2 cơ chế để điều hòa thân nhiệt.

- **Cơ chế làm lạnh:** khi trung tâm này bị nóng thì hệ Cholinergic Sympathetic bị kích thích, các tuyến mồ hôi giãn nở, mồ hôi toát ra.

- **Cơ chế làm nóng:** khi trung tâm này bị lạnh, trở nên bất hoạt thì hệ Trực giao cảm Adrenergic (Adrenergic Sympathetic) hoạt động làm co mạch ngoại biên để giữ nhiệt. Khi này hệ Cholinegic Sympathetic bất hoạt, mồ hôi ngừng chảy (Đọc Thiên Mồ Hôi).

Biết đâu bài Bát Tiên Trường Thọ giúp cho trung tâm đối giao cảm giữ được âm tính, vừa làm cho tuyến mồ hôi bất hoạt.

Kết luận toàn chương:

Bảo rằng Thăng thường đi với Tán; nói cách khác, muốn Tán phải Thăng, phải dùng những vị thuốc vừa Thăng dương vừa phát Tán như Sài hồ, Ma hoàng ... mới phát tán được. Lại bảo rằng Giáng thường đi đôi với Liễm, Giáng là đưa xuống như vị Ngưu tất trong bài Truyền Chân cũng có tính Liễm. Liễm đi với Giáng như vị Ngũ vị tử vừa liễm mồ hôi từ ngoài vào trong cũng gọi là giáng, không cho âm khí và dương khí thoát ra. Nhờ vậy từ dưới lên trên và từ trong ra ngoài gọi là Thăng là Phát; và từ trên xuống dưới và từ ngoài vào trong gọi là Giáng là Liễm. Tại sao?

- Từ dưới lên trên là Thăng, dĩ nhiên. Từ trong ra ngoài là phát là tán, cũng dĩ nhiên. Tuy vậy, từ trong ra ngoài còn có nghĩa là Thăng; vì khi cơ thể nằm ngửa hay sấp thì phía trước hướng lên (trời) hoặc phía lưng hướng lên (trời). Ở những vị trí như vậy thì từ trong ra ngoài là Thăng. Do đó phát tán đồng nghĩa với Thăng.

- Từ trên xuống dưới là Giáng, dĩ nhiên. Từ ngoài vào trong là Liễm, cũng dĩ nhiên. Tuy vậy từ ngoài vào trong còn có nghĩa là giáng vì như ví dụ trên (cơ thể ở thế nằm ngửa hoặc sấp) từ da thịt đi vào trong tức từ trên đi xuống, có nghĩa là giáng. Do đó Liễm đồng nghĩa với Giáng.

Mặc dầu thăng thường đi với phát (tán) và giáng đi đôi với liễm, có khi thăng mà không phát tán như bài Tứ Quân thăng dương cho tỳ mà đâu có phát tán. Còn muốn phát tán thì phải thăng dương như âm hư bị ngoại tà, không có thủy, không thể phát tán, phải dùng Lục vị để bổ thủy rồi mới thêm vị Sài hồ để phát tán (Sài hồ thăng dương vừa phát tán). Riêng về Giáng, có khi không cần đi đôi với liễm như bài Tứ Ma Thang để giáng khí mà đâu có liễm; còn liễm luôn luôn đi đôi với giáng.

CHƯƠNG BA

LẬP PHƯƠNG

Thiên nhiên với con người là một; những cái gì có trong con người đều có trong thiên nhiên như chất vô cơ và những chất hữu cơ như chất thịt, chất bột, và chất mỡ v.v... Có khi trong con người vì thiếu một hoặc nhiều các chất trên mà trở nên bệnh tật, con người phải dùng các chất vô cơ cũng như hữu cơ từ thiên nhiên. Vô cơ như muối (Na^+) chất tro (potassium), chất sắt (Fe^{++}), chất đồng (Cu^{++})và Magnesium (Mg) v.v... Hữu cơ từ thảo mộc và động vật kể cả côn trùng. Không có gì giúp cho sự sống mà con người không sử dụng, đặc biệt trong lĩnh vực y học.

Trước khi khoa học tiến bộ, con người Đông cũng như Tây đều phải ăn thịt, cá, rau cỏ và cơm gạo để sống. Khi khoa học bắt đầu tiến bộ, đặc biệt vào thế kỷ 19, con người mới tìm cách phân tích để biết thịt là protein, mỡ là lipid, gạo là carbohydrate-là đường-là tinh bột, rau cỏ là vitamine, là chất xơ v.v...

Như vậy, khoa học hiện đại đối với ngành sinh học, đặc biệt với y học không phủ nhận kinh nghiệm, nghiệm chứng cổ truyền mà còn tìm cách phân tích để khám phá những hoạt chất đã từng được sử dụng. Nói thế, chúng ta không thể phủ nhận những sáng tạo tích cực của khoa học về những tổng hợp các hợp chất mà thiên nhiên không có, đủ đáp ứng nhu cầu trị liệu như các loại trụ sinh, kích thích tố, và phân hóa tố v.v...

Có một điều khác biệt giữa Đông y và Tây y về trị liệu là Tây y chỉ dùng hoạt chất trong thảo mộc, còn Đông y thì dùng toàn thể bộ phận của thảo mộc. Ví dụ Đông y dùng toàn cây Ma hoàng để trị bịnh suyễn, Tây y chỉ dùng hoạt chất của cây Ma hoàng là Ephedrin hoặc Pseudoephedrin để trị bịnh suyễn. Có

351

người sẽ nghĩ rằng Tây y tiến bộ hơn, rút được hoạt chất Ephedrin để trị suyễn còn Đông y không rút được hoạt chất nên phải nấu cả cây Ma hoàng ... Nghĩ như vậy rất hợp lý với đà tiến bộ của khoa học. Tuy nhiên, mặt khác ta phải nghĩ cũng một cách rất khoa học là hai cách trị liệu về phương diện dược lý khác nhau thế nào: với Tây y, hoạt chất Ephedrin hoặc Pseudoephedrin trong Ma hoàng làm nở cuống phổi để chữa suyễn; với Đông y, dùng toàn thân Ma hoàng để trị suyễn với toàn cây Ma hoàng, cả rễ cả lá. Rễ cản thoát hãn (cầm mồ hôi), lá làm nở cuống phổi và đổ mồ hôi. Như vậy toàn cây Ma hoàng đã có tính âm (rễ) dương (lá) hỗ tương làm giảm tính thái quá của thân và làm giảm tính bất cập của rễ. Ngoài ra trong thảo mộc cũng như trong con người đều có chất đệm (Buffer) để quân bình kiềm toan (Acido basic) ...

Với tinh chất của hoạt chất không có tính hỗ tương của âm dương cũng như không có chất đệm, mặc dầu tiện lợi hơn cho việc trị liệu. Tuy nhiên, phải tính liều lượng theo sức nặng cơ thể một cách cẩn thận và luôn luôn để ý đến vấn đề dị ứng.

Như vậy, Đông y dùng tính đồng nhất giữa con người và sinh vật (thảo mộc và động vật) về mặt sinh lý để lấy cái "có" của sinh vật bù vào cái "thiếu" của con người. Đó là cách trị liệu của Đông y ...

Hiểu thấu dược lý không thôi không đủ, phải biết cách lập phương thuốc: Trước một bệnh, cũng như trước một thế trận, người thầy thuốc phải biết hàn, nhiệt, hư, thực, chân, giả; từ đó mới lập phương, cũng như vị chỉ huy dàn quân lập trận vậy. Thật ra, bất cứ việc gì cũng đều một lý cả. Khổng Tử bảo: "Nhất, dĩ quán chi" là lẽ đó.

Quân, Thần, Tá, Sứ:

Trong một phương thuốc có nhiều vị hỗ trợ nhau và luôn có một hoặc hai vị **Quân** tức là vị nhiều nhất (Quân) làm chủ cho bệnh, thứ đến là vị **Thần** để giúp cho vị chủ, sau đó là vị **Tá** để giúp sức hoặc để giảm bớt tính thái quá của hai vị quân và thần, cuối cùng là vị **Sứ** để dẫn ba vị quân, thần và tá đến nơi có bệnh. Như vậy Quân là vua, Thần là bề tôi, Tá là hỗ trợ, Sứ là kẻ dẫn đường.

Trong bệnh **Thiếu dương thương hàn** (Túc thiếu dương thuộc túi mật tức kinh của phủ đởm) bị hàn tà, bệnh nhân nóng lạnh đắp đổi, miệng đắng, ho hen v.v... Trị liệu bằng bài Tiểu Sài Hồ:

Tiểu Sài Hồ

Sài hồ	3 chỉ	(vi quân)
Hoàng cầm	2 chỉ	(vi thần)
Nhân sâm	1 chỉ	(vi tá)
Bán hạ	1 chỉ	(vi sứ)
Cam thảo	4 phân	(hòa hoãn)

Sài hồ vi quân, nhiều hơn để thông tam tiêu, để chữa sốt bằng cách thăng dương phát hãn.

Hoàng cầm vi thần, ít hơn quân, tính hàn, giáng âm. Sài hồ thăng dương, hoàng cầm giáng trọc âm cho nên nóng lạnh không còn đắp đổi nhau. Ngoài ra, Sài hồ thông tam tiêu, thông túi mật nên hết đắng miệng.

Nhân sâm ở đây không để bổ mà để giúp sức cho Sài hồ và Hoàng cầm.

Bán hạ trị ho đàm vừa dẫn thuốc đến kinh túc thiếu dương (kinh của phủ đởm)

Cam thảo để điều hòa các vị thuốc kia.

Tóm lại bài Tiểu Sài Hồ để thăng thanh dương: Sài hồ thông tam tiêu, Hoàng cầm giáng trọc âm, giảm nhiệt, và hết nóng lạnh.

(Bài Tiểu Sài Hồ trên tôi lấy sách Y Tôn Tân Lĩnh, nhẹ cân lượng hơn và không dùng Bán hạ cùng Vi quân với Sài hồ như bài TSH của sách Thương Hàn Luận).

Trong bệnh phong hàn, người bệnh bị hàn tà xâm nhập, ho đàm, lưỡi trắng, đau khớp xương, có rịn mồ hôi, mạch phù hoãn mà yếu, dùng bài Quế Chi Thang (nếu không mồ hôi thì dùng Ma Hoàng Thang).

Quế Chi Thang

Quế chi	3 chỉ
Bạch thược	3 chỉ
Sinh khương	3 chỉ
Cam thảo	2 chỉ
Đại táo	2 trái

Quế chi, Bạch thược, và Sinh khương đều bằng cân lượng, đều vi quân, Tuy nhiên, mỗi vị mỗi nhiệm vụ: Quế chi điều hòa sự xuất hãn (có mồ hôi thì cầm mồ hôi, không có mồ hôi thì cho ra mồ hôi).

Bạch thược: tả can khí. Phong thuộc mộc, can thuộc mộc, phong đi vào can, chư thống do can (mọi đau đều do can) nên phải dùng Bạch thược để tả phong tà ở can.

Sinh khương: để xuất hãn, kiện tỳ (vì lưỡi trắng, có thấp) trừ thấp.

Cam thảo: hòa hoãn, điều hòa các vị thuốc và nhập tỳ.

Đại táo: nhập tỳ.

Như vậy, chữa phong hàn vẫn phải giữ tỳ khí nên mới có Sinh khương, Cam thảo và Đại táo.

Trong bệnh thủy hư (âm hư) đưa tới hỏa vượng được gọi là hư hỏa (âm hư mà có hỏa) Tiền Trọng Dương dùng bài Lục Vị Địa Hoàng (gọi tắt là Lục Vị) gồm:

Lục Vị Địa Hoàng Hoàn

Thục địa	8 chỉ
Sơn thù	4 chỉ
Hoài sơn	4 chỉ
Đơn bì	3 chỉ
Bạch linh	3 chỉ
Trạch tả	2 chỉ

Thục địa vi quân, đại bổ thận thủy; Sơn thù vừa bổ thận vừa bổ can; Hoài sơn bổ thận và bổ tỳ. Cả Sơn thù và Hoài sơn đều là thần tăng cường sức mạnh cho Thục địa để bổ thận thủy. Đơn bì làm tá, giúp tả hỏa của tạng can và giảm bớt tính ôn của Sơn thù. Phục linh thẩm thấp nhằm mục đích giảm bớt tính thấp trệ của Thục địa để giúp tạng tỳ được khô ráo. Trạch tả làm sứ dẫn thuốc về thận vừa làm lợi tiểu để tả bớt hỏa tà trong cơ thể. **Như vậy, bổ phải có tả. Một đem cái mới vào, một đẩy cái cũ đi. Đó gọi là một đóng một mở, không khác gì mở cửa phương đông để đón gió mới vào thì phải mở cửa phương tây để đuổi không khí cũ đi. Bổ mà không tả thì ứ trệ, tả mà không bổ thì khô héo.**

Tính Động và Tịnh trong phương thuốc:

Khí với huyết thì khí là dương, huyết là âm. Khí đối với dương thì dương là gốc, là phần tàng của khí, khí là phần động của dương. Huyết đối với âm thì âm là phần tịnh, là nguồn của huyết, huyết là phần động của âm. Vì lẽ đó chữa về dương như bài Tứ quân (Sâm, Linh, Truật, Thảo), bài Hồi dương (Sâm, Truật, Phụ) … không có thuốc hành khí. Còn chữa về khí thì phải có thuốc hành khí như bài Bổ Trung Ích Khí có vị Trần bì, vị Sài hồ; chữa về âm phải dùng những vị thuốc thuần tịnh như Thục địa, Bạch thược, Mạch môn, Câu kỷ tử v.v... như bài Lục Vị Địa Hoàng. Còn chữa về huyết thì phải có những vị hoạt huyết, hành huyết như vị Xuyên khung, Đương qui trong bài Tứ Vật.

Tính liên hoàn trong phương thuốc:

Khí huyết liên quan với nhau nên bổ khí phải có huyết dược như Đương qui trong bài Bổ Trung. Bổ huyết phải có khí dược như Xuyên khung trong bài Tứ Vật hoặc Tứ Vật gia Sâm kỳ.

Ngũ tạng tương quan với nhau, muốn bổ phế khí thì phải trọng dụng Sâm Truật để bổ tỳ vì tỳ phải mạnh mới tạo thức ăn thành khí cho nên bài Bổ Trung phải có Sâm Truật để bổ tỳ thổ rồi Sâm Kỳ để bổ phế Kim ... muốn bổ khí luôn luôn phải nghĩ đến tỳ.

Trong bài Qui Tỳ, trước hết phải bổ khí huyết là Sâm, Kỳ, Qui, Truật, sau đó mới dùng Viễn chí để dẫn khí huyết về tâm, dùng Táo nhân để dẫn khí huyết về can, Mộc hương để thông khí hanh khí cho tỳ, Nhãn nhục để yên tâm thần, Táo thảo để nhập tỳ.

Tính liên hoàn còn theo lý của Ngũ hành như bài Tuyền Chân Nhất Khí để bổ âm cho thận, còn gọi là bài Cửu Âm thang gồm:

Tuyền Chân Nhất Khí

Thục địa	9 chỉ
Bạch truật	3 chỉ
Sâm	3 chỉ
Mạch môn	3 chỉ
Ngưu tất	1 chỉ
Phụ tử	1 chỉ
Ngũ vị tử	5 phân

Bài Tuyền Chân này do Phùng Sở Thiềm đời nhà Thanh viết ra để bổ thận thủy. Dùng Sâm Truật Phụ để bổ tỳ thổ; Sâm, Mạch môn, Ngũ vị để bổ phế kim; Thục địa, Ngưu tất, và Ngũ vị tử để bổ thận thủy. Như vậy tỳ thổ sinh phế kim, phế kim sinh thận thủy (phải nhớ rằng bài Tuyền Chân và bài Lục Vị đều bổ thận thủy. Tuy nhiên cơ chế khác nhau. Bài Lục Vị chỉ bổ thận thủy khi thủy hư. Bài Tuyền Chân bổ thận thủy khi tỳ thổ và phế kim đều yếu cùng với thận thủy cho nên khí nghịch lên làm suyễn súc, khó thở v.v...hoặc già cả, Tỳ, Phế, Thận đều yếu).

Tính cơ ngẫu của phương thuốc:

Cơ là lẻ, ngẫu là chẵn.

Phương thuốc có: 1 vị, 3, 5, hoặc 7 vị v.v... gọi là cơ phương. Người xưa bảo thuốc tả, họ thường dùng lẻ vị như bài Tiểu Thừa Khí (Đại hoàng, Hậu phác, Chỉ Thực đều hai chỉ, sắc uống)

Phương thuốc có: 2 vị, 4 vị, 6 vị v.v... gọi là ngẫu phương. Người xưa bảo phát tán thường cho chẵn vị như bài Ma Hoàng Thang (Ma hoàng, Quế chi, Hạnh nhân, Cam thảo).

Ngoài ra, bổ dương thường dùng lẻ vị, bổ âm thường dùng chẵn vị vì lẻ là số dương, chẵn là số âm. Bổ dương, cứu dương như bài Cứu Dương (Sâm, Truật, Phụ). Bổ âm thủy như bài Lục Vị Địa Hoàng, bài bổ âm hỏa (thận hỏa) như bài Bát Vị Quế Phụ.

Nói là nói vậy, theo tôi không cần câu nệ ở chỗ lẻ chẵn. Bài Quế Chi Thang đâu có chẵn vị. Bài Truyền Chân đâu có chẵn vị.

CHƯƠNG BỐN

GIA GIẢM

Trị bệnh không ngoài hậu thiên - khí huyết, và tiên thiên - thủy hỏa. Triệu chứng không ngoài hàn, nhiệt, chân, giả, hư, thực... Trị liệu không ngoài bổ tả. Chỉ có từng ấy thôi cho nên cổ phương hầu như đã đầy đủ trong mọi trường hợp bệnh tật. Tuy nhiên, cũng chỉ có từng ấy mà biến hóa vô cùng. Bệnh tật biến hóa vô cùng và trị liệu cũng biến hóa vô cùng, vì rằng mỗi bệnh mỗi khác, mỗi thời mỗi khác, có khi hai người cùng có một bệnh mà triệu chứng khác nhau hoặc cơ thể khác nhau, ăn uống khác nhau, đời sống khác nhau cho nên, mặc dầu không thể bỏ cổ phương, chúng ta phải biết cách gia giảm.

Gia giảm có 4 cách: **Gia** là cổ phương không có mà thầy thuốc thêm vào; **Bội** là cổ phương có mà thầy thuốc tăng thêm liều lượng; **Giảm** là cổ phương có mà bớt liều lượng đi; **Khứ** là bỏ hẳn một hoặc hai vị trong cổ phương. Bỏ một hai vị hoặc thêm một hai vị, nhiều khi phương thuốc không đổi tên, cũng có khi đổi tên. Đổi tên như bài Tứ Quân Tử thêm Trần bì gọi là Ngũ Vị Di Công; thêm Trần bì, Bán hạ thì gọi là bài Lục Quân. Không đổi tên như bài Tứ Vật gia Ngưu tất, hoặc gia Sâm Kỳ vẫn gọi là Tứ Vật gia Ngưu tất hoặc Tứ Vật gia Sâm Kỳ v.v...

Về phương diện Quân, Thần, Tá, Sứ trong cổ phương, chúng ta cũng tùy chứng mà thay đổi, không thể câu nệ theo cổ phương như bài Tứ Quân. Nếu khí hư hơi thở yếu thì Nhân sâm vi quân (nhiều hơn), nếu tỳ vị hư yếu thì Bạch truật vi Quân nếu vì thấp trệ thì Bạch linh vi quân. (nên nhớ bài Tứ Quân chỉ bổ tỳ dương. Tỳ âm hư thì không thể dùng được. Âm của tỳ hư phải trọng dụng Thục địa để được thấm nhuần).

- Có khi gia giảm tùy theo mùa.

358

Như bài Tứ Vật là chữa vào huyết phận (Thục địa 3 chỉ, Đương qui 3, Bạch thược 2, Xuyên khung 2). Mùa xuân bội Xuyên khung lên 4 chỉ vì mùa xuân khí dương nhiều, Xuyên khung là dương dược trong bài Tứ Vật. Mùa hè thì bội Bạch thược vì mùa hè nóng, Bạch thược lạnh lại tả can khí. Mùa thu bội Thục địa vì Thục địa làm cho nhuần thấm khí huyết để tránh cái khô ráo của mùa thu. Mùa đông bội Đương qui để ấm huyết. Còn xuân thì gia Phòng phong để trị dị ứng, hạ thì gia Hoàng cầm cho mát, thu gia thêm Mạch môn để nhuận phế, đông gia Quế chi để khí huyết chạy tới bì phu...

- Gia giảm theo bệnh.

Như bài Tứ Vật chủ chữa về huyết vốn dùng Sinh địa; tuy nhiên nếu người lạnh thì dùng Thục địa thay cho Sinh địa.

Cảm mạo biểu hư (da thịt thưa hở, mồ hôi ra) gia Địa cốt bì và Quế chi (Địa cốt bì làm mát, chữa nóng tận xương mà có mồ hôi, Quế chi điều hòa xuất hãn: xuất hãn nhiều thì Quế chi làm giảm, không xuất hãn thì Quế chi làm xuất hãn).

Cảm mạo biểu thiệt (da thịt chắc nịch không thể xuất hãn) thì gia Tế tân, Ma hoàng.

Tà phạm thiếu dương (kinh Thủ thiếu dương thuộc tam tiêu; Túc thiếu dương thuộc túi mật) khi nóng khi lạnh, miệng đắng thì gia Sài hồ (thông tam tiêu) và Hoàng cầm.

Tà phạm dương minh (kinh Thủ dương minh thuộc đại trường, Túc dương minh thuộc dạ dày) dạ dày nóng, miệng lưỡi nổi mục, táo bón thì gia Thạch cao và Tri mẫu.

Tà phạm thái dương (Thủ thái dương thuộc tiểu trường, Túc thái dương thuộc bàng quang) đái không thông thì gia Phục linh, Trạch tả.

Ngủ không được thì gia Hoàng cầm và Chi tử.

Tay chân nhức mỏi thì gia Phòng phong, Thương truật.

Tay chân lạnh gia Phụ tử, Càn khương.

Đàn bà kinh trể gia Hồng hoa hương phụ.

Kinh nhợt nhạt (là hàn) gia Phụ tử, Càn khương.

Kinh đen mà từng cục như gan gà (là nhiệt) gia Hoàng liên, Chi tử.

Táo bón gia Đại hoàng, Đào nhân

Cảm gió thì gia Tần giao, Hương phụ v.v...

- Như bài Tiêu Dao Tán:

Tiêu Dao Tán

Sài hồ	3 chỉ
Đương qui	2 chỉ
Bạch thược	2 chỉ
Bạch truật	2 chỉ
Bạch linh	2 chỉ
Chích cam thảo	1 chỉ
Gừng nướng	3 lát
Bạc hà	2 chỉ

để chữa cảm mạo mà nóng lạnh, ho hen, khô cổ hoặc đàn bà thì kinh nguyệt không đều, đau rêm thân thể v.v... Với triệu chứng như vậy mà không rõ hư hoặc thực, biểu hoặc lý cho nên phải giữ lấy huyết ở tạng can bằng Đương qui và tả can khí bằng Bạch thược, giữ lấy tỳ khí bằng Bạch truật, thấm tỳ thấp bằng Bạch linh; Sài hồ để thông tam tiêu, Bạc hà để giải uất cho can, Cam thảo để điều hòa và gừng để ôn trung.

Sau khi uống 1 hoặc 2 thang Tiêu Dao, nếu bệnh nhân khỏi hẳn là thực bệnh. Nếu khỏi rồi bệnh lại trở lại là hư bệnh, phải chữa theo khí huyết hoặc thủy hỏa ...

Riêng gia giảm thì:

- Nóng quá, thêm Đơn bì, Chi tử (Đơn bì trị nóng tận xương mà không có mồ hôi, Chi tử tả nhiệt ở tiểu trường).

- Nếu rêm xương thì thêm Địa cốt bì, Tri mẫu (Địa cốt trị nóng tận xương mà có mồ hôi).

- Nếu ho hen thì gia thêm Ngũ vị, Tử uyển (mới ho, không nên dùng Ngũ vị tử vì sợ bế tà).

- Nếu đàm nhiều thì thêm Bán hạ, Bối mẫu, Quát lâu nhân.

- Khát nhiều thì thêm Mạch môn, Thiên hoa phấn.

- Tim hồi hộp thì thêm Viễn chí, Táo nhân.

- Hông trái đau thì thêm Hồng hoa, Tô mộc và Đào nhân (bên trái thuộc huyết, hông trái còn có ruột già đi xuống để tống phân ra ngoài) do đó dùng Hồng hoa, Tô mộc để nhuận huyết, Đào nhân để phá huyết và nhuận trường nữa.

- Hông phải đau thì thêm Mộc hương và Binh lang (bên phải thuộc khí, hông phải có ruột già đi lên để đem chất cặn bã tới ruột già ngang rồi ruột già xuống, nếu bị nghẽn thì đau) dùng Mộc hương để thông hơi, Binh lang để ruột co bóp (nhu động) đẩy đồ ăn đi.

- Đổ mồ hôi cấp thêm Hoàng kỳ, Táo nhân.

- Ho ra máu thì thêm A giao, Sinh địa v.v...

Đại khái gia giảm là như vậy. Tuy nhiên, thầy thuốc phải biết hàn nhiệt, hư thực, chân giả, nắm rõ bệnh tình và biết rõ dược tính mới biết cách gia giảm để trị liệu. Sẽ nói thêm trong phần Ngoại cảm biệt trị và Nội thương nghiệm phương.

CHƯƠNG NĂM

TRỊ THUẬT

Trị thuật thuộc một phần trong trị liệu. Trị liệu thuộc lý thuyết. Trị thuật là áp dụng lý thuyết vào thực hành. Lý thuyết bàn về Bổ, Tả, Thăng, Giáng, Tán, Liễm v.v... Trong trị thuật, có khi bệnh giống nhau nhưng triệu chứng nặng nhẹ khác nhau cho nên bổ khác nhau mà tả cũng khác nhau. Lại có khi cùng một phương thuốc để trị cùng một bệnh giống nhau mà thời gian phục dược khác nhau tùy bệnh nhân. Cũng có khi cùng một bệnh đáng tả mà có người bổ để tả, có người chỉ tả mà không cần bổ v.v... Đó là trị thuật.

Cổ nhân đã giải thích nhiều về trị thuật. Tuy nhiên, giữa danh từ và thực tế trị liệu nhiều khi không được rõ ràng có lẽ vì định nghĩa danh từ thiếu chính xác và thiếu ví dụ thực tế nên danh và thực khó minh định. Nay, tôi cũng dùng những danh từ cổ nhân đã dùng nhưng giải nghĩa xác thực với ví dụ cụ thể để quí vị độc giả y học áp dụng đúng danh và thực để danh và thực phù hợp nhau.

Trị thuật gồm: **Trực trị** (còn gọi là Chính trị); **Tòng trị** (còn gọi là Phản trị); **Bế nhi bế chi**; **Lợi nhân Lợi dụng**; **Nhiệt nhân Nhiệt dụng**; **Hàn nhân Hàn dụng**, rồi tới **Gián phục** v.v...

*Trực trị (Còn gọi là **Chính trị** hoặc **Nghịch trị**):

Có nghĩa chữa thẳng vào bệnh: bệnh hàn thì cho uống thuốc nhiệt như Quế, Phụ, Càn Khương. Bệnh nhiệt thì dùng thuốc hàn như Hoàng cầm, Hoàng liên, Tri mẫu, Hoàng bá ... Chữa như vậy là cách chữa trái với bệnh và là đường chính. Chữa thẳng, chữa trực tiếp nên gọi là trực, là con đường chính, không cong queo nên gọi là chính, trái với bệnh nên gọi là nghịch. Trong bệnh hàn tà trúng vào âm kinh như Túc Thái Âm (Tỳ), Túc Quyết Âm (Can) và Túc Thiếu Âm (Thận), bệnh nhân lạnh móp, đại tiện ra cả đồ ăn, mạch muốn tuyệt thì phải trực trị bằng bài Tứ Nghịch Thang (Phụ tử sống 1 củ, Càn khương 1 lượng, Cam thảo 2 lượng, nấu lên cho uống).

Những bệnh hàn tà bế ở ngoài mà nhiệt sinh ở trong thì phải dùng thuốc phát tán mà nhiệt tự khỏi; hoặc hỏa uất ở trong sinh ra táo bón thì phải dùng thuốc tả hạ như Đại hoàng, Đào nhơn... **Như vậy đều là trực trị. Những bệnh dùng thuốc phát tán thì mạch phải thịnh, âm không hư mới phát tán được. Những bệnh dùng thuốc tả hạ thì mạch thịnh và dương không hư mới tả hạ được. Nói chung, thực bệnh thực tà mới phát tán mới tả hạ được. Nên nhớ tán thì mất âm, hạ thì mất dương.**

Tòng trị (Tức phản trị):

Là theo tính bệnh để trị. Cái "danh" theo bệnh mà hậu quả trị liệu thì phản lại bệnh. Không tòng làm sao mà phản! Tòng trị thường dùng trong những hư bệnh như chân hàn giả nhiệt hoặc chân nhiệt giả hàn, hoặc trên nóng dưới lạnh, hoặc trên bình thường mà dưới nóng. Vì vậy mới có danh Nhiệt nhân nhiệt dụng, hoặc Hàn nhân hàn dụng.

- **Hàn nhân hàn dụng**: Trường hợp bệnh **giả âm,** ngoài lạnh trong nóng, cực nóng, tà bế ở trong thì phải dùng thuốc hàn lương như Thạch cao, Tri mẫu, Cam thảo sắc uống (bài Bạch hổ: Thạch cao 5 chỉ, Tri mẫu 2 chỉ, Cam thảo 1 chỉ, gạo nếp 1/2 chén. Tất cả sắc uống).

- **Nhiệt nhân nhiệt dụng**: Như bệnh giả dương, ngoài thì nóng, mạch vô lực, thích uống nước nóng. Thế là cực hư phải dùng thuốc nhiệt như bài Lý Trung có khi phải thêm Quế và Phụ tử. Lại có bệnh trên nóng dưới lạnh là do hỏa hư phù việt lên trên. Trị liệu phải dùng Bát Vị Quế Phụ cũng là hình thức nhiệt nhân nhiệt dụng (giả nhiệt).

- Có khi ở gan bàn chân nóng mà ở trên bình thường hoặc có khi lạnh, dầu vậy vẫn phải dùng Lục Vị gia Ngưu tất để bổ thủy (cũng có thể gọi là hàn nhân hàn dụng, giả hàn ở trên).

- Bệnh tỳ vị hư yếu, không tàng được dương mà chân tay nóng (đọc bài Mồ hôi và Trị liệu) Trị liệu phải ôn bổ tỳ vị mà hết bệnh, cũng là nhiệt nhân nhiệt dụng.

Tòng trị còn có Nhiệt dược Hàn đạo và Hàn dược Nhiệt đạo:

- **Nhiệt dược hàn đạo**: Bệnh cực hàn, tay chân lạnh cóng, bụng lạnh buốt, đi cầu ra cả cơm. Trị liệu là phải dùng nhiệt dược như Tứ Nghịch Thang. Tuy nhiên, uống nóng thì mửa vì lạnh nóng chống nhau, vậy phải để thuốc thật nguội lạnh mới cho uống để lạnh gặp lạnh thì không chống nhau cho tới khi nhiệt dược như Phụ tử, Càn khương tác dụng được vào bệnh lạnh.

- **Hàn dược nhiệt đạo**: Bệnh cực nhiệt, phải dùng hàn dược như Cầm, Liên, Tri, Bá. Tuy nhiên, phải uống thuốc nóng để nóng gặp nóng thì hợp nhau cho tới khi hàn dược tác dụng được vào bệnh nóng.

Ngoài trực trị và tòng trị còn có thuật nhân bệnh để trị bệnh như bệnh bế thì cho bế thêm, lợi thì cho lợi thêm gọi là bế nhi bế chi, lợi nhân lợi dụng. Thật ra, cũng là hình thức của tòng trị, tòng là tòng cái danh mà dược liệu nhằm mục đích phản với cái thực của bệnh:

Bế nhi bế chi:

Thuộc về hư bệnh, bệnh nhân vì tỳ vị hư yếu, không đại tiện được thì trị liệu là phải bổ tỳ vị thì tự nhiên đi đại tiện. Hoặc thủy hư, khô khan táo bón, bổ thủy thì đại tiện thông lợi. Bổ tức là bế lại, không cho mất đi. Tỳ vị hư yếu bộ tiêu hóa không làm việc, ruột không hấp thụ thức ăn, không co bóp thì không thể đại tiện. Như vậy phải bổ cho tỳ vị, tỳ vị mạnh, ăn được, tự nhiên đại tiện được (có người bệnh yếu, không đi cầu, tôi bắt mạch thấy tỳ yếu, tôi cho Tứ Quân, gia Sâm Kỳ thì họ đi cầu được). Bế nhi bế chi tức là bổ để tả.

Lợi nhân lợi dụng:

Như bệnh tiểu gắt (tiểu nhiều lần mà tiểu rất ít) cũng gọi là "lợi" phải cho lợi thêm, phải dùng thuốc lợi tiểu như Đạo Xích Tán v.v... Bệnh kiết lợi (kiết li), đại tiện luôn mà không hết phân, phải cho thuốc lợi thêm hoặc cho tả hạ đi. Lợi nhân lợi dụng phần nhiều chữa vào thực bệnh.

Gián phục:

Gián phục có nghĩa uống cách quãng và xen kẽ vì rằng bệnh không thể bổ hoài một phía, không thể bổ huyết mà quên không bổ khí, không thể bổ khí mà quên huyết, cũng không thể bổ âm mà quên dương, bổ dương mà quên âm, cũng không thể bổ hậu thiên mà quên tiên thiên, và đối với các tạng cũng vậy, không thể vì tạng này mà quên tạng khác ...

- **Gián phục để tả tà**: Ví dụ bệnh nhân uống Bát Vị Quế Phụ được vài ba thang, sợ tà nhiệt bị bế vít thì lại cho một thang Ngũ Linh (Bạch truật, Bạch linh, Trư linh, Trạch tả, Quế chi) để lợi tiểu giải nhiệt.

Cũng vậy, bệnh nhân thủy hư, ho hen, uống bài Bát Tiên Trường Thọ (bài Lục Vị gia Mạch môn, Ngũ vị tử) vì Ngũ vị tử dễ bế tà nên khi thủy đã vượng thì vài ba thang Bát Tiên lại uống một thang Ngũ Linh để giải nhiệt.

- **Gián phục để quân bình**: Có khi bổ huyết vài thang lại một thang bổ khí hoặc ngược lại. Có khi bổ thủy, thủy đã vượng hơn hỏa thì phải bổ hỏa sau vài thang bổ thủy.

- **Gián phục để tăng cường giữa tiên thiên và hậu thiên**: Thủy hư cho uống Lục Vị; vì thủy hư, huyết có thể thiếu cho nên ngoài Lục Vị bổ âm tiên thiên, phải gián phục một vài bài bổ huyết hậu thiên như bài Lục Vị Hậu Thiên của Hải Thượng (xem Hiệu phỏng Tân phương của Hải Thượng Y Tôn Tâm Lĩnh). Đối với hỏa tiên thiên và dương hậu thiên cũng vậy, cho nên bổ hỏa tiên thiên nên gián phục bổ khí hậu thiên nữa (xem

Bát Vị Hậu thiên trong Hiệu phỏng Tân phương của Y Tôn Tâm Lĩnh).

- **Gián phục để quân bình âm dương**: như thuật "Bổ âm tiếp dương" hoặc "Bổ dương tiếp âm" (xem Hiệu Phỏng Tân Phương của Hải Thượng Y Tôn Tâm Lĩnh).

- **Gián phục bằng cách uống vòng quanh**: sau những bài thuốc trị chính bệnh và khi đã khỏi, bệnh nhân phải điều dưỡng lâu dài nếu bệnh quá hư yếu. Ví dụ bệnh nhân bị thủy hỏa câu hư (thủy hỏa đều hư) phải dùng đều Bát Vị Quế Phụ bội Thục địa, có khi phải xen kẽ Lục Vị: Hỏa đã lên thì dùng Lục Vị, thủy đã mạnh thì dùng Bát Vị Quế Phụ cho tới khi thủy hỏa quân bình. Vì thủy hỏa câu hư, đương nhiên hại đến khí huyết, vậy sau khi thủy hỏa quân bình nên cho uống bổ khí hoặc bổ huyết, hoặc bổ cả khí huyết, không ngoài Tứ Quân, Tứ Vật, Bổ Trung Ích Khí, Qui Tỳ v.v... Tùy theo mạch lý mà gia giảm. Điều dưỡng một thời gian như vậy lại cho uống thêm thuốc bổ thủy hỏa như lúc ban đầu. Đó là gián phục vòng quanh.

Nên nhớ, bệnh gì cũng vậy, trị cách nào cũng vậy, luôn luôn phải nhớ đến khí huyết và đặc biệt nhớ đến thủy hỏa. Vì thủy hỏa là gốc của lập mệnh, là gốc của sinh mệnh.

Bổ tả theo Ngũ hành:

- **Phế yếu** không tiêu được đàm, thở yếu, một mặt bổ tỳ để tỳ thổ giúp phế Kim, một mặt gia thêm ít vị trị đàm thông khí như bài Tứ Quân để bổ tỳ, gia thêm Trần bì, Bán hạ để trị đàm.

- **Thận thủy yếu**, có thể bổ thủy như bài Lục Vị, thêm Ngũ vị và Mạch môn để phế Kim sinh thận thủy (tức bài Bát Tiên Trường Thọ).

- **Can yếu**, bổ can; có khi bổ thận thủy để giúp can mộc.

- **Tâm hư trống**, bổ tâm; có khi bổ can mộc để giúp tạng tâm v. v...

Đối với tả cũng vậy, tả con để vợi cho mẹ hoặc tả phủ để vợi cho tạng.

- **Phế hư** không làm được nhiệm vụ sa thải thán khí thì tả thận để giúp phế kim.

- **Tâm nhiệt** thì tả phủ tiểu trường để giải nhiệt cho tâm.

Lại có khi tả tạng khắc để cứu tạng bị khắc.

- **Tâm đầy ứ**, phải tả thận thủy để cứu tâm (vì thủy dềnh lên nên tâm đầy ứ).

- **Tỳ hư yếu** có khi phải tả can mộc để giúp tỳ thổ nếu can mộc quá vượng hại đến tỳ.

Tất cả mọi vấn đề từ Trị liệu pháp đến Trị thuật đều phải dựa vào triệu chứng, đặc biệt dựa vào mạch lý.

CHƯƠNG SÁU

BÀO CHẾ DƯỢC LIỆU

Với kinh nghiệm như là một hình thức của khoa học thống kê, với thuyết âm dương ngũ hành, mọi dược liệu đông y dùng từ khoáng vật, thực vật, và động vật đều có cách bào chế riêng để phù hợp với trị liệu. Dụng cụ để bào chế rất đơn giản, chỉ dùng bằng đồ gốm như nồi rang bằng đất hoặc bằng sành và hầu như không bao giờ dùng dụng cụ bằng kim khí kể cả sắc thuốc (nấu thuốc) cũng vậy, phải dùng nồi đất hay bằng nồi thủy tinh chịu nhiệt (Pyrex) như ngày nay.

Bào là tẩm nước, tẩm rượu v.v... Chế là chế biến. Bào chế là nói chung, có nghĩa chế biến dược liệu v.v...

• Sao: dùng nồi rang bằng đất, đun nóng bỏ dược liệu vào sao như:

• Sao mật là tẩm vị thuốc vào mật lỏng rồi sao cho khô, nhằm mục đích nhập tỳ và cho vị thuốc bớt hăng mạnh. Chất ngọt nhập tỳ, có lẽ chất ngọt kích thích tụy tạng (tỳ) tiết chất Insulin, nhờ đó cổ võ tỳ làm việc.

• Sao hoàng thổ (tỳ thuộc thổ, hoàng thuộc thổ, đất thuộc thổ) cũng để nhập tỳ.

• Sao muối để dẫn thuốc nhập thận (muối kích thích thượng thận tiết Aldosterone).

• Sao với gạo hoặc cám để bổ khí.

• Bọc cám nướng, bỏ hạt lấy thịt như Kha tử.

• Bỏ lõi như Mạch môn và Thiên môn đông.

• Ngâm nước cam thảo, rút lõi, sao khô như Viễn chí (sao với Cam thảo để hết độc).

• Sao với dấm để thuốc đi vào tạng can (chất chua nhập can, Vitamine C giúp can tổng hợp Collagen-chất tạo gân xương).

• Tẩm rượu sao để dẫn thuốc vào tim (các loại thức ăn thức uống khác được hấp thụ qua ruột non, rượu được hấp thụ qua dạ dày nên tác động rất mau-rượu là chất phá cản-Barrier breaker).

• Tẩm rượu sao còn để vị thuốc giảm bớt tính lạnh như Đại hoàng, Tri mẫu, Hoàng bá.

• Sao với nước tiểu trẻ con để giáng hỏa như Xuyên khung sao với nước tiểu để trị đau đầu.

• Sao với gừng để tăng tính phát tán.

• Sao với sữa để giảm tính khô ráo và tăng chất bổ của thuốc.

- Nướng (Trích = chích) là một hình thức sao. Tuy nhiên, không tẩm mà chỉ nướng cho chín, nướng trên than, hoặc trên nồi rang nóng, có khi bọc cám hoặc bọc cơm nướng. Ngày nay có thể nướng trong lò điện như vị Hoàng kỳ nướng gọi là Trích Hoàng kỳ, có khi tẩm mật loãng, đem nướng khô để ôn bổ cho tạng tỳ và phế (Sinh hoàng kỳ là Hoàng kỳ không nướng, để bổ vệ khí: kín da thịt).

- Ổi: là nướng cho chín, bọc giấy thiếc nướng hoặc bọc cám, đất v.v... để nướng trong than cho chín để ôn tỳ vị, ôn trung. Gừng là vị thuốc đa dụng tùy cách sao chế:

• Sinh khương (cả vỏ): phát tán, tiêu đàm, trừ độc, kích thích tiêu hóa v.v...

• Khương bì (vỏ gừng): lợi tiểu, tiêu phù nề, phù thủng.

• Can khương (gừng bóc vỏ, để khô) rất nóng (đại nhiệt), có khi bóc vỏ đồ chín để khô. Trị hàn lãnh, tiêu thực, phá huyết. Có khi gọt vỏ sao khô cũng gọi là can khương.

• Bào khương là sao vàng.

• Thán khương: sao cháy đen còn tồn tính để cầm huyết, để đem hỏa trở xuống. Sao cháy đen gọi là thán khương (thường dùng lúc phụ nữ mới sinh như trong bài Sinh Hóa)

(Ổi khương là gừng nướng chín, đắc dụng trong việc nấu phở, vừa ôn trung vừa thơm vừa lợi tiểu).

- Bồi: bắt nồi rang lên lửa, đợi nóng, đem nồi rang ra, bỏ dược liệu vào sao cho khô.

- Phi: có hai cách, phi trên lửa hoặc phi trong nước (hỏa phi, thủy phi).

• Hỏa phi: nồi đất để trên lửa, đem dược liệu như: thạch cao hoặc phèn chua bỏ vào nồi phi cho tới khi thành bột.

• Thủy phi: đem dược liệu hòa tan trong nước, để lắng xuống, lọc bỏ phần cặn bã, giữ lấy dược liệu đã lọc sạch.

- Cao: là cô lại cho đặc như nấu cao gạc hươu, gạc nai, qui bản. Nấu nhiều lần, chiết nước cốt ra, chưng lại, bỏ xương bã đi, cô cho đặc thành cao. Cao hươu gọi là cao lộc, cao nai gọi là cao mê, cao rùa gọi là cao qui bản, cao cọp gọi là cao hổ v.v...

Sao chế hoặc bào chế có nhiều cách phức tạp. Trên đây chỉ là cách đơn giản thường dùng.

CHƯƠNG BẢY

CÁCH SẮC THUỐC

Sắc thuốc là nấu thuốc để lấy chất thuốc từ trong bã thuốc ra, không khác gì nấu xương để lấy chất ngọt từ xương ra.

Người xưa có hai cách sắc: sắc lửa nhỏ đối với loại thuốc bổ; sắc lửa lớn đối với loại thuốc trị bệnh ngoại cảm, loại này phải đậy nắp. Sách xưa thường bảo sắc 8 phân nước, còn lại 3 phân đem uống.

Ngày nay, ta không câu chấp như vậy; như đã nói, nấu thuốc nhằm mục đích lấy chất thuốc ra khỏi bã thuốc. Vậy nấu càng kỹ thì càng tốt. Tuy nhiên có một vài qui tắc chung:

1- Nồi phải bằng đất, hoặc bằng sành, hoặc bằng thủy tinh chịu nhiệt (Pyrex).

2- Thang thuốc lớn (nhiều cân lượng như thang Bát Vị hoặc Lục Vị) thì nên dùng nồi lớn và nhiều nước. Với thang Bát Vị, tôi dùng khoảng 1,3 lít nước. Với thang thuốc nhỏ cân lượng thì dùng ít nước, khoảng 800mls.

3- Lửa vừa phải, đặc biệt thuốc bổ, không cần đậy nắp, cho sôi lắp xắp để khỏi trào, đặc biệt trong thuốc có sâm hoặc những vị có nhiều chất Saponin thì nhiều bọt rất dễ trào (Đông y gọi những vị thuốc như vậy bổ khí vì có tính thăng đề = đi lên). Sắc như vậy cho tới khi nước còn một nửa thì chiết nước thuốc vào bình khác và giữ bã lại, nấu nước sôi đổ vào bã thuốc nấu thêm lần nữa (dùng nước sôi nếu nồi bằng thủy tinh vì dùng nước lạnh đổ vào bình đang nóng sẽ bị vỡ do tính co giãn bất thường). Và cũng chiết nước thuốc lần thứ hai khi còn một nửa (có thể sắc thêm lần thứ ba nếu còn chất thuốc). Bỏ bã, chung nước chiết lại, bỏ vào nồi cô cho đặc hơn, còn khoảng 400-500mls. Tùy bệnh, một ngày có thể uống hai lần, mỗi lần có thể uống 200-250mls. Cũng có thể chia làm 3 uống trong 3 ngày, mỗi ngày một lần (tùy cách chỉ vẽ của thầy thuốc). Nên nhớ khi cô thuốc phải cẩn thận, nếu nhỏ lửa quá, các chất bổ dưỡng sẽ đóng váng. Muốn khỏi đóng váng, trước khi tắt lửa, đậy nắp lại, có hơi nước là váng tan.

4- Loại lửa lớn và đậy nắp: thuốc ngoại cảm phải lửa lớn và đậy nắp vì loại thuốc này thường là thuốc phát tán, nhiều tinh dầu, dễ bay hơi (mất tinh dầu). Nay, ta không cần câu chấp, lấy những vị không tinh dầu sắc trước, đợi khi sắc xong, đem bỏ những vị có tinh dầu (như Bạc hà, Kinh giới, Tử tô v.v...) vào, đậy nắp, cho sôi một phút, tắt lửa, để vừa ấm đem uống. Cách này như ta hãm trà vậy. Thuốc ngoại cảm thường nhẹ cân lượng, chỉ cần sắc một lần, còn lại khoảng hai tách trà là được. Tuy nhiên, phải tùy thầy thuốc chỉ bảo nữa.

5- Những vị thuốc hòa tan, không cần sắc: A giao, Mang tiêu, đường, chờ được thuốc, bỏ bã, bỏ những vị này vào đun sôi hòa tan mà uống. Với vị thạch cao đã phi thành bột, bỏ vào ly, chế thuốc vào, quậy đều đem uống. Cặn còn lại, chế thuốc lần thứ hai mà uống. Uống 2, 3 lần như vậy là hết thạch cao.

6- Những vị thuốc kỵ lửa: vì nhiều tinh dầu và nhiều mùi thơm cần trong trị liệu như Quế, Trầm hương, Mộc hương, Nhũ hương, Một dược thì giã thật nhỏ hoặc mài ra bỏ vào nước thuốc quậy đều mà uống. Đặc biệt Quế và Trầm hương cũng như Mộc hương nấu chung với thuốc sẽ mất nhiều công hiệu. Người xưa bảo "Kiến hỏa vô công" là vậy.

7- Có những vị chế vào thuốc để uống: như nước tiểu, Trúc lịch, hoặc dấm, hoặc rượu v.v... chờ thuốc được, trước khi uống thì chế vào thuốc.

8- Có vị thuốc như Ma hoàng phải sắc trước tiên, vớt bọt xong mới bỏ các vị thuốc khác vào sau mà sắc.

9- Có những vị thuốc như Cao ban long (Cao gạc hươu) hoặc Cao mê (Cao gạc nai) thì dùng mật ong hấp cách thủy, cao tan ra mà ăn. Với huyết nhung của hươu nai (nhung còn có huyết màu đỏ) thì tán bột bỏ vào nước thuốc đun sôi mà uống hoặc nấu với cháo gạo mà ăn.

10- Hai vị thuốc gừng và táo (Khương táo) là hai vị thuốc đi vào tỳ vị để giúp tỳ vị. Tuy vậy muốn ấm tỳ vị thì dùng ổi khương, muốn bổ khí thì dùng gừng mà không dùng táo (Táo hoãn, chậm). Muốn phát tán thì dùng gừng sống. Những bài thuốc đi vào hạ tiêu như Lục Vị hoặc Bát Vị thì không thể dùng Khương Táo được. Thuốc bổ huyết thì không nên dùng gừng.

- Cách làm hoàn tán: trong phương thuốc để hoàn tán nếu có những vị mềm dẻo, nhựa như Thục địa, Mạch môn, Thiên môn thì sấy hoặc sao khô giã riêng; những vị có dầu như Hạnh nhân, Đào nhân cũng giã riêng; những vị khô ráo giã riêng, sau đó trộn chung cho đều, dùng mật hoặc nước cháo loãng mà hoàn từng viên to, nhỏ tùy ý, thường thì bằng hạt bắp hoặc lớn bằng quả nhãn là cùng.

- Cách ngâm rượu: bỏ thuốc vào bao vải hoặc bao lụa cột lại, bỏ vào bình rượu, đậy kín. Tùy cân lượng, cứ một lượng thuốc thì một lít rượu. Muốn mau thì chưng cách thủy. Nếu không để vài tuần là uống được.

CHƯƠNG TÁM

THỜI GIAN PHỤC DƯỢC

Thuốc có ba loại đi vào tạng phủ: loại thuốc nước do nấu từ bã thuốc, loại thuốc hoàn, và loại thuốc tán.

- Loại thuốc nước: uống cho mau có hiệu quả. Tuy nhiên, tùy bệnh để biết thời gian phục dược.

• Thực bệnh do phong, hàn, thử, thấp, táo, nhiệt thì cần uống gấp để trị bệnh cho mau. Thuốc sắc xong là uống, uống khi đói càng tốt.

• Hư bệnh: bệnh hư yếu về khí huyết hoặc về âm dương. Thường uống sau bữa ăn hoặc trước bữa ăn 1-2 tiếng đồng hồ. Trước bữa ăn 1-2 tiếng vì tỳ vị đang chờ ăn, uống lúc đó dễ được hấp thụ; sau bữa ăn 1-2 tiếng vì lúc đó tiểu trường đang hấp thụ thức ăn.

Với thuốc bổ khí và bổ dương tiên thiên, tôi thường cho uống vào buổi sáng vì dương hư đắc dương trợ (dương hư thì dược dương giúp). Thuốc bổ huyết hoặc bổ âm tiên thiên, tôi thường cho uống buổi tối 1-2 giờ trước khi đi ngủ vì lẽ âm hư đắc âm trợ. Bài Bát Vị Quế Phụ mặc dầu bổ hỏa, tôi vẫn cho uống vào ban đêm vì hỏa tiên thiên là hỏa trong thủy-là âm hỏa.

- Loại thuốc hoàn tán: dùng để điều dưỡng lâu dài, không cần gấp gáp, uống để giữ quân bình trong cơ thể. Loại hoàn tán tiện lợi khỏi sắc. Tuy nhiên, nhiều khi không thể dùng thuốc hoàn tán ở thị trường vì thị trường chỉ có thuốc tiêu chuẩn cổ điển như Lục Vị, Địa Hoàng Hoàn, Bát Vị Quế Phụ Địa Hoàng Hoàn (đừng lầm với Bát Vị Tri Bá Địa Hoàng Hoàn) và Bổ Trung Ích Khí hoàn v.v... Nhiều khi không phù hợp với bệnh nhân cần gia giảm. Vậy, tùy bệnh, nếu dùng cổ phương mà cần thêm bớt cân lượng hoặc cần gia giảm thì phải tự hoàn lấy thuốc hoặc nhờ dược sĩ Đông y hoàn giùm. Với thuốc hoàn tán, tùy hoàn to hay nhỏ, mỗi lần dùng 2-3 chỉ, có thể chiêu với nước cháo, với nước trà hoặc nước lạnh, hoặc với nước thuốc như Bát Vị Quế Phụ hoàn có thể chiêu với nước Bổ Trung Ích Khí hoặc với nước Qui Tỳ vì Bát Vị hoàn bổ cho hỏa Tiên Thiên, Bổ Trung hoặc Qui Tỳ bổ khí, huyết hậu thiên...

THIÊN MƯỜI BẢY

KINH NGHIỆM LÂM SÀNG
(KHÁC BIỆT GIỮA ĐÔNG Y VÀ TÂY Y)

Kinh nghiệm lâm sàng là kinh nghiệm chữa bệnh qua sách vở của cổ nhân và của chính tác giả.

Với Đông y, bệnh chỉ có ngoại cảm và nội thương. Ngoại cảm do lục dâm, còn gọi là lục tà gây nên. Lục tà gồm Phong, Hàn, Thử, Thấp, Táo, Nhiệt. Nội thương do thất tình gây nên. Thất tình gồm **Hỷ, Nộ, Ai, Lạc, Ái, Ố, Dục**, gom lại thành **Hỷ, Nộ, Ai, Tư, Khủng** (vì có Ái, Ố, Dục mới có Hỷ, Nộ, Ai, Tư, Khủng).

Có khi ngoại cảm dẫn tới nội thương. Có khi nội thương, chính khí yếu dễ dẫn tới ngoại cảm. Ngoại cảm hoặc nội thương đều có triệu chứng Hàn, Nhiệt. Hàn vì thực hàn (do phong hàn) hay hư hàn (do hư yếu mà hàn). Nhiệt do thực nhiệt do phong nhiệt, siêu vi, nhiễm trùng v.v... hoặc hư nhiệt do âm hư mà nhiệt ... Ngoài ra hàn chưa hẳn là thật hàn, nhiệt chưa chắc đã thật nhiệt. Phải biết phân biệt chân giả: chân hàn giả nhiệt và chân nhiệt giả hàn... Như vậy, để trị được bệnh phải biết Hàn, Nhiệt, Hư, Thực, Chân, Giả. Để phân biệt Hư, Thực, Chân, Giả phải dựa vào mạch lý, đặc biệt tứ tôn mạch là Trầm, Phù, Trì, Sác và mạch lực: hữu lực hay vô lực...

Về phần trị liệu chỉ có bổ hoặc tả. Hư bệnh thường phải bổ: Bổ có bổ khí hoặc bổ huyết; bổ thủy hoặc bổ hỏa; bổ ngũ tạng lục phủ. Thực bệnh (do thực tà) thường là tả như tả hỏa, giáng hỏa, trục thủy; Tả ngũ tạng, tả lục phủ v.v ... Bổ hoặc tả là mục đích tối hậu lập lại thế quân bình sinh lý của sự sống.

Với bổ và tả, trừ phần **phẫu thuật** và **quang tuyến** cũng như **phóng xạ trị liệu**, dược liệu Đông y đủ đáp ứng nhu cầu nhiều bệnh tật: với Đông y "Dược vô quí tiện" có nghĩa thuốc không có gì là quí, không có gì là hèn, khỏi bệnh là được. Bởi lẽ đó, Đông y sử dụng dược liệu từ khoáng vật, thực vật và động vật để trị bệnh, kể cả nhân trung bạch và nhân trung hoàng... Dược liệu được phân định âm dương: vị thuộc âm, mùi (khí) thuộc dương. Vị đậm là âm trong âm, nhạt là dương trong âm; Mùi nặng là âm trong dương, nhẹ là dương trong dương... Màu sắc hoặc cứng mềm đều phân biệt âm dương. Tuy vậy, phân biệt âm dương chỉ là tương đối. Nên dựa vào dược tính và công năng của dược liệu. Tính như hàn, nhiệt, ôn, lương. Công năng như bổ hoặc tả. Hàn như Hoàng cầm, Hoàng liên, Tri mẫu, Hoàng bá - gọi tắt là Cầm, Liên, Tri, Bá. Nhiệt như Quế, Phụ tử, Càn khương, Hồ tiêu ... Ôn như Hoàng kỳ, Bạch truật, Đương qui ... Lương như Mạch môn, Địa cốt bì, Thiên môn đông ... Bổ khí như Sâm, Kỳ, Truật. Bổ huyết Qui, Thục; Bổ hỏa như Quế, Phụ; Bổ thủy như Thục địa, Sơn thù; Bổ tâm như Ngũ vị tử; Bổ can như Sơn thù v.v... Tả tỳ như Chỉ thiệt, Lai phục tử; Tả phế như Ma hoàng. Tán nhiệt như Hương nhu, Cát căn ... Tán hàn như Ma hoàng, Quế chi. Trục thủy như Xa tiền tử, Trư linh, Trạch tả. Thẩm thấp như Bạch linh, Thương truật v.v...

Thật ra những dược tính của các dược liệu đều do nghiệm chứng hoặc kinh nghiệm lâu đời mà chưa hoàn toàn hiểu rõ cơ chế vì sao hàn, vì sao nhiệt, vì sao ôn, vì sao lương ... Có điều nên biết, Đông y khác hẳn với Tây y; Tây y dược lý dựa vào hóa năng, dẫn tới cơ năng, cuối cùng là công năng. Đông y dùng Binh lang (hạt cau) hoặc Đại hoàng với công năng tả Đại trường. Tây y dùng hoạt chất của hạt cau là Arécoline, và hoạt chất của Đại hoàng là Aloe-emodin, emodin để tả đại trường với hóa năng của hoạt chất dẫn tới cơ năng là tăng nhu động ruột, cuối cùng là công năng tống phân ra ngoài.

Như vậy Đông y dùng dược liệu với ý nghĩa dược tính, Tây y sử dụng dược liệu với cơ chế dược lý. Cả hai, cuối cùng đều nhắm vào công năng của dược liệu. Nên nhớ rằng, biết được dược tính là nhờ kinh nghiệm và nghiệm chứng lâu đời, như là một khoa học thống kê của một công trình thực nghiệm đích thực trên cơ thể con người, khác hẳn với dược lý Tây y thực nghiệm trên thú vật.

Dược lý Tây y, nhờ hóa học phân tích biết được cơ chế hoạt động của hoạt chất - rất tiến bộ; mặc dầu nhiều dược liệu vẫn chỉ được sử dụng dưới dạng công năng qua thực nghiệm sơ khởi mà chưa biết được cơ chế qua phân tích hóa học. Ngoài ra, Tây y dùng hoạt chất đơn độc khác với Đông y dùng hoạt chất trong một tập hợp hóa chất kể cả chất đệm (Buffer) nữa. Như Tây y dùng Strychnine của hạt mã **tiền** để chữa bệnh Beriberi hoặc bệnh tê liệt thì Đông y lại dùng cả hạt mã tiền (có chế biến) cùng một mục đích như Tây y. Với dược lý Tây y, dược chất vào cơ thể muốn có hiệu quả thì dược chất đó phải tự do nghĩa là không kết hợp với bất cứ phẩm vật nào trong máu. Nhờ vậy mà hoạt chất không bị biến thể và tự do đi tới mục tiêu bệnh tật như Penicillin đi tới vi trùng để diệt trùng, Furosemide đi tới ống cuốn trong thận để thận đào thải nước tiểu ... Điều này khác hẳn với Đông y, Đông y không dùng hoạt chất đơn độc mà dùng hoạt chất trong cùng một tập hợp hóa chất khác của cùng một dược liệu như dùng vị Binh lang, trong đó có hoạt chất Arecoline lẫn với chất Tanin và nhiều hóa chất khác, dùng vị Đại hoàng không đơn thuần chỉ có hoạt chất Emodin ... Đó là chưa kể đến mỗi toa thuốc Đông y thường gồm nhiều dược liệu như bài Tứ quân, Bổ trung, Lục vị, Bát vị, .v.v... Hơn thế nữa, lúc trị liệu Đông y phần lớn không nhìn vào cục bộ mà luôn luôn nhìn vào toàn diện hoặc là khí huyết hoặc là thủy hỏa. Ví dụ táo bón mà mạch vượng - chứng tỏ khí vượng- thì cho Tứ vật gia thêm một chỉ Đại hoàng (sao rượu để bớt hàn); nếu mạch nhỏ - không vượng - chứng tỏ khí thiếu thì cho Tứ quân cũng gia thêm một chỉ Đại hoàng. Nếu hỏa hư thì dùng Bát vị quế phụ thêm Nhục thung dung và Ngưu tất. Thủy hư thì dùng Lục vị thêm Nhục thung dung và Ngưu tất v.v... Nói vậy, không có nghĩa Đông y không bao giờ nhìn vào cục bộ; như Đạo xích tán, Tứ linh, Ngũ linh tán, Tiểu thừa khí, Đại thừa khí v.v... đều chữa theo cục bộ khi thực bệnh, thực chứng (bệnh nhân mạnh mà có thực tà), có khi thực tà trong hư bệnh vẫn phải dùng thuốc trị cục bộ và liền sau đó phải bổ thủy hỏa hoặc khí huyết ngay, nếu không sẽ hại tính mệnh.

Riêng vấn đề hàn nhiệt Tây y khác hẳn Đông y. Đông y quan niệm hỏa hư hoặc khí hư hoặc huyết hư thì hàn, hỏa vượng hoặc khí vượng hoặc huyết vượng thì nhiệt và thủy hư cũng nhiệt, còn thủy vượng hơn hỏa thì hàn. Tây y, hàn có thể do tuyến giáp trạng giảm hoạt thiếu Thyroxin làm giảm biến dưỡng căn bản nên lạnh, hàn có thể do thiếu ăn uống bổ dưỡng v.v... Từ quan niệm khác biệt đó, trong trường hợp bệnh nhân bình thường, ăn uống đầy đủ, tuyến giáp trạng không giảm hoạt và không có ngoại tà xâm nhập (như dị ứng, siêu vi hoặc nhiễm vi trùng) thì Đông y và Tây y rất khác biệt nhau về trị liệu hàn nhiệt. Với hàn, Đông y, nếu hỏa hư thì dùng Bát vị quế phụ, nếu dương khí hư thì dùng Lý trung. Với nhiệt, thủy hư thì dùng Lục vị, nếu huyết thực thì dùng Tứ vật bội Sinh địa gia Tri mẫu, Hoàng bá hoặc Hoàng cầm, Chi tử (tùy triệu chứng) ... Với Tây y, hàn thì sưởi ấm bằng máy ấm hoặc than củi, nhiệt thì dùng máy lạnh hoặc chườm nước đá.

Nếu có bệnh tuyến giáp trạng giảm hoạt hoặc nhiễm trùng mà có nóng lạnh thì Tây y hơn hẳn Đông y. Với tuyến giáp trạng giảm hoạt thì Tây y cho Thyroxin. Nhiễm trùng, Tây y dùng trụ sinh. Với bệnh nội tiết, Đông y không có trị liệu **thay thế** bằng các chất kích thích tố như Tây y. Đặc biệt bệnh nhiễm trùng, Đông y từ xưa có quan niệm rất sơ sài, tất cả bệnh tật do ngoại tà đều dùng một chữ **phong** như phong đòn gánh (Tetanus), phong cùi (Leprosy) v.v... Trong khi trị liệu bệnh sưng vú thì dùng Bồ công anh rất hiệu nghiệm. Ngoài ra còn có Kim ngân hoa, hẹ, tỏi ... đang ở giai đoạn thực nghiệm chưa hoàn toàn phổ biến với giá trị chuẩn xác của khoa học. Trên thực tế, với bệnh nhiễm trùng, những dược liệu mà Đông y dùng thường mang tính sát trùng với quang phổ lớn hiệu quả cho cả vi trùng gam âm (-) và gam dương (+) có khi cùng hiệu quả một lúc cho cả liên cầu khuẩn (Streptococcus) và bồ đào cầu khuẩn (Staphylococcus). Đặc biệt, khi chữa bệnh nhiễm trùng như sốt rét (Malaria) Đông y không dùng độc nhất vị Thường sơn ≈ Quinine mà phải kết hợp vị Thường sơn với Bổ trung ích khí nếu khí hư, hoặc với Tứ vật nếu huyết hư v.v... Điều đó chứng tỏ

Đông y luôn luôn lấy khí huyết làm đầu, hoặc thủy hỏa làm đầu. Phải chăm chú giữ lấy căn bản trong khi đánh bệnh. Phải nhìn vào cái toàn thể trước khi nhắm tới cục bộ. Phải luôn luôn nghĩ tới Hư Thực, Hàn Nhiệt, và Chân Giả. Hư thực phải dựa vào mạch lý và bẩm sinh. Mạch trọng án có lực là thực, vô lực là hư; mạch khi mạnh khi yếu là hư. Bẩm sinh mạnh thường là thực, bẩm sinh yếu là hư. Đau lâu ốm dài là hư; mới đau thường là thực. Hư ở đây là bệnh nhân hư yếu, thực ở đây là bệnh nhân thực, mạnh.

Hàn nhiệt phải biết hàn do cảm phải hàn tà hay do hư hàn (bệnh nhân yếu, dương hư mà hàn); nhiệt do cảm phải nhiệt tà hay do hư nhiệt (bệnh nhân yếu, âm hư mà có nhiệt).

Chân giả, người nóng, mạch phù đại mà vô lực là giả nhiệt chân hàn. Người lạnh, mạch trầm sác mà hữu lực là giả hàn chân nhiệt. Trên mặt nóng mà dưới chân lạnh là giả nhiệt chân hàn...

Hư hàn – vì dương hư mà hàn; Hư nhiệt – vì âm hư mà nhiệt, hoặc chân hàn giả nhiệt, hoặc chân nhiệt giả hàn đều do âm dương khí huyết chênh lệch tạo nên. Những bệnh như vậy thuộc về nội thương.

Còn bệnh ngoại cảm do cảm nhiễm lục dâm (phong, hàn, thử, thấp, táo, nhiệt). Lục dâm luôn luôn thực, bệnh nhân có khi thực có khi hư (bệnh nhân có khi mạnh, có khi yếu). Vì lẽ đó mới có thực bệnh, thực trong hư và thực tợ hư. Thực bệnh là tà thực, bệnh nhân mạnh, thực trong hư là thực tà trong bệnh hư yếu, thực tợ hư là thực tà mà triệu chứng giống như hư, trừ mạch lý v.v...

Với Đông y, ngoại cảm hay nội thương đều dựa vào mạch lý để biết hư hay thực. Hư chữa theo hư, thực chữa theo thực, phải luôn luôn để ý vào cái toàn thể là khí huyết và âm dương, trước khi nhắm vào cục bộ bệnh tật.

THIÊN MƯỜI TÁM

NGOẠI CẢM BIỆT TRỊ

Ngoại cảm là cảm nhiễm ngoại tà tức lục dâm: Phong, Hàn, Thử, Thấp, Táo, Nhiệt. Lục dâm mùa nào cũng có. Tuy nhiên, mùa xuân: phong (dị ứng và siêu vi) ưu thế; Hạ: thử (nắng) ưu thế; Trường hạ (tháng 6-7): thấp ưu thế; Thu: táo ưu thế; Đông: hàn ưu thế. Riêng về nhiệt có hai thứ nhiệt, nhiệt do phong hoặc do nhiễm trùng thì nhiệt độ cơ thể phải cao hơn 37°C (98°F) có khi tới 41-42°C ... còn nhiệt do chênh lệch thủy hỏa hoặc khí huyết thì chỉ biết do cảm giác và triệu chứng của bệnh nhân trong khi nhiệt độ cơ thể của bệnh nhân vẫn bình thường (37°C). Đông y sĩ nên có nhiệt kế để đo nhiệt độ biểu kiến của bệnh nhân: nếu nhiệt độ cao hơn 37ºC có thể do dị ứng hoặc nhiễm trùng.

Người xưa chữa ngoại cảm thường phân biệt Biểu, Bán Biểu Bán Lý, và Lý. Biểu thuộc về da thuộc về phủ; Bán biểu Bán lý thuộc về nửa phủ nửa tạng; Lý thuộc về tạng, lại phân biệt Mạo, Thương, Trúng đối với kinh lạc khi nhiễm lục dâm. Để đơn giản, theo tôi Mạo thuộc Biểu, Thương thuộc bán Biểu bán Lý, Trúng thuộc về Lý (đọc thêm ngoại cảm và nội thương). Ngoài ra, còn vấn đề truyền kinh nữa, đại khái là ở kinh Túc Thái dương không chữa sẽ truyền đến kinh Túc Thiếu âm v.v... Điều đó thực sự rắc rối. Ngày nay, để dễ hiểu, phối hợp Đông Tây, phải giải nghĩa cách khác:

• **Biểu chứng (*Mạo*)**: là lúc mới nhiễm bệnh. Lúc mới nhiễm bệnh có hai loại biểu chứng, một là biểu thực và một là biểu hư.

• **Biểu thực**: da thịt cứng chắc không có mồ hôi, đau đầu, đau mình, không nôn oẹ, ăn được, mạch phù sác, phù khẩn mà hữu lực hữu thần (bệnh như vậy là thực tà trong thực bệnh).

• **Biểu hư**: da thịt thưa hở, có mồ hôi, bệnh nhân sợ lạnh, rét run, người gầy yếu, sợ ánh sáng, mạch phù hoãn hoặc vi tế vô lực vô thần (bệnh như vậy là thực tà trong hư bệnh).

• **Bán biểu bán lý** (*Thương*): biểu chứng không chữa sinh lý cơ thể hỗn loạn không đủ đề kháng nên bệnh càng đi sâu tới phủ có khi bị nhiễm trùng hoặc siêu vi dẫn tới hàn nhiệt vãng lai (khi nóng khi lạnh). Nhiệt độ cơ thể cao hơn 37°C ăn được mà không nôn oẹ. Mạch lý nếu hư thì vô lực, thực bệnh thì hữu lực. Hư bệnh không thèm ăn, thực bệnh thì thèm ăn.

- **Lý chứng** (*Trúng vào tạng*). Biểu chứng để lâu không chữa đưa đến hệ miễn nhiễm yếu hẳn, dẫn tới nhiễm trùng thứ cấp ... có lý thực và lý hư.

• **Lý thực**: ăn được, hay nôn oẹ, nước tiểu đỏ, đại tiện bế vít, bụng đầy đau, họng khô, khát. Mạch trầm sác mà hữu lực, trào nhiệt (nóng lạnh từng cơn). Nhiệt độ cơ thể cao quá 37°C, có khi lên đến 40-41°C.

• **Lý hư**: trong lạnh, có khi đi cầu lỏng, không ưa ăn, không ưa uống. Nếu lý hư quá có thể đi cầu ra cả đồ ăn. Mạch trầm tế hoặc trầm vi.

Thật ra, khi nhiễm ngoại tà không luôn luôn theo một trật tự từ biểu đến bán biểu bán lý rồi tới lý, có nghĩa không luôn luôn từ nhẹ đến nặng, không luôn luôn từ Mạo đến Thương rồi mới tới Trúng. Biểu hay Lý tùy thuộc vào tính miễn nhiễm của cơ thể mạnh hay yếu (hư hay thực) và độc tính của ngoại tà nhiều hay ít kể cả số lượng. Khi nhiễm bệnh, sự phân biệt ngoại tà, nhẹ hoặc nặng, biểu hoặc lý đều dựa vào triệu chứng. Trong 6 tà, ngoài chữ phong (như mạo phong, thương phong, trúng phong) 5 tà khác, Đông y vẫn dùng chữ phong như phong hàn, phong thấp, phong nhiệt ... Thực ra phong là gió, gió do không khí chuyển động, không có gì mà không có trong gió. Hàn, Thử,

Thấp ... đều có trong gió. Phong hàn là gió mang hàn lại, phong thấp là gió mang thấp tới... Như vậy, chúng ta phải hiểu phong hàn là hàn, phong thấp là thấp... Còn phong tà mà chúng ta bị cảm nhiễm 4 mùa thường được gọi là cảm cúm, Tây y gọi là Commnon Cold. Cảm cúm hoặc phong tà phần nhiều do dị ứng hoặc do siêu vi. Dầu rằng cảm cúm cũng như Hàn, Thử, Thấp, Táo, Nhiệt mùa nào cũng có; Tuy nhiên tính phổ biến tùy mùa như Xuân thì phong (dị ứng) nhiều hơn, Đông thì hàn nhiều hơn, Thu thì táo nhiều hơn....

Để làm kiểu mẫu, sau đây, gồm 8 chương bàn về trị liệu ngoại cảm bốn mùa:

1. Khu phong

2. Khu hàn

3. Giải thử

4. Lợi thấp

5. Nhuận táo

6. Giải nhiệt

7. Những bài thuốc hòa giải ...

8. Những bài thuốc vừa thủ vừa công ...

CHƯƠNG MỘT

KHU PHONG
(ÔN BỊNH = CẢM MẠO)

Phong gọi chung là cảm cúm (Common Cold) cảm cúm phần nhiều do dị ứng (Allergy) hoặc do siêu vi. Dị ứng và siêu vi mùa nào cũng có, đặc biệt dị ứng nhiều nhất xảy ra ở mùa xuân vì xuân nhiều phấn hoa, bụi bặm từ côn trùng kể cả siêu vi. Mùa đông lạnh hệ miễn nhiễm giảm, dễ nhiễm siêu vi, đặc biệt siêu vi Influenza, gọi tắt là Flu. Trừ những loại Influenza đã được chích ngừa, những loại khác vẫn gây bệnh Flu.

Triệu chứng bệnh cảm cúm:

Do dị ứng hoặc do siêu vi đều có triệu chứng tương tự: ho hen, chảy nước mắt nước mũi, có khi đau cuống họng, mệt mỏi, đau đầu, đắng miệng, ngứa mắt, ngứa mũi, ngứa cuống họng mà ho, có khi suyễn, có khi táo bón, có khi chóng mặt. Nhiệt độ cơ thể tăng nhưng không cao lắm chỉ vào khoảng 38-39°C. Mạch phù hoãn mà hữu lực, không có mồ hôi.

Trị liệu phương *“Tang cúc ẩm gia Triết bối, Tiền hồ và Thiền y”*

(Phương của sách Ôn bệnh điều biện)

Triết bối mẫu	3 chỉ	Cúc hoa	1 chỉ
Tang diệp	2,5 chỉ	Liên kiều	1chỉ
Kiết cánh	2 chỉ	Sinh thảo	1 chỉ
Lô căn	2 chỉ	Bạc hà	8 phân
Tiền hồ	1,5 chỉ	Thiền y	1 chỉ
Hạnh nhân	1 chỉ		

Dược lý:

Bối mẫu: Xuyên Bối mẫu (Fritillaria Roylei).

Triết Bối mẫu (Fritillaria Verticillata).

Triết Bối mẫu còn gọi là Thổ Bối mẫu trồng ở Triết Giang; Xuyên Bối mọc hoang ở Tứ Xuyên.

Bối mẫu có nhiều Alcaloid, đặc biệt chất Fritimin có độ độc cao. Tuy vậy Đông y vẫn dùng với dược tính hàn, đi vào Thủ Thái Âm Phế và Thủ Thiếu Âm Tâm. Giải nhiệt hóa đàm ở tạng phế, giải nhiệt và khai uất ở tạng tâm. Bối mẫu kỵ dùng với Ô đầu Phụ tử.

Tang diệp (cây dâu tằm Morusalbal thuộc họ dâu tằm Moraceae). Trong lá dâu có chất Ecdysone, chất này giúp loại Tiết túc (Arthropods) thay da, kể cả loại bò sát như rắn. Với Đông y, lá dâu làm ra mồ hôi, trừ đàm, dễ ngủ, mát máu, trị đau khớp xương (theo tôi Ecdysone có thể trị ngứa ở da do dị ứng).

Cát cánh (hay kiết cánh: Platycodon – Grandiflorum thuộc họ Campanulaceae). Cát cánh chứa chất Kikyosaponin phá huyết tiêu đàm, trị ghẻ ở phổi, ho, đau cuống họng. Đông y bảo Kiết cánh còn có công dẫn thuốc vào phổi, chữa phong hàn ở ngoài biểu, chữa chứng đau cạnh sườn...

Lô căn (rễ cây lau): mát dạ dày, trị ban chẩn, mát phổi, cầm ói mửa.

Tiền hồ (Peucedanum Decumsivum thuộc họ Umbelliferae = hình tán) Tan nóng ở phổi, đuổi đàm, dẹp suyễn, dẹp đầy bụng, trị phong hàn.

Hạnh nhân (Prunuspersea thuộc họ hoa hồng = Rosaceae): hạnh là mận, mai là mơ. Thế mà hạnh nhân lại là nhân của hạt mơ. Trong hạt mơ có nhân, nhân chứa Hydrocyanic acid rất độc. Tuy nhiên, dùng ít không can gì. Theo Đông y, trị ho, làm ấm phổi, tiêu đàm và tiêu ứ ở đại tràng. Như vậy hạnh nhân đi vào kinh Thủ Thái Âm (phế) và Thủ Dương Minh (đại tràng).

Cúc hoa (Chrysan Themum Sinenses thuộc họ cúc = Compositeae): trong hoa cúc có chất Cholin, Adenin, Vitamin A. Theo Đông y, hoa cúc tán phong hàn, đau đầu, hoa mắt, nhiều nước mắt. Tuy vậy, uống nhiều hao khí thở ngắn, hụt hơi (tôi đã kinh nghiệm).

Liên kiều (Forsythia Suspensa thuộc họ lài = Oleacae): trong liên kiều có Alcaloid và Saponin tiệt trùng liên cầu khuẩn (Streptococcus), bồ đào cầu khuẩn (Staphylococcus), trực trùng (Coli) và vi trùng lao ... Với Đông y, liên kiều làm mát máu, trị ghẻ, xẹp sưng, thông tiểu.

Sinh cam thảo (Glycyrrhiza Uralensis thuộc họ cánh bướm = Papolonaceae): trong cam thảo có hoạt chất Glycyrrhizin, chất này làm cho cam thảo có vị ngọt. Với Tây y, đặc tính hoạt chất này có tác dụng giống như Cortisol của võ nang thượng thận: giảm đau, giữ nước, giải độc, làm tăng huyết áp, gây thủy thũng... Với Đông y: giải độc, thông cuống họng trị ho, điều hòa các vị thuốc, làm cho các vị thuốc tác dụng từ từ. Nướng chín bổ tỳ vị, dẫn thuốc đến tỳ vị (vì ngọt kích thích tỳ tiết chất Insulin)... Thuốc chữa tỳ vị thường có thảo và khương táo.

Bạc hà (Mentha Arvensis, thuộc họ hoa môi: Laminaceae) Hoạt chất: tinh dầu Mentola trị đau tại chỗ, trị ho. Tuy nhiên, có thể ngộ độc đối với trẻ con, nếu nhỏ vào mũi có thể làm ngưng thở. Với Đông y, giải uất ở can kinh, toát mồ hôi, giảm sốt, khai uất...

Thiền y = thiền thoái = xác ve sầu (Periostracum Cicadae, thuộc họ ve sầu Cicadae). Khi ve lột xác phải có chất Ecdysone kích thích để lột xác. Đông y dùng thiền y để trị ngứa dị ứng, trị trẻ khóc đêm, mất tiếng, đàn bà khó đẻ....

Ý nghĩa phương thuốc:

Dựa vào phương thuốc trên, trừ Liên kiều là vị thuốc diệt trùng (trụ sinh=kháng sinh) còn những vị khác đều để trị ho, hoặc giải nhiệt bằng phát hãn (Tang diệp) và chữa dị ứng như Thiền y ... Ta thấy chữa như vậy là chữa theo triệu chứng, làm giảm triệu chứng cho tới khi cơ thể tự lành, có thể nhờ chu kỳ phát triển siêu vi chấm dứt hoặc hệ miễn nhiễm cơ thể tăng. Điều này tương tợ Tây y chữa cảm cúm bằng cách dùng Tylenol, Aspirin để giảm nhiệt. Robitussin để trị ho. Nhiều khi dùng Advil (Ibuprofen) để trị cảm cúm đau nhức và sốt nhẹ.

Với phương thuốc trên, bệnh không thuyên giảm, nóng nhiều, nóng lạnh từng cơn (trào nhiệt) gọi là sốt (fever). Khi bệnh nhân lạnh run, nhiệt độ vẫn cao 40°C hoặc hơn. Bệnh nhân có thể đau đầu, mệt mỏi, nôn oẹ ... Mạch hữu lực phù sác, không có mồ hôi. Tất cả triệu chứng trên, có thể nghĩ là nhiễm trùng. Nếu thêm ho hen khó thở, phải nghĩ tới sưng phổi (Pneumonia) hoặc sưng cuống phổi (Bronchitis).

Cũng sách Ôn bệnh điều biện với phương **Ngân kiều tán**:

Liên kiều	1 lượng	Sinh cam thảo	5 chỉ
Ngân hoa	1 lượng	Đậu xị	5 chỉ
Ngưu bàng tử	6 chỉ	Kinh giới huệ	4 chỉ
Kiết cánh	6 chỉ	Trúc diệp	4 chỉ
Bạc hà	6 chỉ		

Tất cả tán bột, mỗi lần lấy 6 chỉ nấu với nước Lô căn mà uống (Lô căn = Lư căn = rễ cây lau).

Dược lý:

- **Kim ngân hoa** (Lonicera Japonica, thuộc họ cơm cháy: Caprifoliaceae) Thực nghiệm sơ khởi (chưa phân tích hóa học để biết hoạt chất): diệt trùng thương hàn, phó thương hàn, vi trùng lị, liên cầu và bồ đào cầu khuẩn, bạch hầu, phế cầu.

- **Ngưu bàng** (Arctium Lappa, thuộc họ cúc = Compositae) Tây y thấy trong Ngưu bàng có Lappin là loại Alcaloid, dùng để lợi tiểu, chữa tê thấp, sưng khớp (Arthritis). Đông y dùng để chữa ban chẩn, xọp sưng và chữa tinh hồng nhiệt tức Scarlet Fever. Scarlet Fever do vi trùng liên cầu khuẩn (Streptococcus)

- **Kinh giới** (Schizonepeta Tenuifolia thuộc họ hoa môi: Lamiacene) Đông y dùng kinh giới tuệ (hoa) để chữa cảm cúm, thông cuống họng, đầu mặt xây xẩm (huyết vận) chữa đẻ xong xuất huyết, máu cam, phong ngứa ngoài da hoặc trúng phong. Nói chung kinh giới dùng chữa cảm cúm, thanh cho huyết và cầm huyết.

- **Đậu xị** (Semen Sojae Prenparatum) chế từ đậu đen. Đông y dùng đậu xị để giải biểu (làm ra mồ hôi).

- **Trúc diệp**, còn gọi là Đạm trúc diệp cùng một họ với cây tre (họ lúa: Graminea, tuy vậy cây thấp 0.6-1.5 m, lá dài hình mác dài 10-15 cm). Đông y dùng Đạm trúc diệp hoặc lá tre để chữa cảm nhiệt, tính hàn, lợi tiểu.

Ý nghĩa phương thuốc:

Từ Tang cúc ẩm để chữa cảm cúm hoặc nhiễm siêu vi mà ho hen, có nhiệt, không có mồ hôi. Ho hen và nhiệt không giảm mặc dầu đã giải biểu... Ho hen càng tăng, nhiệt càng tăng khi nóng khi lạnh thì phải dùng Ngân kiều tán với các vị thuốc phần nhiều trị nhiễm trùng (như Kim ngân, Liên kiều, Ngưu bàng, Kinh giới v.v...) chứng tỏ theo kinh nghiệm người xưa đã biết dùng thuốc trụ sinh.

Với hai phương thuốc trên để chữa cảm cúm hoặc cảm cúm dẫn tới nhiễm trùng mà thân nhiệt tăng; gọi là ôn bịnh hoặc là phong ôn (bệnh nóng).

Với phương thuốc trên, nếu không khỏi, vẫn sốt vẫn ho hen phải nghĩ tới sưng phổi vì nhiễm trùng. Nên dùng trụ sinh (Tây dược).

CHƯƠNG HAI

KHU HÀN

Phong hàn mùa nào cũng có, đặc biệt cơ thể yếu dễ bị phong hàn - dễ bị cảm hàn tà mùa lạnh. Nguyên nhân, gặp gió lạnh trong khi cơ thể yếu, da thịt thưa hở, khí lạnh nhiễm vào cơ thể, bệnh nhân lạnh run.

- Triệu chứng: bệnh nhân lạnh run, ghét gió lạnh, ho hen, đau đầu, đàm nhớt trong, trắng (chứng tỏ phổi không nhiễm trùng) nước tiểu trong (không có nội nhiệt), có khi đau nhức khớp xương, mạch phù hoãn không có mồ hôi, có khi mạch phù nhược và có mồ hôi. Dùng hàn thử biểu đo nhiệt độ không tăng, vẫn ở 37°C hoặc 36,5°C (nhiệt độ không tăng chứng tỏ không nhiễm trùng). Nếu nhiệt độ tăng có thể do siêu vi, dị ứng hoặc nhiễm trùng.

- Trị liệu: với triệu chứng trên, mạch phù hoãn mà yếu, có mồ hôi thì cho Quế chi thang (Thương hàn luận).

Quế Chi Thang

Quế chi	3 chỉ
Bạch thược	3 chỉ
Sinh khương	3 chỉ
Đại táo	2 trái
Cam thảo	2 chỉ

Nếu mạch phù hoãn mà hữu lực, không có mồ hôi thì cho Ma hoàng thang (Thương hàn luận).

Ma Hoàng Thang

Ma hoàng	3 chỉ
Hạnh nhân	5 chỉ

Quế chi	2 chi
Cam thảo	1 chỉ

Trước sắc Ma hoàng trong 600 ml nước, vớt hết bọt, sau đó bỏ các vị thuốc kia vào, sắc còn 1/3 nước là uống được. Uống xong, ăn cháo nóng, đắp chăn nằm mồ hôi ra là được.

- Bàn: Lạnh run là cơ chế tạo nhiệt, thế mà nhiệt không tăng có thể do hai nguyên nhân:

1- Không do nhiễm trùng nên không có chất tạo nhiệt (Pyrogen) để tăng nhiệt độ.

2- Vì hàn tà quá mạnh làm khả năng biến dưỡng bị tê liệt cho nên cơ chế làm nóng bằng hiện tượng rung cơ (run) trở nên vô hiệu.

Với hai bài "Quế chi thang" và "Ma hoàng thang" , Quế chi thang để cố biểu (không cho mồ hôi ra) để giữ nhiệt; Ma hoàng thang để giải biểu và kích thích hệ trực giao cảm đồng thời kích thích biểu dương căn bản để tạo nhiệt. Hai bài thuốc trên nhằm đuổi hàn tà và điều chỉnh cơ chế điều hòa thân nhiệt.

Trong trường hợp cảm hàn, da thịt kín (biểu thực) nhiệt độ cơ thể tăng vì không thể tỏa nhiệt đó là hình thức ngoại bế nhiệt. Trị liệu phải cho Ma hoàng thang để giải biểu thì nhiệt tự lui. Nếu nhiệt không lui thì phải nghĩ tới nhiễm trùng.

Với hai nguyên nhân kể trên "1" và "2" không do nhiễm trùng, khả năng biến dưỡng bị tê liệt mà lạnh run, chứng tỏ cơ thể rất hư yếu, chúng ta không nên nghĩ tới Quế chi thang hoặc Ma hoàng thang mà nên dùng bài Lý trung; nếu mạch trầm vi, nên dùng bài Khu hàn phương.

Lý Trung Thang

Hoa kỳ sâm	4 chỉ
Bạch truật sao	3 chỉ

Can khương	2 chỉ
Chích thảo	1 chỉ

Nếu không hết lạnh thì thêm Nhục quế 2 chỉ, Phụ tử 1 chỉ

Khu Hàn Thang

Hoa kỳ sâm	4 chỉ
Bạch truật	3 chỉ
Nhục quế	2 chỉ
Phụ tử	2 chỉ

Với bài Lý trung có Can khương (gừng khô), có thể làm mồ hôi ra. Vì bệnh hư yếu, không muốn cho toát mồ hôi thì thêm 2 chỉ Ngũ vị tử để liễm mồ hôi.

Hai bài thuốc trên đuổi được hàn tà, không cho hàn tà đi sâu vào âm phận (ngũ tạng). Nếu hàn tà đã vào đến âm phận như trường hợp tam âm hợp bệnh (Túc Thái âm-tỳ; Túc Thiếu âm-thận; Túc quyết âm-can) mà lạnh, ỉa rót, vẫn có thể dùng Lý trung hoặc Khu hàn. Quá lắm, lạnh, ỉa ra cả đồ ăn thì phải dùng Tứ nghịch thang:

Tứ Nghịch Thang

Càn khương	5 chỉ
Phụ tử	3 chỉ
Cam thảo	1 chỉ

sắc uống.

Âm hư mà hàn; yếu nhược cảm phải hàn tà hoặc phát sốt, đau mình, miệng lưỡi khô ráo, mặt đỏ, khát mà không muốn uống nước lạnh, sốt nóng mà vẫn thích mặc áo. Tất cả đó là triệu chứng giả nhiệt mà chân hàn. Trị liệu nên dùng bài Lý âm còn gọi là Trợ âm tán tà.

Lý Âm Thang

Thục địa	5 chỉ
Đương qui	3 chỉ
Can khương	2 chỉ
Chích thảo	1 chỉ

Nếu còn lạnh gia thêm 2 chỉ Nhục quế. Với bài Lý Âm gia thêm Phụ tử còn gọi là Phụ tử Lý Âm Thang, gia cả Nhục quế và Sâm thì gọi là Lục Vị Hồi Dương Ẩm.

Bài *Lý Âm để chữa Âm hư mà hàn* (còn gọi là trợ âm tán tà). Bài Lý Âm tức bài Tứ Vật bỏ Khung và Thược thêm Càn khương Chích thảo.

Bài *Lý Trung để chữa dương hư mà hàn*. Bài Lý Trung tức bài Tứ Quân bỏ Bạch linh gia Càn khương. (Lý Trung có thể gọi là trợ dương tán tà).

CHƯƠNG BA

GIẢI THỬ

Mùa hạ nắng nóng, làm việc ngoài trời lâu, bị nhiễm khí nóng ở ngoài vào, mồ hôi ra nhiều, mất nước, đau đầu, choáng váng, chân tay mỏi mệt, khát nước, thân mình đau nhức, mửa oẹ, có khi tiêu chảy (có thể kiêm nhiễm siêu vi hoặc vi trùng). Mạch phù hư hoặc phù sác.

-Trị liệu:

Tứ Vị Hương Nhu Ấm

Hương nhu	1 lượng
Hậu phác	4 chỉ (sao gừng)
Bạch biến đậu	3 chỉ (sao)
Hoàng liên	2 chỉ (sao)

sắc, để nguội, uống từ từ.

- Gia giảm:

• Vọp bẻ (cramp) vì mất nước, thêm 2 chỉ Mộc qua.

• Mồ hôi ra nhiều, thêm 3 chỉ Sâm và 3 chỉ Chích hoàng kỳ.

• Tiêu chảy, thêm 2 chỉ Thăng ma.

- Phòng ngừa: mùa hè nên uống nước nhiều; hong nắng ngoài trời nên uống nước có pha chút muối.

- Người hư yếu, khó chịu ở mùa hạ, nên uống bài "Sinh mạch tán":

Sinh Mạch Tán

Hoa kỳ sâm	2 chỉ
Mạch môn	3 chỉ (khử tâm)
Ngũ vị tử	10 hạt

sắc uống.

- Trẻ em hoặc người lớn cảm nắng bị nóng cả trong lẫn ngoài, mồ hôi ra nhiều, miệng khô khát, có khi tiêu chảy nên dùng bài Lục nhất tán (6 phần Hoạt thạch/ 1 phần cam thảo)

Lục Nhất Tán

| Hoạt thạch | 6 lượng |
| Cam thảo | 1 lượng |

Tán nhỏ, rây kỹ, trộn đều, mỗi lần uống 1 chỉ với nước.

Nước uống nên đun sôi để nguội để tiệt trùng (mùa hè nóng nực, vi trùng dễ phát triển...)

CHƯƠNG BỐN

LỢI THẤP

Mùa hạ, đặc biệt mùa Trường Hạ vào khoảng tháng 6-7 Âm lịch trời thường hay mưa và nóng ẩm lại thêm ăn nhiều loại trái cây ngọt như xoài, mít, sầu riêng, nhãn, vải, v.v...nhiều chất đường tạo nên thấp nhiệt (thấp vì độ ẩm và đường thì giữ nước; nhiệt vì đường tạo nhiều năng lượng) bệnh nhân thường cảm thấy nặng nề, bứt rứt, nước tiểu thường đỏ, tiểu tiện thường cảm thấy nóng trong đường tiểu, đại tiện có khi nhòe nhoẹt, mạch ướt (tươi).

Trị liệu:

1- **Dùng Ngũ Linh Tán**: (sách Thương Hàn Luận)

- Bạch truật sao	6 chỉ.
- Bạch phục linh	6 chỉ
- Trư linh	6 chỉ
- Trạch tả	5 chỉ
- Quế chi	1.5 chỉ

Tất cả tán nhuyễn, trộn đều, mỗi lần uống một chỉ. Có thể sắc thành thang uống dần.

Trong bài Ngũ Linh tán, Bạch truật và Bạch linh để thấm thấp (làm cho khô ráo), kiện tỳ; Trư linh và Trạch tả để trục thủy (làm rọt nước, đi tiểu). Nên nhớ rọt nước chưa hẳn đã khô ráo nên phải có Phục linh và Bạch truật để hút hết độ ẩm trong cơ thể; Quế chi để điều hòa sự phát hãn và dẫn thuốc đến tứ chi.

2- Nếu ở nơi lam sơn chướng khí, nhiễm thấp khí, mệt mỏi ủ trệ, đi tiểu ít mà đỏ nên uống bài **Tứ Linh Tán** (hoặc thang): (sách Ôn Bệnh Điều Biện)

- Thương truật   3 chỉ
- Bạch linh   3 chỉ
- Trư linh   3 chỉ
- Trạch tả   2 chỉ

Tất cả tán thành bột, trộn đều, mỗi lần uống một chỉ, hoặc nấu nước uống.

Trong bài Tứ Linh lấy Thương truật thay Bạch truật vì Thương truật thẩm thấp nhiều hơn và ra mồ hôi hơn Bạch truật (Bạch truật kiện tỳ, không phát hãn).

CHƯƠNG NĂM

NHUẬN TÁO

Mùa thu khí hậu lạnh khô, cây cỏ xơ xác, lá vàng rụng, cảnh vật tiêu sơ; con người cũng theo tạo vật mà biến đổi, tóc lông rụng nhiều, da khô và se lại, mạch đi nhẹ như lông gọi là mao sáp hoặc mao sắc. Mùa thu thuộc kim, phế thuộc kim vì khí hậu khô se, phổi không đủ độ ẩm, cộng thêm bụi của cỏ lá mà sinh ra ho hắng, da thịt không mịn màng. Phế chủ bì mao (da lông), phế quá khô ráo, da khô lông rụng. Vậy, trị cái khô ráo do mùa thu thì phải nhuận sự khô ráo cho cơ thể gọi là nhuận táo. Nhuận táo trong mùa thu không gì bằng bài Quỳnh Ngọc Cao của ông Chu Đan Khê. Bài này để điều dưỡng, cũng như phòng ngừa sự khô ráo, làm cho tinh tủy đầy đủ, tăng cường nội lực, da dẻ hồng hào, lông tóc không bạc, sống lâu ít bệnh tật.

Quỳnh Ngọc Cao (của Chu Đan Khê):

- Sinh địa	1 cân
- Bạch phục linh	1 cân
- Sâm tốt	1/2 cân
- Mật ong	2 cân

Cách chế: Sinh địa tươi thì giã vắt lấy nước, khô thì nấu với nước bỏ bã, pha chung với mật ong chưng cách thủy khi nước mật đã hơi đặc giã Bạch linh và Sâm cho nhuyễn trộn vào chưng thêm cho tới lúc không còn hơi nước thì được. Bỏ cao vào hũ đậy kín cất nơi mát mẻ, mỗi ngày uống 2 muỗng cà phê vung với rượu hoặc với nước trước khi đi ngủ.

Để tiện, tôi thường ngâm rượu, lấy Sinh địa làm đơn vị thì Bạch phục linh là 1/4 của Sinh địa, Hoa kỳ sâm (hoặc Sâm Cao ly) bằng 1/6 của Sinh địa, Mật ong bằng 2 của Sinh địa. Lúc ngâm rượu tùy nồng độ thuốc mình muốn có thể một lượng thuốc bằng một lít rượu hoặc một lượng thuốc ngâm với 1/2 lít rượu. Riêng mật ong thì bỏ vào với rượu sau khi rượu đã chiết ra khỏi bã thuốc (vẫn theo tỷ lệ 2/1 của Sinh địa).

Mùa thu thuộc kim, phế cũng thuộc kim. Mùa thu khô ráo quá làm phổi không tươi nhuận nên dễ bị ho, ho khan không có đờm, đặc biệt ở Mỹ khí hậu mùa thu khô lạnh, trong nhà mở máy ấm mà không có điều hòa độ ẩm do đó dễ bị ho hơn. Có một bệnh nhân lâm vào tình trạng trên, uống gì cũng không khỏi, tôi cho bài Lục yểm sắc lên uống vào khỏi cổ là hết ho.

Lục yểm:
- Sinh địa — 4 chỉ
- Bạch thược — 2 chỉ
- Xuyên khung — 2 chỉ
- Đương qui — 3 chỉ
- Hoàng bá — 2 chỉ
- Tri mẫu — 2 chỉ

Bài Lục yểm tức là bài Tứ vật gia thêm Tri mẫu và Hoàng bá.

Tri mẫu tính nhuận, hơi hàn, không độc, ở trên thì trị phế hỏa, ở dưới thì nhuận cho tạng thận.

Hoàng bá tính hàn, không độc, trị thấp nhiệt ở hạ tiêu, tả thực hỏa ở thận.

Như vậy bài Lục yểm có tác dụng Tư âm giáng hỏa.

Có khi gia thêm Huyền sâm (tả hỏa ở thận) thì gọi là bài **Tư Âm Giáng Hỏa**. Nếu có đờm thì thêm vị Bán hạ.

Như vậy mùa thu khô táo thì nên dùng những vị mềm nhuận như Sinh địa hoặc Thục địa, Mạch môn, Thiên môn đông, Bách hợp, Ý dị nhân, và nên ăn những loại trái cây nhiều nước như lê, táo, nho v.v...

CHƯƠNG SÁU

GIẢI NHIỆT

Trong thiên XIII (Hàn Nhiệt) đã nói tới Nhiệt và bệnh nhiệt. Nhiệt do hư nhiệt hoặc thực nhiệt. Ở đây tôi chỉ bàn tới thực nhiệt do ngoại bế nhiệt hoặc do siêu vi hoặc vi trùng (hư nhiệt do chênh lệch khí huyết hoặc thủy hỏa sẽ nói trong phần trị liệu nội thương).

Ngoại bế nhiệt:

Có thể do siêu vi, có thể do lạnh, các tuyến mồ hôi không giãn nở, các mạch máu ngoại biên co lại làm cho nhiệt bị bế lại trong cơ thể mà tạo nên nhiệt. Nhiệt này có thể lên quá 37ºC, có khi tới 40º hoặc hơn, rất nguy hiểm, đặc biệt ở trẻ con. Tây y thường cho Aspirin hoặc Tylenol ..., với Đông y thường cho Quế chi thang hoặc Ma hoàng thang (đã nói ở trên). Trị liệu như vậy mồ hôi toát ra thì nhiệt giảm, hoặc đến khi chu kỳ phát triển của siêu vi hết thì bệnh khỏi.

Do nhiễm trùng:

Nhiễm trùng có thể là thứ cấp (người yếu, bệnh cảm cúm chưa khỏi mà bị nhiễm trùng) hoặc sơ cấp đều là nhiễm trùng. Đông y bảo bệnh nhiệt đã trị bằng cách phát hãn mà vẫn còn nhiệt là có dấu chứng nguy hoặc khó chữa phải nghĩ tới bệnh nhiễm trùng. Tây y cũng vậy, dùng các loại thuốc giải biểu và trấn thống như Tylenol, Aspirin, Advil v.v... mà không hết bệnh, bệnh có tăng, nhiệt độ không giảm cũng phải nghĩ bị nhiễm trùng.

Nhiễm trùng có nhiều thứ, đặc biệt thông thường có hai loại: Bồ đào cầu khuẩn (Staphylococ) và Liên cầu khuẩn (Streptococ). Tùy thuộc cơ quan bị nhiễm trùng để có triệu chứng khác nhau:

- **Nhiễm trùng bộ máy hô hấp** (phổi) có hai trường hợp:

• Phế quản viêm (Bronchitis): bệnh nhân ho, có khi ho khan, có khi ho có đờm, có khi sốt nhẹ, thở khò khè nếu nhiều đờm (**có khi do dị ứng chỉ cần uống thang Nhị trần hoặc Tiểu sài mà hết**). Nếu nhiễm trùng Liên cầu khuẩn thì đờm có màu xanh, nhiễm trùng Bồ đào cầu khuẩn thì đờm có màu vàng. Trị liệu vẫn Nhị trần hoặc Tiểu sài gia giảm. Nếu không khỏi phải dùng trụ sinh của Tây y.

• Phế viêm (chủ mô phổi viêm = Pneumonia): bệnh nhân ho, khó thở, sốt, có khi ớn lạnh, khi nóng khi lạnh (xem Cơ chế điều hòa thân nhiệt). Trị liệu phải dùng trụ sinh.

- **Nhiễm trùng bộ máy tiêu hóa:**

• Nhiễm siêu vi hoặc dị ứng bởi đồ ăn, bệnh nhân đi tháo chảy một vài lần sẽ hết.

• Nhiễm Amibe hoặc Shigella, hai loại này tạo nên bệnh kiết ly. Triệu chứng là đi đại tiện nhiều lần, rặn đau có khi ra máu, mình nóng và khát nước. Vi trùng Amibe thường nằm ở gan và túi mật. Trị liệu có thể dùng Tứ nghịch tán:

Tứ Nghịch Tán (khác Tứ Nghịch Thang ở trên)

- Sài hồ   3 chỉ

- Bạch thược   3 chỉ

- Chỉ thiệt   3 chỉ

- Chích thảo   3 chỉ

(Phương thuốc của Trọng Cảnh trong sách Thương hàn luận)

Sài hồ để thông mật, thông tam tiêu, giải nhiệt; Bạch thược để tả can (ngày nay Tây y dược đã thấy Bạch thược diệt được vi trùng Amibe); Chỉ thiệt phá khí, tiêu tan đàm nhớt; Chích thảo hòa hoãn đi vào tỳ.

Vi trùng Shigella có thể dùng bài Thược dược thang của sách Chứng trị Chuẩn thang:

Thược Dược Thang:

- Thược dược (bạch thược) sao	2 lượng
- Hoàng liên	5 chỉ
- Đương qui vị	5 chỉ
- Hoàng cầm sao	5 chỉ
- Binh lang	3 chỉ
- Mộc hương	3 chỉ
- Cam thảo	3 chỉ

giã nát, trộn đều mỗi lần lấy 5 chỉ sắc uống.

Hoàng liên sát trùng; Đương qui vị thông huyết phá ứ đọng; Binh lang tăng nhu động ruột để tống phân ra ngoài; Mộc hương thông hơi.

• Nhiễm trùng dịch tả (Cholera do vi trùng Vibrio Coma), vi trùng dấu phẩy; bệnh này đi tháo chảy, mất nước rất nguy hiểm, phải chuyền nước và cho trụ sinh. Nếu không bệnh nhân chết mau lẹ. Dịch tả là một bệnh dịch hay lây, chỉ có Tây y là trị được một cách dễ dàng và mau chóng.

- Nhiễm trùng hệ tiết niệu:

• Có thể nhiễm trùng thận.

• Có thể nhiễm trùng đường dẫn tiểu (ureter).

• Có thể nhiễm trùng bàng quang.

• Có thể nhiễm trùng đường tiểu (urethra).

Triệu chứng có thể đau lúc đi tiểu, trần nặng hay nhẹ, bệnh nhân có thể bị nóng sốt, có khi đi tiểu ra máu.

Trị liệu: Đông y thường dùng thuốc lợi tiểu như Trạch tả, Xa tiền v.v... Tuy nhiên không bằng Tây y dùng trụ sinh.

- Nhiễm trùng cuống họng:

Thường có hai loại là loại Bồ đào cầu khuẩn và Liên cầu khuẩn. Loại Liên cầu khuẩn rất nguy hiểm vì có thể xuống tim, xuống thận v.v... phải dùng trụ sinh mới trị được.

Nên nhớ trụ sinh có hai loại: một loại trị vi trùng gam dương và một loại trị vi trùng gam âm.

- Nhiễm trùng sốt rét (Malaria):

Bệnh nhân sốt, khi nóng khi lạnh; sốt theo từng cử nhất định, có khi cách nhật, có khi cách hai ngày một cử, có bệnh nhân lạnh nhiều hơn nóng, có bệnh nhân nóng nhiều hơn lạnh.

Tùy mạch lý, nếu vô lực thì dùng Bổ trung ích khí gia Hà thủ ô và Thường sơn (sao dấm để khỏi mửa); nếu lạnh nhiều gia thêm Phụ tử; nếu mạch hữu lực có thể dùng Tứ vật cũng gia Hà thủ ô và Thường sơn thì nhất định hết bệnh.

Tây y dùng Quinine, Thường sơn tợ như Quinine nhưng mạnh gấp trăm lần Quinine.

- Nhiễm trùng thương hàn (Salmonella):

Danh từ "thương hàn" của Đông y khác thương hàn (Typhoid) của Tây y:

Thương hàn của Đông y là do hàn tà (khí lạnh) chạm vào kinh Túc thái dương (bàng quang). Thương hàn của Tây y là Typhoid do vi trùng Salmonella gây ra. Vi trùng này nhiễm vào đường tiêu hóa làm sưng ruột, sốt lạnh, để vài ba ngày không chữa sẽ đưa tới chảy máu ruột.

Triệu chứng nóng sốt, nhiệt độ lên xuống với biểu đồ răng Cưa (ᨈ) Nếu ấn chẩn vào bẹn bên phải (hốc chậu bên phải là nơi ruột già "lên") thầy thuốc có cảm giác như đè vào bọt nước. Hỏi bệnh nhân, có thể trước đó 1-2 tuần bệnh nhân ăn hến hoặc ốc (vì Salmonella từ bộ máy tiêu hóa thải ra sông hồ làm cho hến và ốc nhiễm phải).

Trị liệu: dùng trụ sinh trị vi trùng gam âm như Ampicillin cũng được.

Với Đông y, Typhoid có triệu chứng nóng lạnh, có khi táo bón, đi cầu ra máu, lưỡi xám có khi đen. Mạch khẩn sác vô luân (nhanh không đếm được).

Trị liệu: phải tả hạ để bảo vệ lấy thủy, sau đó mới điều bổ. Bệnh nhân thường bị rụng tóc một thời gian vì mất máu. Tôi đã thấy cha tôi chữa cho anh tôi, may mà sống được. Nay tôi nghĩ tả hạ có thể xổ hết vi trùng trong ruột, hoặc thuốc tả hạ có thể diệt trùng?

CHƯƠNG BẢY

NHỮNG BÀI THUỐC HÒA GIẢI ĐẮC DỤNG VỚI TỨ THỜI CẢM MẠO

Hòa giải (khi phân vân trong ngoài, lý hoặc biểu):

Ngoại cảm, bệnh thực, mạch thực hoặc biểu thực đã có bài Ma hoàng thang, hoặc biểu hư thì có bài Quế chi thang đã nói ở phần trên. Tuy nhiên nhiều khi ngoại cảm mà mạch lạc rất khó định thì ta phải dùng những bài thuốc có tính cách hòa giải như bài Tiểu sài hồ và bài Tiêu diêu tán.

Bài Tiểu sài hồ (sách Thương hàn của Trọng Cảnh):

- Sài hồ   3 chỉ

- Hoàng cầm   2 chỉ

- Bán hạ   1 chỉ

- Nhân sâm   1 chỉ (Hoa kỳ hoặc Cao ly sâm)

- Chích thảo   1 chỉ

- Đại táo   1 trái

- Sinh khương 2 lát

Bài này để chữa **hàn tà** nhập vào kinh Túc thiếu dương (đởm). Đởm là phủ của Can, thuộc Mộc, thuộc phong. Chư thống do Can (mỗi đau đều do Can), phong dễ nhập Can trước, ở đây hàn tà đụng vào kinh Thiếu dương nên gọi là thương hàn. Triệu chứng hàn nhiệt vãng lai (nóng lạnh lui tới) như sốt, đắng miệng, ho hen, đau đầu, mỏi mê ...

• Ý nghĩa bài thuốc:

- Sài hồ: giải nhiệt, thông tam tiêu (khai uất tam tiêu) thông túi mật.

- Hoàng cầm: mát phổi.

406

Theo Đông y Sài hồ thăng dương, hoàng cầm giáng âm, đề biệt âm dương cho nên nóng lạnh không đắp đổi nữa.

- Bán hạ: trị đàm, trị ói nhợn, tính ráo.

- Hoa kỳ sâm: trong bài thuốc này không phải bổ mà để giúp sức cho bài thuốc.

- Chích thảo: hòa hoãn.

- Đại táo: nhập tỳ.

- Sinh khương: ấm và phát tán.

• Gia giảm:

- Nếu ngực nặng, không ói, bỏ vị Bán hạ và Sâm, gia thêm một quả Quát lâu xác.

- Nếu khát, bỏ Bán hạ, tăng thêm Nhân sâm lên 3 chỉ.

- Nếu đau bụng, bỏ vị Hoàng cầm (tính hàn) thêm vào vị Bạch thược (tả Can khí liễm Can huyết).

Bài Tiêu Diêu tán (hoặc thang) (bài của Thái Bình Huệ Dân hòa tễ cuộc):

- Bạch truật sao	2 chỉ
- Bạch phục linh	1.5 chỉ
- Đương qui	2 chỉ
- Bạch thược	1.5 chỉ
- Sài hồ	1 chỉ
- Ổi khương (gừng nướng)	2 lát
- Chích thảo	1 chỉ
- Bạc hà	1 chỉ

Bài Tiêu Diêu tán cũng nhằm vào can nhiệt, đau mình, rêm xương, ho hen, khô cổ, nóng lạnh như sốt, mạch phù hoạt (phong) và hữu lực.

• Ý nghĩa bài thuốc:

- Bạch truật, Bạch linh: để bổ khí.

- Đương qui, Bạch thược: để bổ huyết.

- Sài hồ: trừ nhiệt, thông tam tiêu.

- Bạc hà: khai uất cho tạng can và đởm, kích thích tạng tỳ.

- Chích thảo: để điều hòa các vị thuốc khác.

- Gừng nướng: để ôn trung (ấm bụng).

Tiêu diêu tán, theo tôi là một bài thuốc tuyệt diệu dùng vào bệnh không phân biệt được lý hay biểu, cho dầu biết mạch lạc, cho nên phải giữ lấy khí huyết trong khi dùng Sài hồ và Bạc hà để tán.

Để phân biệt, khí hư thì người bạc nhược, xanh xao, mạch nhỏ, phải tăng Linh Truật; huyết hư thì da thịt đen, khô, đàn bà thì kinh nguyệt không đều, mạch có khi hữu lực, lớn mà rỗng là khí vượng hơn huyết, phải tăng Qui Thược (xem thêm phần gia giảm Thiên XVI).

Bài Tiêu Diêu tán nếu uống 1-2 thang mà hết bệnh là bệnh thuộc ngoại cảm. Nếu hết mà bệnh trở lại hoặc không hết bệnh là bệnh thuộc nội thương.

Bán biểu bán lý:

Khi ta biết được biểu chứng, tà phạm vào kinh Thiếu dương thì dùng bài Tiểu sài hồ; khi không phân biệt được trong ngoài (biểu hoặc lý) thì dùng bài Tiêu diêu tán.

Nay, bệnh ở Thiếu dương đã truyền đến kinh Dương minh (Thủ dương minh: đại tràng), bệnh nhân nóng sốt, bí đại tiện, hoặc táo bón, mạch trầm thực (là bệnh đã ở sâu, thuộc lý), trị liệu phải dùng bài Đại Sài Hồ.

Đại Sài Hồ (sách Thương hàn luận):

- Sài hồ   3 chỉ
- Hoàng cầm   1 chỉ
- Bán hạ   1 chỉ
- Chích thảo   1 chỉ
- Sinh khương   1 chỉ
- Đại táo   1 trái
- Bạch thược   1 chỉ
- Chỉ xác   1 chỉ
- Đại hoàng   2 chỉ

• **Ý nghĩa bài thuốc**: Đại sài hồ là do Tiểu sài hồ bỏ Sâm mà gia thêm Bạch thược, Đại hoàng và Chỉ xác. Bỏ Sâm vì Đại hoàng đủ mạnh không cần Sâm giúp sức cho bài thuốc nữa.

- Bạch thược: để tả tạng can (vì mạch trầm thiệt là tà đã vào lý-vào tạng).

- Đại hoàng: để tả đại tràng (Thủ dương minh).

- Chỉ xác: tống hơi, trị đàm nhớt.

Nếu bệnh từ **Thiếu dương** truyền sang **Thái dương** (Túc thái dương: bàng quang) với triệu chứng của **Thiếu dương** hợp với tiểu tiện không thông, đỏ, cổ cứng thì giữ y nguyên bài Tiểu sài hồ gia thêm Bạch thược và Quế chi.

Nếu tam dương hợp bệnh là **Túc thiếu dương, Thủ dương minh** và **Túc thái dương** đều bệnh; nóng sốt, đau đầu, đắng miệng, đại tiểu tiện đều bí kết, mạch trầm sác và thực, mồ hôi toát ra, đủ thứ triệu chứng, trị liệu phải dùng Bạch hổ thang.

Bạch hổ thang: - Thạch cao   5 chỉ (phi nhuyễn)
                    - Tri mẫu   4 chỉ

- Ngạnh mễ   3 chỉ (gạo lứt)
- Cam thảo   1 chỉ

Thạch cao phi thành bột bỏ vào ly, sau khi sắc Tri mẫu, gạo lứt và cam thảo được rồi đổ nước thuốc vào thạch cao khuấy đều, uống cho hết thạch cao. Nếu chưa đại tiện và tiểu tiện được thì uống thêm nữa. Tả xong là hết bệnh.

• Ý nghĩa bài thuốc:

- Thạch cao là chất $CaSO_4$ (Sulfate de Calcium), tính lạnh (thuộc loại kiềm), hút nước, nhờ đó mà nước từ tế bào vào đường ruột làm phân mềm dễ đại tiện.

- Tri mẫu: tính hàn, nhuận phế, nhuận tỳ vị.

- Ngạnh mễ (gạo lứt): giúp sức cho thuốc và bổ khí.

- Cam thảo: hòa hoãn.

Bài Bạch hổ thang lấy từ sách Thương hàn luận của Trọng Cảnh. Bài này còn dùng chữa cho bệnh giả âm (đái âm), trong nóng ngoài lạnh, mạch trầm sác mà thực, và còn dùng chữa bệnh vị nhiệt, mau đói, miệng lưỡi nổi mụt, đại tiện táo kết. Lúc tôi còn nhỏ 9-10 tuổi, miệng lưỡi nổi mụt đau rát, mau đói, thân phụ tôi cho tôi một thang gồm:

- Sinh địa   4 chỉ
- Thạch cao   5 chỉ
- Cam thảo   1 chỉ

Tôi uống chỉ một thang là khỏi bệnh. Tôi nghĩ rằng bài ấy cũng có thể biến từ bài Bạch hổ nhưng không dùng Tri mẫu mà dùng Sinh địa để mát huyết, không dùng Ngạnh mễ vì bệnh tôi không trầm trọng chỉ có vị nhiệt thôi, hơn nữa tôi ăn cơm nhiều và mau đói, chứng tỏ khí vượng đâu cần Ngạnh mễ giúp sức.

Kết luận:

Bài Tiểu sài hồ để giải biểu khi tà nằm ở kinh **Túc thiếu dương** (đởm). Tiểu sài hồ là bài thuốc nhẹ nhàng không công phạt. Trường hợp mạch lạc mà thầy thuốc không minh định được biểu hay lý mặc dầu có triệu chứng thì dùng bài **Tiêu dao tán** để bệnh hiện rõ, khỏi hoặc không khỏi như đã nói ở trên. Vì lẽ đó, Tiểu sài hồ và Tiêu diêu tán được gọi là hai bài thuốc hòa giải. Tới khi từ biểu đã vào tới Dương minh tức là bán biểu bán lý thì dùng bài Đại sài hồ. Và khi **tam dương** hợp bệnh, mạch trầm, thực, sác (tà nhập lý) thì dùng bài Bạch hổ.

CHƯƠNG TÁM

NHỮNG BÀI THUỐC
VỪA THỦ VỪA CÔNG
TRONG HƯ BỆNH THỰC TÀ

Thực bệnh thực tà thì đã có những bài như Ma hoàng thang và Quế chi thang để giải biểu; khi phân vân thì có Tiểu sài hồ và Tiêu diêu tán để hòa giải, có Đại sài hồ để chữa bán biểu bán lý, và Bạch hổ thang để chữa tà nhập lý v.v...

Nay hư bệnh thực tà thì không thể không cẩn thận, cho nên khi chữa phải vừa cố thủ vừa đánh bệnh. Cố thủ là cố thủ chỗ hư bằng cách bổ trong khi công bệnh. Đó là cách chữa vương đạo nhất.

Hư có khí hư, huyết hư, thủy hư hoặc hỏa hư. Hư bệnh thực tà vẫn có biểu chứng và lý chứng. vẫn phải giải biểu và điều hòa trong lý.

Giải biểu (vì tà còn ngoài biểu):

1/- **Bài Giải Khí Thư Uất Thang** (trích từ Y Tôn Tâm Lĩnh của Hải Thượng):

- Sa sâm	2 chỉ
- Phục linh	1 chỉ
- Thương truật	1.5 chỉ
- Chích thảo	5 phân
- Sài hồ	2 chỉ
- Bán hạ	1 chỉ
- Chi tử	2 chỉ
- Trần bì	1 chỉ

412

- Khương hoạt	1 chỉ
- Địa cốt bì	1 chỉ
- Ô dược	5 phân
- Gừng	2 lát
- Đại táo	2 trái

sắc uống.

Bài này để chữa tứ thời cảm mạo mà người khí hư, xanh xao, ít nói, ưa tĩnh, trì trệ. Triệu chứng thời phát sốt, ghê rét, đoản khí, đau nhức mình mẩy, mỏi mệt, đờm nhiều, ho nhổ, đau bụng, tiết tả, tiểu tiện đỏ, đau đầu đều dùng bài thuốc này.

Ý nghĩa bài thuốc:

Đây là bài **Lục quân tử** hợp với bài **Tiểu sài hồ** mà biến ra rồi gia thêm Khương hoạt để trị đau nhức, Ô dược để thuận khí, Địa cốt bì để trị nóng tận xương và tiết giảm mồ hôi. Bài **Lục quân** thì Nhân sâm thay bằng Sa sâm để mát phế, nhuận phế; Thương truật thay cho Bạch truật vì Thương truật trừ thấp và phát hãn hơn Bạch truật. Còn Tiểu sài hồ thì Hoàng cầm thay bằng Chi tử để lương huyết và lợi tiểu.

Sự kết hợp, sửa đổi và gia giảm thật là khéo, khéo tuyệt:

- Sa sâm, Trần bì, Bán hạ để trị ho đờm.

- Ô dược, Trần bì để thuận khí.

- Sài hồ, Thương truật để trị nóng rét và giải biểu.

- Khương hoạt, Thương truật để trị đau nhức vì thấp.

- Chi tử, Địa cốt bì để mát huyết.

2/- Bài Dưỡng Huyết Tán Tà:

- Sinh địa	3 chỉ
- Đương qui	2 chỉ
- Xuyên khung	1 chỉ

- Đan sâm	1 chỉ
- Huyền sâm	1 chỉ
- Mẫu đơn	1 chỉ
- Sài hồ	1 chỉ
- Bạc hà	8 phân
- Chích thảo	5 phân
- Gừng sống	3 lát

Bài này để chữa tứ thời cảm mạo mà bệnh nhân huyết hư, người gầy, đen, nóng tính, hay giận, tóc da khô. Lúc phát bệnh, nóng lạnh, nóng nhiều, ghê rét, đau đầu, đau mình, nước tiểu đỏ, không có mồ hôi.

Ý nghĩa bài thuốc: đây là bài Tứ vật gia giảm.

- Sinh địa, Đương qui: để bổ huyết.

- Xuyên khung: để trị đau đầu và thông huyết.'

Bỏ Bạch thược vì Bạch thược tính liễm trong khi cần giải biểu (cho ra mồ hôi) gia:

- Đan sâm: tẩu huyết, sinh tân huyết.

- Huyền sâm: mát thận, mát huyết.

- Mẫu đơn (đơn bì): cho ra mồ hôi.

- Sài hồ: trị nóng lạnh.

- Bạc hà: cho ra mồ hôi và khai uất.

3/- **Bài Sài Vật Thang:**

- Sinh địa	4 chỉ
- Đương qui	3 chỉ
- Bạch thược	2 chỉ
- Xuyên khung	1 chỉ
- Sài hồ	3 chỉ

- Hoàng cầm	2 chỉ
- Bán hạ	2 chỉ
- Sâm	1 chỉ
- Chích thảo	1 chỉ
- Đại táo	1 trái
- Sinh khương	1 lát

Bài này cũng để chữa người huyết hư mà cảm mạo tương tự như bài Dưỡng Huyết Tán Tà ở trên.

Từ bài Bổ Khí Thư Uất và bài Dưỡng Huyết Tán Tà của Hải Thượng rồi tới bài Sài Vật Thang, chúng ta thấy rằng chữa bệnh không thể bỏ cổ phương, phải giữ cổ phương và chỉ quan trọng ở phần gia giảm tùy theo bệnh. Như vậy, học thuốc là phải biết cổ phương, đặc biệt về khí huyết và thủy hỏa, hiểu rõ dược tính và biết gia giảm (nên đọc nhiều về gia giảm).

Hiểu như vậy, trong trường hợp khí huyết đều hư mà muốn giải biểu chúng ta có thể dùng bài Bát Trân (Tứ Quân hợp với bài Tứ Vật) mà gia giảm như huyết hư hơn khí thì cho Tứ Vật nhiều hơn; khí hư hơn huyết thì dùng bài Tứ Quân nhiều hơn, sau đó cộng thêm những vị thuốc giải biểu như Sài hồ, Bạc hà v.v...

Điều hòa trong lý:

Khi bệnh nhân hư yếu mà thực tà đã nhập lý thì ta vẫn tùy vào khí huyết và thủy hỏa để giải tỏa tà kết trong lý.

Những bài thuốc dưới đây, tôi lấy từ sách Hải Thượng và từ bức thư người anh thứ tư của tôi là **Lê Văn Khởi** gởi cho tôi vào ngày 22/8/1983, tôi đã áp dụng đều có hiệu quả.

1/- **Huyết hư nhuận táo phương:**

• Bài của Hải Thượng: Bài Tứ Vật gia Chỉ xác và Đại hoàng sắc uống nóng.

Bài này để chữa huyết hư, táo bón, đau đầu với mạch trầm và sác (trầm là bệnh ở trong, sác là nhiệt) mà vô lực (không thể tả mà không bổ nên phải có Tứ Vật để nhuận huyết bổ huyết rồi mới gia Đại hoàng và Chỉ xác để tả đi).

• Bài của anh tôi: bài Tứ Vật chỉ gia Đại hoàng 1 chỉ sao rượu mà không gia Chỉ xác, vẫn hiệu quả.

Bài này tựa như bài trên nhưng thiếu Chỉ xác với triệu chứng như trên và có mạch sác (khí vượng và nhiệt).

2/- Khí hư phá kết phương:

• Bài của Hải Thượng: bài Tứ Quân (Sâm, Linh, Truật, Thảo) gia Chỉ xác và Đại hoàng (sao với gừng).

Bài này để chữa người khí hư, bạc nhược ... mạch trầm tế mà táo kết nên dùng Tứ Quân để bổ khí cho tỳ vị rồi gia Chỉ xác và Đại hoàng để tả đi.

• Bài của anh tôi: tợ như trên nhưng chỉ gia Đại hoàng mà không có Chỉ xác và dặn tôi "Mạch hoãn, khí hư thì dùng Tứ quân gia thêm 1 chỉ Đại hoàng sao rượu".

Hai cách chữa tuy tương tự nhưng một bên có Chỉ xác một bên không, có lẽ thời anh tôi ở Việt Nam dân không có ăn cho nên thêm Chỉ xác sợ phạt khí quá chăng?

3/- Bổ Tỳ Âm (của Hải Thượng):

- Thục địa   4 chỉ

- Đương qui   3 chỉ

- Bạch truật   2 chỉ

- Nhục thung dung   2 chỉ

- Ngưu tất   1 chỉ

Bệnh nhân táo kết mà mạch bộ quan bên hữu PHÙ mà HÂU (rỗng) chứng tỏ huyết yếu, táo kết vì dương của vị (dạ dày) vượng, khô ráo nên táo kết. Phải nhuận tỳ tức bổ âm cho tỳ bằng Qui, Thục và có Bạch truật để giúp dương co tỳ. Dùng Nhục thung dung, Ngưu tất mà không dùng Đại hoàng vì Nhục thung dung nhuận mà thong thả, không mạnh mẽ như Đại hoàng. Ngưu tất để đem xuống. Nếu trọc khí đầy chướng ở trên thì thêm vị Trầm hương để thông đi.

4/- Bổ Vị Dương:

- Hoa kỳ sâm	5 chỉ
- Bạch truật	1 lượng (sao với sữa)

Bài này để chữa bệnh nhân mạch hữu quan bên phải trầm vi vô lực chứng tỏ tỳ vị đều thiếu dương mà bệnh lại táo kết phải tả đi nhưng không thể được vì tả hạ lại mất dương. Thế cho nên phải bổ cho vị dương thì tự nhiên giải được táo kết. Đó là cách chữa lấy thủ làm công, lấy bổ làm tả. Bế nhi bế chi là vậy.

Qua 4 bài thuốc của Hải Thượng và 2 bài của anh tôi gởi cho tôi, tôi nghĩ anh tôi đã nói một câu chí lý: **"Mạch lớn thì trọng dụng Qui Thục, mạch nhỏ thì trọng dụng Sâm Truật là nguyên lý"**.

5/- Bài Lục Vị Địa Hoàng gia Nhục thung dung, Ngưu tất và Đương qui:

- Thục địa	8 chỉ
- Hoài sơn	4 chỉ
- Sơn thù	4 chỉ
- Bạch linh	2 chỉ (ngâm sữa sao)
- Đơn bì	3 chỉ
- Đương qui	3 chỉ
- Ngưu tất	1 chỉ
- Nhục thung dung	2 chỉ

Bài này để chữa bệnh nhân thủy hư (âm hư) hình thể gầy khô, bạc nhược, táo kết vì thủy không có, làm dịch khô kiệt nên táo kết, mạch tả xích vô lực. Trị liệu phải dùng Lục vị gia giảm: bỏ Trạch tả để giữ nước, gia Đương qui để nhuận huyết và nhuận đại trường, Nhục thung dung và Ngưu tất (như đã nói ở trên) để nhuận và đem xuống.

6/- Bài Bát Vị Quế Phụ gia Nhục thung dung và Ngưu tất:

- Thục địa	8 chỉ
- Hoài sơn	4 chỉ
- Sơn thù	4 chỉ
- Bạch linh	3 chỉ
- Đơn bì	2 chỉ
- Trạch tả	2 chỉ
- Phụ tử	1 chỉ
- Nhục quế	1 chỉ
- Nhục thung dung	3 chỉ
- Ngưu tất	1 chỉ

Bài này để chữa bệnh nhân hỏa hư, táo kết, mạch hữu xích mà vô lực, người lạnh, bạc nhược. Hỏa của thận quan trọng cho việc tiêu hóa, sưởi ấm tam tiêu, vận hành được tam tiêu mới giúp tỳ vị tiểu trường và đại trường truyền tống được thức ăn. Uống bài trên sẽ khỏi.

Tất cả 6 bài thuốc trên để trị thực tà trong hư bệnh với cái lý lấy thủ để công và lấy thủ làm công, lấy bổ để tả, lấy bổ làm tả. Không gì vương đạo hơn cách trị liệu trên (xem chương Bổ Tả).

THIÊN MƯỜI CHÍN

ĐIỀU TRỊ TẠNG PHỦ

Thủy hỏa và khí huyết là chung cho Lục phủ Ngũ tạng- là chung cho cơ thể. Lục phủ Ngũ tạng liên quan mật thiết với nhau. Tuy nhiên mỗi tạng mỗi phủ có nhiệm vụ riêng về sinh lý và cơ cấu riêng về cơ thể, do đó tạng phủ cũng có bệnh lý riêng cho nên mỗi tạng phủ có cách trị liệu riêng gọi là trị liệu cục bộ và cũng không ngoài bổ hoặc tả dựa theo hư hoặc thực, khí hoặc huyết, thủy hoặc hỏa.

Trong thiên này gồm 5 chương theo thứ tự ngũ hành:

1- Điều trị Tỳ, Vị   (THỔ)
2- Điều trị Phế, Đại trường   (KIM)
3- Điều trị Thận, Bàng quang   (THỦY)
4- Điều trị Can, Đởm   (MỘC)
5- Điều trị Tâm, Tiểu trường   (HỎA)

CHƯƠNG MỘT

TỲ VÀ VỊ

TỲ (TỤY TẠNG):

Tỳ là Tụy tạng (Pancreas) là nơi chứa phân hóa tố để **tiêu thịt, đường và mỡ**, là nơi chứa Insulin và Glucagon để điều hòa lượng đường trong máu. Tỳ thuộc **Kinh Túc thái âm.**

Theo Đông y, vì tỳ thuộc thổ (âm thổ) ẩm thấp nên ưa khô ráo. Tỳ thuộc trung ương, về hậu thiên là chủ cho lục phủ ngũ tạng vì rằng phân hóa thức ăn cho lục phủ ngũ tạng. Mạch của tỳ ở hữu quan.

Những vị thuốc thuộc về tỳ:

• **Bổ tỳ**: - *Bổ dương* cho tỳ gồm: Bạch truật và Thương truật. Bạch truật không phát hãn, Thương truật trừ ẩm thấp và phát hãn.

       - *Bổ âm* cho tỳ là Thục địa và Long nhãn nhục. Thục địa phải sao khô vì tỳ ưa khô ráo.

Ngoài ra còn có Hoài sơn, Bạch biến đậu (đậu ván), ý dĩ (lợi thấp) và táo, thảo.

• **Tả Tỳ**: Chỉ thiệt, Lai phục tử (hạt củ cải), Hậu phác, Chỉ xác, Trần bì, Binh lang (hạt cau)

• **Ấm Tỳ**: Phụ tử, Càn khương, Nhục đậu khấu, Ổi khương, Thảo quả, Đại hồi, Sa nhân, Hồ tiêu, Mộc hương.

•**Tiêu thức ăn**: Thần khúc, Sơn tra tiêu mỡ thịt, Mạch nha tiêu chất bột.

• **Mát Tỳ**: Đại hoàng, Hoàng cầm. Hoàng bá, Tri mẫu ...

Những bài thuốc bổ tỳ:

1/-**Bổ dương khí cho tỳ**:

• **Bài Tứ Quân (Tứ Quân Tử):**

- Sâm	2 chỉ
- Bạch truật	3 chỉ
- Bạch linh	2 chỉ
- Chích thảo	1 chỉ
- Thêm gừng, táo sắc uống.	

Bài thuốc này để chữa những người dương khí hư yếu, bạc nhược, hay mỏi mệt, thở ngắn, mạch hữu quan hoặc hoãn, hoặc nhược, tay chân yếu ngại cử động. Bài này kiêm cho cả tỳ hư và phế nhược. Bài Tứ quân đi vào Túc thái âm (tỳ) và Túc dương minh (vị) và Thủ thái âm (phế).

Về dược tính thì Sâm bổ khí; Bạch truật sao kiện tỳ; Bạch linh thẩm thấp và phạt can thận để hành mộc và hành thủy không hại được tỳ thổ; Chích thảo hòa trung châu và nhập tỳ.

Gọi là Quân tử vì thuộc về dương khí (còn về âm huyết thì gọi là "VẬT" như bài Tứ Vật).

Gia giảm:

- Bệnh mới khỏi muốn tiêu thực thì gia thêm Trần bì (Ngũ vị di công).

- Có đàm nhiều thì gia thêm Trần bì, Bán hạ (Lục quân tử).

- Khí hư nhiều thì tăng Sâm.

- Lạnh thì thêm Phụ tử, Quế.

- Đầy bụng thì gia Mộc hương, Binh lang (để thông khí).

2/- **Bổ âm huyết cho tỳ** (của Hải Thượng):

- Bạch truật	4 lượng ngâm sữa, sao
- Sâm tốt	2 lượng sao gạo nếp

- Thục địa	1 lượng nướng thơm
- Càn khương	1 chỉ sao đen
- Long nhãn	7 chỉ
- Cao ban long	1 lượng

Nấu 5 vị trên 3-4 lần chiết lấy nước cô lại thành cao và bỏ Cao ban long vào khuấy đều, để nguội, mỗi lần uống 1 muỗng với nước sắc liên nhục (hạt sen).

Bài này chỉ chữa cho người tỳ âm hư yếu, ăn uống không được, người gầy, da thịt khô, trong bụng cảm thấy phiền, khát, khô khan và ăn không tiêu.

Tuy bổ âm mà vẫn phải dùng Bạch truật vì không có Bạch truật thì không thể giữ dương khí cho tỳ mà còn sao sữa và nấu thành cao thì đã hết khô ráo của vị Bạch truật. Hơn nữa Sâm, Thục, Cao ban long và Long nhãn là những vị thuốc nhuận cộng lại thành 4,7 lượng nặng hơn 4 lượng Bạch truật.

Gia giảm: Sôi bụng thì gia 1 chỉ Đàn hương; nếu đi cầu hoạt thì gia Nhục đậu khấu 2 chỉ.

Theo tôi bài thuốc trên rất khó khăn cho ngày nay vì tìm Cao ban long cũng rất khó, nên chúng ta có thể sửa đổi được một cách giản dị hơn:

- Hoa kỳ sâm	2 chỉ
- Thục địa	6 chỉ, sao thơm
- Bạch truật	5 chỉ, ngâm sữa sao kỹ
- Long nhãn	4 chỉ
- Mạch môn đông	2 chỉ, sao gạo
- Càn khương	1 chỉ, sao đen

sắc uống.

Mạch môn tính nhuận hợp với Sâm, Thục và Long nhãn = 10 chỉ, gấp đôi Bạch truật.

3/-**Tiểu Kiện Trung**:

- Quế chi	3 chỉ
- Bạch thược	3 → 5 chỉ
- Sinh khương	3 chỉ
- Cam thảo	1 chỉ
- Đại táo	12 trái
- Di đường	3 chỉ (Di đường là kẹo mạch nha)

Bài Tiểu Kiện Trung tức bài Quế Chi thêm Di đường và bội Bạch thược lên 5 chỉ. Tiểu Kiện Trung để bổ Trung châu (Tỳ) hư lao, và trị bụng lạnh. Bội Bạch thược để tả Can (Can Mộc khắc Tỳ Thổ), thêm Di đường vì kẹo mạch nha có phân hóa tố tiêu chất bột, và ngọt kích thích tụy tạng tiết Insulin.

Những bài thuốc tả tỳ:

1/- **Tả hoàng tán** (tả tỳ tán):

- Chi tử	2 chỉ
- Hoắc hương	1 chỉ
- Phòng phong	1 chỉ
- Cam thảo	1 chỉ, nướng vàng
- Thạch cao bột	1 chỉ, để riêng.

Bài này để chữa tỳ nhiệt, miệng hôi, nổi mụt, táo bón ...

Chi tử mát cho tỳ, tả hỏa ở tiểu tràng; Hoắc hương thuận khí, trị hoắc loạn (tiêu chảy), phát tán; Phòng phong trị du phong mụn nhọt; Cam thảo nhập tỳ, hòa trung; Thạch cao hàn, tả vị hỏa.

2/- **Điều vị thừa khí**:

- Đại hoàng	3 chỉ
- Man tiêu	2 chỉ
- Cam thảo	1 chỉ

Đại hoàng tính hàn, tả vị và đại tràng; Man tiêu (Na_2SO_4) là Sulfate de Sodium một loại thuốc muối để xổ đồ ứ đọng trong ruột (tả); Cam thảo ôn trung tinh hòa hoãn.

3/- Thanh tỳ ẩm:

Trị tỳ bị thấp (ẩm ướt), tay chân rời rạc, cảm thấy nặng nề, mà thêm ghê rét thì dùng bài Bình Vị Tán gia Thảo quả hợp với bài Tiểu Sài Hồ:

- Thương truật   3 chỉ, tẩm nước gạo
- Hậu phác   2 chỉ, tẩm nước gừng
- Trần bì   1 chỉ, bỏ tơ
- Chích thảo   1 chỉ
- Thảo quả   1 trái
- Sài hồ   2 chỉ
- Bán hạ   2 chỉ
- Hoàng cầm   1 chỉ
- Sâm Hoa kỳ   1 chỉ
- Thêm gừng, táo sắc uống.

VỊ (DẠ DÀY):

Vị là phủ của tỳ, vị thuộc thổ- dương thổ, là nơi chứa thức ăn. Thức ăn được nghiền nát đẩy xuống tiểu trường (thập nhị chỉ trường), ở đây phân hóa tố từ tụy tạng (tỳ) tiết ra là tiêu hóa thức ăn thành nhũ trấp để được hút vào máu nuôi cơ thể. Vị thuộc kinh Túc dương minh.

Những vị thuốc về Vị:

- **Bổ Vị:** Bạch truật, Hoàng kỳ, Đại táo, Biến đậu, Sơn dược, Long nhãn, Chích thảo.

- **Tả Vị:** Thạch xương bồ, Chỉ thiệt, Bạch giới tử (hạt cải-mù tạt), Lai phục tử (hạt cải củ), Chỉ xác.

- **Ấm Vị**: Càn khương, Ổi khương (gừng nướng chín), Cao lương khương (riềng), Thảo quả, Hoắc hương, Sa nhân, Đại hồi ...

- **Mát Vị**: Thạch cao, Tê giác, Cát căn, Hương nhu, Thạch hộc, Tri mẫu, Hoàng bá, Trúc diệp.

Những bài thuốc về Vị:

Vị ưa ướt, ghét ráo. Tuy nhiên ướt quá cũng không được. Tỳ vị tuy liên quan với nhau mà tính khác nhau, nhiệm vụ khác nhau.

• BỔ: Vị hư không đủ khí lực để nghiền nát thức ăn, và có khi có thể không tiết đủ ClH (Hydrochloric Acid) để tiêu hóa thức ăn, bệnh nhân không thèm ăn uống, mệt mỏi, mạch bộ quan bên hữu hoãn cho dầu có lực thì phải bổ bằng những bài thuốc sau đây:

1/-Ngũ Vị Di Công:

- Hoa kỳ sâm	3 chỉ
- Bạch truật sao	3 chỉ
- Bạch linh	2 chỉ
- Chích thảo	1 chỉ
- Trần bì	1 chỉ
- Thêm gừng, táo sắc uống.	

Gia giảm:

- Nếu đờm nhiều thêm 1 chỉ bán hạ.
- Nếu đầy bụng gia thêm 1 chỉ mộc hương.

2/-Bổ Trung Ích Khí (bài của **Lý Đông Viên**):

- Hoa kỳ sâm	3 chỉ
- Chích hoàng kỳ	3 chỉ
- Đương qui	2 chỉ
- Bạch truật sao	2 chỉ

- Thăng ma	1 chỉ
- Sài hồ	1 chỉ
- Trần bì	1 chỉ
- Chích thảo	1 chỉ
- Gừng (sinh khương)	3 lát
- Đại táo	1 trái

Ý nghĩa bài thuốc:

Bài Bổ Trung Ích Khí để chữa tỳ vị hư và cả phế hư nữa, ăn không tiêu, nhọc mệt, thở nhẹ, ngại nói, nhiều khi dương khí hạ hãm, đầy bụng hay trung tiện...

Sâm, Kỳ, Truật để bổ khí; Đương qui giúp cho huyết thì thuốc bổ khí mới hiệu lực; Thăng ma đem lên và tả đại trường; Sài hồ thăng dương thông tam tiêu; Trần bì thông khí, thuốc bổ khí thường có Trần bì.

Gia giảm:

- Ăn uống không tiêu bụng đầy thì gia Mộc hương,

Chỉ xác.

- Bụng lạnh thì gia Sa nhân, Nhục đậu khấu.

- Người lạnh thì gia thêm 1 chỉ Phụ tử.

3/- **Dưỡng Vị Tấn Thực Thang**:

- Sâm	2 chỉ
- Bạch truật	2 chỉ
- Bạch linh	2 chỉ
- Chích thảo	1 chỉ
- Hậu phác	1 chỉ
- Trần bì	1 chỉ
- Thương truật	1 chỉ

- Mạch nha sao   1 chỉ

- Thần khúc sao   1 chỉ

- Thêm gừng, táo sắc uống nóng.

Ý nghĩa bài thuốc:

Bài Dưỡng Vị Tấn Thực Thang để chữa tỳ vị hư, ăn uống không được. Đây là bài Ngũ Vi Di Công gia Thương Truật để trừ thấp; Hậu phác để kiện tỳ; Mạch nha để tiêu chất bột; Thần khúc tiêu hóa.

• **TẢ**: Vị không tiêu mà mạch hữu lực thì nên tả. Bệnh nhân hay nhợn ói, hay ợ hơi, ọe ngược, thường ăn không tiêu, hay đại tiện lỏng phân, biếng nhác ưa nằm, hay đau lói không nhất định thì nên dùng những bài sau đây:

1/- **Bình Vị Tán**:

- Thương truật   2 chỉ

- Hậu phác   2 chỉ

- Trần bì   1 chỉ

- Chích cam thảo   1 chỉ

- Ổi khương   1 chỉ (gừng nướng)

Nếu vị bị đầy cộng thêm táo kết hoặc không đại tiện được mà mạch trầm sác hữu lực thì nên dùng bài Tiểu Thừa Khí.

2/- **Tiểu Thừa Khí**:

- Đại hoàng

- Hậu phác

- Chỉ thiệt

Nếu bệnh nhân gặp phải thương hàn *dương chứng* không ghét lạnh mà ghét nóng, miệng khát, họng khô, nói xàm, táo bón thế là cả Túc dương minh (vị) và Thủ dương minh (đại trường) hợp bệnh thì dùng bài Điều Vị Thừa Khí (đã nói ở mục tỳ).

Với hai bài thuốc Tiểu Thừa Khí và Điều Vị Thừa Khí không đủ hiệu quả thì phải dùng bài Đại Thừa Khí.

3/- **Đại Thừa Khí**:

- Đại hoàng sao rượu 5 chỉ
- Mang tiêu   4 chỉ
- Hậu phác   3 chỉ
- Chỉ thiệt   3 chỉ

Nấu Chỉ thiệt và Hậu phác trước, bỏ Đại hoàng vào sau. Khi sắc xong lấy nước thuốc đổ vào Mang tiêu mà uống ấm.

Nên nhớ khi tả phải cẩn thận, dùng Tiểu Thừa Khí trước, không hiệu quả mới dùng Đại Thừa Khí. Và khi tả đi đại tiện được thì thôi, không dùng thuốc nữa, vì tả nhiều có thể nguy đến tính mạng.

CHƯƠNG HAI

PHẾ VÀ ĐẠI TRƯỜNG

PHẾ:

Phế là cơ quan hô hấp, nhả thán khí, hút dưỡng khí, gồm hai lá phổi, lá trái và lá phải nằm trong lồng ngực, thuộc kinh Thủ thái âm, mạch ở hữu thốn. Với ngũ hành phế thuộc kim, tính của phế ưa thu teo.

Những vị thuốc bổ phế:

Hoàng kỳ, Nhân sâm, Đảng sâm, Bá hạp (tức Bách hợp), Yến sào, A giao, Mạch môn đông, Băng đường (đường phèn), A tử nhục (Kha tử)

Những vị thuốc tả phế:

Ma hoàng, Bạch giới tử, Kiết cánh, Thăng ma, Bán hạ, Bối mẫu, Hạnh nhân, Tiền hồ, Tang bạch bì, Tử uyển, Tô tử.

Những vị thuốc mát phế:

Thạch cao, Hoàng cầm, Tri mẫu, Huyền sâm, Thiên môn đông, Mạch môn đông.

Những vị thuốc ấm phế:

Ma hoàng, Nam tinh, Bán hạ, Tô cánh, Sinh khương.

Những bài thuốc bổ phế:

1/- **A Giao Tán** (hoặc Bổ Phế Tán):

- A giao	2 chỉ
- Mã đậu linh	1 chỉ
- Ngưu bàng tử	1 chỉ
- Hạnh nhân	1 chỉ
- Nhũ mệ (gạo nếp)	1 chỉ
- Chích thảo	1 chỉ

Bài thuốc này để chữa phổi yếu có khi ho ra máu (khái huyết), có khi thêm Bách hợp và Mạch môn. A giao cầm máu bổ huyết; Mã đậu linh mát phổi; Ngưu bàng tử trị ghẻ mụt và thông hơi trong phổi; Hạnh nhân ấm phổi, trừ đàm; Nhũ mệ bổ khí.

2/- **Bài Tứ Quân**: đã nói ở trên.

Nếu phế yếu và tỳ cũng yếu thì dùng bài này gia thêm Hoàng kỳ sao.

3/- **Bài Bổ Trung Ích Khí**: đã nói ở trên.

Bài này vừa bổ tỳ vừa bổ phế.

Những bài thuốc tả phế:

1/- **Tả Phế Tán** (Tả Bạch Tán):

- Tang bạch bì	2 chỉ
- Địa cốt bì	2 chỉ
- Cam thảo	1 chỉ

Bài này trị phổi nóng mà ho, tùy đó mà gia giảm, như có đàm thì gia Bán hạ, Bối mẫu; nếu ho khan thì gia Sinh địa, Mạch đông v.v...

2/- **Nhị Trần Thang**:

- Bạch linh	2 chỉ
- Trần bì	2 chỉ
- Bán hạ	1 chỉ
- Cam thảo	1 chỉ

Bài này để chữa đàm nhiều, để khử đàm.

3/- **Thanh Kim Thang**:

- Thiên môn

- Mạch môn

- Hoàng cầm

430

- Trần bì

- Tri mẫu

- Bối mẫu

- Tang bạch bì

- Cam thảo

Đại khái là như vậy, phải biết hư thì nên bổ, thực thì nên tả. Thực trong hư thì trong bổ có tả.

Vấn đề phế có bệnh suyễn rất khó chữa. Suyễn có nhiều nguyên nhân: di truyền, dị ứng, hút thuốc lâu năm tạo thành **khí phế** (Emphysema) là các tế bào phổi bị khí nằm trong đó, không thu nhận được dưỡng khí.

Tây y thường chia suyễn làm hai thứ (trừ di truyền, không khí ô nhiễm và hút thuốc) là do dị ứng và do giảm thiểu kích thích tố: từ 40 tuổi trở về trước thường do allergy (dị ứng); từ 40 tuổi trở về sau thường do kích thích tố giảm, đặc biệt là kích thích tố sinh dục.

Đối với Đông y có phần do thủy hỏa hoặc khí huyết. Có lần, một cháu bé 9 tuổi bị suyễn, tôi đặt ống nghe vào lưng khi thở ra nghe rít như tiếng sáo, tôi bắt mạch hữu thốn và hữu quan phù hồng mà hữu xích lại trầm nhược. Tôi lý luận theo Đông y là hỏa đi ngược lên, hỏa hư ở dưới, phù du hỏa vượt lên trên. Tôi cho Bát Vị Quế Phụ gia Ngưu tất và Mạch môn đông mà bệnh khỏi hẳn. Nay cháu đã 40 tuổi có chồng có con cái. Riêng tôi, khi trẻ hút thuốc nhiều bị khí phế, lại bị ung thư, cắt phổi 3 lần, phổi dễ bị nhiễm trùng khi thì sưng phổi (Pneumonia) mà bị suyễn phải dùng trụ sinh và dùng những vị thuốc nở cuống phổi như Ma hoàng (Ephedrin) ... Có khi ho đờm phải dùng đến Codein (từ thuốc phiện). Tôi nói vậy để quí vị biết, cơ quan (ngũ tạng lục phủ) nào cũng vậy, đủ thứ bệnh phải quán xuyến mới biết được, và có khi cũng chẳng biết gì, không thể nói mà không có trách nhiệm.

Với Đông y, người xưa có bài thuốc Định Suyễn Thang, tôi xin viết ra đây:

Định Suyễn Thang (hoặc hoàn):

- Bạch quả   21 trái
- Ma hoàng   3 chỉ   (nở cuống phổi)
- Bán hạ   2 chỉ   (trừ đàm)
- Hạnh nhơn   2 chỉ   (trừ đàm)
- Tô tử   2 chỉ   (giáng khí)
- Tang bạch bì   2 chỉ   (mát phổi)
- Hoàng cầm   2 chỉ   (mát phổi)
- Cam thảo   1 chỉ   (hòa hoãn).

ĐẠI TRƯỜNG:

Đại trường là phủ của phế, thuộc kinh **Thủ dương minh**, là nơi tống đồ cặn bã của thức ăn ra ngoài.

Những vị thuốc bổ đại trường:

[Có nghĩa đại trường hư yếu hay đi tiêu chảy trong khi cơ thể không có bệnh gì (hư trong thực)].

Anh túc xác (vỏ trái thuốc phiện), A tử (Kha tử) (tính chất vì nhiều Tanin) để làm săn đại trường, Dâm dương hoắc và Bách hợp.

Những vị thuốc tả đại trường:

Đại hoàng, Đào nhơn, Thăng ma, Ma du (dầu mè), Tần giao, Bạch chỉ, Hạnh nhơn, Lê trấp (nước quả lê).

Những vị thuốc mát đại trường:

Hoàng cầm, Hoàng bá, Tri mẫu, Địa du, Hòe thiệt (hạt hoa hòe), Liên kiều.

Những vị thuốc ấm đại trường:

Hồ tiêu, Phá cổ chỉ, Đương qui (khi nào đi tiêu chảy không nên dùng Đương qui vì tính nó nhuận).

Bài thuốc bổ đại trường:

Thiệt Trường Tán:

- Hậu phác	3 chỉ
- Sa nhân	2 chỉ
- Nhục đậu khấu	2 chỉ
- Thương truật	2 chỉ
- Xích phục linh	2 chỉ
- Mộc thông	2 chỉ
- Kha tử	2 chỉ
- Trần bì	1 chỉ
- Gừng	
- Táo	

Bài thuốc trên để trị đại trường hàn lãnh đi tháo chảy. Những vị thuốc trên là những vị thuốc thuộc về tỳ như Hậu phác để kiện tỳ, Sa nhân ấm tỳ, Nhục đậu khấu để trị mửa , ấm tỳ và cố sáp như Kha tử; trừ thấp như Thương truật; lợi tiểu như Mộc thông và Xích phục linh để rọt nước thì hết tiêu chảy. Bài thuốc này cố sáp, giữ lại không cho tháo ra gọi là bổ, cho tháo ra gọi là tả.

Bài thuốc tả đại trường:

Tả Bạch Thang:

- Sinh địa hoàng	2 chỉ
- Hoàng cầm	1 chỉ
- Hoàng bá	1 chỉ
- Chi tử	1 chỉ
- Trúc như	1 chỉ

- Xích phục linh   2 chỉ
- Mang tiêu   1 chỉ
- Gừng   2 lát
- Táo   1 trái

Bài thuốc trên để trị đại trường nhiệt, táo bón, đau vùng rốn và bụng (đừng lầm Tả Bạch Thang với Tả Phế Tán, sở dĩ dùng chữ Bạch là Bạch thuộc hành kim, phế thuộc kim, đại trường phủ của phế cũng thuộc kim). Bài Tả Bạch Thang chẳng những tả đại trường mà còn liên quan đến phế nhiệt và ho hen nữa.

Nếu chỉ một mình đại trường nhiệt, bí kết không thôi có thể dùng bài Tiểu Thừa Khí đã nói ở trên.

CHƯƠNG BA

THẬN VÀ BÀNG QUANG

THẬN:

Như tôi đã bàn trong Thiên Thủy Hỏa thì Thận Thủy và Thận Hỏa không phải là hai quả thận mà là hai nang thượng thận. Mỗi nang thượng thận có thủy hỏa bằng nhau.

Hai quả thận thuộc ngũ tạng (tỳ, phế, thận, can, tâm). Tạng thận khác Thủy Hỏa. Tuy nhiên liên hệ với nhau rất mật thiết, đặc biệt giữa tạng thận và tạng thủy (vỏ nang thượng thận). Như vậy, bổ thủy là bổ vào vỏ thượng thận giúp cho Mineralocorticoid, đặc biệt Aldosterone được tăng cường; và tả thận (trục thủy) là làm tạng thận đào thải nước tiểu qua hệ thống ống cuốn trong thận. Những ống cuốn này hấp thụ nước muối khoáng cần thiết và đào thải nước và các cặn bã không cần thiết. Cơ chế này phức tạp, tùy thuộc kích thích tố chống lợi tiểu ADH ở não thùy và Aldosterone ảnh hưởng tới hệ thống ống cuốn thanh lọc máu trong thận. Vậy muốn lợi tiểu nhất định phải có tác dụng lên trên các yếu tố vừa nêu trên (ADH, Aldosterone và hệ thống ống cuốn lọc máu trong thận).

Thận thuộc kinh Túc thiếu âm, thận ưa nhuận mà ghét ráo.

Những vị thuốc bổ thận:

Thục địa, Thỏ ti tử, Câu kỷ tử, Hà thủ ô, Ngũ vị tử, Ba kích, Đỗ trọng, Hải sâm, Qui bản.

Những vị thuốc tả thận:

Trư linh, Trạch tả, Tri mẫu, Y dĩ, Xích phục linh.

Những vị thuốc mát thận:

Huyền minh phấn, Phác tiêu, Khổ sâm, Sinh địa, Đơn bì, Tri mẫu, Hoạt thạch, Huyền sâm.

Những vị thuốc ấm thận:

Phá cổ chỉ, Lộc nhung, Lộc giao, Sơn thù, Thỏ ti tử, Đại hồi, Ngải diệp.

Những bài thuốc về Thủy Hỏa:

Thủy hỏa thuộc tiên thiên, mấu chốt của lập mệnh. Mỗi bệnh chữa hậu thiên không khỏi phải nghĩ đến tiên thiên là thủy hỏa.

1/- **Bài Lục Vị Địa Hoàng Hoàn** (hoặc thang):

- Thục địa	8 chỉ
- Hoài sơn	4 chỉ
- Sơn thù	4 chỉ
- Bạch linh	3 chỉ
- Trạch tả	2 chỉ
- Đơn bì	2 chỉ

Bài này để chữa thận thủy hư yếu, da thịt khô khan, đen xạm, có khi trắng mập, mạch tả xích yếu vô lực ... thì dùng bài này.

2/- **Bài Bát Vị Quế Phụ Hoàn** (hoặc thang): tức bài Lục Vị Địa Hoàng Hoàn gia Nhục quế và Phụ tử:

- Thục địa	8 chỉ
- Hoài sơn	4 chỉ
- Sơn thù	4 chỉ
- Bạch linh	3 chỉ
- Trạch tả	2 chỉ

- Đơn bì	2 chỉ
- Phụ tử	1 chỉ
- Nhục quế	1 chỉ

Bài này để chữa những người hỏa hư, mặt mũi xanh xao, ăn uống không tiêu hóa, nhiều khí vì hỏa hư mà hỏa phù du vượt lên trên, mặt thỉnh thoảng ửng đỏ, đau đầu, trên nóng mà dưới lạnh... mạch hữu xích vô lực, kém tả xích.

3/- **Bài Kim Quĩ Thận Khí**: tức bài Bát Vị Quế Phụ nhưng Thục địa giảm đi 1/2 và gia thêm Xa tiền, Ngưu tất:

- Thục địa	4 chỉ
- Hoài sơn	4 chỉ
- Sơn thù	4 chỉ
- Bạch linh	3 chỉ
- Trạch tả	2 chỉ
- Đơn bì	2 chỉ
- Phụ tử	1 chỉ
- Nhục quế	1 chỉ
- Xa tiền	2 chỉ
- Ngưu tất	1 chỉ

Bài này để chữa bệnh nhân hỏa hư, tỳ vị hư yếu, đặc biệt bệnh nhân phù thủng, cổ trướng ... Mặc dầu hỏa hư nhưng phải giảm Thục địa vì tỳ vị hư nữa, và gia Xa tiền để trục thủy, Ngưu tất để đem hỏa xuống.

Đại khái chữa thủy hỏa là như vậy, gia giảm sẽ nói trong chương cuối.

BÀNG QUANG:

Bàng quang là phủ của tạng thận, thuộc kinh Túc thái dương, là nơi chứa đựng nước tiểu, có tác dụng tống nước tiểu ra ngoài khi áp suất trong bàng quang đòi hỏi và khi bàng quang co bóp để tống nước tiểu thì cơ vòng giữa bàng quang và đường tiểu mở ra để đi tiểu. Sự co bóp bàng quang và sự mở đóng cơ vòng đều được điều khiển bởi thần kinh. Nói như vậy để nghĩ rằng các vị thuốc tả hay bổ bàng quang đều ảnh hưởng đến thần kinh co bóp và đóng mở của bàng quang qua **cơ vòng**.

Những vị thuốc bổ bàng quang:

Tương tự những vị thuốc bổ thận.

Những vị thuốc tả bàng quang:

Khương hoạt, Độc hoạt, Mộc thông, Đình lịch, Trư linh, Trạch tả, Tiên hồ, Thông bạch.

Những vị thuốc mát bàng quang:

Cam toại, Long đởm, Xa tiền, Nhân trần.

Những vị thuốc ấm bàng quang:

Ngô thù, Ô dược, Hồi hương.

Những bài thuốc về bàng quang:

• **Những bài thuốc bổ bàng quang**:

1/- Bát Vị Quế Phụ bội Sơn thù:

Gia thêm: - Phá cổ chỉ   2 chỉ

              - Ích trí nhân 2 chỉ

              - Ô dược   2 chỉ

Bài này để chữa thận hỏa hư yếu mà đái lu bù, bội Sơn thù để ấm thận, gia Phá cổ chỉ để cố thận, Ích trí nhân để co thắt đường tiểu, Ô dược để thuận khí và ấm bàng quang.

2/- Lục Vị Địa Hoàng Hoàn:

Gia thêm: - Tri mẫu   2 chỉ

              - Hoàng bá   2 chỉ

Bài này để chữa thủy hư mà hay đi tiểu đêm hoặc tiểu nhiều. Lục vị để bổ thủy, Hoàng bá tính hàn làm chắc tạng thận, Tri mẫu nhuận mát, tính tư âm tức bổ thủy.

Hai bài thuốc trên chứng tỏ tiểu tiện bất thường đều do thủy hỏa ảnh hưởng đến nhiệm vụ lọc máu của tạng thận để đào thải chất cặn bã ra nước tiểu, và thủy hỏa còn ảnh hưởng đến tính cường cơ của bàng quang và của cơ vòng.

• **Những bài thuốc tả bàng quang**:

1/- **Ngũ linh tán** (thang):

- Bạch truật	2 chỉ
- Bạch linh	2 chỉ
- Trư linh	3 chỉ
- Trạch tả	1 chỉ
- Quế chi	1 chỉ

Bài thuốc này để thông tiểu tiện, đặc biệt để trị thấp nhiệt.

Bạch truật để ráo tỳ, Bạch linh ráo thấp, Trư linh và Trạch tả trục thủy.

Thật ra tả và bổ có nhiều cách, những bài thuốc nêu ra chỉ là kiểu mẫu, luôn luôn tùy thuộc vào triệu chứng và mạch lý để trị liệu. Như tôi đã nói trong chương "Thăng Giáng Tán Liễm", có người bệnh bí tiểu, tôi cho thuốc lợi tiểu mà không được nhưng tôi cho Bổ Trung Ích Khí gia Mộc thông mà thành công. Cũng như bài Bát Vị Quế Phụ gia Xa tiền, Ngưu tất để chữa hỏa suy, tiểu tiện không thông mà thành công. Rồi tới bài Kim Quĩ Thận Khí cũng là hình thức bổ để tả- để lợi tiểu vậy.

2/- **Bài Tứ Linh**:

- Thương truật	3 chỉ
- Bạch linh	2 chỉ

- Trư linh   2 chỉ

- Trạch tả   2 chỉ

Bài này để chữa mùa thu ẩm thấp hoặc dùng cho những người ở những nơi lam sơn chướng khí, nhiều khí ẩm thấp.

Thương truật ráo thấp và toát mồ hôi, Bạch linh ráo thấp, Trư linh và Trạch tả trục thủy...

CHƯƠNG BỐN

CAN VÀ ĐỞM
(GAN VÀ TÚI MẬT)

CAN:

Can là một tuyến lớn nhất đối với các tuyến trong cơ thể, là nơi dự trữ và biến chế thức ăn, cũng là nơi phá hủy những chất đã sử dụng để đem vào máu và lọc qua thận. Gan thuộc kinh Túc quyết âm, thuộc mộc, ở trung tiêu, thuộc mạch tả quan. Can chủ về huyết phận.

Những vị thuốc bổ can:

Câu kỷ, Hà thủ ô, Sơn thù, Thỏ ty tử, Ngũ vị tử, Đương qui, Ô mai, Bạch thược, Mộc qua, Mẫu lệ, Bạch tật lê.

Những vị thuốc tả can:

Uất kim, Đào nhơn, Thanh bì, Sài hồ, Nga truật, Trầm hương, Hương phụ, Mộc hương, Sơn chi, Xuyên khung, Xích thược, Câu đằng.

Những vị thuốc mát can:

Long đờm thảo, Hoàng liên, Linh dương giác, Hạ khô thảo, Cúc hoa, Thạch quyết minh, Thảo quyết minh.

Những vị thuốc ấm can:

Quế, Quế chi, Ngô thù, Tế tân, Hồ tiêu, Cốt toái bổ, Thỏ ty tử, Sơn thù, Hồi hương, Ngải diệp.

Những bài thuốc bổ can:

1/- **Bài Tứ Vật:**

- Thục địa	4 chỉ
- Bạch thược	2 chỉ

- Đương qui   3 chỉ

- Xuyên khung   2 chỉ

Bài Tứ Vật là bài thuốc thuộc về huyết phận; can chủ về huyết.

Thục địa bổ huyết; Đương qui bổ huyết làm huyết lưu thông, tiêu tích ứ; Xuyên khung tẩu huyết, tính bốc trở lên và có phát tán; Bạch thược tả can khí, liễm can huyết.

Bài này để chữa rất nhiều bệnh về huyết nếu biết gia giảm (sẽ nói sau).

2/- **Bổ Can Hoàn**: tức bài Tứ Vật ở trên gia thêm:

- Phòng phong

- Khương hoạt

- Phòng kỷ

- Long đởm thảo

Bài này trị gan yếu hay cảm gió, đau gân. Nếu không vì thấp thì bỏ Phòng kỷ, nếu không nóng thì bỏ Long đởm thảo.

Những bài thuốc tả can:

1/- **Thanh Can Thang**:

- Bạch thược   3 chỉ

- Xuyên khung   2 chỉ

- Sài hồ   1.5 chỉ

- Sơn chi (Chi tử)   1 chỉ

- Mẫu đơn bì   1 chỉ

Bài này để chữa can nhiệt, hay giận, nóng nảy.

Sài hồ tả can khí thông túi mật, khai uất tam tiêu; Sơn chi tả hỏa tiểu trường; Mẫu đơn bì mát tạng can và làm rịn mồ hôi (để trị bịnh nóng tận xương mà không có mồ hôi). Nếu đàn bà kinh nguyệt bế, hay giận hờn thì gia Đào nhơn, Hương phụ.

2/- **Tẩy Can Tán**:

- Đương qui	4 chỉ	
- Xuyên khung	2 chỉ	
- Phòng phong	2 chỉ	
- Khương hoạt	1 chỉ	
- Long đờm thảo	2 chỉ	(sao)
- Đại hoàng	2 chỉ	(sao rượu)
- Chi tử	1 chỉ	(sao)
- Chích thảo	1 chỉ	

Bài này để chữa bệnh can nhiệt, đầy ứ, mỏi mê, táo bón, mạch huyền găng.

Vì lẽ đó mới dùng Phòng phong, Khương hoạt để trị mỏi mê, đau nhức và dùng Đại hoàng để tả đại tràng; Long đởm và Chi tử để mát gan.

Nhiều khi phải dùng đến Lư hội, Hoàng liên, Hoàng cầm ... tùy bệnh.

ĐỞM (TÚI MẬT):

Đởm là phủ của CAN, thuộc kinh **Túc thiếu dương**, là nơi chứa chất mật, chất mật này được đổ vào **Thập nhị chỉ tràng** để giúp cho sự tiêu hóa thức ăn.

Những vị thuốc bổ đởm:

Ô mai, táo nhân.

Những vị thuốc tả đởm:

Kiết cánh, Thanh bì, Sài hồ, Hương phụ, Tần giao, Xuyên khung.

Những vị thuốc mát đởm:

Long đởm thảo, Hòe thiệt (hạt cây hoa hòe), Thanh cảo (cây chổi rành).

Những vị thuốc ấm đởm:

Nhục quế, Tế tân, Sơn thù.

Bài thuốc bổ đởm:

Nhân Thục Tán (hoặc thang):

- Nhân sâm	2 chỉ
- Thục địa	2 chỉ
- Bát tử nhân	1 chỉ
- Sơn thù	1 chỉ
- Câu kỷ tử	2 chỉ
- Quế tâm	1 chỉ
- Cam cúc hoa	1 chỉ
- Chỉ xác	1 chỉ
- Ngũ vị tử	1 chỉ
- Phục thần	2 chỉ

Bài này để chữa người mật lưng, hay sợ sệt, không dám xa người, đặc biệt lúc đêm tối.

Những bài thuốc tả đởm:

1/- **Bán hạ thang**:

- Sinh địa	2 chỉ
- Xích phục linh	1 chỉ
- Táo nhân (sao)	1 chỉ
- Bán hạ	1 chỉ
- Viễn chí	1 chỉ
- Hoàng cầm	2 chỉ
- Thử mễ (gạo mì)	1 chỉ
- Gừng sống	2 lát

Bài này để chữa mật đầy nóng, bứt rứt, mệt mỏi, nước tiểu đỏ.

2/- **Bài Tiểu Sài Hồ**:

Bài này đã nói ở trên, chữa ngoại cảm, thương hàn và tà phạm vào kinh Túc thiếu dương. Là bài thuốc tả đởm hay nhất, đặc biệt bệnh nhân hàn nhiệt vãng lai do tà phạm kinh Thiếu dương.

CHƯƠNG NĂM

TÂM VÀ TIỂU TRƯỜNG
(TIM VÀ RUỘT NON)

TÂM (TIM = TẠNG TÂM)

Tâm là một cái máy bơm máu. Theo Đông y tâm thuộc kinh Thủ thiếu âm, chủ về thần minh, là quân chủ của ngũ tạng.

Như tôi đã bàn về quân hỏa và tướng hỏa, tâm không phải là quân hỏa mà chỉ thuộc về hỏa-biểu thị cho hỏa. Quân hỏa là tuyến giáp trạng. Tâm thận tương giao là lưỡng hỏa tương giao – là hỏa của tuyến giáp trạng giao thoa với hỏa của thận hỏa (của tủy nang thượng thận).

Những vị thuốc bổ tạng tâm:

Bắc ngũ vị, Táo nhân, Bá tử nhân, Đương qui, Đan sâm, Bạch thược, Mạch đông, Long nhãn, Phục thần, Viễn chí.

Những vị thuốc tả tạng tâm:

Thạch xương bồ (thông khiếu), Châu sa (an thần), Hoàng liên (cực hàn), Tê giác (hàn), Liên tử tâm-tim sen (hàn), Sơn chi (lợi tiểu), Xa tiền (lợi tiểu), Thông thảo (lợi tiểu), Đăng tâm (lợi tiểu), Liên kiều (trị nhiễm trùng, xọp sưng).

Với tạng tâm không có thuốc ấm tạng tâm vì tạng tâm vốn nhiệt, mạch thường hồng. Riêng thuốc làm mát tạng tâm thường là thuốc hàn như Hoàng liên, Tê giác... và thuốc lợi tiểu vừa mát vừa tả.

Những bài thuốc bổ tạng tâm:

1/- **Tiên Thị An Thần Hoàn:**

- Châu sa phi nước   1 lượng

- Mạch môn   5 chỉ

- Sơn dược   5 chỉ

- Bạch phục linh   5 chỉ

- Cam thảo   5 chỉ

- Mã nha tiêu   5 chỉ

(Phác tiêu = Huyền minh phấn = SO$_4$Na)

- Long não   2.5 phân = 0.25 chỉ

Tán nhuyễn làm hoàn, mỗi lần uống 3 chỉ với nước đường.

Bài này để chữa tâm hư trống, lo sợ, bứt rứt, khó ngủ.

Dùng Châu sa vi quân để an thần vì trong Châu sa có chất Selen an thần rất mạnh; Mạch môn tính nhuận; Sơn dược bổ tỳ và thận; Bạch phục linh lợi tiểu, an thần; Phác tiêu tả đại tràng, tả hỏa; Long não khai khiếu cho tạng tâm.

2/- Thiên Vương Bổ Tâm Đơn:

- Nhân sâm   3 chỉ   (bổ khí)

- Đan sâm   2 chỉ   (tẩu huyết)

- Huyền sâm   3 chỉ   (mát thận)

- Sinh địa   2 chỉ   (mát huyết)

- Đương qui   3 chỉ   (bổ huyết)

- Thiên môn đông   2 chỉ   (nhuận phế)

- Mạch môn đông   2 chỉ   (nhuận phế)

- Ngũ vị tử   1 chỉ   (trợ tâm)

- Phục thần   2 chỉ   (an thần)

- Viễn chí   1 chỉ   (an thần)

- Táo nhân sao   1 chỉ   (dễ ngủ)

- Bá tứ nhân   1 chỉ   (bổ tim)

- Kiết cánh   1 chỉ   (đi vào tìm)

Tất cả tán nhuyễn, hoàn với nước cơm, mỗi lần uống 2 chỉ

Bài này để chữa tâm thiếu huyết, hay hồi hộp, tinh thần không yên ổn.

Những bài thuốc tả tạng tâm:

1/- **Thanh Tâm Liên Tử Thang**: (Liên tử là hạt sen)

- Xích phục linh	2 chỉ	(lợi tiểu)
- Hoàng cầm	1 chỉ	(mát)
- Xa tiền tử	2 chỉ	(lợi tiểu)
- Địa cốt bì	2 chỉ	(mát)
- Mạch môn	2 chỉ	(nhuận)
- Nhân sâm	1 chỉ	(giúp sức)
- Liên tử	3 chỉ	(mát, an thần)
- Chích thảo	1 chỉ	(hòa)

Bài này để tả tâm nhiệt, miệng lưỡi nổi mụt, môi nứt chảy máu, nói cuồng, đau đầu, mạch hồng đại và hữu lực. Nhiều khi phải gia thêm Hoàng liên và Liên tử tâm (tim hạt sen) vì Hoàng liên và Liên tử tâm rất hàn.

2/- **Đạo xích tán**:

- Sinh địa	4 chỉ	(mát huyết)
- Mộc thông	2 chỉ	(lợi tiểu)
- Cam thảo	2 chỉ	(tính hòa)
- Trúc diệp	14 lá	(lợi tiểu)

Bài này chữa tâm nhiệt, tiểu trường nhiệt, nước tiểu đỏ do thấp nhiệt cho nên dùng Mộc thông để tả thấp nhiệt ở tiểu trường và bàng quang vì hai cơ quan đó đều thuộc kinh Thái dương (Thủ thái dương và Túc thái dương). Bài Đạo Xích Tán nhằm giải tỏa nhiệt ở tiểu trường để giúp tạng tâm giải nhiệt vì tiểu trường là phủ của tạng tâm.

TIỂU TRƯỜNG

Tiểu trường là phủ của tạng tâm, thuộc kinh **Thủ thái dương**. Đồ ăn khi đã thành nhũ trấp, được mao trạng từ tiểu trường (Thập nhị chỉ tràng) hấp thụ vào máu, chạy qua tim, được phân phát khắp cơ thể. Tả tâm là phải tả tiểu trường vì tiểu trường ảnh hưởng tới tâm qua thức ăn và nước.

Còn bổ tiểu trường không liên quan đến bổ tâm. Mặc dầu tiểu trường là phủ của tạng tâm nhưng lại liên quan với bộ máy tiêu hóa vì phân hóa tố tiêu hóa tụy tạng cộng với chất mật từ gan tiết vào tiểu trường để tiểu trường tiêu hóa hấp thụ thức ăn. Vậy thuốc để bổ tiểu trường phải là thuốc bổ tỳ (tụy tạng) ví như Sâm, Truật, Linh, Thảo ... Ngoài ra Sinh địa vừa bổ mát cho tim và cho cả tiểu trường

Những vị thuốc bổ tiểu trường:

Sinh địa (lương bổ, bổ mát).

Những vị thuốc tả tiểu trường:

Cù mạch, Mộc thông, Trạch tả, Liên kiều, Phục thần, Hắc đậu, Đông qua, Chi tử, Đăng tâm (bấc đèn xưa), Xích phục linh, Ý dĩ.

Tả tiểu trường cũng như tả bàng quang, toàn là thuốc lợi tiểu. Đặc biệt Mộc thông lợi tiểu, lợi thấp nhiệt; Chi tử vừa lợi tiểu vừa tả hỏa của tâm và tiểu trường. Đông y bảo:"Chi tử tả tiểu trường khuất khúc chi hỏa".

Những vị thuốc ấm và mát tiểu trường:

Những vị thuốc mát tim như Hoàng cầm, Hoàng liên đương nhiên mát tiểu trường. Những vị ấm tỳ vị như Quế, Đại hồi, Hồ tiêu đương nhiên phải ấm tiểu trường.

Những bài thuốc tả tiểu trường:

1/- Đạo Xích Tán:

Đã nói ở phần tả tạng tâm.

449

2/- Xích Phục Linh Thang:

- Mộc thông	2 chỉ	(lợi tiểu)
- Xích phục linh	2 chỉ	(lợi tiểu)
- Xích thược	2 chỉ	(lợi tiểu)
- Sinh địa	2 chỉ	(mát)
- Hoàng cầm	2 chỉ	(mát)
- Mạch môn	2 chỉ	(mát)
- Binh lang	2 chỉ	(tăng nhu động)
- Cam thảo	2 chỉ	(hòa)
- Gừng	3 lát	

sắc uống.

THIÊN HAI MƯƠI

NỘI THƯƠNG NGHIỆM PHƯƠNG

Lời dẫn:

Vì bẩm sinh yếu, vì ngoại cảm không trị, vì hậu thiên không được nuôi dưỡng đầy đủ, hoặc vì thất tình (bảy tình: hỷ, nộ, ai, lạc, ái, ố, dục) hoặc vì làm việc, thức ngủ không điều độ... tất cả đều có thể đưa đến bệnh nội thương.

Khi nói đến nội thương là nói đến bệnh thái quá hoặc bất cập của từng tạng, từng phủ, hoặc toàn diện cơ thể (gồm ngũ tạng lục phủ)... Bệnh nội thương là do khí huyết hoặc thủy hỏa không quân bình, một bên thái quá, một bên bất cập, hoặc cả hai bên đều bất cập (Thủy hỏa câu hư hoặc khí huyết câu hư; Thủy hỏa đều hư, hoặc khí huyết đều hư).

Với những lý trên, bệnh nội thương do nhiều nguyên nhân, có khi cùng một bệnh mà do nguyên nhân khác nhau; ví dụ: bệnh ăn không tiêu có khi vì dương khí của tạng tỳ yếu cũng có khi âm huyết của tạng tỳ không đủ, hoặc có khi vì không có hỏa; cùng một bệnh mất ngủ, có người vì lo lắng hoặc sợ hãi quá mà không ngủ, có người vì khí huyết hoặc thủy hỏa không quân bình mà không ngủ... Nói vậy, để thầy thuốc đừng bao giờ chỉ có một biệt, đừng bao giờ có định kiến, phải Vọng, Văn, Vấn, Thiết đầy đủ để định nguyên nhân bệnh lý mới lập phương và gia giảm đúng được.

Riêng về lập phương, cũng như ngoại cảm, những phương thuốc để trị nội thương đều không ngoài cổ phương rồi tùy người tùy bệnh mà gia giảm.

Tôi không sống bằng nghề chữa bệnh, chỉ chữa cho gia đình và bạn hữu thân thiết; nhờ đọc sách và suy nghĩ nhiều, và nhớ lời bàn của cha anh lúc tôi còn nhỏ, nắm được yếu lĩnh và nguyên tắc trị liệu của Đông y là không ngoài khí huyết và thủy hỏa, viết ra đây những bài thuốc kiểu mẫu mà cổ nhân đã lập ra và tôi đã từng theo đó mà sử dụng có kết quả tốt.

Trong thiên này, tôi chia làm 3 chương:

1) Khí Huyết (Hậu Thiên)

2) Thủy Hỏa (Tiên Thiên)

3) Cứu Dương và Hồi Dương.

CHƯƠNG MỘT

KHÍ HUYẾT (VINH VỆ)
(Đông y gọi Khí là Vệ, Huyết là Vinh)

A.- BỔ KHÍ: (Đông y gọi khí là Vệ)

Trong cơ thể tạng tỳ và phế chủ về khí, tỳ vị tiêu hóa thức ăn để tạo nên sức mạnh cơ thể. Mỗi khi tỳ vị hư yếu, không ăn uống được thì phải bổ cho tỳ vị tức bổ cho Trung khí (Trung châu).

Tỳ yếu, ăn uống không tiêu, da dẻ bạc nhược, mạch hữu quan nhuyễn nhược, tay chân mỏi mệt, ngại cử động thì nên dùng bài Tứ Quân Tử.

I.- **TỨ QUÂN TỬ** (do Thái Binh Hỏa Tễ Cuộc)

Hoa Kỳ Sâm	3 chỉ
Bạch truật sao	3 chỉ
Bạch Linh	3 chỉ
Chích thảo	1 chỉ
Sinh khương	3 lát mỏng
Đại táo	1 trái

Ý nghĩa - gia giảm:

Nếu khí quá thiếu thì Hoa kỳ sâm vi quân. Nếu phân nhòe nhoẹt thì Bạch linh vi quân. Nếu mạch quá nhuyễn nhược thì Bạch truật vi quân.

Sâm: nên tùy tiện, có thể dùng Cao ly sâm hoặc Nhị hồng sâm (Hoa kỳ), hoặc Đảng sâm ... Hoa kỳ sâm hoặc Cao ly sâm nên sao vàng càng tốt.

NHỮNG BÀI THUỐC BIẾN TỪ BÀI TỨ QUÂN:

Gia giảm từ bài Tứ quân:

1/- Ngũ Vị Dị Công Tán

- Hoa Kỳ sâm	3 chỉ
- Bạch truật sao	3 chỉ
- Bạch linh	3 chỉ
- Chích thảo	1 chỉ
- Trần bì	1 chỉ
- Sinh khương	2 lát
- Đại táo	1 trái

Ngũ Vị Dị Công tức bài Tứ Quân gia thêm Trần bì để tiến thực sau khi đại bệnh đã chữa xong. Gia thêm Trần bì để thông khí, khí vận chuyển.

2/- Lục Quân Tử

Tức bài Tứ Quân gia thêm Trần bì và Bán hạ, cũng là bài thuốc tiến thực, sau đại bệnh có đờm, không tiêu hóa. Bình thường, nếu mạch trì hoãn hoặc hơi hoạt, có đờm đều dùng được.

3/- Hương Sa Lục Quân

Tức bài Tứ Quân gia Trần bì, Bán hạ. Mộc hương và Sa nhân để trị ăn không tiêu, lạnh bụng và có đờm.

4/- Lục Quân Tử Tiên

a) - Bài Tứ Quân gia Hoàng kỳ, Hoài sơn để kiện tỳ tiến thực.

b) - Bài Tứ Quân gia Táo nhân, Sinh khương để chữa chứng kinh sợ không ngủ.

5/- **Bài Lý Trung** (còn gọi là Tứ Thuận)

Tức bài Tứ Quân bỏ Bạch linh, gia thêm Càn khương để trị hàn lãnh; có thể gia thêm Quế hoặc Phụ tử nếu lạnh quá.

6/- **Bài Tam Bạch**

Tức bài Tứ Quân bỏ Sâm thêm Bạch thược. Bài Tam Bạch gồm Bạch truật, Bạch linh để kiện tỳ (khí), Bạch thược để tả can khí liễm can huyết. Như vậy Tam Bạch để điều hòa khí huyết.

Tôi, hồi 9-10 tuổi, hay đau mỏi, cha tôi bảo anh thứ tư của tôi (Lê Văn Khởi) sắc Tam Bạch cho tôi uống mà khỏi bệnh.

7/- **Bài Lục Thần Tán**

Tức bài Tứ Quân gia thêm Hoài sơn và Biển đậu (đậu ván) đều sao, sắc cho trẻ con uống thì khỏi chứng nóng ngoài da trở đi trở lại. Uống bài này để kiện tỳ bảo tồn dương khí ở Trung châu thì hư nhiệt tự lui. Tôi đã bàn kỹ ở phần "Hư nhiệt" (Thiên Mồ hôi).

8/- *Bài Lục Quân Tử gia Trúc lịch và nước gừng*

Tức bài Tứ Quân thêm Trần bì, Bán hạ và Trúc lịch, nước gừng để chữa chứng bán thân bất toại bên phải (thuộc khí) bất toại vì đờm. (Trúc lịch là nước từ cây tre non vắt ra), nếu không có, có thể lấy đọt măng tre thay vào. Muốn lấy Trúc lịch có 3 cách:

a)- Chặt một khúc tre non, lấy dao rạch hở hai lóng ở giữa, nãy ra bỏ vài lát gừng vào, đốt lửa cho tre chín, hai người cầm hai đầu vặn trái nhau cho tre chảy nước trúc lịch ra hứng lấy mà dùng.

b)- Tre non, đọt chia đuôi én, vít xuống, chặt đọt, đút đọt tre vào chai để qua đêm, nước từ cây tre chảy vào chai, có khi đầy chai (tùy chai lớn hay nhỏ). Đem nước đó nấu sôi với ít lát gừng, nhiều ít tùy ý đổ vào thuốc uống.

c)- Lấy đọt măng sắc với thuốc như đã nói ở trên.

Trúc lịch chữa đàm rất hay, với Bán hạ và Trần bì trong bài Tứ Quân để chữa được bất hoạt hoặc bất toại vì đàm. Còn bất toại vì tai biến mạch máu não, tôi nghĩ không thể được, nếu là tai biến mạch máu lớn.

Đại khái gia giảm của bài Tứ Quân là như vậy. Nên nhớ, Tứ Quân thuộc về khí, thuộc về tỳ vị, cho nên gia giảm có nhiều cách, đặc biệt những vị gì thuộc khí, thuộc về tỳ vị đều dùng được như Đinh hương, Thảo quả, Tiểu hồi, Đại hồi v.v... và khi tỳ vị hư hàn đều có thể dùng Quế hoặc Phụ tử, Càn khương để thêm cho bài Tứ Quân. Nhiều khi ăn không tiêu hoá, nếu là bột, cơm, mì thì gia thêm Mạch nha (mầm lúa: có phân hóa tố tiêu chất bột), nếu là thịt mở thì gia thêm Sơn tra (làm tiêu chất thịt và mở).

Cũng nên nhớ, những người âm hư hoặc huyết hư và những người gầy yếu, lấy tay đè vào bụng thấy động mạch chủ nhảy thì không dùng bài Tứ Quân vì triệu chứng đó là âm hư. Âm hư, huyết hư mà thăng dương (Tứ Quân) thì làm cho âm và huyết cành hư hơn. Nguy! Trẻ con gầy yếu cũng không nên dùng bài Tứ Quân.

II.- BÀI TỨ MA THANG

Hoa Kỳ sâm	2 chỉ
Ô dước	2 chỉ
Binh lang	2 chỉ
Trầm hương	2 chỉ

Bài Tứ Ma để trị bệnh vì "Thất Tình", khí nghịch lên như thở ngược, nôn ọe vì giận dữ, có khi mạch lưỡng thôn phù sác, có khi thở suyễn cho uống bài này để hạ khí xuống.

Ô dước, Binh lang có chất Arecoline làm tăng nhu động ruột, Trầm hương là những vị thuốc hạ khí xuống (tăng trung tiện) là những vị thuốc kích thích đối giao cảm (tăng nhu động ruột). Khi bệnh nhân vì giận hờn mà khí ngược lên đều do hệ trực giao cảm bị kích thích. Như vậy bài Tứ Ma Thang không ngoài mục đích giảm sự kích thích của trực giao cảm bằng cách tăng cường hệ đối giao cảm.

III.- BÀI BỔ TRUNG ÍCH KHÍ

Hoa Kỳ sâm	2 chỉ
Chích hoàng kỳ	3 chỉ
Đương qui tẩm rượu	1.5 chỉ
Bạch truật sao	2 chỉ
Thăng ma	1 chỉ
Sài hồ	1 chỉ
Trần bì sao	1 chỉ
Chích thảo	1 chỉ
Đại táo	2 quả
Sinh khương	3 lát mỏng

Bài này do Lý Húc, tự Minh Chi, hiệu Đông Viên đời Nguyên lập ra.

Ý nghĩa bài Bổ Trung Ích Khí:

Để chữa những người bị dương khí hạ hãm, mệt mỏi, làm việc hay thở vì thiếu khí, hay trung tiện, hay nặng ở hậu môn, trĩ mới phát, đàn bà trụt thai hoặc khi đẻ tử cung lòi ra ngoài (sa tử cung). Phàm những bệnh hư yếu mà cảm mạo, mạch nhuyễn nhược đều có thể dùng bài Bổ Trung Ích Khí. Những người lạnh, mạch trầm trì hoặc trầm mà có lực, dùng bài Bổ Trung Ích Khí mà hết lạnh vì mạch trầm trì là dương không thăng, Bổ Trung Ích Khí thăng dương thì hết lạnh.

Bài Bổ Trung Ích Khí khác hẳn bài Tứ Quân. Bài Tứ Quân bổ trung châu tức ở tỳ vị. Bài Bổ Trung thăng dương khí về trung châu và còn thông tam tiêu nữa. Sâm, Truật, Kỳ bổ khí, Qui bổ huyết (huyết dược trong khí dược có tác dụng cộng hưởng cho khí dược), Sài hồ thăng dương và thông tam tiêu, đặc biệt thông túi mật, Thăng ma đem khí lên, Trần bì thông khí.

Những bệnh thuộc dương thăng quá như suyễn, oẹ ngược hoặc hỏa hư ở dưới phù việt lên trên, mặt khi hồng khi tái thì không thể dùng được bài Bổ Trung. Những bệnh dương muốn thoát, mạch lưỡng thốn phù hồng mà lưỡng quan lưỡng xích vi tế v.v... không thể nào dùng bài Bổ Trung Ích Khí vì dương đã vượt lên trên, thêm Bổ Trung Ích Khí vào là chết ngay.

Gia giảm từ bài Bổ Trung Ích Khí:

- Huyết không đầy đủ thì bội vị Đương qui.

- Tinh thần yếu kém thì bội vị Nhân sâm và Ngũ vị tử (Nhân sâm rất bổ khí, Ngũ vị trợ tâm, 2 vị làm cho khí và huyết mạnh lên thì tinh thần hăng hái).

- Đau đầu thêm Xuyên khung.

- Ăn không tiêu, bụng đầy thì thêm Chỉ thiệt, Hậu phác hoặc Mộc hương, Sa nhân.

- Vì hư yếu, thêm ngoại cảm không mồ hôi, mạch phù khẩn (thương hàn) thì gia Ma hoàng và Quế chi; nếu có mồ hôi, mạch phù thì gia Quế chi và Bạch thược (Quế chi với Ma hoàng để cản bớt tính thái quá của Ma hoàng; Bạch thược với Quế chi, khi đã có mồ hôi rồi thì Quế chi cản ra mồ hôi, Bạch thược tả can khí, liễm cao huyết cũng có nghĩa liễm mồ hôi).

- Nhức đầu có đờm thêm Bán hạ và Thiên ma.

- Khí hư, bàn tay bàn chân tê lần mần thì gia Bán hạ, Bạch linh và bội Đương qui.

- Đau bụng, bội Cam thảo gia thêm Bạch thược (chư thống do can, Bạch thược tả can khí).

- Đau cạnh sườn (hiếp thống), đau co lại (bắp thịt co lại: cramp) thì bỏ Thăng ma, Sài hồ (vì thăng dương làm tăng tính cường cơ) mà gia thêm Bạch thược.

- Sốt rét, nếu rét nhiều thì gia thêm Phụ tử và bội Nhân sâm. Nếu nóng nhiều thì bội Đương qui thêm Quế và Bán hạ.

Tất cả đều gia Hà thủ ô vi quân, thêm Thường sơn và Thảo quả thì hết bệnh (sốt rét là do ký sinh trùng Sporozoan thuộc loại Plasmodium, ký sinh trùng này do muỗi Anopheles chuyền vào người, nằm trong máu, theo chu kỳ cách nhật hay cách 2 ngày thì làm vỡ máu, máu thiếu thì lạnh. Độc tố ký sinh trùng làm tăng nhiệt độ thì nóng, nóng lạnh đắp đổi). Thường sơn chứa chất Quinine và mạnh gấp trăm lần Quinine cho nên chữa sốt rét rất hiệu quả, nếu để sống thì làm mửa oẹ, nếu sao dấm thì hết mửa oẹ.

- Bệnh đoản khí (khí hư, thở ngắn) mà ra mồ hôi, da hấp hấp nóng, ngày nặng đêm nhẹ là do âm hỏa (thận hỏa) lấn dương hậu thiên (khí tỳ vị) mà phát sốt, kém ăn thì gia thêm Hoàng bá và Sinh địa.

Để kết luận về bài Bổ Trung là để bổ khí thăng dương, cách gia giảm có nhiều cách, tuy bổ khí mà vẫn có thể dùng hàn dược như Hoàng bá, Tri mẫu … để gia giảm. Tôi đã dùng bài Bổ trung rất nhiều trường hợp như ho đàm thì tôi gia thêm Mạch môn, Bạch linh, Bán hạ; trụt thai tôi gia thêm Địa du, A giao, Đỗ trọng và Tục đoạn (Địa du và A giao để chận xuất huyết); lạnh mạch trầm tế thì tôi gia thêm Phụ tử hoặc Quế. Tất cả đều tùy triệu chứng và mạch lý.

IV.- BÀI TIỂU KIỆN TRUNG

Quế chi	6 chỉ
Bạch thược	8 chỉ
Sinh khương	6 chỉ
Chích thảo	3 chỉ
Di đường	8 chỉ (tức kẹo mạch nha)
Đại táo	10 trái

Bài Tiểu Kiện Trung là bài Quế Chi Thang (của Trọng Cảnh) mà thêm Di đường để mạnh tỳ. Quế chi thang để trị thương hàn phạm vào biểu (vệ khí) hoặc làm biểu hư (có mồ hôi) hoặc biểu thực (không có mồ hôi). Đã giúp cho vệ khí thì bài Quế Chi thuộc về khí dược đương nhiên thuộc tỳ vị, nay thêm Di đường để kích thích tỳ làm việc, đặc biệt cổ vũ tỳ (tụy tạng) tiết chất insulin để hấp thụ chất đường.

Bài Tiểu Kiện Trung để trị tỳ vị lạnh (bụng lạnh) đau bụng, để tiến thực. Bạch thược để trị đau vì can khí vượng hại đến tỳ (Can Mộc khắc Tỳ Thổ).

B.- **BỔ HUYẾT** (Đông y gọi huyết là Vinh):

Trong cơ thể chủ về huyết thì có tạng tâm, tạng can và tạng tỳ. Muốn biết về huyết, ngoài Vọng, Văn, Vấn phải biết bắt mạch tả thốn (tâm) và tả quan (can).

I -.BÀI TỨ VẬT

Sinh địa	4 chỉ
Bạch thược	2 chỉ
Xuyên khung	2 chỉ
Đương qui	3 chỉ

Bài này do ông Chu Chấn Hanh, tự Ngạn Tu, hiệu là Đan Khê lập ra.

Ý nghĩa bài Tứ Vật:

Chủ về huyết, đi vào kinh Thủ thiếu âm (tâm), Túc quyết âm (can), và Túc thái âm (tỳ). Bài này rất đắc dụng cho phái nữ. Nói vậy, không có nghĩa không hữu dụng cho phái nam. Với phái nữ, khi có kinh, có thai, hoặc sau khi sinh để thường dùng bài này và gia giảm.

Về kinh nguyệt, theo lý thuyết, có trước thời hạn là do tạng thực, dương vượng, nhiệt, hoặc huyết thực. Có sau thời hạn là tạng hư, dương hư, hàn, huyết hư. Trong lúc có kinh, thành từng khối mà đau bụng là khí trệ. Có kinh rồi mà đau là khí huyết đều hư. Màu đỏ tươi là tốt, màu đỏ sẫm hoặc đen là nhiệt, màu nhợt nhạt là hàn.

Gia giảm:

Những vị thuốc có thể đi với bài Tứ Vật như Đào nhơn, Hồng hoa, Hương phụ để chữa huyết trệ, có cục. Đào nhơn phá huyết, Hồng hoa mát huyết làm lỏng huyết, Hương phụ thông khí trong huyết; với một dược, Ngũ linh chi thì đau bụng nên thêm vào; huyết hàn nên thêm Can khương, Quế hoặc Phụ tử; huyết nhiệt thì thêm Khổ sâm và Thục địa thay bằng Sinh địa; huyết hư thì thêm Qui giao, Nhục thung dung, A giao, Tỏa dương, Ngưu tất v.v... Thất huyết nên thêm Địa du, A giao, Bách thảo sương, bỏ Đương qui và Xuyên khung.

Nếu băng huyết, không thể dùng bài Tứ Vật mà phải dùng Sâm, Kỳ.

Đối với phụ nữ, bài Tứ Vật gia thêm 2 vị gọi là Lục Hợp. Có hai thứ Lục Hợp: Nhâm Thần Lục Hợp dùng khi có thai và Kinh Kỳ Lục Hợp dùng khi có kinh.

- **Nhâm Thần Lục Hợp**: trị có thai mà cảm mạo và các tạp chứng khác. Thường gia thêm hai vị vi quân (đối với tôi vị nào hăng mạnh như Quế, Phụ, Ma hoàng, Tế Tân không thể nào vi quân được nên gia ít thôi).

+ Tà phạm biểu hư (có mồ hôi) thì gia Địa cốt bì và Quế chi (Địa cốt bì tính mát cầm mồ hôi).

+ Cảm mạo biểu thực (không mồ hôi) thì gia Tế tân, Ma hoàng, mỗi vị 1 chỉ.

+ Cảm mạo túc thiếu dương (đởm) đắng miệng, nóng lạnh từng cơn thì gia Sài hồ, Hoàng cầm.

+ Tà phạm dương minh (dạ dày) nóng, táo bón thì gia thêm Thạch cao, Tri mẫu.

+ Tiểu tiện không thông gia Phục linh, Trạch tả.

+ Ngủ không được vì tâm phiền nhiệt thì gia Hoàng cầm và Chi tử đều sao rượu (Hoàng cầm mát, Chi tử tả hỏa ở tiểu trường).

+ Ăn không tiêu, bụng lình bình gia Chỉ thực và Hậu phác.

+ Phong thấp nhức mỏi gia Phòng phong, Thương truật.

+ Thai động ra máu gia A giao, Ngải diệp, Địa du.

- **Kinh Kỳ Lục Hợp** (Tứ Vật cộng thêm 2 vị):

+ Có kinh, mạch trầm hoãn mà lạnh thì gia thêm Phụ tử, Quế tâm.

+ Thấy kinh, huyết hư (máu ít) và táo bón thì gia Đại hoàng 1 chỉ sao rượu và Đào nhơn 2 chỉ.

+ Thấy kinh ra nhiều quá thì gia thêm Hoàng cầm, Bạch truật.

+ Thấy kinh trễ và huyết đen thì thêm Hồng hoa, Đào nhơn hoặc Hồng hoa Hương phụ.

+ Có kinh mà nóng thì gia Chi tử Hoàng liên.

+ Có kinh hơi nghẹt, gia thêm Trần bì, Hậu phác.

+ Cảm gió, sợ gió trong lúc có kinh thì gia thêm Tần giao, Khương hoạt.

Tất cả trên, Nhâm Thần Lục Hợp và Kinh Kỳ Lục Hợp thuộc về phái nữ. Tuy nhiên, những bài Lục Hợp (không liên quan đến thai nghén hoặc kinh nguyệt) như mất ngủ, mất ăn, không tiêu hóa và nhức mỏi v.v... thì phái nam vẫn dùng tùy triệu chứng và mạch lý, đặc biệt là huyết phận. Ngoài ra có những bài Lục Hợp nhưng được đổi tên như:

- **Trị Phong Lục Hợp**, tức bài Tứ Vật gia thêm Phòng phong, Khương hoạt.

- **Trị Khí Lục Hợp**, tức bài Tứ Vật gia thêm Binh lang và Mộc hương để đem khí xuống (Mộc hương thông khí, Binh lang tăng nhu động ruột).

- **Tư Âm Lục Hợp**, được gọi là **Lục Yểm Thang** tức bài Tứ Vật gia thêm Tri mẫu, Hoàng bá để chữa âm hậu thiên hư, hỏa động hoặc mùa thu mùa đông quá khô ráo, hoặc ở nơi có máy ấm quá cao tạo nên khô khan, phế ráo mà ho thì dùng bài Lục Yếm là tuyệt diệu (Hoàng bá: tính lạnh, cố thận; Tri mẫu: tính mát mà nhuận). Tôi đã kinh trị bài Lục Yếm cho gia đình rất hay.

- **Từ bài Lục Yếm**, Sinh địa thay bằng Thục địa, gia thêm Mạch môn, Ngũ vị tử được gọi là bài **Khảm Ly Hoàn** (Khảm thuộc thận, Ly thuộc tâm). Bài Khảm Ly Hoàn chứa cả thận thủy lẫn tâm huyết. Thục địa, Ngũ vị tử, Tri mẫu, Hoàng bá đi về thận; Thục địa, Đương qui, Xuyên khung và Bạch thược đi về tâm can. Bài Khảm Ly Hoàn làm hoàn hoặc sắc uống để chữa chứng **âm hư thổ huyết**.

- **Bài Tư Âm giáng hỏa**, tức bài Lục Yếm gia Huyền sâm để trị âm hư có hỏa (Huyền sâm phạt hỏa tạng thận).

- **Bài Hoạt Lạc Tứ Vật**, tức bài Tứ Vật gia Đào nhơn, Hồng hoa, Trúc lịch và nước gừng để chữa **bán thân bất toại về bên trái**. Bên trái thuộc thủy, thuộc huyết nên dùng Đào nhân để phá huyết, Hồng hoa để mát và tươi huyết, Trúc lịch trị đàm ẩm trong kinh lạc.

Bài Tứ Quân gia Trần bì, Bán hạ, Trúc lịch và nước gừng để chữa bất toại bên phải; bài Hoạt Lạc Tứ Vật chữa bất toại bên trái thuộc huyết nên gia Đào nhơn, Hồng hoa. Nên nhớ Đào nhơn ngoài phá máu còn có công tả đại trường (đại trường xuống ở bên trái). Như tôi đã nói ở bài Tứ Quân trên, bài Hoạt Lạc Tứ Vật cũng chỉ chữa được bán thân bất toại nhẹ mà thôi.

- **Bài Sinh Hóa Thang**, tức bài Tứ Vật bỏ Thục địa, Bạch thược gia thêm Hắc khương (gừng sao đen còn tính) và Chích thảo sắc cho đàn bà hậu sản uống để trục huyết cũ trong tử cung, cũng như để tống nhao ra ngoài.

Sinh Hoá Thang

Đương qui	8 chỉ
Xuyên khung	3 chỉ

Đào nhân	14 hạt
Hắc khương	1 chỉ
Chích thảo	5 phân

Đàn bà sau khi sinh huyết ra nhiều, hàn lạnh cho nên bỏ Bạch thược vì Bạch thược hàn; lạnh đương nhiên là khí huyết trệ cho nên phải bỏ Thục địa để khỏi trệ; gia Hắc khương để ấm huyết và chỉ huyết (Huyết kiến hắc tắc chỉ - không xuất huyết nữa).

Bài Sinh Hóa rất cần cho đàn bà vừa sinh xong.

II.- BÀI QUI TỲ

Hoa Kỳ sâm	3 chỉ
Chích hoàng kỳ	3 chỉ
Đương qui	4 chỉ
Bạch truật	3 chỉ
Phục thần	2 chỉ
Viễn chí sao	2 chỉ
Toan táo nhân sao	2 chỉ
Nhãn nhục	2 chỉ
Chích thảo	1 chỉ
Mộc hương	5 phân
Đại táo	2 trái
Sinh khương	2 lát

Bài Qui Tỳ do ông **Nghiêm Dụng Hòa** lập ra.

Ý nghĩa:

Bài này nhằm mục đích chữa cho những người lao tâm khổ tứ lo lắng nhiều quá hại đến tạng tỳ đến nỗi ăn không ngon ngủ không yên ...

Sâm, Kỳ, Truật bổ dương khí cho tỳ; Đương qui, Viễn chí, Nhãn nhục để bổ huyết cho tạng tâm; Phục thần, Toan táo nhân sao để yên ổn tâm thần; Mộc hương để thuận khí của tam tiêu; Gừng và Đại táo để nhập tỳ, kích thích tỳ vị.

Gia giảm:

- Nếu khí hư mà đầy trướng thì bỏ vị Mộc hương (Mộc hương thơm hao khí).

- Nếu cuống họng, miệng lưỡi khô khan thì gia thêm Thục địa.

- Nếu muốn bổ tâm huyết cho mặt mũi hồng hào thì gia Quế tâm

- Nếu muốn bổ nhiều cho tâm huyết thì bỏ Mộc hương gia thêm Liên nhục.

III.- **BÀI NHÂN SÂM DƯỠNG VINH**

Hoa Kỳ sâm	2 chỉ
Sinh địa	2 chỉ
Bạch truật sao	2 chỉ
Bạch thược	3 chỉ
Bạch linh	2 chi
Đương qui	2 chỉ
Chích thảo	1 chỉ
Viễn chí	1 chỉ
Chích hoàng kỳ	2 chỉ
Ngũ vị tử	10 hạt
Nhục quế	8 phân
Trần bì	1 chỉ
Đại táo	1 trái
Sinh khương	2 lát

Bài Nhân Sâm Dưỡng Vinh do bài Thập Toàn mà bỏ Xuyên khung, gia thêm Trần bì, Ngũ vị tử và Viễn chí.

Sâm, Kỳ, Truật, Linh bổ khí. Thục, Qui, Thược bổ huyết. Ngũ vị tử và Viễn chí đi vào âm phận, vào tâm. Bỏ Xuyên khung là phần động trong huyết; gia Trần bì là phần động trong khí. Theo Đông y, khí sinh ra huyết. Vì lẽ đó mà dùng Trần bì thay cho Xuyên khung.

C.- KIÊM BỔ KHÍ HUYẾT

I.- BÀI BÁT TRÂN THANG

Hoa kỳ sâm	3 chỉ
Bạch phục linh	2 chỉ
Bạch truật sao	3 chỉ
Chích thảo	1 chỉ
Thục địa	3 chỉ
Bạch thược	2 chỉ
Xuyên khung	1 chỉ
Đương qui	3 chỉ
Thêm Khương, Táo sắc uống.	

Ý nghĩa:

Bài Bát Trân gồm bài Tứ Quân bổ khí hợp với bài Tứ Vật bổ huyết. Hải Thượng bảo khí huyết là lưỡng nghi trong cơ thể (Nghi âm và nghi dương). Thật ra, khí huyết có thể cùng hư yếu. Tuy nhiên, không thể đồng đều, khí có thể yếu hơn hoặc huyết yếu hơn.

Vậy huyết yếu hơn khí thì bội bài Tứ Vật, bỏ Xuyên khung (động huyết và hao khí), bài Tứ Quân thì bỏ Bạch linh vì Bạch linh tính ráo, giảm Bạch truật và sao Bạch truật với sữa để bớt khô ráo.

Nếu khí yếu hơn huyết thì bội bài Tứ Quân, thiếu khí tăng thêm Sâm, giảm bài Tứ Vật và bỏ Xuyên khung.

466

Gia giảm bài Bát Trân:

- Nếu cơ thể lạnh có thể gia Càn khương, Phụ tử hoặc Quế.

- Nếu đau lưng gia Đỗ trọng, Tục đoạn...

- Nếu ho hen gia Mạch môn, Ngũ vị tử ...

II.- **BÀI THẬP TOÀN ĐẠI BỔ**:

Hoa kỳ sâm	3 chỉ
Bạch linh	3 chỉ
Bạch truật	3 chỉ
Chích thảo	1 chỉ
Thục địa	3 chỉ
Đương qui	3 chỉ
Bạch thược	2 chỉ
Xuyên khung	2 chỉ
Chích hoàng kỳ	3 chỉ
Nhục quế	8 phân

Thêm gừng táo sắc uống, Quế để riêng, chờ được thuốc mới bỏ quế vào, nắp bình thuốc đậy kỹ để Quế khỏi bay hơi. Có thể dùng Quế tâm thay cho nhục Quế. Với Quế tâm thì sắc chung với thuốc, không cần để riêng.

Ý nghĩa:

Bài Thập Toàn mười phần bổ cả mười nên gọi là Thập Toàn để chữa những chứng bệnh do quá hư yếu sinh ra như chóng mặt, choáng váng, hoa mắt, đau đầu, da thịt khô khan, hoặc mồ hôi vì biểu hư, hoặc nóng do hư hỏa... đều có thể dùng bài Thập Toàn.

Bài Thập Toàn thiên về khí nhiều hơn vì có Kỳ và Quế. Kỳ để sống thì cố biểu, nướng vàng (Chích Hoàng kỳ) thì ôn trung. Quế nóng, dẫn hỏa qui nguyên (về với gốc của hỏa ở tủy thượng thận và tuyến giáp trạng) tăng cường biến dưỡng cơ thể.

Gia giảm bài Thập Toàn:

1)- **Bài Đại bổ Hoàng Kỳ Thang**, tức bài Thập Toàn bỏ Bạch thược gia Sơn thù, Ngũ vị, Nhục thung dung để chữa chứng dương hư, mồ hôi ra không chỉ và tay chơn lạnh. Bỏ Bạch thược vì Bạch thược tính hàn.

2)- **Bài Đại Phòng Phong Thang**, tức bài Thập Toàn gia thêm Phòng phong, Khương hoạt, Phụ tử, Đỗ trọng, Ngưu tất để chữa bệnh Hạc Tất Phong (đầu gối to lên như đầu gối hạc).

3)- **Bài Tam Tý Thang** (Tam Tê Thang) tức bài Thập Toàn bỏ Bạch Truật, gia thêm Đỗ trọng, Tục Đoạn, Ngưu tất, Phòng phong, Khương hoạt, Tế tân, Tần giao, Độc hoạt, thêm gừng táo sắc uống để chữa chứng tam tê (hàn tê, thấp tê, phong tê) làm chân tay đau nhức, co quắp ...

Đại khái chữa về khí huyết đều dùng những bài như Tứ Quân, Tứ Vật, Bát Trân và Thập Toàn v.v... rồi tùy đó mà gia giảm. Nên nhớ rằng bổ khí không gì bằng Sâm, Truật; bổ huyết không gì bằng Qui, Thục. Mạch lớn thì dùng Qui, Thục; mạch nhỏ thì dùng Sâm, Truật đó là nguyên lý. Mạch lớn là khí vượng hơn huyết; mạch nhỏ là khí suy có thể cả khí huyết đều suy. Tuy nhiên dùng Sâm Truật bổ khí, khí sinh ra huyết. Hoặc giả lấy Sâm Truật làm quân mà lấy Qui Thục làm thần, như tôi đã bàn cách sử dụng bài Bát Trân ở trên.

Học thuốc không cần thuộc nhiều bài thuốc, chỉ cần nhớ mấy bài như trên, thêm đọc sách và chiêm nghiệm để gia giảm từ cổ phương. Y giả, ý giả, chỉ một nguyên lý nhưng nhiều biến hóa. Còn dược vật chỉ có vài chục vị chính, tùy cách kết hợp mà ý nghĩa và công năng bài thuốc biến đổi. Cũng như bàn cờ, một bên 16 quân, cả hai bên là 32 quân thế mà không ván nào giống ván nào, thật muôn biến vạn hóa. Tuy nhiên, cách xuất quân chỉ vài nguyên tắc chính.

CHƯƠNG HAI

THỦY HỎA

Như tôi đã nói ở Thiên Thủy Hỏa, Thủy Hỏa đều nằm tại nang thượng thận – là nơi lập mệnh của con người. Cổ nhân bảo Mệnh Môn Hỏa, tôi bảo Mệnh Môn Thủy nữa; nói cho cùng, gọi là Mệnh Môn Thủy Hỏa vì rằng không thủy thì chết, như vậy Thủy đó là Thủy lập mệnh. Thủy hỏa dính liền nhau - Thủy hỏa lập mệnh. Thủy hỏa đó là Thủy Hỏa Tiên Thiên. Thủy Tiên Thiên chỉ có một Thủy là vỏ nang thượng thận. Hỏa Tiên Thiên có hai: Tướng Hỏa là hỏa Tủy nang thượng thận mà cổ nhân gọi là thận hỏa và Quân hỏa là hỏa của Tuyến giáp trạng mà cổ nhân gọi là Tâm hỏa. Tướng hỏa và Quân hỏa tương giao tăng biến dưỡng tạo nên độ ấm bên cạnh có thủy lập mệnh để điều hòa thân nhiệt. Trong lâm sàng, cùng một bệnh, nếu nhẹ thì hỏi ở khí huyết, nặng phải hỏi ở thủy hỏa. Cuối cùng, bệnh dầu nhẹ, chữa xong phải nghĩ đến thủy hỏa vì rằng không thủy thì không có huyết, không hỏa thì không có khí.

A.- BỔ HỎA:

BÀI QUẾ PHỤ BÁT VỊ HOÀN (HOẶC THANG):

Còn gọi là Quế Phụ Bát Vị Địa Hoàng Hoàn.

Thục địa	8 chỉ
Sơn thù	4 chỉ
Hoài sơn	4 chỉ
Mẫu đơn bì	3 chỉ
Bạch linh	3 chỉ
Trạch tả	2 chỉ
Phụ tử	1 chỉ
Nhục quế	1 chỉ

Bài này do ông Trương Trọng Cảnh đời Hán lập ra để chữa cho Hán Vũ Đế vì uống thuốc luyện đan mà thành bệnh.

Ý nghĩa bài thuốc:

Thục địa vi quân, bổ thận thủy và bổ huyết; Sơn thù bổ khí huyết của tạng can sáp tinh (theo tài liệu khoa học thì Sơn thù lợi tiểu, hạ huyết áp, diệt Bồ đào cầu khuẩn); Hoài sơn bổ tỳ; Mẫu đơn bì tả hỏa, đặc biệt hỏa tạng can; Bạch linh lợi tiểu, táo thấp; Trạch tả lợi tiểu, thông mật; Phụ tử đại nhiệt, cường tâm (làm tim mạnh); Nhục quế đại nhiệt, bổ hỏa ở mệnh môn, theo khoa học thì Quế làm tuần hoàn nhanh tăng nhu động ruột, lợi tiểu, có tác dụng co mạch (tương đương với tác động của Noradrenalin và Adrenalin).

Trọng Cảnh cho Hán Vũ Đế uống mà khỏi bệnh. Quế Phụ Bát Vị là một bài thuốc tuyệt diệu. Tôi thường sử dụng bài này và gia giảm để chữa nhiều bệnh do hỏa hư hoặc do thủy hỏa câu hư. Trong bài Bát Vị Quế Phụ, 6 vị trên thuộc bài Lục Vị bổ thủy (vỏ nang thượng thận), Quế và Phụ bổ hỏa (tủy thượng thận). Quế Phụ phải nhờ Lục Vị đưa qua vỏ để vào tủy. Vì tính cường tâm của Phụ tử và cường quản của Quế làm cho biến dưỡng tăng, làm tăng hỏa – tăng độ ấm của cơ thể. Ngoài ra, Quế Phụ Bát Vị còn giúp tâm hỏa và thận hỏa tương giao tức quân hỏa và tướng hỏa tương giao để điều hoà biến dưỡng và thân nhiệt.

Gia giảm bài Quế Phụ Bát Vị:

- Mạch bộ xích bên phải nhược, vô lực bội Quế Phụ.

- Mạch bộ quan bên phải vô lực, bội Hoài sơn, Phục linh.

- Mạch bộ xích bên trái thuộc thủy, vô lực bội Thục địa (tăng lên 1 – 1,2 lượng) giảm Trạch tả.

- Mạch bộ quan bên trái vô lực, bội Sơn thù.

- Bụng lạnh, hoặc lạnh nhiều, bỏ vị Đơn bì (Mẫu đơn bì).

- Nóng nhiều, tăng Đơn bì, giảm Quế Phụ.

- Đi cầu lỏng phân, gia thêm Thỏ ti tử và Phá cổ chỉ (sao muối).

- Đi lỵ đã lâu, bỏ Bạch linh và Trạch tả (vì sợ mất nước).

- Nóng lạnh như sốt rét, gia Sài hồ.

- Ho hen thì gia Ngũ vị tử, Mạch môn.

- Nếu táo bón thì thêm Nhục thung dung và Ngưu tất.

- Phù du hỏa vượt lên trên, mặt thỉnh thoảng phừng hồng, khi thì tái xanh, gia Ngũ vị tử và Ngưu tất. Mặt nóng chân lạnh cũng gia như vậy.

- Đau lưng (yêu thống: đau ngang thắt lưng) gia Đỗ trọng, Tục đoạn.

(Bối thống khác yêu thống. Bối thống là đau lưng phần trên-sau phổi. Bối thống nhiều khi vì đàm ẩm hoặc vì ho nhiều. Yêu thống phần nhiều do thận yếu).

Đại khái gia giảm bài Bát Vị Quế Phụ là như vậy. Nên nhớ rằng, những vị gia thêm đều không thể nhiều hơn những vị chính trong bài thuốc vì như vậy hiệu quả của bài thuốc sẽ không còn. Cũng nên biết, bài Bát Vị Quế Phụ tác dụng nhanh chóng là nhờ Quế và Phụ, nếu gia thêm nhiều vị thuần tịnh như Hà thủ ô, Câu kỷ tử v.v... làm giảm hẳn sức mạnh của Quế Phụ. Khi trị liệu về thủy hỏa thì các vị thuốc phải cùng một chiều về thủy hỏa tức về thận thủy và thận hỏa như bài Bát Vị Quế Phụ và bài Lục Vị. Do vậy, dùng thuốc bổ thủy hỏa không thể dùng Khương, Táo, Thảo là những vị dẫn về tỳ vị ở trung châu thuộc hậu thiên.

Tôi chữa bệnh luôn luôn nghĩ tới thủy hỏa. Có lần, một người bà con đau yếu, đi Tây y nhiều không khỏi, đi tới bảy bác sĩ đều bảo không có bệnh gì vì các thử nghiệm đều bình thường. Tuy vậy, người bệnh cứ mệt mỏi hoài, bỏ việc hoài. Tôi xem mạch, thấy mạch động, vô lực, đi lúc nhúc, tôi không hiểu bệnh gì, chỉ biết mạch khí hư, bệnh nhân đi lại, ăn nói bình thường. Tôi cho bài Bổ Trung Ích Khí, uống một nước thì bệnh nhân mặt đỏ lên, cảm thấy khó chịu. Tôi bảo dừng lại, nghĩ rằng Bổ Trung Ích Khí thăng dương, thăng không được thì giáng là hợp lý, mạch lại vô lực, phải hỏi ở thủy hỏa. Tôi cho bài Bát Vị Quế Phụ gia Ngưu tất, uống một nước đã thấy kiến hiệu. Bài Quế Phụ Bát Vị ngoài bổ hỏa còn có tính giáng hỏa để hỏa qui nguyên. Thuốc tôi sẵn, người bà con ở lại tôi 15 ngày, khỏe mạnh rồi về. Tôi lấy làm thú vị, ngẫu hứng làm bài thơ:

> Tây y Thất sĩ bất năng công
>
> Cầu ngã tam thang bệnh tự thông
>
> Y lý Đông phương Tây địa ứng
>
> Dục cầu kỳ đạo khỉ tâm không.

Tính tôi hay trào lộng, nhiều khi tôi trào lộng với chính tôi nữa. Tôi nghĩ rằng Tây ý đến nay là tuyệt diệu lắm về kỹ thuật cũng như dược lý trị liệu. Tuy nhiên chuyên về Organic (cơ hữu) còn Đông y rất hay về Inorganic (phi cơ hữu) tức về phần công năng (Functional). Nói vậy, biết đâu tất cả đều cơ hữu mà tìm chưa ra vậy thôi.

Bài thuốc biến từ bài Quế Phụ Bát Vị:

- Bài Kim Quí Thận Khí

Thục địa	4 chỉ
Sơn thù	4 chỉ
Hoài sơn	4 chỉ
Bạch linh	3 chỉ
Đơn bì	2 chỉ
Trạch tả	2 chỉ
Phụ tử	1 chỉ
Nhục quế	1 chỉ (để riêng)
Xa tiền	2 chỉ

Ngưu tất   1 chỉ

Kim Quĩ Thận Khí để chữa bệnh nhân tỳ, phế, thận hỏa đều hư yếu, tiểu tiện không thông lợi, chân tay phù nề, nhiều đàm nhớt, bụng nhiều nước, tạo thành cổ trướng (Ascites) thì uống bài này có hiệu quả. Bài Kim Quĩ Thận Khí tức bài Bát Vị Quế Phụ gia thêm Xa tiền, Ngưu tất và Thục địa bớt đi 1/2 nhằm mục đích nhẹ cho tạng tỳ, Xa tiền để lợi tiểu.

- Bài Hậu Thiên Bát Vị:

Hoa kỳ sâm	1 lượng
Bạch truật sao	5 chỉ
Hoàng kỳ sao	2 chỉ
Chích thảo	2 chỉ
Mạch môn	1 chỉ
Ngũ vị	1 chỉ
Liên nhục	2 chỉ
Phụ tử	5 phân

Thêm gừng, táo sắc uống.

Bài này do Hải Thượng Lãn Ông lập ra. Bài này chữa tỳ và phế suy nhược, mạch hữu thốn và hữu quan vô lực, ăn không ngon, đoản khí.

+ Sâm Truật Thảo bổ tỳ.

+ Kỳ, Mạch Môn, Ngũ vị bổ phế.

+ Phụ tử trợ dương cho tỳ.

+ Liên nhục bổ tỳ.

Bài này có thể uống xen với bài Bát Vị Địa Hoàng Hoàn để bổ cả Hỏa tiên thiên và tỳ phế hậu thiên.

Gia giảm: bài này biến từ bài Tứ Quân, bỏ Bạch linh vì ráo cho tỳ quá, gia thêm Kỳ, Mạch môn, Ngũ vị, Phụ tử, Liên nhục.

+ Nếu tỳ khô ráo thì Truật sao với sữa.

+ Khí quá hư thì bội Sâm.

+ Buồn nôn thì gia thêm Nhục đậu khấu.

+ Phế hư yếu bội thêm Mạch môn, Ngũ vị tử ....

B.-BỔ THỦY:

Thủy Tiên Thiên - Thủy mệnh môn nằm tại vỏ nang thượng thận để quân bình với hỏa mệnh môn nằm trong tủy nang thượng thận.

I.- BÀI LỤC VỊ ĐỊA HOÀNG HOÀN (hoặc thang):

Thục địa	8 chỉ
Sơn thù	4 chỉ
Hoài sơn	4 chỉ
Bạch linh	3 chỉ
Đơn bì	3 chỉ
Trạch tả	2 chỉ

Bài này do ông Trọng Cảnh bỏ 2 vị Quế và Phụ tử của bài Bát Vị Quế Phụ để bổ Thủy tiên thiên (thận thủy). Đến đời Tống, ông Tiền Trọng Dương (tên Tiền Ất) dùng bài Lục Vị này chữa trẻ con rất hiệu quả.

Ý nghĩa bài thuốc:

Thục địa cực bổ thủy và bổ huyết; Sơn thù bổ can, cường tinh và cố tinh (thận thủy và can mộc tương sinh); Hoài sơn bổ tỳ và bổ thận; Bạch linh ráo tỳ, ráo thấp làm bớt tính nê trệ của Thục địa và lợi thủy tạng thận; Trạch tả để tả thủy (trong bổ phải có tả, phải một đóng một mở, bài thuốc mới hiệu quả); Đơn bì tả hỏa của tạng can, làm mát cơ thể, mát tận xương.

Những người thủy yếu, da thịt khô khan gầy đen, hoặc mập phệ trắng trẻo mà thiếu thủy (mập, mỡ nhiều, tế bào chứa mỡ không chứa nước), mạch tả xích vi nhược (không thủy) hoặc hồng đại (có hỏa) trong khi mạch hữu xích hữu lực hoặc hồng

... là hỏa vượng mà thủy yếu thì phải dùng bài Lục vị này, rất thần hiệu.

Gia giảm bài Lục Vị:

- Bệnh nhân nóng tận xương, không mồ hôi thì bội vị Đơn bì; nóng tận xương nhiều mồ hôi thì bớt Đơn bì, gia thêm Địa cốt bì (Mẫu đơn bì làm toát mồ hôi, Địa cốt bì -vỏ rễ cây Kỷ tử- làm giảm nóng mà không ra mồ hôi).

- Bệnh nhân quá khô khan, tiểu tiện không thông lợi vì không thủy, bỏ Trạch tả, bội Thục địa, gia Mạch môn và Ngũ vị tử.

- Bệnh nhân tỳ yếu hư lạnh thì bỏ vị Mẫu đơn bì, bội Bạch linh, Thục địa sao khô.

- Bệnh nhân hay giận hờn, tính vội, giảm bớt Sơn thù, gia thêm Bạch thược (Sơn thù bổ can huyết can khí; Bạch thược tả can khí liễm can huyết).

- Bệnh nhân đau đầu, gia thêm Xuyên khung. Nếu vì hỏa quá vượng mà đau đầu thì gia Huyền sâm (Huyền sâm tả hỏa ở tạng thận).

- Bệnh nhân đau lưng (yêu thống) gia thêm Đỗ trọng, Tục đoạn.

- Tinh ít, thêm Sâm; hoạt tinh bội Sơn thù, gia thêm Phá cổ chỉ (sao muối).

- Ho hen, khạc nhổ, gia Mạch môn, Ngũ vị tử; ho ra máu gia Mạch môn, Ngũ vị tử, Bách hợp.

- Bệnh nhân thủy suy, đi cầu táo bón thì gia Nhục thung dung, Ngưu tất.

- Chứng đàm nhiều có thể do thủy hoặc hỏa suy. Nếu thủy suy thì dùng Lục vị gia Mạch môn, Ngũ vị, Ngưu tất; nếu hỏa suy mà thủy dềnh lên thì dùng Bát vị gia Mạch môn, Ngũ vị, Ngưu tất, bội Phục linh.

- Trẻ em qui bối qui hung là lưng gù như lưng rùa, ngực gồ lên như lưng rùa hoặc thóp trên đầu không kín, hoặc tay chân khẳng khiu đều do Tiên thiên Âm dương kém. Nếu âm kém (thủy yếu) thì dùng Lục vị thêm Lộc nhung, Tử hà xa (nhao đàn bà đẻ), Câu kỷ tử. Nếu hỏa hư thì dùng Bát vị.

Những bài thuốc biến từ Lục Vị:

1)- **Thất Vị**:

Tức bài Lục Vị gia thêm Quế để chữa thủy suy mà có hỏa, miệng khát, lở miệng, ngủ ra mồ hôi (mồ hôi trộm). Âm hư có hỏa phải dùng Quế để dẫn hỏa qui nguyên, không dùng Phụ tử vì Phụ tử và Quế trong bài Bát Vị để bổ hỏa vừa dẫn hỏa qui nguyên, còn Quế trong bài Thất Vị chỉ dẫn hỏa qui nguyên mà không bổ mạnh cho hỏa. Lục vị bổ thủy thêm cho huyết, thêm Quế để huyết vận chuyển mạnh hơn. Bài Thất Vị rất hiệu quả với chứng tiêu khát (khát nhiều, đi đái nhiều vì bệnh đái đường kiểu 2 –tipe 2- không do thiếu Insulin mà do Insulin bị giảm hoạt).

2)- **Bài Đô Khí**:

Tức bài Lục Vị gia thêm Ngũ vị tử để chữa bệnh lao phổi.

3)- **Bài Bát Vật Thần Khí Hoàn**:

Tức bài Lục Vị gia Ngũ vị, Nhục quế để chặt răng và đẹp nhan sắc.

4)- **Bài Bát Tiên Trường Thọ Hoàn**:

Tức bài Lục Vị gia Ngũ vị tử và Mạch môn đông để bổ thủy và phế kim (Mạch môn và Ngũ vị bổ phế kim), thận thủy và phế kim tương sinh (Bát Tiên Trường Thọ gia thêm 1 cỗ Tử hà sa để chữa bệnh tiêu khát). Khi mẹ tôi đau, thân phụ tôi mới học thuốc, nằm chiêm bao thấy chữ Bát Tiên Trường Thọ, bèn dùng bài Bát Tiên Trường Thọ mà mẹ tôi hết bệnh.

5)- **Minh Mục Địa Hoàng Hoàn** (còn có tên Ích Âm Thận Khí Hoàn):

Tức bài Lục vị gia Đương qui vĩ, Ngũ vị tử, Sài hồ (Sài hồ để tả can, thăng dương) để chữa chứng mắt mờ, kèm nhèm, thêm Cúc hoa.

6)- **Tri Bá Bát Vị Hoàn**:

Tức bài Lục Vị gia Tri mẫu và Hoàng bá để tả hỏa. Khi tướng hỏa quá mạnh, một mình Lục vị không đủ, phải gia thêm Tri mẫu, Hoàng bá để đè hỏa xuống, chỉ cần uống một đến hai thang rồi trở lại Lục vị. Dùng nhiều Tri Bá Bát Vị Hoàn sợ phạt mất hỏa. (Hoàng bá đắng, tính hàn, cố thận, mát thận. Theo khoa học, Hoàng bá diệt trùng Salmonella và Staphylococcus; Tri mẫu hàn nhuận phế, mát thận). Bệnh nhân thận thủy yếu, hay tiểu đêm, hoặc đi tiểu cấp tính thì dùng bài Tri Bá Bát Vị Hoàn.

Bổ thủy không gì bằng bài Lục Vị Địa Hoàng Hoàn gia giảm. Bài Lục Vị chỉ để bổ thận thủy. Nếu cả thận thủy và tỳ phế cùng hư thì không thể dùng bài Lục Vị được vì Lục Vị quá mát và Thục địa quá nhiều không thể giúp cho tạng tỳ, lại thêm Lục Vị không thể giúp cho phế kim nếu không có vị thuốc dẫn tới phế kim như Mạch môn, Ngũ vị tử ... Do đó, muốn cứu thận thủy, tỳ thổ và phế kim cùng một lúc phải dùng đến bài Tuyền Chân Nhất Khí, còn gọi là Cứu Âm Thang.

II.- **TUYỀN CHÂN NHẤT KHÍ**:

Thục địa	9 chỉ
Bạch truật	3 chỉ
Hoa kỳ sâm	2 chỉ
Mạch môn	3 chỉ
Ngũ vị tử	1 chỉ
Ngưu tất	1 chỉ
Phụ tử	1 chỉ

Bài thuốc này do ông Phùng Triệu Chương biệt hiệu là Sở Thiềm đời Mãn Thanh lập ra, mục đích là để cứu thận thủy, phế kim và tỳ thổ.

Bài này để chữa những người già cả suy nhược hoặc suyễn súc, hoặc đàm nhiều, uống vào rất kiến hiệu. Tôi đã kinh nghiệm cho bản thân, cho gia đình. Có một em bé 16 tuổi, mặt cứ ửng hồng, tôi nghĩ do hư hỏa (âm hư mà có hỏa) tôi cho bài Tuyền Chân, uống một thang thì hết ửng hồng (luôn luôn hồng là thủy hư, khi hồng khi tái là hỏa hư).

Ý nghĩa bài thuốc:

Bài Tuyền Chân là một bài thuốc có tính liên hoàn tôi đã nói trong phần lập phương: Thục địa, Ngưu tất, Phụ tử đi về thận thủy; Sâm, Truật, Phụ tử trợ dương cho tỳ; Mạch môn, Ngũ vị bổ phế nhuận phế. Bài Tuyền Chân mục đích cứu âm, tức cứu thận mà phải nhờ đến tỳ thổ và phế kim để tăng cường cho thủy- tăng cường cho Thục địa, Ngưu tất và Phụ tử (Tỳ thổ-sinh phế kim-sinh thận thủy).

Bài Kim Quĩ Thận Khí bổ hỏa mệnh môn, giúp tỳ thổ để trợ phế kim, khác với bài Tuyền Chân bổ thủy mà phải nhờ đến tỳ thổ và phế kim giúp sức. Tuyệt diệu.

Gia giảm:

- Khí hư, bội sâm.

- Giả dương (lưỡng thốn mạch phù, hoặc hay oẹ ngược) thì bỏ Sâm vì Sâm trợ hỏa.

- Tỳ hư bội Bạch truật.

- Thủy quá hư bội Thục địa.

- Phế nhiệt bội Mạch môn.

- Dương hư, lạnh bội Phụ tử, thêm Quế.

- Đau mỏi thêm Đỗ trọng, Tục đoạn.

III.- BÀI HẬU THIÊN LỤC VỊ:

Thục địa	1 lượng
Đương qui	5 chỉ
Nhân sâm	3 chỉ
Đan sâm	2 chỉ
Táo nhân	3 chỉ
Viễn chí	1 chỉ

Thêm gừng, táo sắc uống

Bài này do Hải Thượng lập ra để bổ tâm can.

Ý nghĩa bài thuốc:

Thục địa, Đương qui, Táo nhân, Viễn chí để bổ tâm huyết; Thục, Qui, Đan sâm bổ can huyết; Nhân sâm để giúp sức.

Gia giảm:

- Nóng tận xương, không có mồ hôi gia Mẫu đơn bì.

- Nóng tận xương, có mồ hôi gia Địa cốt bì.

- Tướng hỏa bốc lên, thêm Tri mẫu, Hoàng bá.

- Phiền, bứt rứt không ngủ, thêm Hoàng cầm, Chi tử.

- Bụng đầy chướng, thêm Thung dung, Ngưu tất.

- Đàn bà kinh nguyệt bế, thêm Đào nhơn, Hương phụ.

- Hành kinh lạnh, thêm Càn khương, Quế.

- Hành kinh, đầu choáng váng, thêm Tần giao, Xuyên khung.

Đại khái là như vậy, có thể dựa vào các vị gia giảm ở bài Tứ Vật mà gia giảm vào bài Hậu Thiên Lục Vị.

Để kết luận chương Nội thương Nghiệm phương:

Tôi thuở nhỏ nhờ được những lời bàn luận của cha anh và các chú, lớn lên đọc sách Đông y, nắm được yếu lĩnh nằm ở khí huyết và thủy hỏa, không cần nhớ nhiều bài thuốc, chỉ nắm lấy những bài thuốc căn bản về khí huyết như Tứ Quân, Tứ Vật, Qui Tỳ ... Về thủy hỏa như Bát Vị Quế Phụ, Kim Quĩ Thận Khí, Lục Vị Địa Hoàng Hoàn, Bát Vị Tri Bá và Tuyền Chân Nhất Khí ... chỉ từng ấy với hiểu được dược tính để tùy bệnh mà gia giảm, tùy bệnh mà kết hợp, phần nhiều hiệu quả.

Riêng vấn đề thủy hỏa, tôi muốn nói thêm:

Những bệnh đau lâu, ốm dài, chữa khí huyết không được thì phải hỏi thủy hỏa. Khi hỏi đến thủy hỏa thì phải nhờ vào triệu chứng và mạch lý:

Hỏa hư:

- Triệu chứng: Hỏa phù du vượt lên trên, mặt khi hồng, khi tái, chân tay lạnh, có khi từ đầu gối trở xuống, có khi chỉ ở bàn chân, người thường không chịu được lạnh. Uống thuốc nhiệt như Lý Trung, Khu hàn phương mà vẫn không hết lạnh, phải nghĩ là không có hỏa.

- Mạch hữu xích vi nhược, tả xích hữu lực, thế là hỏa hư, phải dùng Quế Phụ Bát Vị gia Ngưu tất.

Hỏa vượng:

- Triệu chứng: người khô khan, táo bón, luôn luôn cảm thấy nóng. Có khi người mập mạp mà thủy hư và hỏa vượng. Vì hỏa vượng, thủy hư cho nên nhiều khi gan bàn chân nóng. Cho uống những thuốc hàn lương như Cầm, Liên, Tri, Bá mà không hết nóng, phải nghĩ là không có thủy.

- Mạch hữu xích vượng trầm hoạt hữu lực, tả xích vô lực. Phải dùng Lục Vị Địa Hoàng Hoàn.

Thủy hư:

- Triệu chứng: người luôn cảm thấy nóng, khô khan, tính tình nóng nảy, ham nói, hay gắt gỏng, bàn chân, đặc biệt gan bàn chân (huyệt dụng tuyền) nóng.

- Mạch tả xích vô lực, hữu xích hữu lực phải dùng Lục Vị Địa Hoàng Hoàn để bổ mạch cho thủy.

Thủy vượng:

- Triệu chứng: người thường hay lạnh, cảm thấy nặng nề, có khi phù nề, đi cầu lỏng phân (không có hỏa), không hoạt bát, không ham làm việc.

- Mạch tả xích trầm hoạt mà rất hữu lực, hữu xích vô lực. Trị liệu phải dùng Bát Vị Quế Phụ. Nếu phù nề phải dùng đến Kim Quĩ Thận Khí Hoàn.

<u>Mạch chung lưỡng xích</u>:

Mạch lưỡng xích đều vi nhược thế là thủy hỏa câu hư (thủy hỏa đều hư), phải dùng Bát Vị Quế Phụ bội Thục địa, phải biết gia giảm tùy triệu chứng như nếu lạnh thì giảm Đơn bì; nếu nóng thì giảm Quế Phụ v.v...

Mạch lưỡng xích đều vượng lại thêm thốn quan đều phù hồng thế là hỏa vượng chứ không phải thủy vượng. Tính thủy trầm hoạt, tính hỏa phù sác, lưỡng xích hoặc phù, hoặc sác đều hữu lực thì phải nghỉ là hỏa vượng, thêm triệu chứng nóng âm ỉ ... phải dùng Tri Bá Bát Vị mới dẹp được hỏa.

Trên đây là điều căn bản của triệu chứng và mạch lý của thủy hỏa. Tuy nhiên, ngoài căn bản còn có các phụ thuộc của vọng, văn, vấn nữa, và nhiều khi ngoài mạch lưỡng xích còn có mạch lưỡng thốn, lưỡng quan cũng có thể nhờ vào đó kết hợp với lưỡng xích để định thủy hỏa suy hay vượng một cách chắc chắn hơn.

CHƯƠNG BA

CÚU DƯƠNG VÀ HỒI DƯƠNG

Cứu dương:

Cứu dương là vì dương yếu cho nên phải cứu. Dương ở đây là dương hậu thiên – là dương của tỳ vị. Khi cơ thể lạnh run vì cảm hàn tà hoặc vì cơ thể suy nhược mà lạnh, tay chân lạnh, da thịt tái mét, hoặc đi tháo chảy, mạch có khi trầm trì hoặc trầm hoãn mà hữu lực; có khi mạch trầm vi vô lực. Trường hợp mạch hữu lực mà lạnh có thể dùng Bổ Trung Ích Khí gia chút Phụ tử. Trường hợp mạch vô lực thì phải dùng Cứu Dương Thang.

Cứu Dương Thang:

Hoa kỳ sâm	3 chỉ
Bạch truật sao	3 chỉ
Càn khương	2 chỉ
Chích thảo	1 chỉ
Phụ tử	1 chỉ
Ngũ vị tử	5 phân

Bài Cứu Dương tức bài Lý Trung gia thêm Phụ tử và Ngũ vị tử. Phụ tử để cường tâm, tăng thêm độ ấm. Ngũ vị tử để liễm dương vì Càn khương (là gừng gọt vỏ sao khô vàng) tuy không vỏ vẫn có tính phát tán cho nên dùng Ngũ vị tử để liễm dương (không cho mồ hôi toát ra). Gia đình tôi, có khi vì lạnh quá, mặc dầu mạch lý không đến nỗi gì, tôi vẫn dùng Lý Trung thêm 5 phân Ngũ vị tử uống vào là ấm ngay.

Hồi dương:

Hồi dương là dương sắp mất (sắp chết) phải vãn hồi dương khí để cứu sống bệnh nhân.

Bệnh nhân lâm trọng bệnh, hoặc đau lâu ốm dài, dùng lầm thuốc mà dương khí muốn tuyệt, mồ hôi hột toát ra trên trán, mạch ba bộ hai bên muốn tuyệt, có khi phải xem mạch ở huyệt thái khê hoặc ở huyệt xung dương, thế là phải dùng bài thuốc hồi dương.

Hồi Dương Thang:

Hoa kỳ sâm	1 lượng
Bạch truật sao	5 chỉ
Phụ tử	3 chỉ

Sắc cho đặc uống. Bệnh nhân bất tỉnh thì cạy miệng cho uống. Bệnh nhân mạch hồi phục, tùy mạch lý mà cho thuốc thêm dương hoặc thêm âm... Hồi Dương Thang còn gọi là Cứu Thoát Thang.

Nên nhớ, bệnh nhân khi dương sắp thoát thường đòi đỡ ngồi dậy, đừng bao giờ cho ngồi dậy vì rằng mạch đã muốn tuyệt tức huyết áp thấp lắm, nếu đỡ ngồi dậy thì huyết áp trụt xuống quá thấp, có thể không còn huyết áp, bệnh nhân chết ngay (Dương sắp thoát, đỡ ngồi dậy là dương thoát ngay).

Nên nhớ khi mạch trầm vi muốn tuyệt thì không thể dùng bất cứ âm dược nào như Thục địa, Đương qui v.v... Phải chỉ nghĩ đến dương dược như Sâm, Truật, Phụ để vãn hồi dương khí cho tỳ vị. Tỳ vị còn thì sự sống còn.

THIÊN HAI MƯƠI MỐT

NHỮNG ĐIỀU CÒN LẠI

Những điều còn lại ở đây là những điều tôi muốn nói ít nhiều về dược tính và dược lý để người đọc có khái niệm thế nào là Tính và thế nào là Lý đối với dược liệu.

Đông y bảo: Cầm, Liên, Tri, Bá có tính hàn; Quế, Phụ, Càn Khương có tính nhiệt. Đó là dược tính. Còn tại sao lại hàn, tại sao lại nhiệt, hoặc làm sao để mà hàn và làm sao để mà nhiệt thì thuộc về dược lý.

Về dược tính, một người bình thường, chúng ta cho uống Quế, Phụ, Càn Khương thì họ cảm thấy nóng và các triệu chứng nóng xuất hiện như miệng lưỡi nổi mụt, tim đập mạnh, cơ thể nóng bừng, khô khan v.v... Chúng ta lấy cảm giác và triệu chứng do Quế, Phụ, Càn Khương gây ra để gọi chúng có tính nhiệt. Cũng vậy, cho một người bình thường uống Cầm, Liên, Tri, Bá họ cảm thấy lạnh run, ăn không tiêu, tim đập chậm v.v... Chúng ta bảo Cầm, Liên, Tri, Bá có tính hàn. Thật ra Quế, Phụ, Càn Khương không nhiệt không hàn và Cầm, Liên, Tri, Bá không hàn không nhiệt mà chỉ có những hóa chất trong chúng làm cho chúng ta nóng hoặc lạnh mà thôi.

Về dược lý là tìm hiểu cơ chế của dược liệu tức tìm hiểu tác dụng của dược liệu đối cơ thể thế nào để tạo nên hàn, nhiệt, ôn, lương.

Muốn hiểu được điều đó, chúng ta phải hiểu thế nào là biến dưỡng cơ thể.

Cơ thể là một bộ máy phức tạp, bao gồm khoảng 75 ngàn tỷ tế bào (75 Trillion tế bào) được chuyên biệt hóa thành những cơ quan như hệ thần kinh trung ương, thần kinh vận động, thần kinh cảm giác, thần kinh sinh thực (trực và đối giao cảm), bộ máy tiêu hóa, tuần hoàn, hô hấp và bài tiết (bao gồm lục phủ ngũ tạng cùng hệ nội tiết và ngoại tiết). Tất cả đó cùng hoạt động nhịp nhàng đồng loạt để bảo tồn sự sống một cách quân bình.

Mọi hoạt động cơ thể đều nhờ năng lượng lấy từ sự đốt cháy thức ăn bởi oxygen (O_2). Thức ăn được hấp thụ qua ruột, cặn bã bị đào thải bởi hệ tiêu hóa. Phần được hấp thụ thì một phần được tổng hợp để dự trữ, một phần được sử dụng. Thức ăn bị đốt cháy tạo năng lượng sẽ đào thải thán khí (CO_2) qua phổi, cặn bã hòa tan trong máu được bài tiết qua thận (nước tiểu) và qua các tuyến mồ hôi.

Mọi hoạt động cơ thể, kể cả hấp thụ, kiến tạo và đào thải được gọi là biến dưỡng. Biến dưỡng lúc nghỉ ngơi gọi là biến dưỡng căn bản (Basal metabolism). Biến dưỡng lúc làm việc gọi là biến dưỡng lao tác v.v... Biến dưỡng càng cao đòi hỏi năng lượng bởi đốt cháy thức ăn càng nhiều và nhiệt tỏa ra càng nhiều thì cơ thể trở nên ấm, ấm quá thì nóng. Biến dưỡng thấp thì mát, mát quá thì lạnh. Trong một cơ thể bình thường, với biến dưỡng căn bản bình thường thì cơ thể không nóng không lạnh, dễ chịu, điều hòa, vô bệnh.

Trừ trường hợp nóng lạnh do ngoại cảm như siêu vi, dị ứng, nhiễm trùng hoặc do trúng nhiệt trúng hàn một cách đột ngột thì cơ chế dược lý trị liệu đã được rõ ràng như chống dị ứng có Antihistamin của Tây y, Thiền thoái của Đông y; trụ sinh của Tây y; Bồ công anh và Kim ngân hoa của Đông y ... Riêng vì mất quân bình của Biến dưỡng căn bản dẫn tới bệnh hoặc nóng hoặc lạnh ... phần nhiều thuộc nội thương và cơ chế dược lý để đem từ nóng đến mát (từ nhiệt đến lương), đem từ lạnh đến ấm (từ hàn đến ôn) chưa được giải thích qua thực nghiệm, kể cả thực nghiệm sơ khởi, mà chỉ dựa theo kinh nghiệm Hàn Nhiệt Ôn Lương của dược tính cổ truyền. Nay, khoa học hơn, chúng ta bàn tại sao Cầm, Liên, Tri, Bá là hàn và Quế, Phụ là nhiệt.

CHƯƠNG MỘT

HÀN, NHIỆT

HÀN DƯỢC:

Hoàng cầm (Scutellaria Baicalensis):

- **Dược tính cổ truyền**: tính hàn, vào Thủ thái âm (phế), Thủ thiếu âm (tâm), và Thủ dương minh (đại trường).

- **Thực nghiệm sơ khởi**: thấy hạ huyết áp lúc cho uống Hoàng cầm, và làm giảm sốt.

- **Thực nghiệm phân tích**: thấy Hoàng cầm có chất Baicalin, chất này làm lợi tiểu. Ngoài ra trong Hoàng cầm còn có những chất dẫn suất từ chất Flavone - chất này có tác dụng như vitamin PP- vitamin PP có tác dụng làm các vi ti huyết quản ngoại biên giãn nở. Nhờ vậy mà huyết áp giảm làm cơ thể mát. Riêng chất Baicalin có tác dụng lợi tiểu dẫn tới giảm nhiệt (tiểu tiện đem nhiệt ra ngoài).

Hoàng cầm còn có tác dụng trụ sinh đối với vi trùng Staphyloccus và Streptococcus. Tính diệt trùng của Hoàng cầm cũng làm giảm sốt. Như vậy, Hoàng cầm có hai đặc tính giảm sốt:

+ Diệt trùng để giảm sốt (có nhiệt độ lớn hơn 37ºC).

+ Giảm huyết áp, lợi tiểu để giảm nhiệt.

Vi trùng gây nên sốt, diệt trùng giảm sốt là đương nhiên. Ở đây ta chỉ tìm cơ chế giảm nhiệt của Hoàng cầm. Theo thực nghiệm, người ta nghĩ Hoàng cầm giảm huyết áp do ảnh hưởng tới trung khu thần kinh (an thần). Tôi nghĩ Hoàng cầm giảm nhiệt là nhờ ảnh hưởng đối với hệ thần kinh sinh thực, đặc biệt đối với hệ trực giao cảm; chưa biết chừng ảnh hưởng tới tủy thượng thận (thận hỏa) làm giảm hoạt tủy thượng thận - giảm Biến dưỡng cơ thể như làm nhịp tim chậm hơn, ta có cảm giác mát.

Tôi đã kinh trị với vị Hoàng cầm. Người khó ngủ, cảm thấy nóng, xốn xang trong ruột, mạch hữu lực mà hơi sác, tươi (hơi nhòe nhoẹt), nước tiểu vàng và mỗi lần đi tiểu cảm thấy nóng đường tiểu, phân nhòe nhoẹt, triệu chứng của thấp nhiệt (ẩm ướt và nóng). Tôi cho Tứ Vật gia Hoàng cầm, Chi tử thì khỏi bệnh (Hoàng cầm mát, Chi tử tả tiểu trường khuất khúc chi hỏa).

Tôi, vì phế nhiệt mà ho, dùng Nhị trần gia Hoàng cầm mà khỏi bệnh.

Hoàng liên (Coptis-Rhizoma Coptidis) thuộc họ Mao Lương (Ranunculaceae)

- **Dược tính cổ truyền**: Hoàng liên tính rất hàn vào kinh Thủ thiếu âm (Tâm), Túc quyết âm (Can) và Thủ dương minh (Đại trường), mát chân huyết, sát trùng, trừ giun ... trị thấp nhiệt.

- **Thực nghiệm**: Hoàng liên có tác dụng trụ sinh mạnh hơn Streptomycin, diệt trùng Staphylococcus, Streptococcus, vi trùng bạch hầu. Trong Hoàng liên có chất Bebeerine còn gọi là Chondodendrine. Chất này làm tăng nhu động ruột. Về tuần hoàn, Hoàng liên làm giảm nhịp tim, có thể bị ngất xỉu. Giảm nhịp tim tức giảm biến dưỡng, và thêm trị thấp nhiệt bằng lợi tiểu thì cơ thể trở nên mát.

Riêng về nhiễm trùng mà nóng sốt, mạch hồng thịnh, Đông y dùng bài Thanh Tâm Lương Huyết Thang và bài Thanh Tâm Thang:

Bài Thanh Tâm Lương Huyết Thang:

Đương qui	3 chỉ
Sinh địa	2 chỉ
Liên nhục	2 chỉ
Hoàng kỳ	2 chỉ
Hoàng cầm	1.5 chỉ
Địa cốt bì	1 chỉ
Hoàng liên	1 chỉ

Bài Thanh Tâm Thang:

Hoàng liên	1.5 chỉ
Phục thần	1 chỉ
Xích phục linh	1 chỉ

Tôi hồi nhỏ bị đau mắt, đỏ mắt, lấy Hoàng liên ngâm nước, lấy nước nhỏ vào mắt là hết.

Về biến dưỡng cơ thể, Hoàng liên làm nhịp tim chậm, tùy liều lượng cao hay thấp, có thể làm bệnh nhân ngất xỉu. Có lần một bệnh nhân tôi đã chữa khỏi bằng thuốc ôn nhiệt, một tháng sau bệnh nhân ấy bảo tôi, ngủ không được và cảm giác nóng, tôi không xem mạch cho bài Thanh Tâm Thang; cách một ngày sau bệnh nhân tới, mặt xanh, không ăn được. Tôi xem mạch thấy vô lực tôi biết tôi đã sai lầm dùng bài Thanh Tâm Thang. Thế mới biết Hoàng liên cực hàn, khi dùng Hoàng liên phải cẩn thận. Mạch thịnh, nhiệt mới dùng được. Dùng ngoài da, không kể liều lượng.

Hoàng bá (Phellodendron Amurense) thuộc họ Cam (Rutaceae):

- Dược tính cổ truyền: Hoàng bá tính hàn vào kinh Túc thiếu âm (thận) trị tướng hỏa (hỏa tạng thận), sát trùng, chữa nhiệt uất kết ở tràng vị, chữa tràng phong hạ huyết (đại trường, trĩ ra máu), trị thấp nhiệt mà đi tiểu đêm nhiều lần ...

- **Thực nghiệm**: có tác dụng trụ sinh, diệt Staphylococcus, Salmonella (vi trùng gây thương hàn), chữa bệnh lỵ, chữa mụn nhọt tợ như Hoàng liên, có chất Bebeerine, chất này làm tăng nhu động ruột, chữa giun sán và giúp bộ máy tiêu hóa, kích thích bộ máy tiêu hóa để tiến thực.

Tri mẫu (Anemarrhena Aspheloides) thuộc họ hành (Liliaceae):

- **Dược tính cổ truyền**: Tính hàn, không độc, đi vào Thủ thái âm (phế) và Túc thiếu âm (thận), tả tướng hỏa, tả phế nhiệt mà ho, nhuận phế trừ đàm, tả hỏa ở trường vị khi hợp với Thạch cao (Thạch cao Tri mẫu).

- **Thực nghiệm**: chưa có trong thực nghiệm. Trong Đông y bảo Tri mẫu và Hoàng bá làm chắc thận. Tôi bị chứng đi tiểu đêm nhiều lần, vì hỏa mà không ngủ, hoặc vì hay suy nghĩ mà không ngủ, mạch thủy hỏa đều vượng. Tôi dùng bài Lục Vị thêm Tri mẫu và Hoàng bá mà khỏi bệnh tiểu đêm. Một người bị táo bón, bụng nóng buồn phiền, tôi cho Sinh địa, Thạch cao, Tri mẫu mà hết bệnh. Tôi nghĩ Thạch cao là $CaSO_4, 2H_2O$ nếu phi tan khô nước, hòa trong nước Sinh địa và Tri mẫu, uống vào thì Thạch cao một phần hút nước ở tế bào ruột vào ống ruột hợp với tính mát của Sinh địa và Tri mẫu nên giải quyết được nóng mà táo bón (hay táo bón mà nóng?). Thân phụ tôi khi bàn vị Thạch cao với anh tôi, kể rằng, có một bệnh nhân vốn bình thường, một hôm bỗng nhiên chạy la hét ầm ỹ, người cậu ruột của thân phụ tôi là **Tôn Quang Sinh** bảo người ta giữ bệnh nhân lại, bắt mạch thấy hỏa thịnh, bèn bảo người nhà của bệnh nhân lấy một lượng Thạch cao tán bột hòa nước cho uống mà khỏi bệnh. Hồi nhỏ nghe vậy mà nhớ. Nay tôi nghĩ ngoài tả nhiệt độc, Thạch cao có thể làm cho bệnh nhân tả hạ nhiệt độc ở bộ tiêu hóa bằng cách cho tháo chảy như bài Bạch Hổ Thang. Lại nữa, Thạch cao là $CaSO_4$ thuộc kiềm không phải acid nên mát mà không nóng, thuộc âm dược.

Riêng bài Lục Vị gia Tri mẫu và Hoàng bá tức là bài Tri Bá Bát Vị Hoàn, tôi đã dùng như đã nói ở trên; ông Chu Đan Khê bảo muốn dùng bài Tri Bá Bát Vị khi hai mạch Tả xích và Hữu xích phải vượng mới dùng được. Ý rằng hai xích đều vượng là hỏa vượng như mạch phù hồng hữu lực là hỏa vượng (Thủy vượng thì mạch phải trầm hơi thực mà không sác, không hồng). Ông Đan Khê - cổ nhân cẩn thận về hàn dược là phải lắm. Theo tôi, nếu mạch Hữu xích vượng mà Tả xích nhược với triệu chứng hỏa nổi lên, vẫn có thể dùng Tri Bá Bát Vị vài thang để dẹp hỏa đi. Khi hỏa đã dẹp thì thôi không dùng Tri Bá Bát Vị. Nếu dùng thêm là phạt mất hỏa – Nguy.

Tất cả trên, nói về hàn dược, ý niệm về cơ chế của hàn dược làm giảm biến dưỡng bằng cách giảm hoạt các kích thích tố hoặc phân hóa tố từ các tuyến nội tiết và ngoại tiết. Ngoài ra còn tăng hoạt sự đào thải cặn bã trong cơ thể qua hệ thống bài tiết. Cũng không quên rằng Cầm, Liên, Tri, Bá có tác dụng diệt trùng.

NHIỆT DƯỢC:

Quế (Cinamomum) thuộc họ Long não (Lauraceae):

- **Dược tính cổ truyền**: Tính đại nhiệt, vào Túc thiếu âm (thận), Túc quyết âm (can) và Thủ thiếu dương (tam tiêu), làm ấm lưng gối, tống hơi, tẩu huyết, tính hay bốc lên, thông huyết mạch, bệnh đã lâu thường phải dùng đến Quế. Những bệnh cực hàn đều phải dùng Quế có khi cả Phụ tử nữa như bài Lý Trung có thể gia Phụ tử và Quế, hoặc bài Khu Hàn Phương, bài Quế Phụ Bát Vị Hoàn (hoặc thang). Quế để ấm chân huyết, để tẩu huyết. Bài Qui Tỳ Thang, có khi tôi gia thêm Quế để da thịt được hồng hào nhờ huyết mạch được lưu thông. Khi sử dụng Quế chỉ nên từ 5 phân đến 1 chỉ và nhớ mài hoặc giã nát bỏ vào thuốc đã sắc xong (như kiểu hãm trà).

- **Thực nghiệm**: Quế làm co mạch, làm tăng nhu động ruột, co bóp tử cung (nên có thai không nên dùng Quế), làm huyết mạch lưu thông, và tăng nhịp thở. Chính tác dụng co mạch của Quế tợ như tác dụng của Noradrenalin và Adrenalin của tủy thượng thận và của hệ trực giao cảm cho nên bảo Quế bổ mệnh môn là lẽ đó. (Tuy nhiên, hệ trực giao cảm không làm tăng nhu động ruột).

Ngày nay Tây dược còn bảo Quế làm điều hòa lượng đường trong máu (có thể ảnh hưởng đến tụy tạng tiết Insulin?).

Phụ tử (tên khoa học Aconitum sinensis) thuộc họ Mao lương (Ranunculaceae):

- **Dược tính cổ truyền**: Đại nhiệt, có chất đại độc, trong cơ thể không chỗ nào là không đến (vô sở bất đáo), có công cải tử hoàn sinh. Uống với Thục địa thì đi vào âm phận, uống với Sâm Truật thì đi vào dương phận. Vị này sợ vị Phòng phong, Cam thảo, Sâm, Kỳ, và đậu đen (ý nói những vị này làm giảm độc của Phụ tử), cho nên trong bài Phụ Tử Lý Trung có Cam thảo một mặt để vào tỳ một mặt làm giảm độc Phụ tử vì Cam thảo có tác dụng giống Hydrocortisone). Đông y dùng Phụ tử để trị hàn lãnh, để hồi dương như bài Sâm Truật Phụ, để trị mồ hôi cấp tính như bài Kỳ Phụ Thang v.v...

Tôi dùng Phụ tử rất thường, thường là từ 1-2 chỉ, có khi 5 phân. Ngoài trừ lạnh, tôi thường gia thêm Phụ tử khoảng 5 phân vào Tứ Quân, Tứ Vật, hoặc Bổ Trung Ích Khí để thuốc mau kiến hiệu. Chữa bệnh đáng dùng Phụ tử là cứ dùng, đừng sợ, vì Phụ tử bán ở các tiệm thuốc bắc đã được chế biến kỹ. Thầy thuốc chữa bệnh mà sợ Phụ tử có khác gì làm tướng mà sợ súng!

- **Thực nghiệm**: Phụ tử có chất **Aconitin** rất độc, là một chất **Alcaloid** chiếm 90% trong Phụ tử. Tuy nhiên, sau khi chế biến thì Aconitin giảm hẳn, đặc biệt lúc nấu thì đã bị thủy phân thành Acétic Acid. Nhật Bản đã chiết được chất **Higranim** trong nước sắc **Phụ tử, chất này làm cường tâm**. Với lẽ đó Đông y dùng Phụ tử để hồi dương và dùng với Quế trong bài Quế Phụ Bát Vị để bổ mệnh môn hỏa tức tủy thượng thận, tăng hoạt mệnh môn hỏa, tăng biến dưỡng cơ thể.

Can khương (gừng khô), tên khoa học là Zingiber Officinale, thuộc họ gừng (Zingiberacecae):

- Dược tính cổ truyền:

• Sinh khương là gừng sống, kích thích tiêu hóa, chống buồn nôn, ấm bụng, phát tán, trừ đàm, trị cảm cúm.

• Ổi khương là gừng nướng chín, ôn trung, ấm tay chân, trừ lạnh.

• Can khương là gừng để khô, vì mất nước, tính rất nóng, nếu cả vỏ thì có tính phát tán, nên không vỏ thì giảm hẳn tính phát tán.

• Bào khương là gừng gọt vỏ, phơi khô, bào trên nồi rang, tính nóng, ấm chân huyết. Nếu bào cháy đen tồn tính thì ấm huyết và cầm huyết.

Đối với Đông y, những thuốc bổ tỳ vị đều thêm vài lát sinh khương.

- Thực nghiệm sơ khởi: Âu Mỹ dùng gừng để thêm mùi vị cho thức ăn. Đặc biệt thú y dùng gừng để chữa bò ngựa ăn không tiêu, đầy bụng.

Hiện nay, tìm thấy trong gừng có chất cay như Zingerou và Zingerola. Giá trị thực nghiệm sơ khởi chưa đủ để giải thích dược lý từ kinh nghiệm về gừng của Đông y và thú y. **Với thực nghiệm, biết rằng chó không ăn được đồ ăn có gừng, vì chó ăn vào thì mửa**.

Hồ tiêu: tên khoa học là Piper Nigri, thuộc họ Hồ tiêu (Piperaceae):

- Dược tính cổ truyền: cay nóng, vào tỳ, can, và thận, ôn trung, ăn nhiều hại mắt.

- Thực nghiệm: Hồ tiêu có hai chất Alcaloid và Piperine, chất này thủy phân cho Piperidine. Hai chất này ở trong vỏ, có mùi hắc của tiêu. Hai chất này dùng ít có tác dụng kích thích dịch vị, dùng nhiều sẽ làm xuất huyết dạ dày, có khi cả đường tiểu cũng bị xuất huyết.

Thục tiêu: Hoa tiêu (Zanthoxylum Nitidum) thuộc họ Cam (Rutaceae). Thục tiêu là cây tiêu xứ Thục (Tứ Xuyên). Ở Việt Nam, Nghệ An gọi là cây đăng cay, hoặc cây sưng, hoặc hoàng lực.

- **Dược tính cổ truyền**: tính nóng, có chất độc, dùng để ôn trung, kích thích tiêu hóa, trị dị ứng, đặc biệt dị ứng nổi mày đay (Urticaria). Thường dùng lá ăn gỏi cá hoặc nấu với thịt gà. Tiệm ăn Tàu thường dùng Thục tiêu để nấu đồ ăn cho thơm, đặc biệt vỏ hạt Thục tiêu gọi là hoa tiêu.

- **Thực nghiệm**: mới thấy tinh dầu có chất Limonen.

CHƯƠNG HAI

ÔN LƯƠNG

Ôn là ấm, lương là mát. Thuốc nhiệt như Quế Phụ mà uống vừa đủ thì hàn đổi sang ôn. Thuốc hàn như Cầm Liên, uống vào vừa đủ thì nhiệt trở thành lương. Đó là cái lý của trị liệu đối với bệnh cực hàn cực nhiệt. Riêng đối với những bệnh không cần đến Quế Phụ hoặc Cầm Liên, mà chỉ cần đến thuốc ôn hoặc lương thì phải có thuốc ôn lương.

- ÔN DƯỢC (Ấm)

Hoàng kỳ: Astragalus Membranaces, thuộc họ cánh bướm (Papinlionacea).

- Dược tính cổ truyền: tính ôn, vào Thủ thái âm (phế), Túc thái âm (tỳ). Bổ phế bổ tỳ, và đặc biệt là bổ vệ khí, trị bệnh biểu hư (da thịt thưa hở).

- Thực nghiệm sơ khởi: trong Hoàng kỳ có nhiều chất đạm (Amino Acid) và đường Sacharosa, lợi tiểu, tăng cường độ tim bóp và làm giãn mạch; tăng dục tính của chuột gấp 10 lần.

Với kinh nghiệm và thực nghiệm chứng tỏ Hoàng kỳ làm cho cơ thể ấm vì kín da thịt, tim bóp mạnh và mạch máu giãn nở.

Bạch truật (Atractylodes Macrocephala), họ cúc (Compositae):

- Dược tính cổ truyền: tính ấm, kiện tỳ, trừ thấp, tiêu đờm, lợi tiểu, an thai, bổ huyết. Âm hư không nên dùng.

- Thực nghiệm sơ khởi: Bạch truật có chất Atractylod, tinh dầu và Vitamin A, trên chuột làm giảm đường trong máu.

Đương qui (Angelica Sinensis) họ hoa hình tán (Umbelliferae):

- **Dược tính cổ truyền**: bổ huyết, thay huyết cũ, sinh huyết mới, ấm huyết, thông huyết, nhuận trường, trấn thống (chỉ đau), vào kinh tâm, tỳ, và can, thông kinh nguyệt phụ nữ.

- **Thực nghiệm sơ khởi**: Đương qui làm giãn tử cung (không co bóp) cho nên đàn bà có kinh không bị đau, hạ huyết áp (vì giãn mạch), liều lớn có thể làm hạ huyết áp rất thấp và làm hô hấp khó khăn; làm điều hòa nhịp tim (nếu tim bị loạn nhịp).

- LƯƠNG DƯỢC (Mát)

Thiên môn đông (Asparagus Cochinchinensis) thuộc họ hành tỏi (Liliaceae)

- **Dược tính cổ truyền**: tính lạnh, mát, vào kinh Thủ thái âm (phế), nhuận phế, tiêu đàm, đặc biệt trị ngoan đàm (đàm khô quánh không khạc ra được), trị thổ huyết, khái huyết (ho ra máu). Tôi bị khái huyết, dùng Lục Vị gia Thiên môn đông, Mạch môn đông và Bách hợp mà khỏi. Đông y bảo Thiên môn đông đại hàn, tôi chỉ thấy lương mà không hàn lắm. Có lẽ tôi bị nhiệt quá?

- **Thực nghiệm sơ khởi**: trong Thiên môn đông có chất nhờn và có chất Asparagine là một chất Amino acid (Acid đạm = Acid thịt) chất này làm lợi tiểu, có nhiều trong măng tây (Asparagus).

Mạch môn đông (Ophiopogon Japonicus) thuộc họ hành tỏi (Liliacea)

- **Dược tính cổ truyền**: tính mát, vào kinh Thủ thái âm, Thủ thiếu âm, và Túc thái âm (tỳ), nhuận phế, tiêu đàm, thanh tâm, dưỡng tỳ, trị thổ huyết (mửa ra máu: có thể từ phổi thì máu có bọt, có thể từ dạ dày thì máu lẫn thức ăn), khái huyết, nhuận tràng vị.

- **Thực nghiệm sơ khởi**: chỉ thấy chất nhờn và một ít chất đường.

Câu kỷ tử (Lycium Sinensis) thuộc họ cà (Solanacea)

- **Dược tính cổ truyền**: tính mát, bổ phế, can, thận, thêm tinh tủy, sáng mắt, mạnh gân cốt, nở bắp thịt, bền tinh, nhuận phế, trị ho lao, trị ho, làm cơ thể khỏi mỏi mệt, sống lâu, tính Kỷ tử thuộc âm cho nên dùng nhiều sẽ bị hoạt trường.

- **Thực nghiệm**: trong Câu kỷ tử có chất Carotene, Vitamin C, có Nicotinic Acid (Niacin), chất này làm giãn mạch ngoại biên, đặc biệt với vi ti huyết quản, chữa da khô, sưng da, và chữa bệnh tâm thần u uất vì thiếu Niacin. Ngoài ra còn có chất Betaine, chất này dùng chữa bắp thịt teo tóp, yếu nhược ($C_5H_{11}NO_2$) Betaine làm tăng chất mỡ (Lipotropic) còn gọi là Lycine hay Oxyneurine.

Ngoài Kỷ tử (hạt câu kỷ), còn có vỏ rễ câu kỷ gọi là Địa cốt bì: tính mát, lương huyết, trị nóng tận xương mà ra mồ hôi. Lá cây Câu kỷ tử dùng nấu canh ăn mát. Miền Nam Việt Nam gọi là cây củ khởi.

Trên đây tôi đã nói qua về những vị thuốc hàn, nhiệt, ôn, lương để độc giả có khái niệm thế nào là dược lý. Sau đây tôi xin nói thêm về những vị thuốc có tác dụng an thần vì những vị thuốc này có độc tính sử dụng phải cẩn thận.

Tinh thần bất an có thể vì khí huyết hoặc thủy hỏa mất quân bình, hoặc vì lo lắng hoặc vì sợ hãi làm cho tình thần bất an hoặc hoảng hốt. Vì lý do gì đi nữa đều ảnh hưởng đến thần kinh cho nên các vị thuốc an thần đều làm thần kinh được trấn tĩnh như Toan táo nhân, Liên tâm (Tim sen), Lá vông (Đồng bì), Châu sa (Thần sa) v.v...

CHƯƠNG BA

AN THẦN

Toan táo nhân (Zizyphus Jujuba) họ táo (Rhamnacea):

- **Dược tính cổ truyền**: Toan táo nhân tính bình, đi vào Thủ thiếu âm, Thủ thái âm, Túc quyết âm và Túc thiếu dương, dưỡng tâm an thần; để sống thì làm cho thức, sao đen thì làm cho ngủ.

- **Thực nghiệm sơ khởi**: chích nước Toan táo nhân vào bụng chuột thì chuột ngủ tợ như tác dụng của Barbital.

- **Phân tích hóa học**: trong Táo nhân có chất Quercetin hay Rutin, chất này làm giãn mạch, chỉ biết vậy thôi, chưa biết gì hơn. Chỉ dựa vào Đông y và thực nghiệm sơ khởi để sử dụng Toan táo nhân.

Liên tâm: Liên tử tâm là mầm xanh trong hạt sen (sen: Nelumbo Nucifera, họ sen: Nelumbonaceae), Liên tâm là mầm xanh trong hạt sen.

- **Dược tính cổ truyền**: Liên tâm tính hàn, đắng, vào kinh Thủ thiếu âm (tâm), thanh tâm, trị tâm phiền nhiệt, hồi hộp, không ngủ được. Tuy nhiên vì quá hàn uống nhiều sẽ gây độc, ăn uống không được, gầy gò xanh xao v.v...

- **Phân tích hóa học**: trong tim sen có nhiều chất Alcaloid, đặc biệt chất Nelumbin độc đối với tim. Âu Mỹ dùng chất này để trị bệnh mộng tinh hay di tinh vì chất này làm tim ít hồi hộp, dục tình được trấn tĩnh.

Châu sa - Thần sa (Cinnabar):

- **Dược tính cổ truyền**: Châu sa hoặc Thần sa (Thần sa tốt hơn Châu sa) là những vị thuốc thanh tâm, định chí, an thần, thanh can, trấn kinh. Đông y dùng Châu sa hoặc Thần sa để chữa bệnh kinh giản, hoặc bất kỳ lý do gì bệnh nhân hoảng sợ không ngủ được, tinh thần không ổn định. Đông y còn dùng Châu sa để làm áo bọc ngoài viên thuốc hoàn. Dùng Châu sa hoặc Thần sa không được dùng lửa đốt sẽ bị biến chất, độc chết người. Liều lượng chỉ từ 0.4 – 0.8 chỉ (không đầy 1 chỉ). Tôi có một người bệnh kể tôi nghe khi chồng bà qua đời, bà sợ hãi, hoảng hốt không ngủ, có người bày cho bà lấy Châu sa bỏ vào tim heo luộc chín, lấy nước uống, bà khỏi bệnh. Riêng tôi, chưa bao giờ dùng Châu sa hoặc Thần sa chữa cho ai.

- **Thực nghiệm**: trong Châu sa hoặc Thần sa có Sulfide Thủy ngân (SHg). Ngày nay có SHg nhân tạo là Vermilion, không tốt bằng SHg thiên nhiên trong Châu sa hoặc Thần sa. SHg trong Thần sa nhiều hơn trong Châu sa. SHg có thể biến đổi thành Selenium Thủy ngân (HgSe), chất này gây ngủ và làm thần kinh được trấn tĩnh.

Không nên dùng Châu sa hoặc Thần sa lâu dài vì có thể trở nên si ngốc.

Đó, tất cả trên là **những điều còn lại** mà tôi muốn nói để độc giả có ý niệm sơ khởi về dược lý đối với những vị thuốc Hàn, Nhiệt, Ôn, Lương, và đặc biệt với những vị thuốc an thần. Tất cả đều phải cẩn thận, ít quá thì không đủ sức trị liệu, nhiều quá thì độc hại cho cơ thể. Không gì tốt mà không có xấu, không gì xấu mà không có cái khả dụng. Thật ra **những điều còn lại** còn nhiều nữa, tôi mới chỉ đơn cử một ít vị thường dùng thôi. Tương lai trong quyển Dược Lý Tân Khảo tôi sẽ nói nhiều hơn, bao gồm:

- **Dược tính cổ truyền, kinh nghiệm** là một hình thức khoa học, là thực nghiệm trực tiếp trên con người, có khi gián tiếp qua loài vật như chim chóc, gia súc, và hoang thú ...

- **Thực nghiệm** (khoa học hiện đại)

• **Sơ khởi** để biết hiệu quả của dược liệu đối với vật nghiệm như tuần hoàn, hô hấp, tiêu hóa v.v...

• **Phân tích** (hóa học) để tìm hoạt chất của dược liệu và cơ chế của hoạt chất (nếu được) kể cả độc tính. Ví dụ: sơ khởi cho biết vị Đại hoàng làm dễ đại tiện; phân tích thấy hoạt chất Emodin; cơ chế là Emodin làm ruột nhu động (co bóp).

• **Kết hợp**: dược liệu được kết hợp trong những bài thuốc nào, và liều lượng bao nhiêu ....

Tôi sẽ cố gắng, nếu có gì thiếu sót xin quí vị độc giả tha thứ.

Viết xong tiết Thanh Minh năm Tân Mão 3/3

nhằm ngày 5/4/2011

Phần Phụ Lục

Kinh Mạch

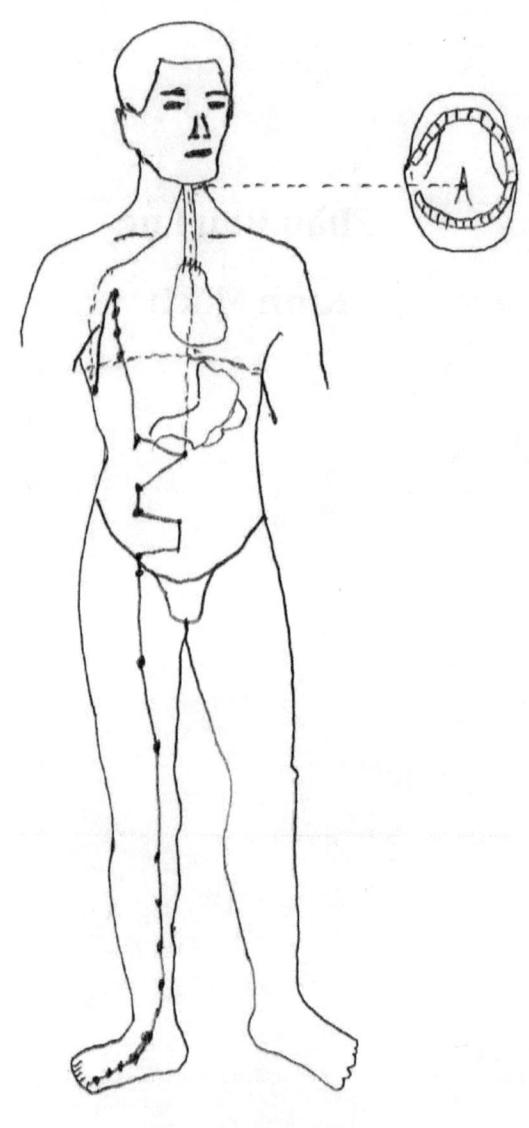

Kinh Túc Thái Âm - Tỳ

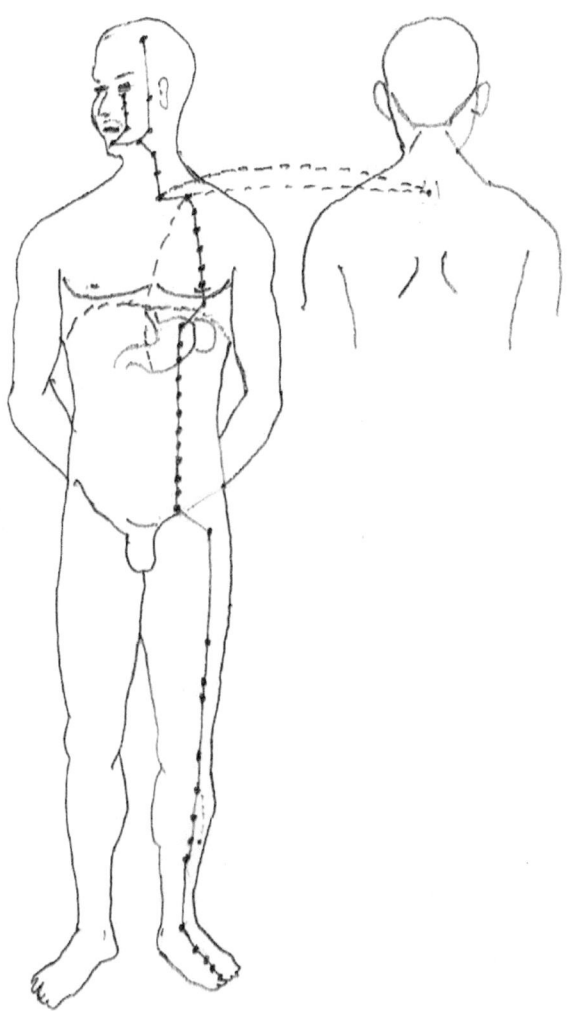

Kinh Túc Dương Minh – Vị

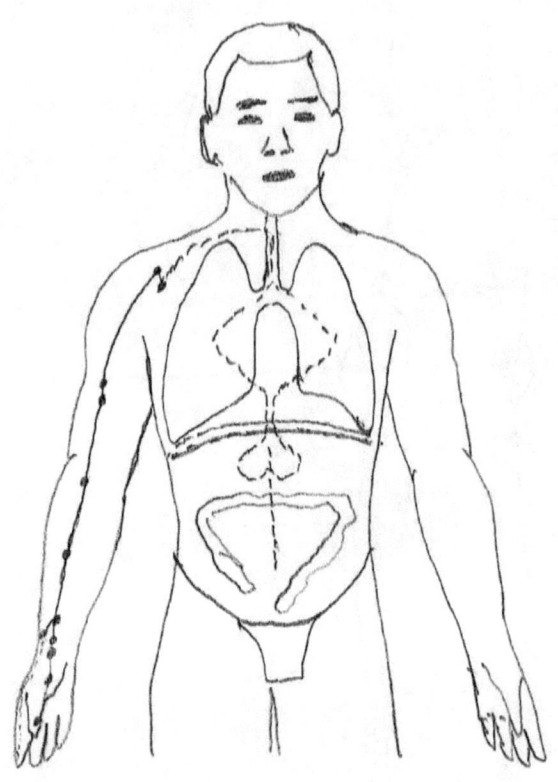

Kinh Thủ Thái Âm – Phế

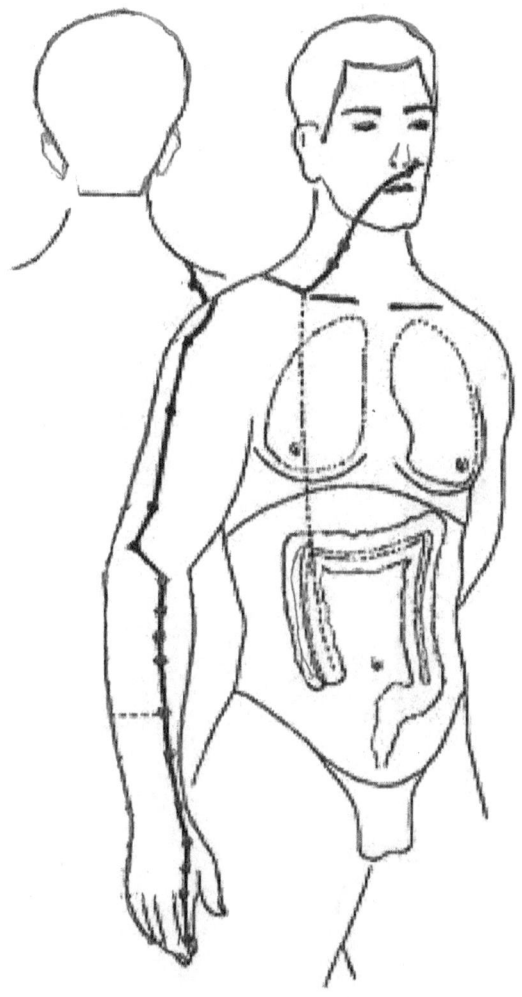

Thủ Dương Minh – Đại Trường

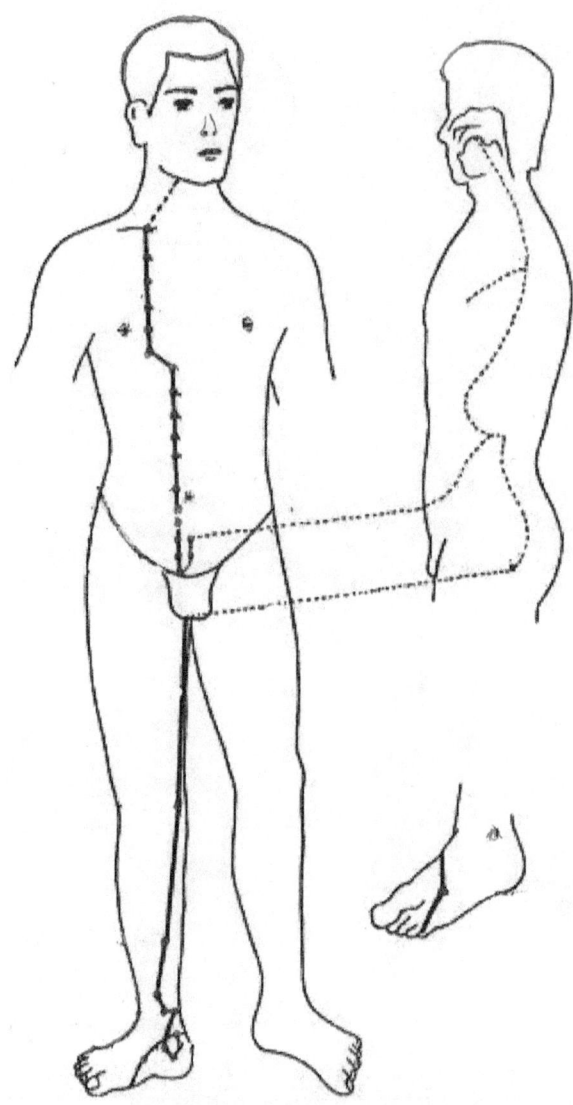

Kinh Túc Thiếu Âm – Thận

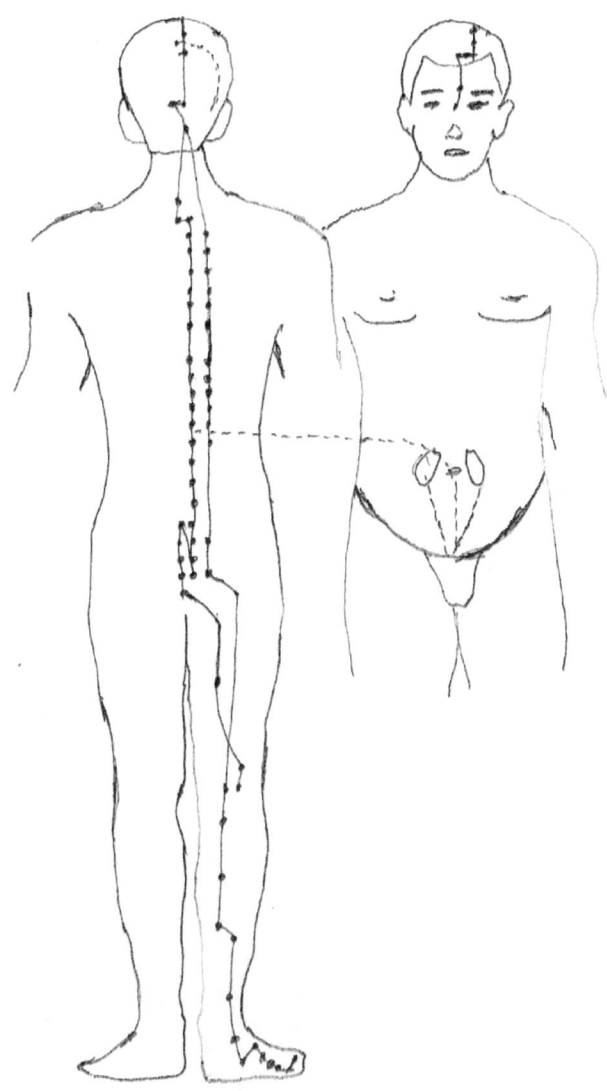

Kinh Túc Thái Dương - Bàng Quang

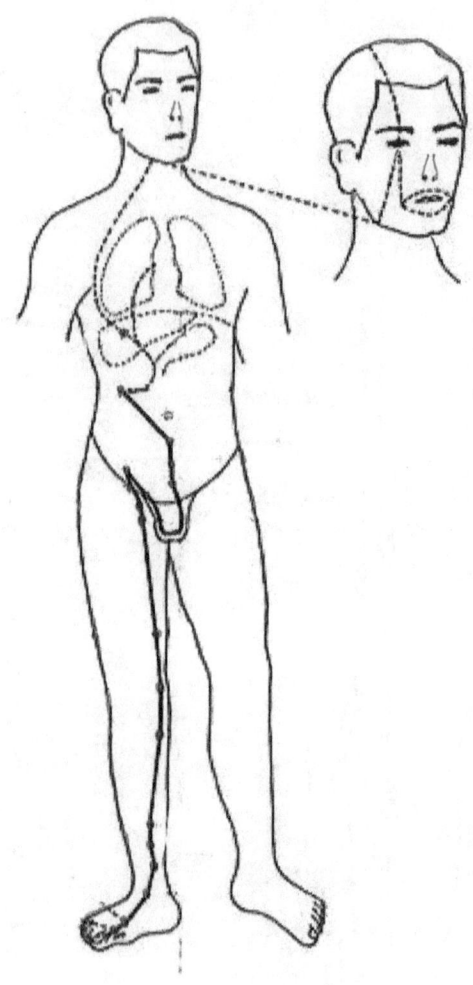

Kinh Túc Quyết Âm - Can

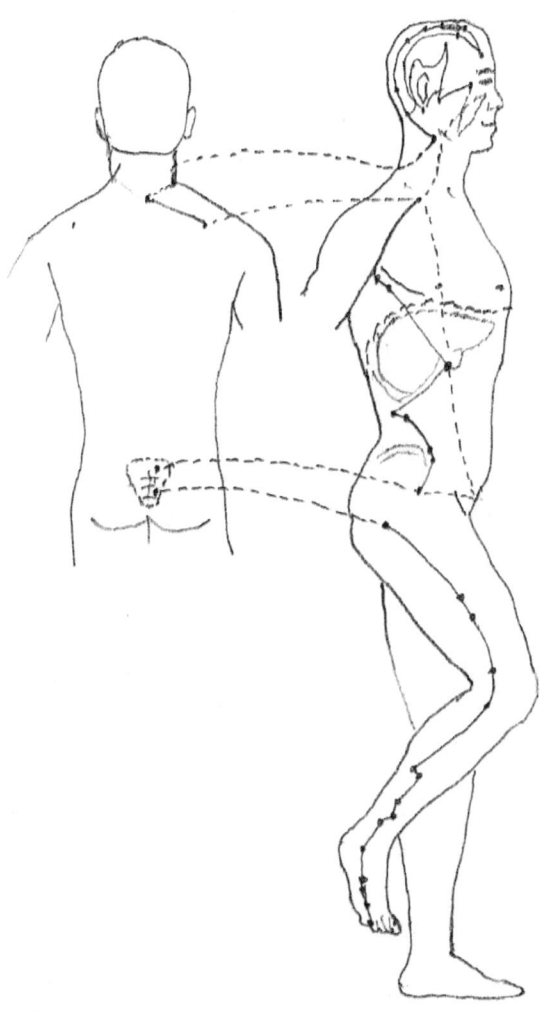

Kinh Túc Thiếu Dương – Đởm

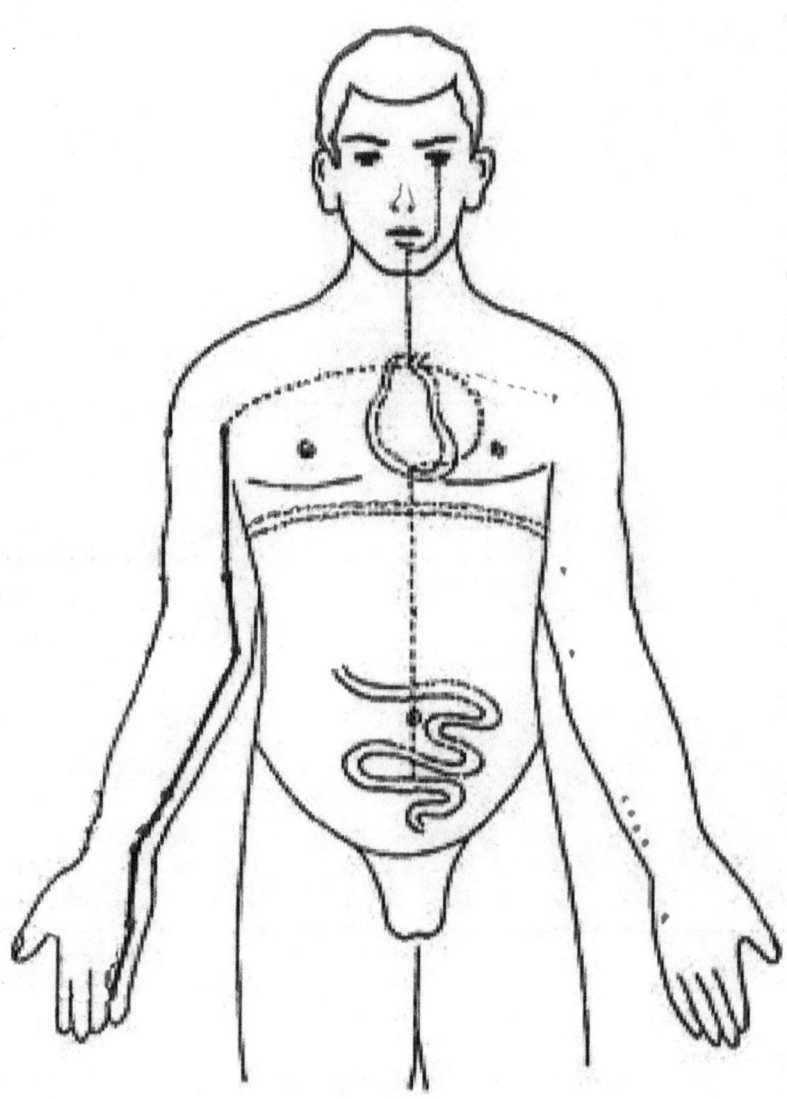

Kinh Thủ Thiếu Âm - Tâm

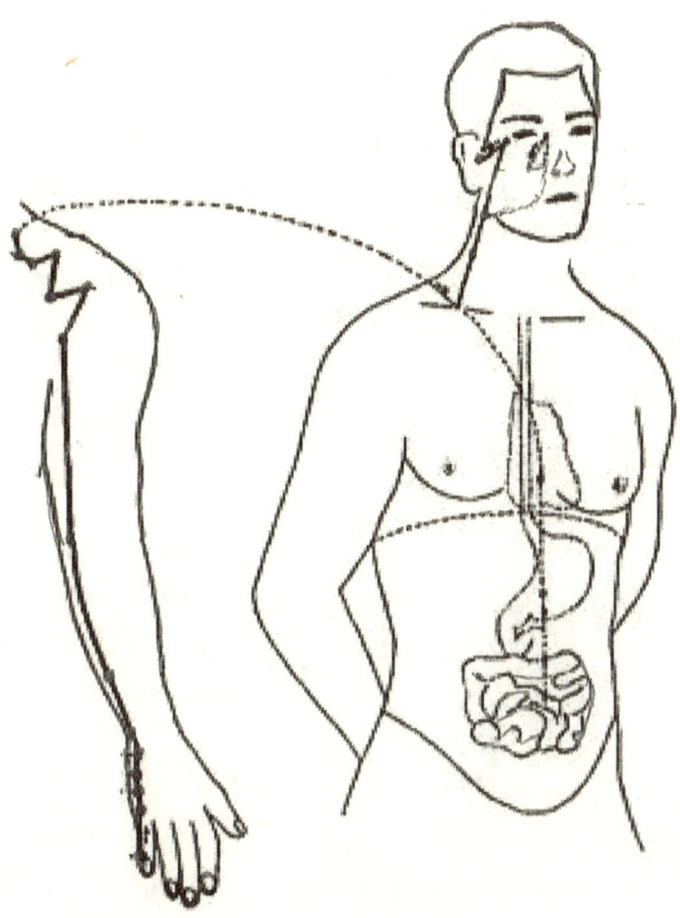

Kinh Thủ Thái Dương – Tiểu Trường

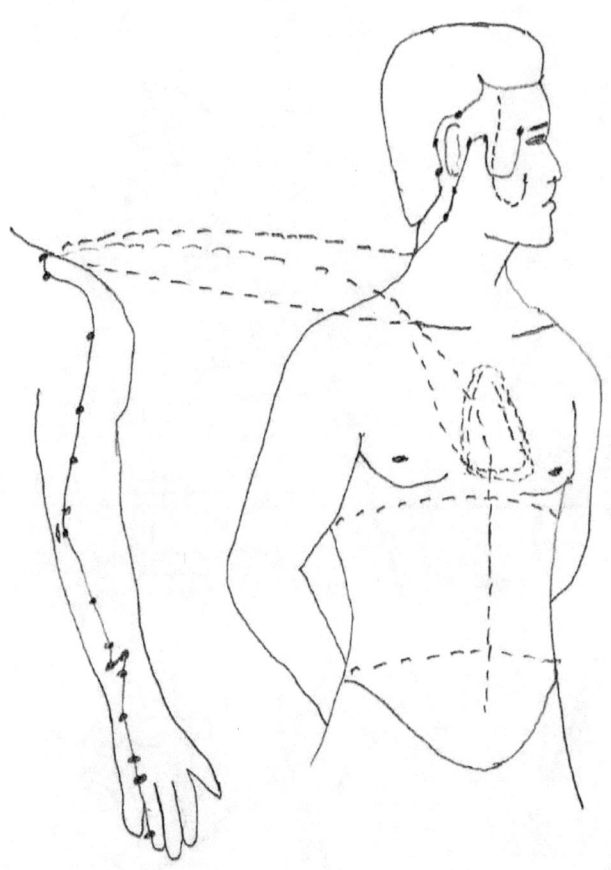

Kinh Thủ Thiếu Dương - Tam Tiêu

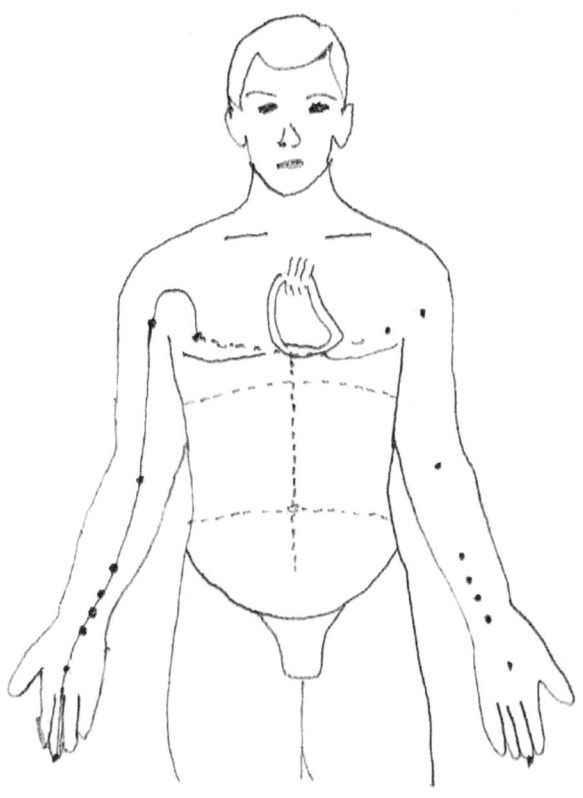

Kinh Thủ Quyết Âm - Tâm Bào Lạc

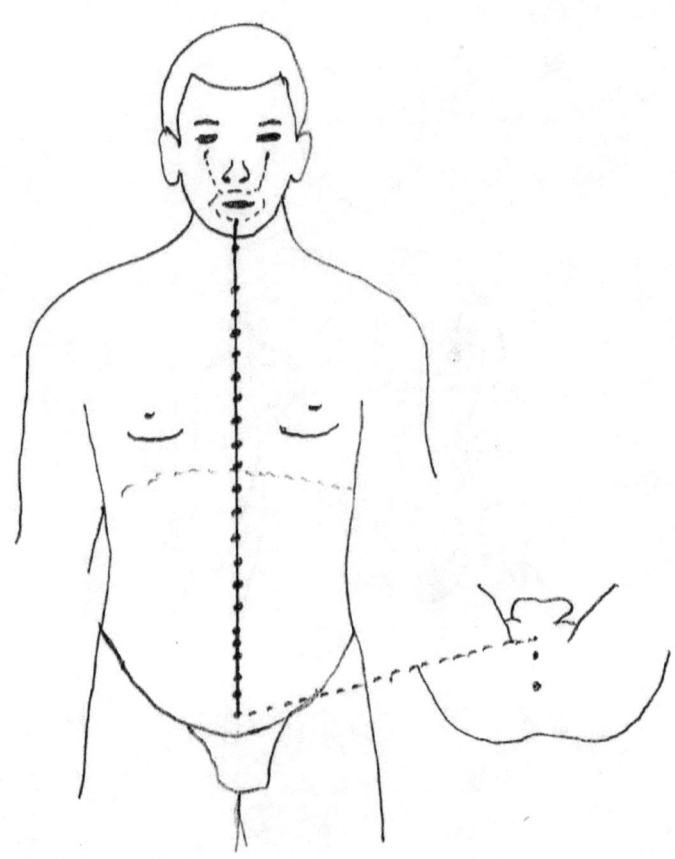

Mạch Nhâm

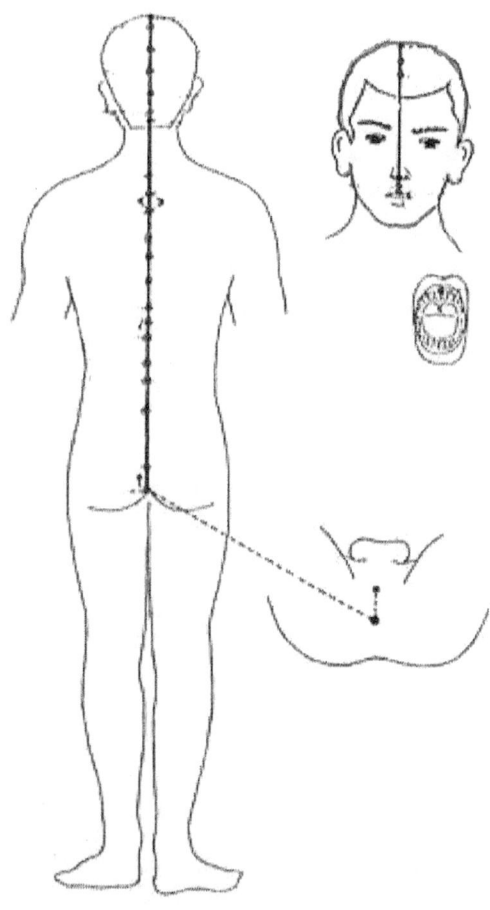

Mạch Đốc

Mục Lục

THIÊN CHÍN
ÁP DỤNG NGŨ HÀNH VÀO LỤC PHỦ NGŨ TẠNG

THIÊN MƯỜI
DƯỠNG SINH

THIÊN MƯỜI MỘT
NGOẠI CẢM VÀ NỘI THƯƠNG

THIÊN MƯỜI HAI
HƯ THỰC VÀ CHÂN GIẢ

THIÊN MƯỜI BA
HÀN NHIỆT

THIÊN HAI MƯƠI
NỘI THƯƠNG NGHIỆM PHƯƠNG